A HISTORY OF GLOBAL HEALTH

A History of Global Health

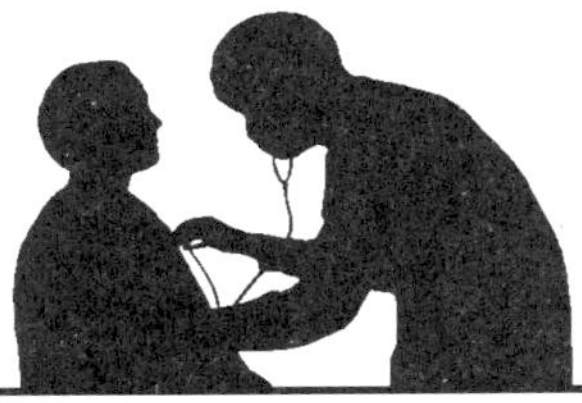

타인의 생명을 살리기 위한 노력은 어떻게 전개되었는가

세계보건의 역사

A HISTORY OF GLOBAL HEALTH

랜들 패커드 지음 | 윤창교 옮김

서울의학서적
SEOUL MEDICAL BOOKS

"모두를 위한 건강"이

단지 구호에 그치지 않는 시대를 살아갈 나의 손자들,

맥스와 돔에게 이 책을 바칩니다.

추천의 말

우리 모두는 2020년에 시작된 코로나19 대유행을 통해 많은 것을 배웠습니다. 전 세계 195개국 중 어느 한 곳에서 시작한 질병 때문에 나와 내 가족의 생명이 위협받고, 우리 삶이 경제적으로 큰 고통을 받으며, 인류가 각고의 노력으로 이룩한 사회 체계도 한순간에 마비될 수 있다는 것을 다시 깨달았습니다. 지난 수십 년간 세계는 교통, 통신, 무역의 발달로 각 개인과 사회가 거미줄처럼 연결되고 서로 의존하며 분업화되었습니다. 그래서 질병은 더욱 빠르게 전파되고 사회에 미치는 파괴력도 놀라운 수준입니다. 이런 상황 속에서 지난 반세기 동안 산업화와 국제무역을 통해 눈부시게 발전한 대한민국은 국제보건 문제에 더욱 관심을 가질 필요가 있습니다.

존스 홉킨스 대학교 의사학연구소 랜들 패커드 교수가 쓰고 한글판으로 소개되는 이 책은 인류를 질병의 고통에서 해방시키려는 국제적인 노력이 1800년대 후반부터 2010년대까지 어떻게 전개되어 왔는지 조망하는 대단히 중요한 저서입니다. 방대한 분량을 담고 있는 이 책은 세기를 거쳐 국제보건 분야에서 일어난 일들을 역사학자의 눈으로 바라봅니다. 이 책은 국제보건 선각자들이 세계 인류의 건강을 향상하기 위해 헌신했던 노력과 국제보건 조직과 보건 분야 비정부기구들의 활동 덕분에 지난 세기 동안 괄목할 만한 성과를 보인 천연두, 말라리아, 결핵, 에이즈, 소외열대질환 등의 퇴치와 아동 및 모성 사망 감소, 환경 위생 개선에 대해 설명합니다. 국제보건 현장은 매우 넓기 때문에 미처 다루지 못한 부분도 보입니다만, 이 책은 국제보건 활동에 대해 매우 상세히 설명합니다.

20세기 초반의 국제보건은 서구 열강 국가들이 지배하는 식민지의 노동력을 보존하려는 목적이 컸습니다. 제2차 세계대전 이후, 세계보건기구, 유니세프 같은 국제보건 조직들이 출범하였습니다. 이 책은 개발도상국의 필수 보건의료체계 강화를 통해 보건 분야의 장기적인 발전을 주장한 전문가들과 경제적 효율성을 우선해 몇 개의 특정 질병에 대한 단기적인 성과를 추구했던 원조국들 사이에서 발생한 긴장과 갈등을 생생하게 보여줍니다. 국제보건의 주류 활동은 개발도상국을 지원하는 원조국들의 의도대로 전개되었습니다.

이 책을 번역한 윤창교 선생은 의사로서 국제보건에 뜻한 바 있어 2010년대 제가 세계보건기구 서태평양지역사무소 사무처장으로 재직하던 시절에 직원으로 선발되어 남태평양 국가사무소 현장과 37개국을 관장하는 지역사무소에서 지역사회 기반 일차보건의료 발전을 위해 상당 기간 근무하였습니다. 이런 경험을 바탕으로 개발도상국이 처한 보건 현실을 누구보다 잘 알기 때문에, 그가 직접 한글로 옮긴 것은 의미가 있습니다.

대한민국은 눈부신 경제, 사회 발전에 힘입어 개발도상국에서 선진국으로 발돋움하였으며 이제 국제보건 분야에서 개발도상국을 지원하는 큰손이 되었습니다. 많은 젊은이들이 국제보건에 대해 관심이 크다고 알고 있습니다. 이 책에 나온 것처럼 정치외교적 이해 관계를 앞세운 공여국들이 현실에서 국제보건 사업을 수행하는 과정과 결과를 보면서, 국제보건 전문가를 꿈꾸는 후학들이 뜻을 펼치는 데에 좋은 양식이 되기 바랍니다.

신영수
서울대학교 의과대학 명예교수
세계보건기구 서태평양지역 명예사무처장

옮긴이의 말

2022년, 필리핀 마닐라에 있는 세계보건기구WHO 서태평양사무소에서 근무하던 시절 처음 이 책을 읽었습니다. 보건대학원에서 배운 내용이나 현장에서 경험했던 세계보건의 역사를 하나의 서사로 엮어낸 점에 깊은 감명을 받았습니다. 이 책은 2016년에 출간되었지만, 19세기 후반 이후 이어진 세계보건의 역사와 저자의 통찰은 코로나19 대유행을 겪은 오늘의 우리에게 여전히 많은 시사점을 줍니다.

흔히 보건학은 의학과 유사한 학문으로 인식되지만, 실제로는 사뭇 다릅니다. 의학이 개인의 건강을 다룬다면, 보건학은 인구집단의 건강을 다루는 학문으로서 의사, 간호사뿐 아니라 환경전문가, 인구학자, 공학자, 경제학자, 정치학자 등 다양한 분야의 전문가들이 함께 참여합니다. 지난 3년간의 코로나19 대유행은 우리가 의학을 넘어 보건학의 중요성을 다시금 인식하게 했고, 보건·사회 정책이 인류 사회의 지속성과 삶의 질에 얼마나 큰 영향을 미치는지 체감하게 했습니다.

2025년 현재, 한국 사회에서 건강과 관련된 주요 쟁점은 기후변화, 고령화와 저출산, 그리고 의료인력 확충을 포함한 보건의료체계 개편입니다. 얼핏 별개의 문제처럼 보이지만, 모두 '어떻게 지속 가능한 사회를 만들 것인가'라는 공통의 질문으로 이어집니다. 이 책의 저자 랜들 패커드 교수는 1960~70년대 세계보건기구와 여러 국제보건 조직들이 개발도상국의 인구 과잉 문제와 일차보건의료 개선을 위해 어떤 노력을 기울였는지를 생생히 보여줍니다. 1970~80년대 인구 억제 정책에 집중하던 시기, 우리나라 역시 인구 증가로 인한 사회·경제·환경 문제를 해결하기 위해 출산 억제 정책을 적극 추진했습니다. 그러나 오늘날 우리는 정반대의 상황—인구 감소와 고령화—에 직면해 있습니다. 이 책은 피임 기술에 의존한 인구 억제 정책이 왜 실패했는지를 명확히 보여줍니다. 기술 중심 접근에는 '아이를 갖고 싶어하는 사람들'의 목소리가 빠져 있었기 때문입니다. 사람을 위한 사업이 사람을 중심에 두지 않을 때, 기술 중심의 세계보건 정책이 어떻게 한계에 부딪혔는지를 이 책은 잘 보여줍니다. 우리는 역사 속 성공과 실패를 통해 배우며, 이 책은 "지금의 우리는 미래를 위해 어떻게 행동해야 하는가"라는 질문을 던집니다.

저자 랜들 패커드 교수는 존스 홉킨스 보건대학원 의사학연구소의 교수이자 역사학자로, 보건·질병·국제기구의 역사에 관한 다수의 저서를 남겼습니다. 1929년에 설립된 존스 홉킨스 의사학연구소Johns Hopkins Department of the History of Medicine는 세계적으로 유명한 기관으로, 1932~1947년에는 스위스 출신의 저명한 의사학자 앙리 시거리스트Henry Ernest Sigerist가 연구소장을 맡았습니다. 시거리스트는 1940년대 미국에서 전국민건강보험 도입을 강력히 주장하며, 당시 소련의 보건체계를 높이 평가해 미국의사협회와 크게 대립했습니다. 비록 미국에서는 뜻을 이루지 못했지만, 이후 캐나다가 전국민건강보험제도를 설계할 때 중요한 영감을 주었습니다. 오늘날 미국이 오바마케어를 통해 보장성을 확대했음에도 여전히 다른 선진국보다 의료보장률이 낮은 현실을 고려하면, 시거리스트의 비전이 얼마나 시대를 앞서 있었는지 알 수 있습니다.

시거리스트를 언급하는 이유는 존스 홉킨스 의사학연구소와 저자 패커드 교수의 통합적 관점을 설명하기 위해서입니다. 역사학자인 패커드 교수는 세계보건의 역사를 기술 중심이 아닌 사회 발전의 맥락에서 바라봅니다. 이 책은 특정 기술이 인구집단의 건강을 향상시키는 과정에서 어떤 한계에 부딪히는지를 반복적으로 보여줍니다. 임상의학이나 기초의학을 전공한 독자라면 "그래서 결론이 뭐냐"고 물을 수도 있겠지만, 저자는 명확히 말합니다. 건강 문제는 단일한 치료제나 백신으로 해결되지 않으며, 진정한 해답은 지역 사회의 문화적 맥락과 사람 중심 접근에 있다는 것을. 지난 10년간 우리가 조류 인플루엔자, 에볼라, 코로나19 등 감염병의 확산과 기후변화, 만성질환의 증가에 대응해온 방식을 돌아본다면, 저자의 문제의식에 쉽게 공감할 것입니다.

'Global health'는 현재 '국제보건'으로 번역되지만, 저자는 'international health'와 'global health'를 구분하여 사용합니다. 19세기 말에서 20세기 초까지 국제보건은 식민의학colonial medicine과 밀접하게 얽혀 있었고, 식민지가 사라지면서 별도의 학문으로 발전했습니다. 저자는 1930년대까지 'international health'가 일반적이었으나, 이후 점차 'global health'라는 용어가 자리잡았다고 설명합니다. 한국에서는 아직 두 용어의 구분이 명확하지 않지만, international과 global이 지시하는 범위와 접근 방식이 다르기에 이 책에서는 각각 국제보건과 세계보건으로 구분하여 옮겼습니다. 이는 학문적 구분이 완전히 정립되지 않았더라도, 우리말로 정확히 표현하려는 노력입니다.

오늘날 한국은 OECD 개발원조위원회DAC 회원국이자, 연간 유엔 분담금만 1조 원 넘게 지불하는 선진 공여국입니다. 이제 우리의 세계보건 활동이 양적으로 질적으로 성숙하려면, 현장에서 일어나는 경험과 논의가 한국어로 기록되고 공유되어야 합니다. 아직 체계적 연구가 부족하지만, 대한민국이 세계보건에 기여한 최초의 활동은 1968년부터 2008년까지 이어진 '정부 파견 의사 제도'로 거슬러 올라갑니다. 한국전쟁 이후 불과 15년, 독립한 지 23년밖에 되지 않았던 신생국이 아프리카, 동남아시아, 남태평양 국가들에 의사를 파견한 것은 오늘날 말하는 남남협력south-south cooperation의 사례입니다. 이후 정부 파견 의사 제도를 비롯해, 유엔과 공여국, 민간단체로부터 받은 보건 지원, 그리고 현재 우리가 시행하는 다양한 국제보건 사업들까지 모든 것이 기록되고 연구되어야 할 우리의 역사입니다. 언젠가 한국의 경험을 중심으로 한 세계보건의 역사가 쓰이기를 바랍니다.

이 책을 번역하는 과정에서 많은 분들의 도움을 받았습니다. 초보 번역가의 작업을 기꺼이 믿고 기다려주신 꿈꿀자유 서울의학서적 대표님께 감사드립니다. 번역 과정에서 여러 참고서를 봤는데, 특히 이희재 선생님의《번역의 탄생》이 큰 도움이 되었습니다. 생소한 분야인 만큼, 이희재 선생님이 말한 '문턱이 낮은 글'을 목표로 삼았습니다. 여전히 후배들에게 귀중한 조언을 아끼지 않으시는 신영수 WHO 서태평양지역 명예사무처장님, WHO 근무 시절부터 현재까지 많은 조언을 주시는 평창군의료원 박건희 원장님, 세계보건에 입문하도록 이끌어주신 서울대학교 보건대학원 김창엽 교수님께도 깊은 감사를 드립니다. 매일 진료를 마치고 늦은 밤 원고를 다듬는 작업이 이어졌는데, 공간을 내어주신 곽민재 원장님께 감사드리며, 주말마다 시간을 함께하지 못했지만 늘 지지해준 가족들에게도 미안함과 고마움을 전합니다.

한 세기가 넘는 세계보건의 역사를 담은 이 책을 번역하는 일은 쉽지 않았습니다. 이 책의 오류와 부족함은 모두 옮긴이의 책임입니다.

윤창교

목차

4부
퇴치의 시대

5부
세계 인구 통제하기

6부
일차보건의료의 흥망

7부
미래로 돌아가다

그림과 표 목차

그림

표

| 일러두기 |

• 의학, 보건학 용어는 대한예방의학회/한국역학회가 펴낸《예방의학 역학 공중보건학 용어집 2판》과 대한의사협회에서 펴낸《의학용어집 6판》을 기준으로 옮겼다.

• 국제기구 및 관련 조직의 영어 명칭은 대한민국 질병관리청, 보건복지부, 외교부가 쓰는 용어를 사용했다.

• 이 책에 나오는 달러는 미국 달러이며, 현재의 화폐 가치와 비교할 때는 역사적 평균 인플레이션율을 고려해 2025년 화폐 가치로 환산했다.

• 모든 각주는 옮긴이 주다.

에볼라

2013년 12월 초, 두 살 난 에밀 오와모우노Emile Ouamouno는 중병에 걸렸다. 열이 나더니 흑색변과 구토가 뒤따랐다. 라이베리아와 시에라리온 국경에서 멀지 않은 기니 남동부 멜리안두Meliandou에 살았던 에밀은 증상이 나타난 지 나흘 만에 사망했다. 아이는 마을에 묻혔다. 며칠 뒤인 12월 13일에는 엄마가 비슷한 증세로 사망했다. 12월 29일에는 한 살 많은 누나도 같은 증상으로 사망했다. 에밀은 아플 때 할머니 집에 머물렀는데, 할머니도 같은 증상을 나타냈다. 그녀는 라이베리아와 시에라리온 사람들이 모이는 교역 중심지 게케두Guekedou 마을의 남자 간호사에게 도움을 청했다. 간호사는 돕고 싶었지만, 의학 지식과 치료용품이 부족했다. 할머니는 멜리안두로 돌아가 2014년 1월 1일에 사망했다. 2월 초, 에밀의 할머니를 치료했던 간호사도 열병에 걸렸다. 상태가 악화되자 그는 인근 마센타Macenta 마을의 의사에게 도움을 청했다. 그러나 의사의 집에서 하룻밤 자고 이튿날 숨졌다. 의사도 며칠 후 사망했다.[1]

기니 외딴 지역에서 뭔가가 주민들을 죽이고 있었다. 그러나 수도 코나크리Conakry 보건당국은 2014년 1월 24일 테콜로Tekoulo 마을 의사가 상급자에게 전화를 걸어 관할 구역에서 이상한 일이 일어났다고 보고했을 때에야 비로소 유행병이 발생했음을 알았다. 인도주의 구호 단체인 국경없는의사회Médecins Sans Frontières 조사단이 게케두에서 검체를 채취해 프랑스 리옹에서 검사하기까지 6주가 더 걸렸다. 3월 20일 국경없는의사회 검사실은 에볼라로 확진했다. 그때 이미 에볼라는 기니의 수도 코나크리를 휩쓸고, 라이베리아와 시에라리온 깊숙이 번졌다. 3월 25일 미국 질병통제예방센터US Centers for Disease Control and Prevention, CDC는 기니, 라이베리아, 시에라리온에 에볼라 출혈열 유행이 발생했다고 발표했다.[2]

에볼라는 계속 퍼졌다. 2014년 12월까지 기니, 라이베리아, 시에라리온에서 1만 2,000건의 검사실 확진 사례가 나왔다. 말리, 세네갈, 나이지리아에서도 환자가 속출했다. 사망자는 7,000명을 넘었다. 1970년대 자이르(현재 콩고민주공화국)에서 에볼라가 처음 출현한 후 최대 규모의 유행이었다. 팬데믹을 막기 위해 보건기구들은 대규모 긴급 대응을 시작했다.

에볼라는 가공할 질병이다. 전형적인 증례는 고열, 구토, 설사, 대량 출혈 등 끔찍한 증상을 일으킨다. 적절한 치료를 받지 않으면 대부분 며칠 안에 사망한다. 그러나 종종 증상이 불분명해 말라리아, 콜레라 등 유사한 증상을 보이는 질병과 구별하기 어렵다. 검사 없이 확실한 진단을 내리기가 불가능한 것이다.

에볼라는 쉽게 전파되지 않는다. 우선, 감염되어도 10~21일간 증상이 없을 수 있다. 무증상 감염자는 바이러스를 전파하지 않는다. 질병은 증상이 발생한 환자의 체액에 직접 접촉할 때만 전염된다. 그러나 단시간에 사망에 이르는 심각한 질병이므로, 전형적인 증상을 보인다면 다른 사람을 감염시킬 확률이 낮다. 그럼에도 에볼라는 기니에서 이웃 나라로 빠르게 확산되었다. 어떻게 그럴 수 있었을까?

이 질문에 답하기는 쉽지 않다. 워낙 많은 요인을 고려해야 하기 때문이다. 유행 초기에 언론과 공중보건 기관은 지역 주민의 관습과 행동이 감염병을 전파했을 가능성에 주목했다. "야생동물 고기"를 먹는 현지 관습이 첫 번째 환자의 잠재적 감염 경로라는 추정이 제기되었다. 서양 의료에 대한 지역사회의 거부감, 가족과 친구들이 시체를 직접 만지는 장례 관습 등이 문제라는 이야기도 돌았다. 물론 이 모든 요인이 유행에 영향을 미쳤다. 하지만 그것만으로 에볼라가 세 나라에서만 들불처럼 번진 이유를 설명할 수는 없었다. 행동 관련 요인만 주목하면 다른 근본적인 원인들을 규명하는 데 방해가 되고, 문화적인 선입견을 부추기며, 자칫 희생자를 비난하게 될 수 있다. 이는 북반구 선진국에서 남반구 개발도상국의 건강 문제를 이해하는 전형적인 방식이다.[3]

에볼라는 감염자와 유행국이 빈곤했기 때문에 더 급속히 확산되었다. 유행이 처음 발생한 기니 남동부 산림 지대는 세계에서 가장 가난한 지역이었다. 산업이나 전기가 없고, 연중 특정 시기에는 도로 통행도 어려웠다. 주민들은 농업, 채집, 사냥 등으로 살아갔다. 평균 소득은 하루 1달러 미만으로, 어린이의 절반이 만성 영양실조에 시달렸다. 내전으로 황폐해진 라이베리아와 시에라리온에서 수많은 난민이 기니 남동부로 유입되자 지역 자원은 더 고갈되었다. 최근 기업식 농업과 광업이 확장되면서 숲이 파괴되어, 주민들은 식량을 얻기 위해 더 깊은 숲으로 들어가 사냥할 수밖에 없었다. 이런 환경 변화 때문에 동물 매개 바이러스에 더 자주 노출되었을 것이다. 주민들이 경제적 기회를 찾기 위해 피폐해진 삼림 지대를 떠나면서 감염병이 더 쉽게 확산되는 노동 이주 패턴이 나타났다.

그러나 에볼라가 빠르게 확산된 가장 중요한 원인은 보건의료체계가 잘 작동하지 않았기 때문이다. 유행이 처음 발생한 기니, 라이베리아, 시에라리온에 필수 의료 서비스가 부족했기 때문에 에볼라는 3개월 동안 제대로 진단되지 못한 채 전 지역으로 퍼졌다. 에볼라를 처음 접한 의료인들은 의학 지식이 부족했고, 치료에 필요한 물품도 없었다. 물론 에볼라 출혈열은 치료제가 없지만,* 정맥주사로 수분을 공급하는 등 기본적인 대증 치료만으로도 사망률을 크게 줄일 수 있다. 유럽과 미국으로 이송된 환자의 90%는 생존했다. 가장 큰 피해를 입은 기니, 라이베리아, 시에라리온에는 진료소는 물론 병원조차 필수 의약품이 부족했다. 기반 시설과 개인 보호 장비가 이토록 부족하니 의료인들도 감염 확산을 막을 준비가 전혀 되어 있지 않았다. 환자는 격리되지 않았고, 의료인 스스로도 감염 예방 조치를 취하지 못했다.

당연히 의료인들이 가장 먼저 사망했다. 이미 과부하된 의료체계가 더 약해졌고, 에볼라는 더욱 확산되었다.[4] 일부 의료인, 특히 몇 주씩이나 급여를 받지 못한 사람들은 에볼라로 죽을 것이라는 두려움에 직장을 그만두었다. 진료소와 병원은 치료받는 곳이 아니라 죽어가는 곳

* 이 책이 발간된 2016년에는 에볼라 치료제로 허가된 약품이 없었지만, 2025년 현재 인마젭(Inmazeb, 2020년 10월 승인)과 에방가(Ebanga, 2020년 12월 승인) 등 두 가지 약물이 에볼라 바이러스(자이르 종) 감염증 치료제로 미국 식품의약국(FDA) 승인을 받았다.

이 되었다. 사망과 의료 서비스 사이에 연관성이 성립하자 환자들은 병원을 기피했다. 가족들은 환자를 집에서 돌보았다. 간병하는 사람들에게 에볼라가 전파되었다. 의료 서비스가 오히려 에볼라 유행을 증폭시킨 것이다.

에볼라가 빠르게 전파된 것은 보건의료 서비스가 지역사회와 잘 통합되지 않았기 때문이다. 에볼라의 초기 확산은 지역사회의 매장 풍습과 관련이 있었다. 으레 그렇듯, 이 지역의 매장 풍습도 문화체계에 깊숙이 뿌리내리고 있다. 의료인들이 지역사회에 잘 통합되어 있었다면, 망자의 몸을 만지며 죽음을 애도하는 친척들에게 에볼라 바이러스가 전파되지 않도록 개입할 수 있었을 것이다. 지역사회와 협력해 매장 풍습을 바꾼 것은 유행이 한참 진행된 후에야 가능했다.

기니, 라이베리아, 시에라리온의 의료 서비스는 대응 준비가 되어 있지 않았고, 에볼라를 진단할 검사실도 없었으며, 감염자를 추적하는 역학조사도 불가능했다. 진단 검사실 네트워크가 없는 데다, 멀리 떨어진 의료시설로 검체를 운반하기도 어려웠기 때문에 사망 원인을 정확히 진단하고 대응하는 노력이 지연되었다. 질병의 특성과 유행의 심각성을 이해하지 못했기에 무증상 감염자가 코나크리, 몬로비아 같은 대도시로 자유롭게 이동했고, 그곳에서 새로운 환자가 발생하면서 더 멀리 전파되었다. 접촉자 조사와 질병 확산을 막기 위한 노력은 대도시에 에볼라가 유행한 뒤에야 시작되었다.

2014년 10월 미국 CDC는 라이베리아 보건의료체계의 에볼라 대응 상황을 이렇게 정리했다.

> 지역사회와 병원의 에볼라 비상 대비 계획이 부족했다… 모든 지역사회에서 에볼라 환자 치료에 필요한 개인 보호 장비가 부족했다. 보건의료인들은 개인 보호 장비 탈착 교육조차 받지 않았다. 지역사회와 병원은 사례 조사, 사례 관리, 접촉자 추적, 안전한 매장 절차에 대한 교육을 제공하지 않았다. 에볼라 감시체계는 전혀 없었다.[5]

2014년 12월 미 국립보건원National Institutes of Health, NIH의 앤서니 파우치Anthony Fauci는 "현재 에볼라 발병으로 피해를 입은 서아프리카 국가들이 적절한 의료 기반 시설을 갖추고 있었다면 이번 유행이 통제 불능 상태에 빠지지 않았을 것"이라고 했다.[6]

기니, 라이베리아, 시에라리온의 농촌 보건의료체계는 세계에서 가장 취약하다. 매년 수천 명의 어린이가 의료 서비스를 받지 못해 말라리아, 호흡기 질환, 설사 질환으로 사망한다. 영아 사망률도 세계에서 가장 높다. 이들 세 나라는 물론 많은 아프리카 국가와 다른 남반구 지역은 아직도 훈련된 의료 인력, 의료 물자, 보건의료 기반 시설이 크게 부족하다. 예를 들어 인도에서는 농촌 인구의 3분의 2가 예방 의약품을 이용할 수 없으며, 3분의 1은 치료를 받기 위해 30킬로미터 이상을 가야 한다. 인도 일차보건의료를 담당하는 진료소 중 3,660개에 수술실이나 검사실이 없다. 이처럼 공공 보건의료 서비스가 열악하기 때문에 전체 환자의 80%가 민간 의료기관에서 치료받는다. 그러나 수련받은 의사도 시골 지역에 배치되면 매우 제한된 의료 서비스만 제공할 수 있다.[7] 인도 시골 지역인 마디야 프라데쉬Madhya Pradesh에서 시행한 조사 결과 보건의료 제공자 중 3분의 2가 의료인 자격이 없었다.[8] 농촌 지역의 열악한 보건의료 서비스는 도시와 농촌 간에 건강 불평등을 유발하는 주 요인이다. 인도 농촌 지역의 태아, 신생아, 영아 사망률은 도시 지역보다 거의 두 배 높다.[9] 도시는 시골에 비해 더 많은 시설을 갖추고 있지만 의료 인력, 의료 물자, 기반 시설이 부족해 어려움을 겪는다.

넓게 보면 2014년과 2015년 서아프리카에서 발생한 에볼라 유행은 세계보건의료가 위기에 처해 있음을 보여주는 징후다. 아프리카, 아시아, 남미의 많은 국가가 가장 좋았던 시기에도 지역 내 병의원의 진료 서비스가 충분하지 못해 치료를 받으려면 먼 거리를 이동해야 했다. 병의원에 가도 흔한 질병을 치료하는 의약품이 부족하다. 일회용 장갑, 주사기, 정맥주사용 수액, 붕대 같은 기본 물품조차 없어서 환자나 가족이 병원 밖에서 구해 와야 한다. 의료인도 급여가 너무 낮거나 몇 달간 급여를 받지 못해 공공의료 서비스를 찾는 환자를 진료하는 대신 부업으로 사설 진료소에서 환자를 본다. 의료 서비스와 지역사회 간 연결은 미약하다. 주민들이 공공의료 서비스를 신뢰하지 않는 것도 당연하다. 또한 새로운 감염병을 적시에 보고하고 추적하기 위한 검사와 검사실 기능이 부족하다. 파트너스인헬스Partners In Health의 공동 설립자 폴 파머Paul Farmer의 말처럼 세계 많은 지역의 보건의료 서비스는 "의료인, 물자, 공간, 체계staff, stuff, space, system" 등 4S가 부족하다.[10]

북반구 선진국 사람들은 이것이 '후진국'의 자연스러운 현상이라고 본다. "아프리카와 인도에 뭘 기대하나?" 그러나 상황이 이렇게 된 데는 역사적 맥락이 있다. 특히 국가와 정부가 농촌 보건의료 서비스에 투자하지 않고 무능하게 대응한 탓이 크다. 에볼라 유행 전 시에라리온과 라이베리아에서 발생한 내전은 보건의료체계를 약화시켰다. 사실 세계 여러 지역이 계속되는 내전으로 혼란에 빠져 있다. 그러나 국제기구와 양자 원조를 제공한 공여국들도 책임이 있다. 에볼라 유행이 발생하기 10년 전 기니, 라이베리아, 시에라리온은 미국 대통령이 승인한 에이즈AIDS 긴급구호계획의 일환으로 보건 개선을 위해 거의 10억 달러를 제공받았다. 이런 원조 사업에는 미국 대통령의 말라리아 퇴치 계획, 세계은행, 에이즈·결핵·말라리아 퇴치를 위한 글로벌 펀드가 포함된다. 그러나 원조 기금은 의료인 훈련이나 보건의료 기반시설 구축에는 거의 투자되지 않았다.

건강의 근본적인 결정요인에 대한 관심도 거의 없었다. 많은 농촌 지역이 보건진료소는 있지만, 기본 위생 시설이나 깨끗한 식수가 부족하다. 하수, 오염된 물, 과밀화된 주택, 건강에 해로운 식습관은 많은 저소득 국가 주민의 건강을 악화시키는 주 요인이다. 이런 상황은 세계적으로 계속되고 있다.

소위 세계보건, 즉 북반구 선진국 정부기관과 조직들이 펼치는 사업은 개발도상국 주민들의 건강을 개선하기 위해 주로 백신, 항레트로바이러스 약물, 살충제 처리 모기장, 비타민 A 보충제 같은 생의학biomedical 기술에 투자했으며, 수직적으로 조직된 사업으로 특정 건강 문제를 해결하려고 했다. 그러나 이런 사업은 기본적인 치료 서비스조차 제공하지 못하는 수원국recipient country의 보건의료체계와 연결이 크게 부족하다.

오늘날 세계보건은 수십억 달러 규모에 달하는 하나의 산업이다. 그간 세계보건은 에볼라나 조류 인플루엔자 같은 치명적 질병이 세계적으로 빠르게 퍼질 수 있다는 두려움, 생물테러의 위협, 세계 빈곤층의 안녕에 대한 인도주의적 관심, 지구적 차원에서 건강 불평등을 줄이려는 희망, 경제 발전을 위한 노력, 공여국donor country의 정치경제적 이익 등 모든 인류가 서로 연결되어 있다는 인식 속에서 움직여 왔다. 세계보건은 세계은행, 유니세프, 세계보건기구, 에이즈 · 결핵 · 말라리아 퇴치를 위한 글로벌 펀드, 다국적 기구 등에서 재정 지원을 받는다. 미국 국제개발처U.S. Agency for International Development, USAID, 영국 국제개발부Department for International Development, DFID, 중국 대외원조부China Department of Foreign Aid 같은 양자 기구, 세계백신면역연합Global Alliance for Vaccines and Immunizations, GAVI 같은 공공/민간 파트너십, 빌앤멜린다 게이츠 재단Bill & Melinda Gates Foundation 같은 민간 자선 단체도 세계보건을 지원한다.

이런 세계보건 조직들은 전 세계적으로 연구원, 프로그램 개발자, 의사, 프로젝트 담당자, 보건 교육자, 프로젝트 평가자, 보건의료인을 고용한다. 또한 비정부기구non-governmental organization, NGO와 국제개발 컨설팅 업체뿐 아니라, 세계보건 중재술*의 기반인 생의학 기술을 개발하고 생산하는 제약회사, 화학회사에 이르기까지 실로 방대한 개발 산업을 지원한다.

이들은 장차 세계보건 전문가가 될 학생들을 교육 훈련하고, 다양한 세계보건기금에서 연구비를 받는 교수들이 근무하는 보건대학원도 지원한다. 이제 세계보건은 고등교육의 주요 과목이다. 미국 전역과 많은 유럽 국가에서 매년 수천 명의 학생이 국제보건 과목을 수강하

* 보건 중재술(health intervention)은 특정 질병이나 건강 문제의 발생률을 줄이거나 전반적인 건강을 증진하기 위해 지역사회, 국가 또는 지역을 대상으로 시행하는 정책, 프로그램, 활동을 말한다.

고, 아프리카, 아시아, 남미에서 수행되는 단기 보건 프로젝트에 참여한다. 특히 의과대학생들은 저소득 국가에서 단기간 지내는 것을 일종의 통과의례로 여긴다. 폴 파머와 국경없는의사회가 그간 해온 사업에서 영감을 받은 많은 학생이 사람들의 삶을 향상시킬 수 있기를 희망한다.

세계보건의 핵심은 개발도상국 주민들의 건강을 개선하려는 노력이다. 이런 노력은 전부터 있었다. 세계보건의 역사는 20세기 초까지 거슬러 올라간다. 현재의 지원 규모나 복잡성은 역사적으로 전례 없지만, 세계보건을 구성하는 주요 동기, 조직 원칙, 운영 방식은 전혀 새롭지 않다. 이 책에서 다루는 것은 국제보건 또는 세계보건**이라는 깃발 아래 이루어진 기술 지원 또는 개발 지원이라고 불리는 노력, 이전에 열대의학 또는 식민의학이라고 불렸던 분야의 역사다. 또한 이 책은 지금까지 세계 건강을 향상하기 위해 엄청난 액수를 투자하고도 왜 필수 보건의료 서비스, 공중보건 기반 시설, 보다 근본적으로 건강의 사회경제적 결정요인이 많은 주목을 받지 못했는지 설명한다.1960년대 후반, 나는 미국 평화봉사단원으로 우간다 동부에서 트라코마 퇴치 캠페인에 참여하면서 국제보건 사업의 한계를 처음 인식했다. 다른 책에도 소개한 이 캠페인은 의도는 좋았지만, 설계와 실행이 부실했다.[11]

** 현재는 international health 또는 global health(world health)를 모두 '국제보건'으로 번역하지만, 저자는 국제보건(international health)과 세계보건(global health)을 구분한다. 국제보건은 20세기 초 열대의학과 위생의 개념에서 발전해 주로 감염병 대응 및 개발도상국의 보건 문제를 다루는 비교적 소극적인 개념이다. 반면 최근에 등장한 세계보건은 지구촌 인류의 전반적인 건강 수준 향상을 목적으로 하는 적극적인 개념으로 개발도상국과 선진국의 건강 문제를 함께 다룬다. 이 책에서는 저자의 뜻을 살려 국제보건과 세계보건을 맥락에 맞게 구분해 번역했다.

우선 이 사업은 우간다 보건부와 직접 관련이 없는 지역 NGO 우간다 맹인 재단이 후원했다. 오늘날 많은 세계보건 사업처럼 독립적으로 운영된 수직적 사업*이었으며, 정식 보건학이나 의학 교육을 받지 않고 갓 대학을 졸업한 사람들이 수행했다. 평화봉사단이 떠난 후 현지인들이 프로젝트를 꾸리거나 사업을 이어갈 수 있는 교육 훈련은 제공하지 않았다. 환자들은 12주간 일주일에 한 번씩 진료소를 방문해 치료받았다. 멀리 사는 사람에게는 상당히 어려운 일이었다. 또한 트라코마 발병은 있지만 관리 사업이 없는 지역들로 둘러싸인 한 지역에서만 진행되었다. 주민들이 지역 사이를 자주 오간다는 사실을 간과한 것이다. 이에 따라 환자들이 몇 주씩 사라져서 치료가 중단되곤 했으며, 전반적으로 프로그램 탈락률이 높았다. 마지막으로 많은 주민이 트라코마 예방을 위해 기본적 위생을 실천할 경제력이 부족했다. 2년간 사업을 수행하고도 그 지역 트라코마 추정 유병률이 오히려 약간 늘었다는 것도 그리 놀랍지 않았다.

나는 이런 경험을 통해 세계보건에 대한 나름의 생각을 갖게 되었다. 그 경험은 1992년에 시작한 〈국제보건과 국제개발의 역사〉 강의에도 영향을 주었다.[12] 강의와 이 책의 핵심 주장은 지난 세기 세계보건 중재를 계획하고 실행한 방식에 주목할 만한 연속성이 있다는 것이다. 내가 우간다에서 겪은 많은 문제는 20세기 초까지 거슬러 올라가며, 현재까지 계속되고 있다. 이런 경향은 보건의료체계를 발전시키고 건

* 수직적 접근은 특정 질병이나 건강 상황을 개선하기 위해 자체 인력, 예산, 장비를 운용하는 방식이다. 이런 접근으로 건강이 전반적으로 향상되거나 보건의료체계가 개선되는 경우는 드물었다. 따라서 2000년대 이후로는 통합적 접근을 더 강조했다.

강의 사회적 결정요인을 해결하려는 노력에 걸림돌이 되었다.

① 보건 중재는 대개 보건 문제를 겪는 국가 외부에서 계획되었으며, 지역적 관점을 반영하거나 지역사회 참여를 유도하려는 진지한 노력은 거의 없었다. 20세기 전반에 보건 사업 계획은 주로 유럽과 미국 식민제국의 국회에서 시작되었다. 제2차 세계대전 뒤로는 제네바, 애틀랜타, 뉴욕, 이탈리아 벨라지오의 회의장, 프랑스의 탈루아르, 소련의 알마아타 같은 지역이 국제보건 계획 및 거버넌스의 새로운 중심으로 등장했다.

② 보건 사업 계획은 건강 문제를 한 번에 하나씩 예방하거나 해결하는 생의학 기술 기반 접근방식을 선호했다.

③ 필수 보건의료 서비스의 발전에는 거의 관심이 없었다.

④ 보건 사업 계획은 종종 신속하게 행동해야 할 위기 상황에서 진행되었다. 따라서 단순하고, 구현하기 쉬우며, 현장에서 신속히 효과를 발휘하는 해결책을 선호했다. 반면 보건 기반 시설 구축, 인력 교육, 건강의 근본적 결정요인 해결을 목표로 하는 장기 전략은 배제되었다.

⑤ 세계보건 중재의 주체들은 서양 의료 지식과 기술이 우월하다고 믿었으며, 지역 주민의 능력과 지식은 평가절하했다.

⑥ 건강은 사회경제적 발전과 관련이 있다. 그 관련성을 생각할 때, 주로 보건 분야의 개선이 어떻게 경제 발전을 촉진하는지에 초점을 맞추고, 사회경제적 발전이 건강에 미치는 영향은 무시했다. 지금 건강의 사회적 결정요인이라고 부르는 것에는 거의 주목하지 않았다.

때로 역사적 연속성이 끊기고 대안적 접근이 제시되면서 어느 정도 바람직한 방향으로 나아간 순간도 있었다. 가장 중요한 예로 1920년대 후반과 1930년대는 질병의 사회경제적 원인을 해결하기 위해 포괄적으로 보건의료에 접근하려는 관심이 커진 시기였다. 두 번째 변화는 1970년대 후반 "모두를 위한 건강"과 일차보건의료를 확산하려는 움직임과 함께 나타났다. 그러나 건강에 대한 포괄적인 접근은 매번 그리 큰 지지를 얻지 못했으며, 세계보건은 앞서 설명한 여섯 가지 경향으로 돌아갔다. 이 책은 국제개발의 광범위한 정치경제적 역사의 틀에서 세계보건 전략의 역사를 들여다보고, 이런 연속성이 유지된 이유와 때로 끊겼다가도 다시 나타난 이유를 설명하고자 한다. 이를 통해 현재의 세계보건 위기 상황을 이해할 수 있는 역사적인 흐름을 드러낼 것이다.

이 책은 부분적으로 국제보건 또는 세계보건, 질병사의 다양한 측면을 분석한 내 연구들을 토대로 삼았지만, 다양한 학문 분야에서 출판된 저작물도 참고했다. 최근 국제보건 또는 세계보건의 역사를 조사한 연구가 쏟아져 나오는 것은 인상적이다. 지난 20년간 수백 건의 책과 논문이 출판되었다. 많은 연구가 록펠러 재단 국제보건부International Health Division, 국제연맹 보건기구League of Nations Health Organization, 세계보건기구World Health Organization 등 주요 보건기구의 초기 역사를 상당히 자세히 그려냈다. 보건 전략의 형성과 실행에 국가, 지역, 지방의 보건 담당자들이 수행했던 역할에 초점을 맞춰 국제보건 활동에 관련된 다양한 기관의 역사를 살피는 한편, 보건 사업이 지역사회에 영향을 미치는 다양한 경로에도 주목했다. 국제보건 기관이 다양한 환경에서 운영되는 방식은 물론 1960년대와 1970년대 전 세계 천연두 퇴치사업 같은 주요 보건 계획을 실행한 동기, 운영 방식, 영향도 연구되었다. 최근에는 보건 사업 계획 과정에서 점점 커지는 생의학 연구의 역할도 연구 대상이다.[13]

역사와 인류학 연구 결과는 계속 빠르게 축적될 것이다. 이 책은 남반구 개발도상국 주민의 건강을 개선하려는 노력의 한계가 명백히 드러난 현 시점을 시작으로, 세계보건의 역사가 변해온 환경을 분석하고 지난 20년간 발표된 많은 연구 결과를 서로 연결해 하나의 이야기로 엮었다. 세계보건을 전반적으로 살피고 세계보건의 비전을 달성하기 위한 대안적 관점을 제시하는 과정에서 정책 입안자, 연구자, 보건 사업 관리자, 학생, 동료 역사가 등 관심 있는 분들이 세계보건을 더 깊이 이해할 수 있기를 바란다. 세계보건 분야 종사자라면 이 책에서 다룬 많은 사업이 친숙하겠지만, 그 긴 역사와 그 역사를 형성한 여러 사건들은 처음 접할 수도 있다. 이 책이 세계보건의 역사를 포괄적으로 바라보는 시각을 제시해 이 분야를 비판적으로 생각해보는 계기가 되길 바란다.

이렇듯 광범위하게 서술된 역사가 완전할 수는 없다. 일부 주제와 사례는 지면 부족으로 생략할 수밖에 없었다. 주제 선택에도 모든 사람이 동의하지는 않을 것이다. 예컨대 오늘날 세계보건은 이 책에서 주로 다룬 전통적인 방식의 선진국-개발도상국 간 보건 사업보다 더 다양한 형태를 포괄한다. 보건 사업의 계획과 실행에 관여하는 다른 유형의 주체들이 있으며, 개발도상국 간 협력south-south assistance이나 개발도상국이 선진국을 지원하는 경우south-north assistance도 있다. 또한 이제 세계보건은 공여국의 국내 보건 문제, 과거 또는 현재 수원국 내의 지역적 보건 문제를 해결하려는 노력, 과거 국제보건이 미처 포함하지 못한 더 폭넓은 활동을 아우른다. 이런 주제들은 다루지 않았다.

더 중요한 사실은 세계보건이 양자기구나 국제기구가 개입하는 활동만 일컫는 것이 아니라는 점이다. 세계보건은 전 세계 모든 국가에 사는 사람들의 삶에 관한 것이고, 그들의 건강을 향상하려는 이방인들의 노력에서 사람들의 삶이 어떻게 다루어졌는지에 관한 것이다. 이런 보건 사업을 구상하고 실행하며 스스로 건강을 개선하기 위해 노력한 지역사회 보건종사자와 일반인에 관한 이야기이기도 하다. 이 책은 이들의 이야기와 경험도 종종 소개하지만, 유감스럽게도 내가 기대한 만큼은 아니다. 그간 세계보건 역사학 분야에서 현장 경험을 토대로 한 학술 활동이 매우 적었기 때문이다. 최근 들어 인류학자와 소수의 역사학자들이 이런 경험을 다루기 시작했으나, 앞으로 훨씬 많은 연구가 필요하다.

이 책에서 크게 누락된 주체는 여성이다. 독자는 세계보건을 주로 남성이 주도했음을 명백히 알게 될 것이다. 여성이 국제보건 활동에 참여하지 않았다는 뜻이 아니다. 보건의료 분야에서 여성은 항상 중요한 역할을 했으며, 많은 국제보건 활동의 일부였다. 그러나 가족계획 활동에서 여성 지도자들이 등장하기 시작한 1970년대와 여성이 국제보건 조직에서 두각을 나타낸 1990년대 등 몇몇 예외적인 시기를 빼면 여성은 국제기구나 양자기구들이 조직한 공중보건 사업의 역사에 거의 등장하지 않는다. 이를테면 1990년대 이전 국제보건 회의를 촬영한 사진에는 여성이 거의 없다. 1984년 벨라지오 아동백신회의 사진을 보면 참가자

서른세 명 중 여성은 단 두 명이다. 국제보건의 초기 역사에서 여성이 어떤 역할을 했는지에 관해 더 많은 관심이 필요하다.

세계보건의 역사에서 중요한 요소들을 설명했지만, 여전히 이 역사는 선진국에서 개발도상국으로 이어진 경로를 따라 물품, 서비스, 전략이 어떻게 흘러갔는지에 관한 것이다. 이 책이 이런 역사적 경로를 분명히 제시해 독자들이 21세기 초 세계보건을 보다 정확히 이해하기를 바란다. 왜 어떤 주제는 연구 대상이 되고, 다른 주제는 가끔씩만 다뤄질까? 일부러 피했을까? 왜 어떤 시기에 특정 이념, 정책, 실행 사례가 세계보건 중재의 주류가 되고, 다른 이념, 정책, 실행 사례는 실패하거나 의미 있는 역할을 하지 못했을까? 이런 질문에 답할 수 있다면 왜 예방 가능한 질병으로 계속 사람들이 죽어가고, 왜 에볼라 같은 질병이 그럴 만한 지역에서 유행을 일으킨 후 전 세계로 전파되는지 이해할 수 있을 것이다.

마지막으로 이 책은 지난 한 세기 동안 세계보건 중재가 아프리카, 아시아, 남미 주민들의 기본적인 건강 요구를 충족하는 데 실패했다고 주장하지만, 그간의 노력을 폄하하지는 않는다. 많은 사람이 인류 건강을 개선하기 위한 세계보건 활동에 삶을 바쳤다. 이 책은 과거의 선택과 그런 선택을 낳은 정치경제적 이익에 의문을 제기하면서도, 많은 경우 역사적인 경로가 건강을 실질적으로 개선했다는 점도 인정한다. 어떤 결정을 내리기는 결코 쉽지 않다. 다른 방향을 위한 모색도 주장할 수 있다. 지속 가능한 일차보건의료체계를 구축해 건강을 전반적으로 개선하는 것과 살충제 처리 모기장이나 비타민 A 보충제를 보급해 생명을 구하는 것 중 한쪽을 선택한 기준은 무엇일까? 그런 결정은 종종 복잡한 역사적 상황 속에서 내려졌다. 이런 요인들이 어떻게 세계보건 중재를 형성하고 때로 제한했는지 이해할 필요가 있다. 역사적 상황 속에서 내려진 선택들의 한계와 결과도 인정해야 한다. 폴 파머와 동료들의 제안처럼 바로 지금이 대안적 접근을 탐색하고 "세계보건을 다시 상상해야" 할 때일지 모른다.[14] 이 책이 세계보건을 다시 상상하는 데 도움이 되기를 바란다.

1부
식민지와 얽히다
Colonial Entanglements

1932년 11월 15일 아프리카 여러 식민지, 영국령 인도, 국제연맹 보건기구(League of Nations Health Organization, 이하 연맹보건기구), 록펠러 재단의 대표들이 남아프리카 케이프타운에서 회의를 열었다. 공중보건 차원의 관리, 감염병 예방 관련 문제들을 논의하기 위해서였다. 회의는 황열에 초점을 맞췄다. 황열이 토착화된 남미와 중앙 및 서부 아프리카 지역을 벗어나 다른 아프리카 식민지들과 남아시아로 확산될 우려가 점점 커졌던 것이다.

회의 보고서와 함께 〈1932년 아프리카 대륙 항공로〉라는 제목의 지도 한 장이 제공되었다.[1] 십자 형태로 아프리카 대륙을 가로지르고, 아프리카를 더 넓은 세계로 연결하는 유럽 항공사들의 노선이 그려져 있었다. 항공여행의 발달로 세계 여러 지역이 서로 가까워졌으며, 이는 황열 바이러스 같은 병원체도 마찬가지라는 것을 보여주기 위한 자료였다. 19세기 말 이집트에서 남아프리카까지 식민지를 건설한 영국은 황열을 두려워했다. 황열이 동쪽으로 확산된다면 매우 파괴적일 것이었다. 서아프리카에서 다른 아프리카 식민지로, 그리고 모기가 존재하지만 아직 치명적인 질병이 확인되지 않은 '대영제국의 보석' 인도까지 퍼질 수 있었다. 제1차 세계대전 후 세계 인구의 건강과 안녕을 지키고 전쟁을 막기 위해 설립된 연맹보건기구는 이 회의가 식민지에서 영향력을 넓힐 기회라고 보았다. 1913년 국제보건이사회International Health Board를 설립해 전 세계적으로 위생학을 발전시킨 록펠러 재단은 제1차 세계대전 후 남미와 서아프리카에서 황열 퇴치 캠페인을 시작했다. 1932년에는 동아프리카에서 황열 발생의 지리적 경계를 연구했다. 회의에서 새로 설립된 국제보건 기구와 식민지 보건 공무원들의 공통 관심사인 황열을 강조한 것은 당연했다. 두 집단의 이해관계가 서로 얼마나 얽혀 있는지 알 수 있다.

역사가들은 식민의학의 역사와 초기 국제보건 기구를 별개의 주제로 다루곤 한다. 하지만 최근 연구에서 워릭 앤더슨Warwick Anderson, 스티븐 파머Steven Palmer, 낸시 스테판Nancy Stepan, 데보라 닐Deborah Neill, 수닐 아므릿Sunil Amrith, 헬렌 틸리Helen Tilley는 19세기 말부터 1950년대까지 식민의학과 국제보건은 길고 복잡한 역사를 함께했다고 주장한다.[2] 식민지 보건 전문가들과 국제기구 직원들은 사회적 네트워크로 연결되어 있었다. 식민지 의료 당국자들과 국제보건 기구 대표들은 수면병, 말라리아, 십이지장충, 황열을 통제하기 위해 협력했다. 그들은 〈1932년 아프리카 대륙 항공로〉를 따라 여행하면서 케이프타운 회의 같은 국제회의에 참여하고 협의했다. 같은 학술지에 논문을 발표했고, 전 세계에 걸쳐 복잡한 연구 네트워크를 형성했다. 식민지 관료들은 식민 행정과 국제보건 기구 사이를 오가며 일했다. 가장 중요한 것은 국제보건 기구가 수행한 초기 사업들이 식민 환경에서 개발되었고, 식민 통치의 강압적인 힘에 상당히 의존했다는 것이다. 또한 이런 개입은 "원주민의 병리"와 원주민은 스스로 건강을 개선할 수 없다는 식민주의적 시각에 의해 이루어졌다. 식민의학과 국제보건은 이렇게 얽힌 상태로 국제보건을 발전시켰다. 왜 질병 퇴치 중심의 중재가 필수 보건의료 서비스 개발과 건강의 사회적 결정요인을 위한 노력보다 더 우선했는지 알고 싶다면 식민 시대 초기를 살펴봐야 한다.

제1부는 국제보건 기관과 보건 사업을 구성하는 실천, 태도, 인력 구성에 있어 20세기 전반에 카리브해 지역, 파나마, 필리핀에 식민지를 갖고 있던 미국이 어떤 역할을 수행했는지에 초점을 맞춘다. 식민의학과 국제보건의 연결은 미국에 국한되지 않았다. 사실 미국은 식민지 시대의 후발주자였다. 유럽의 식민지 의사들은 식민지 인구의 건강을 다루기 위해 그들만의 개념과 사례를 개발했다. 더욱이 20세기 초 유럽에 새롭게 등장한 국제기구와 유럽 식민지 의사들도 비슷한 방식으로 연결되었다(2부). 그러나 미국이 국제보건 활동을 재정적으로 가장 많이 지원했고, 국제보건 정책 수립에도 주도적인 역할을 했기 때문에 미국의 해외 보건 사업에 초점을 맞추었다. 특히 미국의 정치경제적 이익은 국제보건 형성기에 많은 보건 전략을 형성하는 동력이 되었다.

1장은 미국이 미주 대륙과 필리핀 식민지에서 시행한 보건의료 중재를 설명하면서, 질병 퇴치 캠페인이라는 식민지 환경의 보건 중재 모델이 완성되었다고 주장한다.[3] 대안적 접근도 등장하고, 파나마와 쿠바는 그 덕분에 공중보건이 상당히 개선되었지만, 초기 국제보건의 중심은 분명 질병 퇴치 캠페인이었다.

2장은 미국 식민지 군의관들이 20세기 초반부터 10년간 가장 영향력 있는 국제보건 기구로 성장한 록펠러 재단 국제보건이사회로 옮겨

간 과정을 추적한다. 특히 이들이 국제보건이사회 십이지장충 사업과 황열 사업을 지휘했던 역할에 초점을 맞춘다. 또한 록펠러 재단이 미국, 유럽, 남미, 아시아 지역에 설립한 보건대학원들을 통해 식민지 시대 의학 지식이 어떻게 후속 세대 국제보건 전문가 교육으로 흡수되었는지도 설명한다. 이런 교육 활동을 통해 식민지 환경에서 생산된 지식은 국제보건 영역으로 전수되었다. 시간이 지나면서 식민지 환경에서 형성된 개념과 사례들은 식민의학과 국제보건의 교차점에서 "열대" 또는 "개발도상국"의 보건 문제와 이를 해결하는 데 필요한 전략에 관한 국제적 전문 지식이 되었다. 개념들이 식민지라는 밧줄에서 풀려나면서 전 세계 국제보건 전문가들이 탈식민지 및 비식민지 시대와 환경에 활용할 수 있게 된 것이다. 이렇게 해서 식민지 시대의 공중보건 개념과 사례들은 세계보건이라는 과학으로 탈바꿈했다.

1 식민지 훈련소

Colonial Training Grounds

윌리엄 고거스와 황열

1932년 남아프리카공화국 케이프타운에서 범아프리카 보건회의가 열렸다. 회의의 주요 관심사였던 황열은 식민의학의 본질과 당시 새롭게 등장한 국제보건이 어떻게 서로 얽혔는지 잘 보여준다.[1] 황열은 끔찍한 질병이다. 환자는 에볼라처럼 피를 토하고 배설한 끝에 죽는다. 18세기와 19세기 초 카리브해, 남미, 미국 남부 항구 도시에서는 주기적으로 황열이 유행해 막대한 인명 손실과 교역 피해를 초래했다. 때로는 유럽과 미국 북부 항구에서도 황열이 발생했다.

황열의 원인은 논쟁거리였다. 어떤 사람은 배를 통해 세계 각지로 퍼진다고 믿었다. 따라서 선박 이동을 제한하는 검역 제도를 통해 질병 확산을 막을 수 있다고 생각했다. 한편 위생학자들은 지역 환경과 열악한 위생 때문에 황열이 발생한다고 보았다. 그렇다면 환경 개선이 확산을 막는 방법일 터였다. 19세기 말까지는 두 가지 접근법을 모두 사용했다. 유럽과 미주 대륙 국가들은 국제 무역 규정, 도시 위생, 다양한 형태의 격리를 통해 황열을 막고자 했다. 새로운 기관과 국제회의에서도 황열 확산 방지법을 모색했다. 범미보건기구Pan American Health Organization, PAHO의 전신으로 1902년 미주 지역 감염병 통제 노력을 조율하기 위해 설립된 범미위생국Pan American Sanitary Bureau은 황열을 가장 중요하게 다루었다. 그럼에도 황열 발생을 막기에는 역부족이었다.

19세기 말 미군이 쿠바를 점령하고, 황열 전파 과정에서 이집트숲모기Aedes aegyptei의 역할이 밝혀지자 각국은 대서양에 인접한 항구들을 지속적으로 위협해온 황열을 예방·퇴치할 수 있었다. 미국 보건당국은 쿠바(또한 그 뒤로 파나마)에서 황열을 퇴치하기 위해 지역 주민의 삶에 직접 개입했다. 이 사업은 국제보건 중재술의 모델이 되었고, 국제보건 분야 지도자를 길러내는 훈련소 역할을 했다. 미국은 또다른 식민지인 필리핀에서 콜레라를 통제하기 위해 이 모델을 강화했고, 필리핀은 또 다른 "식민지 훈련소"가 되었다.

역사가와 보건 전문가는 황열의 역사에 친숙하다. 카를로스 핀라이Carlos Finlay, 제시 라지어Jesse Lazear, 월터 리드Walter Reed, 그리고 미국 황열위원회는 이집트숲모기 암컷이 황열을 전파하는 기전을 밝혀냈다. 고거스는 이 새로운 지식을 적용해 아바나와 파나마에서 황열을 퇴치했다. 프레더릭 소퍼Frederick Soper는 고거스의 방법을 확대 시행해 미주 대륙에서 황열을 근절했다. 이런 성취는 의학이 고대부터 이어진 질병을 극복하고 경제 개발을 위해 열대 지역을 '열었다'는 점에서, 또한 국제적 차원에서 공중보건의 진보를 보여준다는 점에서 획기적이었다. 그러나 이면의 역사는 복잡하다. 의학이 주된 역할을 했지만, 다양한 보건학적 접근법도 적지 않은 기여를 했다. 고거스의 업적을 살펴보면서 왜 의학적 발견과 질병 퇴치 캠페인이 국제보건 역사의 중심이 되었고, 하나의 모델이 되었는지 의문을 가질 필요가 있다. 왜 다른 대안적 접근들은 잊히거나 무시되었을까?

윌리엄 크로포드 고거스William Crawford Gorgas는 1854년 10월 3일 앨라배마 주 모빌 인근 토울민빌Toulminville에서 태어났다. 그는 1879년에 뉴욕시 벨뷰 병원 의과대학을 졸업한 후, 외과계 일반의로 미 육군에 입대했다. 황열에 걸렸다가 살아남아 면역력을 얻자, 미군은 그를 황열 유행 지역에 배치했다. 그는 텍사스와 플로리다에서 황열과 싸우며 몇 년을 보냈다.[2]

1898년 미국은 스페인에 선전포고를 하고 쿠바와 필리핀을 침공했다. 수개월간 해전과 지상전을 치른 뒤, 스페인은 파리조약을 통해 평화를 주장하고 쿠바, 필리핀, 푸에르토리코, 괌의 통제권을 이양했다. 미국은 하룻밤 새에 해외 식민지 강국이 되었다. 새롭게 등장한 국제보건 조직에서 요직을 맡은 미국 공중보건 전문가들에게 이 식민지들은 훈련소와 같았다. 1898년 쿠바 침공의 표면적 이유는 쿠바를 스페인에서 독립시키고 이 지역 교역을 안정시키기 위해서였지만, 미국은 오래 전부터 쿠바가 미국 남부를 황폐화하는 반복적 황열 유행의 원인이라고 보았다. 마리올라 에스피노사Mariola Espinoza는 미국의 쿠바 침공이 북반구를 위협하는 황열을 퇴치하기 위한 것이었다고 설득력 있게 주장한다.[3] 윌리엄 고거스 대령은 곧 쿠바에서 황열을 퇴치하는 임무를 맡았다. 1898년 미 육군은 고거스를 파견해 쿠바 거주 미국인 황열 환자를 진료하는 병원을 지휘하게 했다. 이듬해 그는 아바나 최고 위생관으로 임명됐다. 그 후 2년간 그는 아바나의 위생 개선과 황열 퇴치에 헌신했다.

고거스가 아바나에서 채택한 황열 통제 방법은 미군과 민간 당국의 전통 전략인 검역과 도시 소독이었다.[4] 카리브 해의 주요 항구 도시인 아바나는 위생 시설이 열악하기로 악명 높았다. 1879년 미국 국립보건원은 아바나의 위생 상태와 황열 문제를 조사하기 위해 전문가팀을 파견했다. 팀은 쓰레기로 가득한 비포장도로, 허술하고 과밀하며 환기가 잘 안 되는 주택, 부적절한 위생 시설에 대해 보고했다. 대부분의 가정이 옥외 변소를 사용해 토양과 상수도가 오염되었다. 전문가들은 아바나 지역의 옥외 변소 사용에 대해 이렇게 보고했다.

"그리하여 모든 우물이 오염되고 거리에 파 놓은 도랑마다 악취가 풍깁니다. 아바나는 옥외 변소 위에 지어진 도시라고 할 수 있습니다."[5]

미군은 쿠바를 점령하자마자 아바나와 주요 도시들을 정비했다. 고거스는 위생관리팀을 조직해 도시를 정기적으로 청소하고, 공공장소에서 쓰레기와 동물 사체를 치웠으며, 치료되지 않은 환자를 쫓아냈다. 말이 끄는 스프링클러를 동원해 주기적으로 일렉트로존(electrozone, 해수를 전기분해해 만든 소독제)을 거리에 뿌렸다. 개인 주택과 사업체도 조사했다. 도시 보건이 크게 향상되자 황열 사망률은 1898년 1,000명당 98명에서 1900년 24.4명으로 급감했다. 그러나 황열 발생은 계속됐다.[6]

고거스는 위생 개선으로 황열을 통제하지 못했음을 인정하고, 황열

위원회 사업을 기반으로 새로운 접근법을 채택했다. 이집트숲모기를 겨냥한 것이다. 1901년 2월 그는 두 가지 모기 퇴치 전략을 지시했다. 환자 발생 지역을 연막 소독해 바이러스에 감염된 모기를 죽이고, 개방형 수원지open water source를 가리거나 덮고 기름을 뿌려 모기 유충을 없애는 것이었다.[7] 꼼꼼한 보고와 감시체계가 필요한 캠페인이었다. 연막 소독은 물건과 직물에 얼룩을 남기는 지저분한 작업이었다. 고거스 휘하 검사관들은 물이 담긴 용기를 비우거나 없애고, 저수조에도 기름을 뿌렸다. 주민들은 이런 성가신 조치를 싫어했기 때문에 협조를 얻기 어려웠다. 무엇보다 쿠바인들은 황열을 심각하게 생각하지 않았다. 오래 반복된 유행으로 인구의 상당수가 황열 바이러스에 면역을 획득했기 때문이었다. 황열은 새로 이주한 사람, 특히 쿠바를 침공한 미군에게 훨씬 큰 위협이었다.

고거스는 법 준수를 강조했다. 모기 번식지 제거를 거부하면 법으로 처벌했다.[8] 지역사회의 협조를 얻기 위한 유화책은 고려하지 않았다. 그레고리오 기테라스Gregorio M. Guitéras는 고거스가 아바나에서 황열을 통제할 수 있었던 이유는 군사작전식 통치 때문이라고 강조했다. 기테라스는 1903년 텍사스 라레도Laredo 시에서 고거스의 방법으로 황열을 퇴치하려다가 실패한 뒤 이런 결론을 내렸다.

"라레도의 황열 유행에서 느낀 점이 있다. 미국은 아바나 점령 중 황열을 통제하는 데 성공했지만, 다른 곳에서는 같은 방법을 써도 성공할 수 없다는 것이다. 누구나 인정하듯 그 성공은 지휘 권력과 쿠바 식민정부의 조치 덕분이다. 현실 세계에서 그런 권한은 계엄령뿐이다."[9]

고거스는 이집트숲모기 제거 작전으로 1년 내에 아바나의 황열 유행을 종식시켰다. 당시 모든 사람이 수긍하지는 않았지만, 그의 성공은 모기가 황열 바이러스를 전파한다는 이론을 입증했다. 이는 새롭게 등장한 열대의학의 승리이기도 했다. 쿠바의 성공은 남미 다른 지역에 적용할 수 있는 황열 통제 전략을 제공했다. 1904년 미국이 프랑스로부터 운하 건설 사업을 인수한 뒤, 고거스는 파나마에 파견되어 위생 작업을 감독했다. 지협운하위원회Isthmus Canal Convention는 태평양에서 대서양까지 운하가 지나는 경로 양쪽으로 8킬로미터에 달하는 긴 정글 지역의 통제권을 미국에 부여했다. 통제권에서 제외된 곳은 대서양에 위치한 콜론Colon과 파나마시티Panama City, 두 곳뿐이었다. 운하 건설에는 약 6만 명의 노동자가 동원되었는데, 절반은 서인도(카리브해) 제도* 출신이었다. 지협운하위원회는 운하 건설 지역은 물론 고용된 노동자의 모든 생활을 통제했다.

아바나와 마찬가지로 운하 지대 역시 황열과 말라리아로 큰 고통을 겪었다. 두 질병이 동시에 발생하자 프랑스와 미국의 운하 건설은 사실상 중단되고 말았다. 고거스는 아바나에서 얻은 교훈을 적용해 이집트숲모기와 얼룩날개모기Anopheles**를 퇴치하는 위생 캠페인을 시작했다. 대규모 배수 작업을 시행하고 집집마다 모기망을 설치했다. 그는 약 1,980킬로미터의 배수로를 건설하면 약 260제곱킬로미터의 토지***에서 물을 뺄 수 있다고 계산했다. 또한 노동자들은 한 달에 약 20만 리터

* 지금은 시대착오적이지만, 당시에는 카리브해와 대서양 연안 국가 사람을 서인도인, 인도인을 동인도인이라고 했다. 15세기 콜럼버스가 미주대륙을 인도라고 오인한 데서 비롯된 표현이다. 당시 시대적인 배경을 반영하기 위해 그대로 사용하였다.

** 말라리아 모기

*** 대전광역시의 절반 정도 넓이

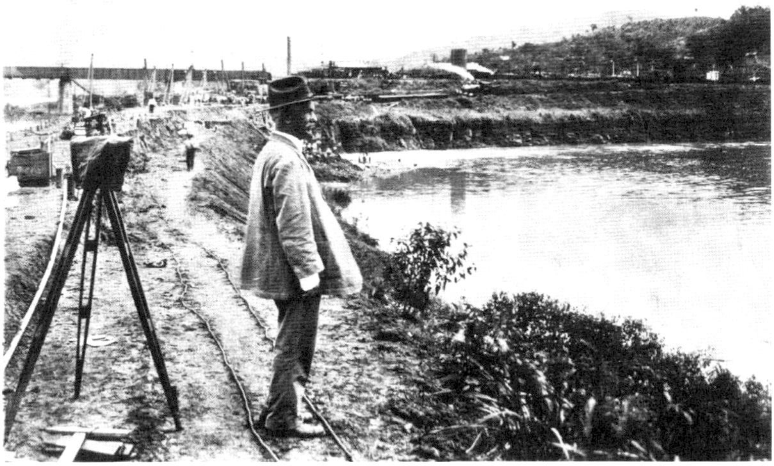

그림 1 파나마 운하 건설을 감독하는 윌리엄 고거스 대령
출처: 미국 국립의학도서관

의 등유를 모기 번식지에 뿌렸다.[10] 결국 그는 황열을 완전히 퇴치하고, 말라리아를 통제하는 데 성공했다.

고거스가 성공적으로 수행한 캠페인을 살펴보면서 네 가지를 강조하고자 한다. 첫째, 고거스의 방법은 많은 면에서 유럽 식민당국이 아프리카와 남아시아에서 콜레라, 페스트, 수면병, 말라리아를 통제하기 위해 시행한 식민지 보건의료 캠페인과 비슷했다. 그러나 식민지 보건의료 캠페인과 비교할 때, 파나마의 황열 퇴치 캠페인은 식민지 주민에게 돌아가는 이익만큼이나 미군의 이익과 공중보건적 필요를 근거로 했다. 지역 주민의 생각이나 협력은 거의 고려하지 않았다. 상부의 명령으로 시작된 캠페인에 주민들은 억지로 따를 수밖에 없었다. 또한 광범위한 의료 서비스 발전보다 특정한 질병에 초점을 맞췄다. 고거스는 모기를 효과적으로 통제한다면 광범위한 위생 개선 활동은 중요하지 않다고 주장했다.[11] 일반적으로 식민지 보건의료 서비스의 목적은 식민지 경제에 중요한 유럽과 미국 출신 파견 인력과 노동자의 건강을 보호하는 것이었다. 보건의료 서비스는 도시와 생산 현장에 집중되었다. 식민지 인구의 전반적인 건강은 유럽과 미국 선교사들이 설립한 선교병원에 맡겨졌고, 선교사들은 모자보건 개선과 고거스의 황열 사업처럼 가끔씩 시행되는 군사작전 형태의 질병 통제 캠페인에만 관심이 있었다.

둘째, 질병 퇴치 중심 공중보건 캠페인의 성공 여부는 아바나, 파나마, 필리핀 등 식민지의 환경에 달려 있었다.[12] 보건 공무원들은 식민지 당국의 편협한 이해관계에 따라 보건 전략을 일방적으로 시행할 권한이 있었다. 이런 권한은 식민지 관리들이 위생법을 집행하기 때문에 가능했지만, 식민 통치를 받는 주민들은 자신의 건강을 책임질 수 없다는 문화적 선입견에 따른 것이기도 했다. 역사가 스티븐 팔머Steven Palmer의 설명처럼, 이런 태도는 지역사회가 가진 의학 지식뿐 아니라, 20세기 초 남미의 지역사회에 이미 존재했던 공중보건 기반 시설조차 무시했다.[13] 그러나 미국 식민 보건당국이 이 지역에 오기 전에도 열대 질환 연구는 존재했다.

고거스는 파나마와 아바나 현지인을 인종차별적으로 비하하지 않았다. 사실 현지인에게 거의 관심이 없었다. 그의 주요 관심사는 현지에 파견된 미국 백인들의 건강이었다. 자신이 정한 규정에 반발하는 사람에게 벌금을 부과할 수 있었기 때문에 주민들의 협조를 구할 필요가 없었고, 그들의 특성을 파악할 필요도 없었다. 오직 모기와 그 제거에만 관심이 있었다. 그는 때때로 노동자들의 무식함과 그들을 감독할 필요성에 대해 불평했다.[14] 그러나 그의 글에서는 당시 식민지에 살았던 백인의 특징이면서, 특히 필리핀 지역에서 명확하게 드러난 인종차별적 담론은 거의 찾아볼 수 없다.[15]

물론 고거스도 여느 백인처럼 열대 지역의 발전은 백인들의 성공적인 정착에 달려있다고 믿었다. 토착 원주민은 이 지역을 개발할 능력이 없었다. 그가 볼 때 쿠바와 파나마에서 수행한 위생 작업의 가장 큰 의미는 백인 남성이 열대에서 살아갈 수 있음을 입증한 것이었다.[16] 역사가 알렉산드라 스턴Alexandra Stern과 줄리 그린Julie Greene이 지적했듯, 파나마는 인종주의적 이념이 사회적 관계와 경제적 기회를 만들어내는 식민주의적 사회였다. 인종 분리와 차별은 사회적 규칙이었다.[17]

셋째, 고거스의 방법은 다음 세기에 걸쳐 천천히 국제보건의 모델이 되었다. 그 방법론은 20세기 말까지 계속 국제보건 또는 세계보건 중재술의 특징을 규정했다. 고거스는 공중보건학계에서 일약 국제적 유명 인사가 되었다. 성공과 명성은 고거스를 식민의학에서 국제보건으로 이끌었고, 그는 쿠바와 파나마에서 함께 일했던 의사들과 함께 점점 늘어나는 식민의학 권위자 중 하나가 되었다. 이들은 기술 자문관으로 전 세계를 누비며 외국 정부와 일하고, 국제 위생과 의학 회의에 참석했으며, 새로 설립된 국제보건 조직에서 주요 직책을 맡았다. 고거스 역시 열대의학 권위자로서 미국과 유럽의 저명한 보건 전문가들과 수시로 연락하면서 많은 학회에 참석했다. 1880년대 인도에서 말라리아 전파 모기의 역할에 대한 연구를 수행해 쿠바 황열의 원인을 밝히는 데 크게 기여한 로널드 로스 경Sir Ronald Ross도 고거스와 자주 소통했다. 파나마를 방문한 로스는 고거스가 작성한 파나마 연례 보고서를 인도 정부에 전달하며 말라리아 통제를 위해 적극적인 매개체 퇴치 전략을 채택하라고 권고했다.[18] 고거스는 미국의 저명한 위생학자인 찰스 채핀Charles V. Chapin과도 편지를 주고받으며 아이디어를 교환하고 다양한 위생 전략의 중요성에 대해 논의했다. 인도 말라야에서 종 위생species sanitation*에 대한 지식을 발전시키고, 이후 아프리카 영국 식민지의 말라리아 통제를 자문했던 말콤 왓슨Malcolm Watson은 파나마를 방문해 고거스의 사업이 "세계에서 가장 위대한 위생 성과"라고 칭송했다.

마지막으로 쿠바와 파나마의 보건 상황을 개선하는 데는 과학적 발견과 질병 캠페인이 큰 역할을 했지만, 고거스가 이런 전략만 사용한 것은 아니다. 파나마 운하 건설에는 다른 보건 중재술 역시 동등하게 중요한 역할을 했다고 볼 수 있다. 하지만 고거스의 대안적 접근은 당시 보건 권위자나 후대 역사가들에게 거의 관심을 받지 못했다.

고거스의 대안적 접근

고거스는 미국 노동자의 생명을 위협하는 황열과 말라리아에 관심이 있었다. 또한 운하 건설 노동력 대부분을 차지했던 서인도 제도 노동자들의 건강에 가장 악영향을 미친 폐렴에 대해서도 우려했다. 폐렴으로 인한 사망은 모기를 통제해도 예방할 수 없었다. 고거스는 폐렴

* 종 위생이란 특정 환경을 변화시켜 질병 매개체 수를 인위적으로 조절하는 것을 말한다.

연도	사망률 (%)
1906	18.74
1907	10.61
1908	2.60
1909	1.66
1910	1.66
1911	2.24
1912	1.30
1913*	0.42

* 처음 8달 동안의 통계

표 1 흑인집단 내 폐렴으로 인한 사망률

출처: William Gorgas, "Recommendation as to Sanitation Concerning Employees of the Mines on the Rand, Made to the Transvaal Chamber of Mines," *Journal of the American Medical Association* 62, 24 (1914): 1857.

에 관련된 환경 요인을 조사하기 위해 위원회를 꾸렸다. 위원회는 폐렴 발생률의 연간 변동, 고도, 기후, 고용 기간, 숙소, 의복 등 다양한 변수를 연구한 후,[19] 프랑스에서 물려받은 다 쓰러져가는 군대용 막사가 폐렴 확산의 주요 요인이며, 높은 폐렴 사망률의 원인이라고 결론내렸다.

고거스가 제시한 해결책은 서인도 제도 노동자들에게 토지를 주어 오두막을 짓게 하는 것이었다. 또한 노동자들이 가족을 데려올 수 있도록 임금을 시간당 0.11달러에서 0.20달러로 두 배 인상할 것을 권고했다. 운하 건설 지역의 백인 노동자 급여에는 크게 못 미치지만, 고거스의 주장에 따르면 운하 주변국 노동자 급여의 4배에 이르는 금액이었다. 1910년까지 서인도 제도 출신 노동자 3만 7,000명 중 3만 명이

자기 오두막에서 살았고, 다수는 가족과 함께 정착했다. 고거스는 폐렴 발생이 줄어든 이유가 가족과 함께 정착했고, 과밀한 거주 문제가 해결되었기 때문이라고 추측했다.[20] 고거스가 서인도 제도 노동자의 폐렴 문제를 해결하지 못했다면 운하는 완공되지 못했을 것이다.

윌리엄 고거스는 이후 국제보건의 주요 도구가 된 군사작전식 질병 퇴치 캠페인의 창시자로 기억되지만, 우리가 현재 건강의 사회적 결정 요인이라고 부르는 문제의 해결도 중요하다고 믿었다. 1915년 뉴욕주 보건 공무원 대상 강의에서 그는 파나마에서 얻은 교훈을 언급하면서 이렇게 말했다.

> 지역사회에서 개별 질환을 통제할 수 있는 공중보건 조치의 실행을 강력하게 권고하는 것은 보건 공무원의 의무입니다. 다만 내 오랜 경험에 비추어 볼 때, 보건 공무원은 삶에 대해 포괄적인 시각을 가지고 나쁜 위생의 근본적 원인을 들여다보고, 지역사회가 처한 전반적인 사회적 조건도 개선할 수 있어야 합니다. 내 경험에 따르면 임금 인상을 통해 이런 사회적 조건을 가장 쉽게 향상할 수 있습니다. 동시에 임금 인상은 현대 사회 어디서나 빈곤층이 겪는 가난, 비참함, 고통까지 경감할 수 있습니다.[21]

새삼 놀랄 필요는 없다. 고거스의 경력은 19세기 대부분의 기간 동안 미국의 주류를 차지했던 위생주의적 공중보건부터 19세기 말 세균학의 발전, 기생충학의 등장, 말라리아와 황열 전파에서 모기의 역할에 대한 발견으로 촉발된 소위 신新 공중보건까지 이어지기 때문이다. 19세기의 위생주의적 공중보건은 질병을 유발하는 다양한 환경 조건의 개선에 중점을 두고 대개 식수, 주거, 영양 개선을 목표로 했다. 하지만 1880년대의 세균학적 발견 이후, 공중보건은 직접 질병을 일으키는 세균과 매개체를 제거해 건강을 개선하는 것을 새로운 비전으로 삼았다. 신新 공중보건 전문가들은 환경을 바라보는 대신 현미경으로 질병의 원인을 찾았다.[22] 새롭고 강력한 질병 진단법은 식수를 개선하고, 거리를 청소하며, 가난한 계층의 주거와 생활 조건을 개선하려는 노력을 무색하게 했다.

고거스는 위생학자로 아바나에 와서 도시를 청소하고 모기를 퇴치하는 새로운 공중보건의 상징이 되어 떠났다. 그러나 서인도 제도 노동자들의 폐렴을 해결하기 위해 기울인 노력은 광범위한 건강의 결정요인을 해결할 때 얻을 수 있는 이익에 대해서도 잘 알고 있었음을 보여준다. 이후 고거스가 채택한 보건 중재술을 면밀히 살펴보면, 공중보건의 다양한 접근에 대한 그의 의지를 알 수 있다.

사람들은 고거스가 파나마에서도 아바나에서 활용했던 황열 퇴치와 같은 활동을 펼쳤다고 생각한다. 그러나 파나마 사업은 많은 측면에서 아바나 사업과 비슷하면서도 한 가지가 근본적으로 달랐다. 운하지대 바깥에 있는 파나마 시티와 콜론에서 숲모기 번식지인 개방형 수원지를 폐쇄할 수 없었던 것이다. 파나마 자체는 군사 통치를 받지 않았으며, 당국은 위생 규정을 적극적으로 시행하지 않았다. 따라서 그는 수조, 우물, 물통에 대한 의존을 줄여 대중 스스로 숲모기 서식지를 제거하도록 수도관을 깔기로 했다. 파나마시티와 콜론에는 상하수도가 도입되고 거리가 포장되었다. 요컨대 고거스는 모기 퇴치 외에 도시의 전반적인 위생과 기반 시설을 개선했다.

마찬가지로 1913년에 남아프리카 트란스발 광업 회의소는 고거스를 초빙해 금광 사업지의 위생 상황을 검토하고, 흑인 광산 노동자에서 폐렴의 높은 발병률과 사망률을 줄이기 위한 조언을 요청했다. 고거스의 권고안은 파나마의 서인도 제도 노동자에서 폐렴을 줄이기 위해 시행했던 조치와 비슷했다. 즉, 가족용 주택 건설을 비롯한 주거 공간 개선, 식습관 개선, 상수도 공급 및 하수 처리, 중앙집중식 의료체계 구축을 제안했다. 임금 인상은 권고하지 않았다.[23] 모두 실행하려면 많은 돈이 들었기 때문에 권고안은 부분적으로만 수용되었다.[24] 그러나 그가 남아프리카에서 제시한 권고안은 황열 퇴치사업 때보다 산업보건 차원에서 더 광범위한 접근을 보여주었다.

같은 해 미 육군 의무감은 고거스에게 에콰도르의 태평양 연안 항구도시 과야킬Guayaquil을 방문해달라고 요청했다. 황열 유행이 반복되었던 것이다. 미군은 곧 개통될 운하를 통과하는 선박이 과야킬에서 파나마 운하 지대로 황열을 전파하고, 이어서 태평양 전역으로 퍼질 가능성을 우려했다. 고거스는 아바나에서 황열을 어떻게 통제했는지 설명하고 과야킬에서도 동일한 방법을 적용하라고 권고했다. 그는 미군 총독이 황열 통제 조치에 전적으로 동의한 덕분에 아바나에서 캠페인을 수행할 수 있었다고 강조했다. 따라서 모기 번식지의 제거를 거부하는 집주인에게 보건 공무원이 벌금을 부과할 권한을 주고, 그래도 행동으로 이어지지 않으면 대통령에게 직접 보고할 것을 제안했다. 요컨대 아바나와 비슷한 군사작전식 운영을 권고한 것이다.[25]

비단 고거스만 다양한 접근을 중시한 것은 아니다. 20세기 초반의 보건학 권위자들은 대체로 공중보건에 대해 매우 기술적이고 목표가 뚜렷한 접근법을 활용하면서도, 질병의 사회적 요인을 고려하고 경제적 개선도 필요하다고 생각했다. 19세기 독일의 의사이자 사회의학 옹호자인 루돌프 피르호Rudolf Virchow는 이를 "의료적 경제 후생"이라고 했다. 예컨대 이탈리아에서 퀴닌*보급 캠페인을 이끈 안젤로 첼리Angelo Celli는 1901년 말라리아 관리 교과서에서 말라리아는 사회적 질병이며 궁극적인 통제를 위해 사회 개혁, 임금 향상, 농지 개발이 필요하다고 주장했다. 미국 남부에서 모기 유충을 퇴치하기 위한 살유충제 파리 그린(Paris green, 맹독성 구리 및 비소 화합물)의 사용법을 발전시키고, 인도 말라야에서 십이지장충 방제를 위한 집단 치료법 개발에 기여한 마셜 바버Marshall A. Barber도 비슷하게 주장했다. "미국에서 말라리아는 사회적 조건이 약간만 개선되어도 사라지는 경향이 있다."[26] 신新 공중보건 접근을 가장 강하게 옹호했던 인물조차 건강의 근본적인 사회적 결정요인을 인식하고 있었다. 두 가지 접근법은 항상 존재했고, 종종 긴장 관계에 놓이기도 했다. 그러나 국제보건 조직들은 건강의 사회적 결정요인에 그리 주목하지 않았다. 뒤에 이 접근법이 왜 많은 지지를 받지 못했는지 알아볼 것이다.

여기서는 이 문제를 짚고 넘어가자. 왜 의학과 질병 퇴치 캠페인이 쿠바와 파나마의 보건을 향상시킨 고거스의 성공담을 독차지하고, 다른 열대 지역의 보건을 향상하는 데 가장 중요한 방법으로 받아들여졌을까? 왜 고거스의 다른 전략은 잊혔을까? 우선 말라리아와 황열은 열대 지방에서 미국인에게 고통을 주었으나, 폐렴은 그렇지 않았다. 고

* 고대부터 남미에서 말라리아 예방약으로 사용된 약물. 2차 세계대전 이후 클로로퀸 등으로 대체되었다.

거스의 모기 퇴치사업이 강조된 이유는 열대의학의 힘과 관련해 새롭게 등장한 역사와 세 가지 측면에서 잘 어울렸기 때문이다. 첫째, 초기 미국과 유럽 열대의학 전문가들의 영향이다. 이들은 20세기로 넘어가는 시기에 일반 임상의사와 차별적인 전문성의 가치를 인정받으려고 했다.[27] 그 방법 중 하나가 고거스의 황열 정복을 강조하는 것이었다. 둘째, 고거스의 황열 정복은 미국의 과학과 기술로 파나마 운하를 완공했다는 인기 스토리의 일부였다. 프랑스는 실패했지만 미국은 해냈다! 마지막으로 고거스의 성공은 새롭게 등장한 미 제국주의 서사를 강화했다. 미국의 과학 지식을 통해 식민지도 혜택을 받는다는 논리로 식민지 확장을 합리화한 것이다.[28] 이런 논리는 제2차 세계대전 후 미국 외교 정책의 주 요소가 되었다.

그러나 고거스의 모기 퇴치사업이 이후 국제보건의 중심 요소가 된 데는 더 구체적인 이유가 있다(2장). 록펠러 재단이 새로 설립한 국제보건이사회의 고위층이 고거스의 모기 퇴치 이야기에 끌렸던 것이다. 국제보건이사회는 생의학을 중시하는 공중보건 접근법에 관심이 컸으며, 고거스의 모기 사업을 그 모델로 생각했다. 한편 사회경제적 접근은 거부했다. 국제보건이사회는 이후 세계보건 역사에서 고거스의 질병 캠페인 방법을 발전시켰다.[29] 국제보건이사회의 성과를 살펴보기 전에 후속 세대 국제보건 지도자들의 훈련소가 된 미국의 또 다른 식민지, 필리핀을 잠시 돌아보자.

필리핀 – 식민지의 몸을 소독하다

텔러 수정안Teller Amendment이 미국의 쿠바 지배는 일시적이라고 규정한 덕분에 미국은 쿠바를 단지 몇 년만 점령했다. 반면 필리핀은 수십 년간 점령하면서 훨씬 강력하게 식민지 권력을 행사했고, 일반 인구의 건강에도 개입했다. 1898년 스페인은 필리핀에 대한 통제권을 미국에 양도했지만, 저항 세력이 점령에 맞서 게릴라전을 벌이는 바람에 미국이 필리핀의 모든 섬을 점령하기까지는 3년이 걸렸다. 쿠바에서와 마찬가지로 미군은 열대질환으로 큰 피해를 입었기에, 필리핀 군도의 정복에는 저항 세력뿐 아니라 미생물과 곤충 퇴치 작전도 포함되었다. 페스트와 콜레라가 발생하면 강제로 격리했고, 유행이 발생한 마을은 파괴하고 불태웠으며, 환자들을 집단 매장하는 등 잔혹한 작전을 벌였다. 당연히 주민들은 미군의 행동이 공중보건을 위한 것이 아니라 전쟁 행위라고 생각했다.[30]

게릴라에 의한 반란 이후 군사 작전과 위생 작전은 계속 연계되었다. 어떤 면에서 미 식민당국은 고거스의 아바나 및 파나마 캠페인과 비슷한 군사작전식 공중보건 사업을 계획했다. 그러나 점령 초기 위생 개선 활동의 목표는 모기가 아니라 필리핀 인구 자체였다. 1920년대까지는 미군을 지역 주민과 분리하고 퀴닌을 보급하는 것 외에 말라리아 관리는 거의 이루어지지 않았다. 뎅기열 통제 노력도 거의 없었는데, 사실 뎅기열은 제2차 세계대전까지 필리핀에서 복무한 미군을 괴롭힌 주 원인이었다. 필리핀 인구는 열악한 위생 습관 때문에 질병의 근원이며, 미군과 행정관의 건강을 위협하는 원인으로 인식되었다. 위릭 앤더슨Warwick Anderson의 기록에서 보듯, 미국 보건 공무원들은 필리핀 사람들의 "무분별한 배변 습관" 때문에 괴로워했다. 또한, 미 식민당국은 지역 주민들이 백인의 도움 없이 건강 상태를 개선할 수 없다는 식민주의적 사고를 갖고 있었다. 1902년 필리핀 수리아고에 배치된 군의관 헨리 두 레스트 필런Henry du Rest Phelan은 원주민 주택 아래 땅이 "인분을 포함한 온갖 오물"로 덮여 있는 것을 보고 필리핀인은 외부 도움 없이 위생을 개선할 수 없다고 생각했다. "필리핀인은 가야 할 길을 알려주는 강력한 가르침이 필요한 아이들 같다."[31]

필리핀에 세균학과 위생을 최초로 도입한 것은 미 식민당국이 아니었다. 이미 1880년대에 스페인과 프랑스에서 유학한 젊은 필리핀 과학자들이 식수 오염, 말라리아, 세포에 관해 연구했다. 세균학 분야의 혁신과 새로운 발견에 영향받은 이들은 병원균의 특성과 미생물학적 병원론이 질병 발생과 전파에서 차지하는 역할을 파고들었다. 또한 필리핀의 환경이 본질적으로 건강에 좋지 않아 질병이 생긴다는 스페인 식민주의자들의 오래된 주장과 필리핀인을 바라보는 미국의 시각을 반박하려고 노력했다.[32] 많은 지역사회가 쓰레기 수거 서비스를 제공했지만, 미국 식민지 보건 공무원들은 필리핀 과학자들과 현지 보건당국의 활동을 대체로 무시하거나 폄하했다.

필리핀 섬의 전반적인 보건 상황을 개선하기 위해 미 점령군은 필리핀 인구를 교육하고 위생을 향상하려는 캠페인을 시작했다. 반면 1935년 이후 필리핀 자치 기간 중 필리핀 행정부하에서는 필수 보건의료를 발전시키려는 노력이 상대적으로 드물었다. 빅터 하이저Victor G. Heiser는 1905년부터 1915년까지 필리핀의 보건 책임자로 보건위생 캠페인을 지휘했다. 그는 미국 공중보건 해양병원 서비스(미국 공중보건국의 전신)의 일원이기도 했다. 1902년 필리핀의 최고검역관으로 임명되기 전, 그는 카이로에서 열린 국제 의학회에서 고거스를 만났다. 고거스는 수에즈 운하와 관련해 영국이 시행한 위생 조치를 살피기 위해 이집트로 파견된 참이었다. 학회가 끝난 후 하이저는 아시아의 영국 식민지들을 거쳐 필리핀으로 돌아갔다. "식민지를 지나는 내내 똑같은 주장만 들었다. '동양인은 위생적일 수 없다. 항상 더럽고 불결하게 살았다. 다른 방식으로 살도록 설득할 수 없다. 따라서 아시아 지역에 거주하는 유럽인들이 안전하게 살 수 있도록 모든 노력을 기울여야 한다.'"[33]

하이저는 열대 지역 주민들에게 위생 습관이 부족한 것을 인종차별적 시각으로 보았다. 1910년대와 1920년대에 미군에게서 공중보건 기능을 인수받는 필리핀 보건 담당자와 과학자들을 존중하지도 않았다. 그러나 "우리의 작고 까무잡잡한 형제들"도 문명인의 위생 수준을 배울 수 있다고 생각했다. 이를 위해 그는 "그들의 신체를 훈련하고" 환경 보건의 골칫거리를 청소하는 캠페인을 시작했다. 예방접종, 가정위생, 주택, 식수 공급, 영양 개선, 무엇보다 하수 처리에 중점을 두었다. 하이저는 필리핀 식민지에서 임무를 완수하기 위해 의사 200명을 포함해 많은 검사관을 고용했다. 그들은 상당한 수준의 군사적 권한도 갖고 있어서 가정과 사업장에 주저 없이 쳐들어갔다. 1903년까지 하이저 팀은 약 2백만 가구를 조사했다. 24만 1,000채의 집과 16만 2,000개의 운동장을 청소했고, 1만 1,200개의 오물통과 하수 처리 시설도 정리했다.[34]

1908년 마닐라 콜레라 유행 시 앨런 맥러플린Allan McLaughlin이 취한 조치는 군사작전식 질병퇴치사업의 또다른 사례였다. 맥러플린은 600명의 남성으로 소독부대를 조직해 주거지에 석탄산을 분무하고, "모든 벽장과 배설물이 쌓여 있거나 쌓일 수 있는 곳에 석회를 뿌렸다." 모든 인구의 분변을 소독하려면 전 지역을 소독할 수밖에 없었다. 석회 6만 8,000킬로그램 이상과 석탄산 2,650리터가 사용되었다. 누구든 소독 작업을 방해하면 체포해 벌금을 매겼다.[35] 또한 교육 캠페인, 배설물 처리를 위한 양동이 사용, 시장 청소, 모든 신축 건물에 화장실을 의무적으로 설치하는 건축 규정을 시행했다. 이렇듯 미 식민당국은 다양한 전략으로 필리핀 사람들의 몸을 위생적으로 처리하려고 노력했다.

미국이 식민지를 갖고 있다는 사실은 식민지 주민에게 발생하는 질병을 통제하기 위한 공중보건 중재술 실행과 접근법 강화에 중요한 역할을 했으며, 이렇게 발전한 중재술과 접근법은 20세기 내내 국제보건 활동을 주도했다. 제1차 세계대전 후 파나마와 필리핀에서 복무한 미국 의료인들은 록펠러 국제보건이사회에 채용되어 세계 각지에서 십이지장충과 황열 퇴치사업의 국가 관리자로 근무했다. 이들은 국제보건 전문가 네트워크의 주역이었으며, 공중보건에 대한 비전을 공유하며 국제보건의 초기 역사를 형성했다. 식민지 의사들도 록펠러 국제보건이사회로 흡수되면서 의학과 질병퇴치사업이 국제보건의 주 요소가 되었다. 2장에서는 전문가 네트워크의 구축과 이 네트워크가 국제보건의 초기 역사에 미친 영향을 설명한다.

2 식민지 보건에서 국제보건까지

From Colonial
to International Health

국제보건위원회와 대영제국

20세기 초에는 전 세계 수많은 사람이 십이지장충 감염으로 고통받았다. 미국 남부에서 십이지장충 퇴치에 나섰던 록펠러 재단은 전 세계로 사업을 확장하고자 1913년에 국제보건위원회를 설립했다. 1916년에 국제보건이사회International Health Board, 1927년에는 국제보건부International Health Division로 이름을 바꾸는 국제보건위원회는 20세기 전반 가장 강력하고 영향력 있는 국제보건 조직이었다. 1951년 사업을 마무리할 당시, 이들은 전 세계 80개국에서 십이지장충, 주혈흡충증, 말라리아, 황열 통제 활동을 벌이고 있었다. 또한 21개국에서 열대의학대학원, 보건대학원 설립을 지원하고, 수백 명에 이르는 개발도상국 출신 보건 전문가를 육성했다. 많은 나라의 국제보건이사회 사업 담당자, 식민지 보건 공무원, 보건 전문가들이 이런 프로그램을 거쳐 국제보건 전문가가 되었다. 이들은 식민지나 신생 독립국 주민의 건강을 어떻게 향상시킬지에 대해 같은 생각을 공유했다. 록펠러 재단과 창립자인 존 록펠러John D. Rockefeller가 국제보건위원회를 창립한 동기에 대해서는 이미 많은 기록이 있다. 록펠러는 스탠더드 오일의 설립자이자 최고 경영자로 막대한 재산을 모았다. 어떤 이는 그가 열대 지역의 노동 효율성을 높여 더 큰 경제적 이익을 얻기 위해서 자선 보건 사업을 펼쳤다고 주장한다. 분명 록펠러는 노동 생산성에 관심이 많았다. 그러나 국제보건이사회의 기록을 보면 단지 편협한 물질주의자였던 것 같지는 않다. 국제보건이사회의 많은 보건 사업이 농장 노동자를 대상으로 했지만, 그렇지 않은 사업도 많다. 록펠러는 비전을 가진 인물로, 세상을 문명화하는 것을 자신의 사명으로 생각했다. 건강 증진은 그런 사명의 하나였다. 록펠러는 국제보건이사회를 통해 세계를 정화하고 서구 문명의 이상을 실현하고자 했다. 그런 활동이 자산 축적에 기여했다고 해도 그는 부인하지 않았을 것이다. 그런 일들이 부의 축적에만 관심 있는 사람이라는 이미지와 충돌했다고 해도 그는 별 불만이 없었을 것이다. 어쨌든 록펠러의 국제보건 투자는 부를 축적하려는 목적이 아니었다.[1]

국제보건이사회는 십이지장충 퇴치를 첫 번째 사업으로 선택했다. 재단 설립 초기에 미국 남부에서 경험한 바 있고, 예방과 치료가 경제적으로 매우 중요하다고 보았기 때문이다. 의학적 중재로 감염의 통제와 감소가 쉬울 것이라고 예상하기도 했다. 십이지장충 퇴치에 성공한다면 공중보건 영역에서 생의학적 접근의 확실한 이익을 입증하고, 보건 영역에서 보다 광범위한 계획을 발전시키는 계기가 될 수 있었다.

초대 위원장인 위클리프 로즈Wickliffe Rose는 남미 십이지장충 사업의 목적을 이렇게 설명했다. "십이지장충 감염의 감소와 통제는… 사회 전반으로 퍼질 수 있는 의료 서비스 접근 전략 중 하나입니다. 의학 교육, 보건체계 조직, 보건 서비스 인력 교육 같은 전반적인 문제를 반드시 고민해야 합니다."[2] 그러나 록펠러와 로즈 모두 십이지장충 및 다른 감염성 질환의 근본적 원인을 해결하는 데는 관심이 없었다. 십이지장충은 빈곤의 질병이었으며, 기생충 감염을 유발하는 환경에서 많은 노동자가 함께 일하는 농업 및 산업 생산 구조와 밀접한 관련이 있었다.[3]

십이지장충 퇴치 캠페인은 초기부터 식민의학과 관련이 깊었다. 국제보건이사회는 십이지장충 통제 사업을 감독할 관리자의 대다수를 파나마와 필리핀에서 모집했다. 이들의 이동을 추적하면 미국 식민지에서 개발된 계획과 실행 방법이 국제보건이사회의 초기 십이지장충 사업에 어떤 영향을 미쳤는지 드러난다. 국제보건이사회가 파나마와 필리핀에서 모집한 관리자 중 가장 눈에 띄는 사람은 "동방의 관리자"라는 다소 주제 넘는 별명으로 불린 빅터 하이저Victor Heiser였다. 그는 동아시아와 동남아시아 40개국에서 국제보건이사회 질병관리사업을 담당했다. 필리핀에서 하이저 밑에 있었던 루이스 샤피로Louis Schapiro와 데이비드 몰로이David Molloy는 각각 코스타리카와 니카라과에서 십이지장충 사업을 담당했다. 샤피로는 1914년 헨리 카터 주니어Henry Carter Jr의 후임으로 파나마 콜론의 해양병원에서 일했다. 존 스노드그라스John D. Snodgrass는 마닐라와 쿨리온 한센병 환자 수용소를 거쳐 실론(지금의 스리랑카)에서 록펠러 재단의 십이지장충 사업을 담당했다.

록펠러 국제보건이사회가 영국 식민지에서 십이지장충 사업을 벌이자 십이지장충 퇴치사업에 대한 식민제국의 영향은 더 커졌다. 1913년 로즈는 국제보건이사회 사업에 대한 영국 식민청British Colonial Office의 승인을 받기 위해 런던으로 향했다. 그는 식민청을 설득해 영국 식민지에서 사업을 벌여도 좋다는 승인을 얻어냈다. 또한 수월한 진행을 위해 식민청 본부에 영국 자문 위원회를 두기로 했다. 식민청은 영국령 서인도 제도에서 국제보건이사회의 첫 번째 사업 진행을 승인했다. 회의를 마친 뒤 로즈는 영국령 카리브 제도를 돌아보고, 남아시아와 동아시아의 영국 식민지도 방문했다.

국제보건이사회가 영국령 카리브해 제도에서 시행한 십이지장충 사업은 소위 미국식, 즉 집중적 모델을 따랐다. 미국 남부에서 처음 개발된 이 방법은 국제보건이사회 국가 책임자인 하워드 헥터Howard H. Hector가 영국령 가이아나(현재 가이아나)에서 완성했다. 인구집단을 지도에 표시하고 십이지장충 감염을 확인하기 위해 대변을 수집, 검사해서 감염 증거가 나오지 않을 때까지 독성이 강한 구충제로 감염자를 치료했다. 치료는 고통스러웠고 치명적인 부작용도 빈번했다.[4] 영국 식민당국의 지원 덕분에 국제보건이사회는 지역사회의 협조를 얻으려고 노력할 필요 없이 사업을 수행할 수 있었다. 그러나 식민 통제가 없는 지역에서는 지역 주민의 협조를 얻기가 어려웠기에, 저항을 극복하고 현지에 적응하기 위한 소통 전략을 개발해야 했다. 따라서 십이지장충 캠페인의 실행 방법은 지역마다 큰 차이가 있었다. 그러나 식민지 환경에서 만들어진 미국식 방법론의 기본적 요소들은 그대로 유지되었다.[5]

국제보건이사회는 지역사회 십이지장충 퇴치사업을 통해 지역에 위생학의 원칙을 도입할 수 있다고 보았다. 궁극적인 의도는 세계를 정화하는 것이었다. 이미 국제보건이사회는 제1차 세계대전 후 프랑스에서 결핵 퇴치를 위해 위생 원칙을 적용한 적이 있었다. 십이지장충 퇴치를 위해서는 미국 남부에서 그랬던 것처럼 지역 주민이 변소를 지어서 사용하고, 신발을 신고, 전반적인 위생 수준을 향상시키는 등 재감염 예방 활동이 필요했다. 그러나 국제보건이사회의 국제사업에서 이런 위생 개선 활동은 종종 치료 활동보다 뒷전이었다. 위생 개선 활동에는 시간과 돈이 필요했으며, 십이지장충은 약물로 퇴치해야 한다고 믿는 의사들이 캠페인을 주도했기 때문이다.

또한 사업 담당자들이 지역 주민들의 인식과 생활 조건을 제대로 이해하지 못했기 때문에 위생 개선 활동에 차질을 빚기도 했다. 트리니다드와 영국령 가이아나에서는 화장실 건설에 돈이 많이 들었고, 일부 지역에서는 현지의 배변 관습 및 문화와 충돌했기 때문에 위생 개선 활동은 화장실을 건설하는 순간부터 지역사회의 저항에 부딪혔다. 코스타리카에서는 현지 주민들이 변소 때문에 모기가 들끓어 오히려 말라리아가 늘어난다고 불평했다.[6] 멕시코에서는 국제보건이사회 담당관이 십이지장충 재감염 예방을 막기 위해 주민들에게 신발을 신으라고 설득했다. 하지만 국제보건이사회가 무슨 일을 하는지조차 모르는 지역 주민들과 사업 대상자의 사회경제적 상황에 대한 이해가 거의 없는 록펠러 재단 보건 담당자들 사이의 단절은 심각했다. 국제보건이사회 관계자는 십이지장충을 크게 확대해 그린 교육용 포스터를 사용했다. 마을 사람들은 그런 괴물을 본 적이 없었고, 그렇게 큰 괴물이 발바

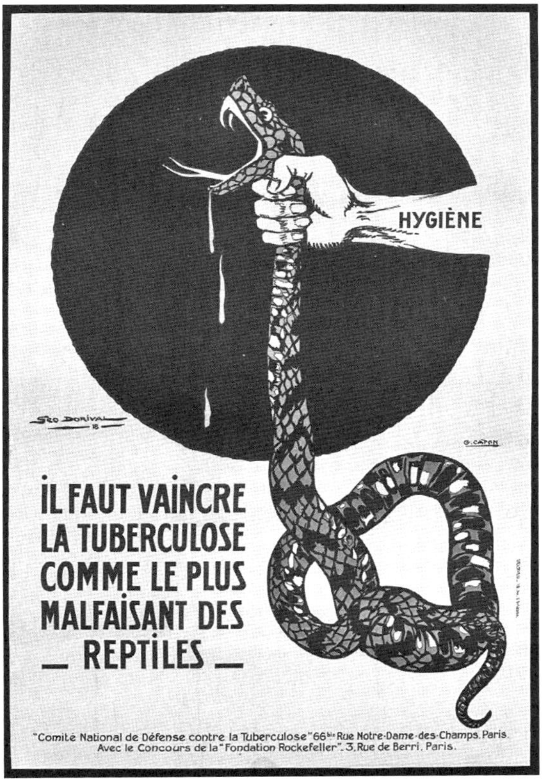

그림 2 국제보건이사회의 프랑스 결핵 퇴치 캠페인 포스터(1918년경)

("사악한 뱀과 같은 결핵을 물리쳐야 합니다." 프랑스 결핵 예방을 위한 미국위원회, 프랑스 결핵사무소, 미국적십자사)

닥을 통해 몸에 들어올 수 있다는 사실도 믿지 못했다. 질병과 건강의 원인에 대한 현지인들의 지식 수준으로는 감염에 대한 생물학적 설명도 이해할 수 없었다. 한편 사업 담당자들은 주민들이 대부분 신발을 살 수 있을 만큼 경제적으로 넉넉하지 않다는 점을 깨닫지 못했다. 그저 신발 착용은 개인의 행동 문제이며 얼마나 계몽되었는지 보여주는 지표라고 주장할 뿐이었다. 사업 책임자인 앤드류 워런Andrew Warren은 이렇게 기록했다. "문화와 지성을 갖춘 사람이 신발을 신는다."[7]

멕시코에서는 록펠러 재단의 정치적 이익 때문에 위생 개선 활동이 약화되기도 했다. 재단은 지역 주민을 치료하고 정화하는 것 외에, 십이지장충 퇴치사업을 통해 멕시코의 친미 정부를 지원하고 지역사회의 정치적 반대에 대응할 수 있다고 보았다.[8] 이에 따라 즉각적으로 영향력을 발휘하기 위해 환자 치료와 퇴치 활동을 빠르게 확대하려고 노력했다. 시간과 인내가 필요한 예방 활동을 선호하지 않은 것은 당연하다. 더욱 중요한 점은 재감염 예방 활동의 실질적 효과를 추적하지 않았다는 점이다. 멕시코 보건당국은 미국 관리자들보다 예방을 더 중시해, 실제로 1920년대 후반 사업을 인수받자 화장실 건설부터 추진했다. 빠르게 효과를 보려는 욕구, 지역의 사회경제적 상황에 대한 몰이해, 사업 결과를 평가하기 위한 추적 조사의 부재는 국제보건 및 세계보건 사업의 지속적인 특징이 되었다.[9]

새뮤얼 테일러 달링Samuel Taylor Darling은 동아시아에서 국제보건이사회 십이지장충 퇴치사업의 완성도를 더욱 높였다. 달링은 1903년 볼티모어 의과대학을 졸업하고 1905년 파나마 안콘Ancon 병원에서 인턴으로 근무한 뒤, 고거스의 황열과 말라리아 퇴치사업에 참여했다. 그는 안콘 병원 임상부서와 검사실 책임자였고, 말라리아 연구를 수행했으며, 특정 모기종에 효과적인 방제법을 파나마에 도입했다. 이후 달링은 고거스와 함께 남아프리카로 옮겨 갔다. 파나마의 위생 사업을 성공으로 이끈 달링은 파나마 운하 완공 후인 1915년 국제보건이사회에 참여해, 곧 극동아시아 십이지장충 질환 연구위원회 위원장이 되었다. 록펠러 재단에 합류하기 전 필리핀에서 보건 사업을 수행했던 마셜 바버Marshall A. Barber가 달링과 함께 일했다. 이후 3년간 달링과 바버는 인도 말라야, 자바, 피지에서 십이지장충과 말라리아 발병 및 그 영향에 대해 연구했다. 이 지역은 모두 영국 식민지로 사탕수수와 고무 농장주들은 인도 남부에서 타밀인을 대거 모집했다. 노동자들의 숙소는 열악했고, 농장 역시 기본적인 위생 시설조차 갖춰지지 않았다. 농장 근처 들판에 배변하는 것이 일상이었다. 당연히 십이지장충은 농장 노동자에게 발생하는 질환의 주요 원인이었다.

바버와 달링의 최종 보고서는 십이지장충 질환의 진단과 치료에 혁신을 일으켰다. 그들은 표본 집단을 검사해 지역사회 전체의 십이지장충 감염지수를 추정하는 집단 치료 개념을 도입했다. 감염지수가 높으면 감염자와 비감염자를 구분하지 않고 전체 지역사회를 치료한다. 며칠 안에 모든 사람을 신속히 치료하는 것이 목표였다. 이렇게 하면 십이지장충 알이 토양으로 거의 전파되지 않아 감염성이 낮아진다. 집단 치료는 개인을 일일이 검사해 감염 여부를 확인하지 않았다. 바버와 달링은 위생 개선 활동도 필요 없다고 주장했다. 이 방법으로 십이지장충 통제 비용과 노력을 "효과적으로" 줄일 수 있었다.[10]

달링은 위생 개선 활동이 아예 필요 없는 방법도 개발하려고 했다. 타밀 노동자들을 부정적으로 보았기 때문이다. 달링은 그들이 위생 습관을 지킬 수 없으며, 미신적인 행위와 열악한 위생으로 전 세계를 위협한다고 주장했다. 달링과 연구팀은 1920년 인도 말라야의 십이지장충 연구를 설명하면서 이렇게 말했다.

"연합주에 있는 타밀계 막노동자는 대부분 남인도 마드라스주에서 왔는데, 무식하고 미신을 믿으며 굽실대는 사람들이다. 자기 이름을 쓸 수 있는 사람이 5%도 안 될 것이다. 타밀 사람이 근면한 것은 사실이지만, 야심이 거의 없다. 고분고분할 뿐 신뢰하기 어려우며, 똑 부러지고 신속하게 일을 처리하지 못해 결국 백인들에게 부담만 될 뿐이다."[11]

달링이 타밀 노동자들을 무식하고 자신의 건강을 돌볼 능력이 없다고 봤던 것처럼, 필리핀에 근무하는 미국 식민지 관료들도 현지 주민들을 비슷하게 생각했다. 농장주들이 노동자에게 위생 시설을 거의 제공하지 않았다는 사실은 무시했다. 보고서에는 농장의 노동 조건도 언급되지 않았다.

달링과 바버는 다양한 십이지장충 치료제의 효과와 비용을 알아보기 위해 입원 환자와 수감자 대상 임상시험을 했다. 그들은 연구 대상자를 구하기 어렵고, "많은 환자가 장기간의 관찰과 치료 중 무단 이탈했다."고 언급했다. 시험약을 복용하면 다양한 부작용이 나타났으므로 연구 대상자들이 이탈한 것은 당연했다. 부작용은 현기증, 보행 불안정, 일어설 수 없음, 반半 혼수, 손발 따끔거림, 난청, 속쓰림, 두통 등이었다. 속쓰림과 두통을 제외한 모든 부작용은 다른 기생충약보다 명아주 기름* 복용 시에 더 흔히 발생했다.[12] 그러나 달링과 바버는 명아주 기름을 쓰면 당시 국제보건이사회 십이지장충 사업에 널리 사용된 티

* 명아주(Chenopodium)는 열대 아메리카 원산인 허브의 일종으로 고약한 냄새가 나며, 미국에서 흔히 볼 수 있는 잡초다. 과거에 회충과 십이지장충 퇴치에 사용되었으나 부작용이 심해 현재는 의약품으로 사용을 금하고 있다.

몰thymol의 절반도 안 되는 비용으로 기생충을 치료할 수 있다고 보고했다. 그들은 임상시험을 더 확대할 필요가 있다고 강조하면서도 명아주 기름의 사용을 권고했다. 임상시험 약물 중에 명아주 기름이 가장 독성이 강했지만 그들은 이 약물에 대한 열정을 꺾지 않았다.

바버와 달링의 연구 결과는 전 세계 십이지장충 통제를 위한 국제보건이사회의 집단 치료 방법론에 큰 영향을 미쳤다.[13] 이후 달링은 국제연맹 말라리아위원회League of Nations Malaria Commission 위원이 되어 국제보건 기구에서 요직을 맡은 미국 식민지의 보건 공무원 사이에서 인맥을 넓혔다. 그러나 예방보다 치료를 우선한 결과 국제보건이사회는 결국 십이지장충 퇴치 목표를 달성할 수 없었다. 아무리 집단 치료

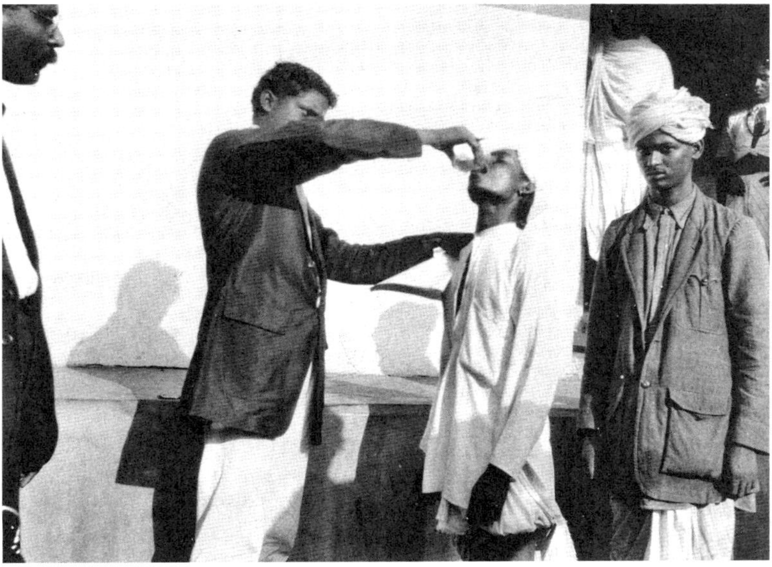

그림 3 국제보건이사회의 인도 십이지장충 캠페인
출처: 록펠러 아카이브 센터

에 힘써도 효과적인 위생 조치 없이는 재감염을 예방할 수 없기 때문이다. 국제보건이사회는 사업이 실패로 끝난 데 대해 크게 실망했고, 남미, 중국, 남아시아, 동남아시아 지역까지 확대했던 사업을 1920년대 말에 중단하고 말았다. 반면 십이지장충 퇴치사업과 같은 시기에 시작된 황열 퇴치사업은 1915년에 황열위원회를 설립하고 지원을 더욱 늘렸다. 이런 과정을 거쳐 식민주의적 질병퇴치사업은 국제보건의 주요 요소로 확고히 자리잡았다.

황열위원회의 식민주의적 뿌리

국제보건이사회 황열 캠페인도 십이지장충 사업처럼 식민주의 성격이 강했다. 아메리카와 아프리카 일부 지역에서 황열 퇴치에 성공하자 록펠러 재단은 황열 사업에 관심이 커졌다. 1915년 재단은 윌리엄 고거스를 국제보건이사회 황열위원회 임원으로 초빙했다. 고거스는 직책을 수락했지만 제1차 세계대전이 끝난 뒤에야 활동할 수 있었다. 전쟁 후 그는 미주 지역의 황열 퇴치를 위해 페루, 멕시코, 에콰도르 현지 사업을 준비하는 데 3년을 바쳤다. 파나마와 아바나에서 개발한 방법론을 활용한 이 캠페인은 십이지장충 캠페인처럼 파나마와 필리핀 식민지에서 모집한 노련한 전문가들이 지휘했다. 에콰도르에서는 고거스가 1913년에 권고한 과야킬 캠페인이 1918년에 시작되었는데, 필리핀 주둔 미 육군 의무대에서 복무했던 다트머스 의과대학 출신 마이클 코너Michael Connor가 지휘했다. 그는 파나마 운하 사업에서 위생 검

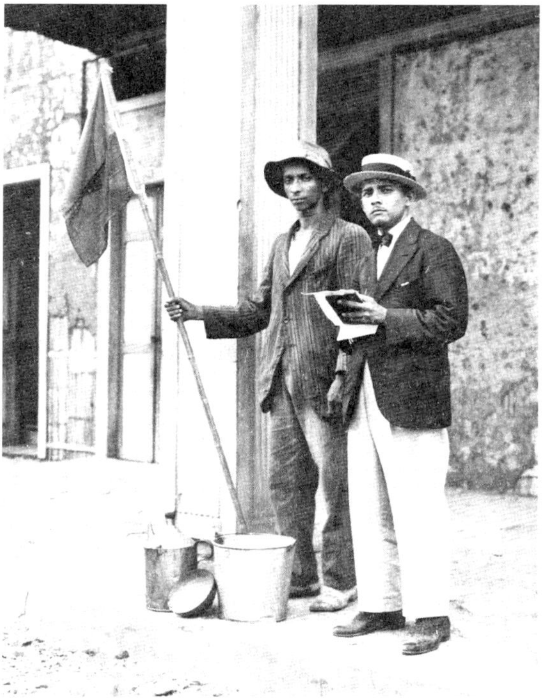

그림 4 에콰도르 과야킬의 황열 퇴치사업 직원들
출처: 록펠러 아카이브 센터

사 보조관으로 근무했었다. 코너는 고거스의 모기 퇴치 방법을 그대로 활용해 1년 만에 약 37만 가구를 조사하고, 약 1백 1십만 개의 물통을 검사했으며, 기름 44만 톤으로 수면을 덮었다.[14]

페루 캠페인은 파나마에서 경험을 쌓은 헨리 핸슨Henry Hanson이 담당했다.[15] 1921년 페루 정부가 황열 퇴치를 위해 록펠러 재단에 도움을 요청하자, 핸슨은 캠페인 감독관으로 고용되었다. 진행은 더뎠고, 황열은 페루 남쪽으로 전파되기 시작했다. 핸슨은 황열이 작은 마을에서는 자연스럽게 사라진다고 주장하면서 큰 마을과 도시에 집중했다.

히데요 노구치Hideyo Noguchi가 록펠러 재단의 지원을 받아 개발한 (그리 성공적이지 않은) 백신까지 사용하는 등 다양한 방법을 동원했지만, 결국 핸슨은 모기 번식을 막기 위해 물탱크에 물고기를 넣어 모기 유충을 제거하는 방법에 의존했다. 이 작업은 위생요원 100명을 활용해 군사 작전 수준으로 정밀하게 진행되었다. 우선 마을을 구역으로 나누고 검사관과 위생요원으로 구성된 각 분대가 담당했다. 분대는 일주일간 전 지역을 돌아다니며 물탱크에 모기가 번식하는지 확인했다. 모기가 발견되면 물탱크를 비우고 모기알을 제거한 후, 새로운 물과 함께 물고기를 넣었다. 매주 일요일 핸슨과 검사관은 주요 도시를 빠르게 조사했다. 핸슨은 지출 내역, 검사 구역, 처리한 물탱크 수 등 상세한 내용을 매일 기록했다.[16]

핸슨은 사업을 하향식으로 진행했다. 대중을 교육하거나 설득해 협조를 얻으려고 하지 않았다. 페루의 과학이 낙후되어 이런 사업조차 이해하지 못한다고 생각했기 때문이었다. 그는 비망록에 이렇게 썼다. "페루 다른 지역처럼 람바예케의 대중도 미신을 신봉하고 무지하다. 겉보기에는 만족하며 사는 듯하지만, 삶을 더 나은 방향으로 바꾸려는 노력에 화를 낸다."[17] 이렇게 생각한 사람은 핸슨만이 아니었다. 록펠러 재단의 카리브해와 남미 십이지장충 사업 담당자들, 필리핀 주둔 미군, 아프리카와 아시아 식민지에서 일하는 영국과 프랑스 군의관들도 똑같았다. 그럼에도 핸슨은 1922년 말까지 리마 주 북부 모든 마을에서 황열 통제에 성공했다. 환자는 더 이상 보고되지 않았다.

지식의 전수

고거스와 미국 출신 의사들이 식민지인 파나마와 필리핀에서 얻은 경험과 기술을 토대로 개발한 질병 통제 전략은 향후 미국 및 다른 나라 보건 전문가들에게 전수되었다. 록펠러 재단의 지원으로 설립된 공중보건 교육기관과 보건대학원이 중요한 역할을 했다. 이런 과정을 통해 식민의학과 초기 국제보건 조직 사이에 복잡하게 얽힌 관계는 더욱 굳어졌다.

록펠러 재단은 미국과 다른 나라에서 보건대학원 설립에 막대한 금액을 지원했다. 세균학, 기생충학, 그리고 과학적 방법과 원칙을 기반으로 "새로운 공중보건"을 개발하고 전파하는 거점을 만들기 위해서였다.

이런 학교 중 선두주자는 1916년에 설립된 존스 홉킨스 보건대학원으로, 저명한 의사이자 존스 홉킨스 의과대학장을 역임한 윌리엄 웰치 William H. Welch가 초대 대학원장을 맡았다. 다양한 배경을 가진 학생들이 존스 홉킨스 대학원에 모여들었다. 웰치가 젊은 의학 연구자들을 교육하는 동안 록펠러 재단은 대학원을 통해 현재와 미래의 교수들을 양성하고, 현장 경험이 풍부한 사람들에게 학위를 수여했으며, 현장 직원들이 전문 교육 과정을 이수하게 했다. 존스 홉킨스 대학원이 외국 학생들에게 공중보건학 교육을 제공한 다른 목적은 모국으로 돌아가 보건 사업을 이끌고 현지 보건대학원 교수가 되도록 하는 것이었다.[18] 재단은 1917년부터 1951년까지 남미 출신 의학도 473명에게 장학금을 제공했다.[19] 그중 많은 수가 존스 홉킨스 대학원으로 진학했다.

이런 경험 속에서 다른 나라 학생들이 무엇을 배웠는지 알기는 어렵다. 존스 홉킨스 보건대학원과 하버드 보건대학원의 교육 과정은 과학과 질병 통제 방법론에 중점을 두었지만, 지역사회와의 협력에 대해서는 거의 가르치지 않았다. 1929년 록펠러 재단의 지원으로 설립된 북경 연합의과대학을 졸업한 지퀴안 첸(Zhiqian Chen, 일명 C. C. Chen)은 1930년대 초 하버드 대학원에 진학해 보건학을 공부했다. 그는 이후 록펠러 국제보건부의 중국 북부 농촌 재건 사업에서 중요한 역할을 했다(4장). 첸은 하버드에서 배운 것이 그다지 쓸모가 없었다고 주장했다. 중국의 록펠러 재단 사업에서 일했던 셀스카 건Selskar Gunn도 하버드에서 배운 내용에 비판적이었다. 건과 첸 모두 당시 존스 홉킨스와 하버드에서 가르치지 않았던 지역사회 기반 사업을 구축했다.[20] 사회과학은 1950년대가 되어서야 미국 보건대학원에 자리잡기 시작했다.

그럼에도 록펠러 재단이 지원한 보건대학원들은 공중보건학과 질병 통제 모델을 식민지 환경에 맞게 강화하고 전 세계 질병 통제 사업으로 복제하는 곳이자, 새로운 위생학 지식과 방법론이 실천과 만나는 곳이었다. 국제보건이사회에 합류한 프레더릭 소퍼가 1923년 존스 홉킨스 보건대학원에서 수강한 기생충학 단기 과정은 식민지 현장 경험과 공중보건 교육의 결합을 보여준다. 국제보건이사회 십이지장충 및 황열 캠페인을 이끈 소퍼는 질병퇴치사업을 옹호했고, 이후 미주보건기구Pan American Health Organization 사무처장이 되었다. 그는 보건대학원 기생충학 시간에 고거스가 아바나에서 수행한 황열 통제 사업에 대한 강의를 들었다. 몇 년 후 황열, 말라리아와 싸우기 위해 브라질로 파견되었을 때, 소퍼는 존스 홉킨스 대학원에서 교육을 받은 브라질 출신

동료를 만났다.[21]

새로 설립된 보건대학원에서 교육받은 사람들은 세계보건학계 및 조직에서 요직을 맡으면서 공동의 이상과 실천을 공유하는 공중보건 전문가 네트워크의 일원이 되었다. 이렇게 해서 20세기 초 10년간 식민지 환경에서 단단하게 다져진 질병 통제 전략은 공중보건학에 흡수되었다. 질병 통제 전략은 식민지 아닌 환경에서도 쉽게 활용되었고, 국제보건의 주요 방법론이 되었다. 록펠러 재단은 존스 홉킨스와 하버드 대학 외에도 런던 열대의학 보건대학원을 비롯해 21개국의 보건대학원을 지원했다.

국제보건이사회는 세대 간에 공중보건학 지식이 전수되는 현장을 만들어냈다. 그중 하나가 미국 조지아주 리스버그에 있는 국제보건이사회 말라리아 사업 현장이었다. 십이지장충 통제를 위해 집단 치료법을 개발한 새뮤얼 테일러 달링은 1923년 3월 리스버그 현장 책임자로 부임했다.[22] 리스버그는 임무를 받아 세계 각지로 떠나는 국제보건이사회 소속 의사들을 위한 훈련소 역할을 했다. 프레더릭 소퍼도 1923년 여름 파라과이 십이지장충 퇴치사업 책임자로 부임하기 전 리스버그에서 두 달간 훈련을 받았다. 소퍼는 달링의 질병 퇴치 방법론을 여러 남미 국가의 십이지장충 방제에 적용했다.

말라리아 퇴치사업을 이끈 인물 중 하나인 루이스 해킷Lewis W. Hackett은 록펠러 국제보건부 유럽지부에서 근무했는데, 역시 리스버그에서 소퍼를 만났다. 그해 여름에는 인도네시아 농촌 지역사회를 위해 새로운 보건 교육 방법론을 개발한 존 하이드릭John L. Hydrick과 황열 바이러스를 발견하고 아프리카 지역 황열 발생을 지도로 정리하는 데 크게 기여한 알렉산더 마하피Alexander F. Mahaffey도 리스버그에 있었다. 마하피는 우간다 엔테베에서 록펠러 재단 황열 연구소를 이끌고, 런던으로 돌아가 영국 식민청 식민의학 연구 책임자로 경력을 마쳤다. 그의 경력은 록펠러 국제보건이사회 직원이 다시 식민의학으로 돌아간 경로를 보여준다. 20세기 초 30년간 리스버그는 식민의학과 국제보건을 연결하고, 열대질환 전문가 네트워크를 확장하는 교차점 중 하나였다.[23]

다시 필리핀

세계보건의 식민지적 뿌리에 관한 장을 마치기 전에, 잠시 1930년대 초 필리핀으로 돌아가 말라리아 통제 분야에서 세계적 전문가가 된 폴 러셀Paul F. Russell의 초기 경력을 살펴보자. 그의 필리핀 경력을 보면 국제보건의 발전에 식민지 환경이 얼마나 중요했는지 더욱 잘 알 수 있다.

국제보건이사회는 1920년대 초 필리핀에서 십이지장충 사업을 시작했다. 여러 차례 실시한 조사에 따르면 넓은 지역에서 십이지장충 감염률은 감소하지 않았다. 하이저와 팀원들은 필리핀인들의 무분별한 배변 문화와 필리핀 보건요원들의 무능을 탓했다. 국제보건이사회는 필리핀에서도 십이지장충 사업을 포기했지만, 1920년대에 말라리아에 관심을 가졌다. 말라리아는 필리핀 점령 초부터 미군과 행정관들의 건강을 위협했다. 하지만 통제 노력은 형식적이었다. 콜레라 및 페스트의 위협과 필리핀 배변 문화에 대한 미국인들의 강박적 우려 탓에 말라리아에 대한 관심은 높지 않았다.

1914년 필리핀 보건당국은 마닐라에서 모기 번식지를 없애고, 가정 내에서 모기를 박멸하지 못한 가구주에게 벌금을 부과하면서 말라리아를 통제하려고 노력했다. 하지만 점차 말라리아 통제는 헛된 일이라고 보기 시작했다. 사람들이 말라리아 통제 활동에 참여할 능력도 의지도 없어 보였던 것이다. 모기장과 방충망 사용, 퀴닌의 주기적 복용 등 행동 변화가 필요한 말라리아 통제 사업에 대중을 끌어들일 자신감이 부족한 상황에서, 국제보건이사회는 유충 제거 물고기와 화학적 살유충제인 파리 그린을 이용해 야외 번식지를 관리하는 방법으로 얼룩날개모기를 통제하려고 무진 애를 썼다. 현지인의 협조 없이 말라리아를 통제하려고 한 것이다.[24] 1920년대에는 필리핀 각지에 통제 부서를 설치했지만, 지역 주민의 협조 없이 살유충제를 살포하는 것만으로는 말라리아를 통제할 수 없었다.

폴 러셀은 1929년에 마닐라에 도착했다. 위원회는 그를 과학국Bureau of Science 검사실 책임자로 임명했다. 과학국은 미국 연구원들이 설립했지만 1920년대까지는 대체로 필리핀 현지 직원들이 관리했다. 이들이 무능하다고 생각한 하이저는 과학국에 크게 실망했다. 또한 러셀은 말라리아 퇴치 활동을 담당하라는 지시를 받았다. 코넬 의과대학을 졸업한 러셀은 1923년 국제보건이사회에 합류했다. 필리핀에 가기 전에는 말레이 해협 식민지, 실론(지금의 스리랑카), 미국 남부에서 십이지장충 사업을 담당했고, 1929년에 하버드 보건대학원에서 보건학 석사 학위를 받았다.

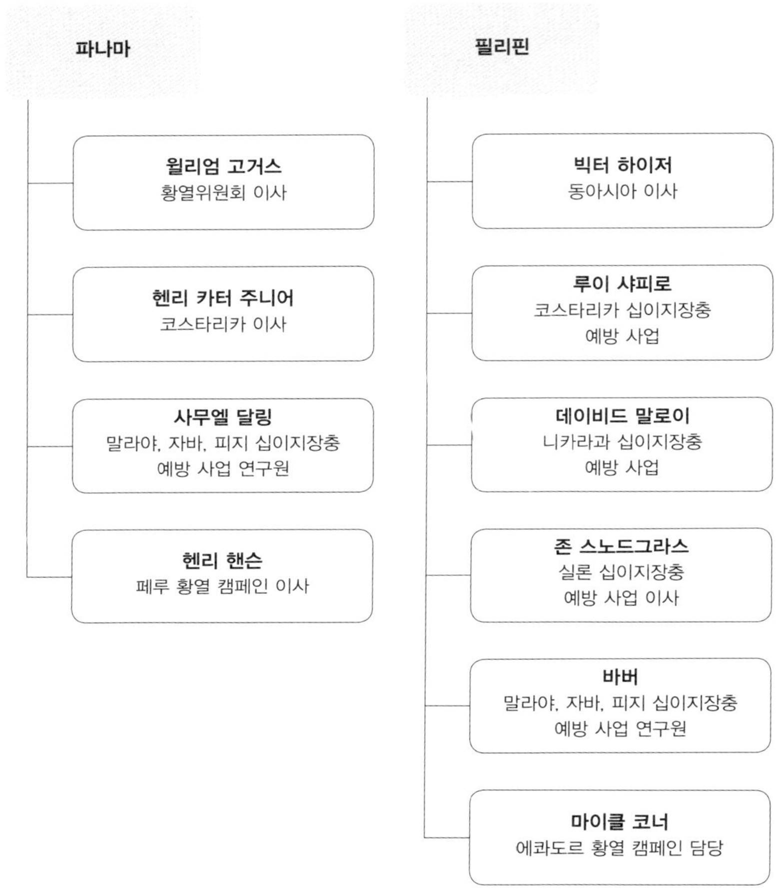
파나마
윌리엄 고거스
황열위원회 이사
헨리 카터 주니어
코스타리카 이사
사무엘 달링
말라야, 자바, 피지 십이지장충
예방 사업 연구원
헨리 핸슨
페루 황열 캠페인 이사
필리핀
빅터 하이저
동아시아 이사
루이 샤피로
코스타리카 십이지장충
예방 사업
데이비드 말로이
니카라과 십이지장충
예방 사업
존 스노드그라스
실론 십이지장충
예방 사업 이사
바버
말라야, 자바, 피지 십이지장충
예방 사업 연구원
마이클 코너
에콰도르 황열 캠페인 담당

그림 5 국제보건이사회 십이지장충 및 황열 프로그램 담당자들의 식민지 경험

러셀은 초기의 중앙 통제식 유충 방제 사업이 완전히 실패했다고 보고, 지역사회 참여 전략으로 확대할 것을 제안했다. 또한 퀴닌 복용, 모기장 사용, 보건 교육을 권고했다. 그는 하이저에게 보낸 편지에서 "지역사회가 말라리아 통제 사업을 원하고, 직접 수행할 수 있어야 한다고 생각합니다."라고 강조하면서, "말라리아 통제 중앙 부서의 역할은

자문을 제공하고, 실험을 수행하며, 지침을 제시하는 정도여야 합니다."라고 덧붙였다.[25] 러셀의 생각은 이후 1930년대 국제보건 사업에서 관심이 더욱 커진 지역사회의 참여를 예고하는 것이었다(4장). 하지만 그가 이끈 말라리아 사업은 지역사회의 지속적인 참여를 얻지 못했다. 필리핀에서 활동한 하이저와 다른 미국인 보건직원들처럼, 러셀도 필리핀인들이 스스로 건강을 위한 활동에 참여할 능력이 없다고 보았다. 1932년 《미국 열대의학 저널American Journal of Tropical Medicine》에 발표한 〈필리핀 제도의 말라리아〉라는 논문에서 그는 이렇게 썼다. "많은 민간인에게 항말라리아제를 체계적으로 복용시키는 것은 다른 곳에서 그렇듯 이 섬에서도 무척 어려운 일이다." 현지 주민이 퀴닌을 제대로 복용하리라 신뢰할 수 없다면 유충 방제가 유일한 방법이었다. 하이저처럼 러셀도 필리핀 담당자들이 무능하다고 생각했다. "보건 관리라고 불리든 말든 필리핀 의사는 손, 발, 하얀 셔츠에 진흙이 묻는 것을 싫어했다. 극소수만이 말라리아 사업에 참여할 자격이 있었다."[26] 결국 러셀 역시 이전 말라리아 사업보다는 사업을 잘 조직했지만, 응용 기술을 적용하는 방식은 여전히 하향식이었다.

러셀은 인도에서 말라리아 사업을 계속해 세계 말라리아 퇴치의 선구자가 되었다. 제2차 세계대전 후 이탈리아 사르디니아에서 록펠러 국제보건부가 진행한 말라리아 퇴치사업을 이끌었으며, 1950년대와 1960년대 세계보건기구 말라리아 퇴치사업을 기획한 주요 인물 중 하나였다. 러셀이 남긴 일지와 글을 자세히 읽어보면 필리핀 사업에서 얻은 태도와 가르침이 이후 말라리아 사업에도 계속 영향을 미쳤음을 알 수 있다.[27]

러셀의 경력은 식민지라는 맥락이 당시 국제보건을 이끈 세대의 미국 보건 권위자들이 가졌던 태도와 실천을 어떻게 형성했는지 보여준다. 이들은 생명공학 기술로 질병을 퇴치하는 전통을 이어갔지만, 필수 보건의료의 증진과 질병 발생에 영향을 미치는 기저 요인을 해결해야 한다는 사실은 대체로 무시했다.

2부

사회의학, 대공황, 농촌 위생

Social Medicine, the Depression, and Rural Hygiene

제1부에서 소개한 1932년 케이프타운 회의 보고서에 포함된 농촌 위생 소위원회 보고서는 식민지 보건 서비스 재정비의 다섯 가지 원칙을 제시했다.[1]

① 예방적, 치료적 보건 활동이 반드시 필요하다.
② 식민지 보건당국 및 농업, 수의학, 교육, 경찰 등 다른 행정, 기술 부서들과 협력해야 한다.
③ "건강의 전반적인 향상을 위해 가장 중요한 것은 인구집단의 경제적 상황 개선"이다. 원주민의 건강을 보장하려면 경제적 지위의 향상이 중요하다.
④ 초등학교부터 기초적인 위생교육을 강화해야 한다.
⑤ 예방과 치료 사업 모두 원주민 인력, 특히 여성들을 최대한 활용해야 한다.

3년 후인 1935년 11월, 국제연맹League of Nations은 남아프리카 요하네스버그에서 열린 후속 회의를 후원했다. 1932년 회의처럼 아프리카 식민지 관료들과 국제연맹 보건기구, 록펠러 재단, 국제공중위생사무소 International Office of Public Hygiene* 등 국제기구 대표들이 참석했다. 참석자들은 경제 발전을 토대로 보건에 폭넓게 접근해야 한다고 다시 강조했다. 말라리아 통제를 위해 아프리카 대륙 말라리아 발생에 관한 추가적인 연구가 필요하다고 인정하면서도, "대다수 아프리카인의 경제적 지위를 전반적으로 높이지 않고는 말라리아 연구의 결과를 대륙 차원에 적용하거나 많은 사람이 처한 상황을 현저히 개선할 수 없다."고 선언했다.[2] 아프리카의 발진티푸스 문제를 논의할 때도 참석자들은 단 한 가지만 권고했다. "본 회의는 아프리카 원주민의 경제 상황을 향상하는 것만이 현실적으로 유일한 발진티푸스 퇴치 방법이라고 생각한다."[3] 후속 회의에서도 보건의료 서비스와 관련해 "아프리카 인구의 건강을 보존하는 위대한 과업"을 달성하기 위해 아프리카인, 특히 여성이 의료 서비스 제공에 주도적인 역할을 할 필요가 있으며, 모든 아프리카 사람이 전면적으로 협력하고, 정부도 서로 협력해야 한다고 재확인했다.[4]

두 회의의 권고에 나타난 공중보건에 대한 비전은 1부에서 설명한 비전과 중요한 차이를 보인다. 1910년대와 1920년대에 식민의학과 록펠러 국제보건이사회 사업의 주류를 차지한 군사작전식 질병 관리와 달리, 범아프리카 회의 보고서는 더 폭넓은 차원의 건강과 보건 서비

* 국제공중위생사무소는 1907년 파리에 설립된 국제보건 기관이다. 그 역사는 19세기 중반 프랑스가 주도한 국제위생회의(International Sanitary Conference)로 거슬러 올라간다. 제1차 세계대전 후 국제연맹 보건기구와 경쟁했으나, 1946년 7월 22일 공식 해산한 뒤 세계보건기구가 업무를 인수했다. 이 책은 국제공중위생사무소보다 국제연맹 보건기구를 더 자세히 소개한다. 국제공중위생사무소가 국제위생회의의 주요 결과인 국제위생규약(International Sanitary Regulation) 준수, 특히 검역 등의 사무에 중점을 두었고 현대적 의미의 국제보건 활동은 크지 않았기 때문이다.

스 개념을 옹호했고, 광범위한 이해당사자와 지역 참여자를 포괄했으며, 건강의 사회적 결정요인도 진지하게 받아들였다.

두 번의 범아프리카 회의는 예외적인 사례가 아니라 궁극적인 건강 향상을 위해 보건 서비스와 사회경제적 발전을 통한 건강 증진이 필요하다고 믿는 유럽과 식민지 공중보건 지도자들의 광범위한 운동의 일부였다. 이런 움직임은 1920년대 후반 유럽에 사회의학이 등장하면서 시작되었다. 사회의학은 1920년대에서 1940년대까지 다양한 국가적 및 지식적 전통을 반영하는 폭넓은 개념이었다.[5] 어떤 이들에게 우생학과 사회위생학을 의미했으나, 1930년대 국제보건의 맥락에서 사회의학은 사회경제적 요인이 질병 발생에 미치는 영향을 폭넓게 이해하는 개념이었다. 또한 사회의학은 보편적 보건의료체계의 발전과 연관되었다. 이런 폭넓은 건강 비전은 1930년대 초 대공황 시기에 나타나 1937년 자바(현재 인도네시아) 반둥에서 개최된 극동아시아 국가 간 농촌위생회의에서 절정에 이르렀다. 여러 면에서 사회의학은 국제보건과 더불어 발전했고, 두 번의 세계대전 동안 국제보건을 확장했다.

제2부는 사회의학 운동의 발전 과정을 살펴본다. 3장은 국제연맹 보건기구(League of Nations Health Organization, 이하 연맹보건기구)가 수행한 업무를 살펴보고, 제1차 세계대전 직후 보건 통계를 수집하고 기술적 해결책을 개발하던 수준에서 어떻게 1930년대 들어 건강과 보건의료에 관한 포괄적인 비전을 추구했는지 알아본다. 특히 연맹보건기구가 유럽 농촌의 위생 및 영양 문제에서 이런 비전을 실현하려고 했던 노력에 대해 설명한다.

4장은 연맹보건기구와 록펠러 국제보건부가 1930년대에 유럽 외 다른 지역에서 어떻게 포괄적인 건강 비전을 실현하려고 했는지 설명한다. 또한 대영제국 연구자들이 식민지 영양 상태를 개선하기 위해 기울인 노력도 살펴본다. 1930년대에는 국제보건에 관해 의미 있고 새로운 접근이 등장했지만, 실질적인 성과로 이어지지 못한 채 비전과 미사여구 정도로 남았다는 것이 나의 주장이다. 결국 사람들은 과학적인 방법으로 국제보건 문제를 해결할 수 있다고 믿으며 지역 문화에 대한 몰이해와 평가절하를 이어갔다. 질병 발생과 건강 악화의 저변에 있는 구조적인 요인을 해결하려고 노력하지 않았고, 해결할 능력도 없었다.

또한 이 시기에는 협소한 목표를 가진 질병 통제 사업이 지속되었다. 예컨대 프랑스 과학자들은 파리의 유명한 파스퇴르 연구소를 모델 삼아 아프리카와 동남아시아의 프랑스 식민지뿐 아니라 다른 세계적인 도시에 다양한 의료기관을 설립했다. 해외의 파스퇴르 연구소는 처음에 파스퇴르의 백신 연구를 확장하는 데 주력했지만, 점차 현지의 방역 활동에도 참여했다. 그러나 파스퇴르의 유명한 격언 "빈곤은 결코 질병을 일으키지 않는다."에 따라 의료 서비스, 농촌 위생 강화, 질병의 사회경제적 요인 해결에는 관심이 없었다. 록펠러 국제보건부는 1930년대까지 남미 전역에서 십이지장충과 황열 통제 사업을 지속했다.

요컨대 1930년대에는 국제보건에 대해 더 폭넓은 비전이 등장했지만 이전의 접근 방식을 완전히 대체하지 못했다. 그러나 이런 비전 덕분에 공중보건 전략은 더 확장되고 다양해졌다. 새로운 전략이 개발되거나 세균학의 눈부신 혁신에 가려져 사용되지 않았던 전략이 다시 활용되는 식이었다. 3장과 4장은 왜 국제보건 전략이 확장되었는지, 왜 기대했던 것보다 성과가 적었는지 설명한다.

3 국제연맹 보건기구

The League of Nations Health Organization

국제연맹은 제1차 세계대전 후 창립되었다. 그 목표는 집단 안보와 군축을 통해 평화를 유지하고, 협상과 중재를 통해 국제분쟁을 해결하는 것이었다. 창립자들은 평화를 유지하기 위해 세계 인구의 사회경제적 복지를 개선해야 한다고 인식했다. 보건 향상은 임무의 중요한 부분이었다. 이를 위해 국제연맹은 1922년 연맹보건위원회League of Nations Health Committee가 감독하는 국제연맹 보건기구(League of Nations Health Organization, 이하 연맹보건기구)를 창설했다.

설립 초기

연맹보건기구는 설립부터 논란이 많았다. 1907년 프랑스 파리에 국제공중위생사무소International Office of Public Hygiene가 설립되었다. 임무는 선박과 항구의 검역에 관한 국제 규약을 감독하고 페스트와 콜레라의 확산을 방지하는 것이었다. 세계 각국 보건부에서 보건 통계를 수집하고 정리해 배포하는 일도 맡았다. 국제공중위생사무소는 19세기 말 최초로 개최된 국제위생회의International Sanitary Conference의 산물이었다. 새로운 연맹보건기구의 임무는 분명 국제공중위생사무소의 임무와 겹쳤다. 이런 중복 때문에 두 조직은 긴장 관계에 놓였다.

두 번째 긴장은 건강의 정의와 사회경제적 문제에 어느 정도로 개입할지를 두고 생겨났다. 예컨대 많은 사람이 새로 창설된 국제노동기구International Labour Organization, ILO의 임무라고 인식하는 산업보건에 대해 보건위원회가 권고안을 낼 수 있을까? 보건위원회가 난민의 건강에 직접 개입해야 할까, 아니면 국제적십자사의 책임으로 남겨 두어야 할까? 연맹보건기구 헌장은 다른 기관과의 협력을 명시했고, 건강과 사회적 문제 사이의 경계를 넘는 것도 막지 않았다.

세 번째 긴장은 누구의 이익을 대표할지에 관한 것이었다. 국가 보건 사업의 계획을 위해 보건 통계와 기준을 제시하고 회원국 정부의 행정적 요구에 대응하는 정도에 그쳐야 할까, 아니면 전 인류의 건강 증진을 위해 회원국이 보건 영역에 더 많은 자원을 투입하도록 적극적으로 정책 권고안을 내야 할까?

이런 긴장은 연맹보건기구의 임무가 회원국의 요구에 대응하는 정도라고 믿었던 영국 및 미국 대표단과 인류의 건강 개선을 위해 적극적으로 노력해야 한다고 믿었던 초대 사무총장 루드빅 라이크만Ludwik Rajchman의 사이를 갈라놓았다.[1] 미국은 국제연맹 회원국이 아니었다. 고립주의를 지지한 미국의 정치인들은 국제연맹 참여를 거부했다. 그러나 미 의회는 미국 정부가 국제연맹 보건위원회에 참여하는 데 동의했다. 미국은 국제연맹 보건위원회와 이후 세계보건기구World Health Organization 회원국이었지만, 자국의 보건 정책 변경을 권고하는 제안은 일관되게 거부했다.

연맹보건기구 활동의 지역적 범위 또한 긴장을 야기한 요인이었다. 연맹보건기구가 즉각적으로 관심을 가진 사안은 제1차 세계대전으로 피폐해진 유럽인들의 건강과 복지였다. 그러나 국제연맹은 스스로를 국제기구로 인식했고, 라이크만은 연맹보건기구가 전 세계인의 건강을 보호할 책임이 있다고 믿었다. 따라서 미주, 아시아, 아프리카로 사업을 확대하려고 했지만, 그런 노력은 유럽 식민당국, 다른 국제기구, 미국의 저항에 부딪혔다.

십이지장충, 황열 방제 활동에 막대한 투자를 해 온 록펠러 국제보건이사회도 미주 대륙에서 연맹보건기구의 영향력을 부분적으로 축소했다. 또한 미주 지역의 여러 나라는 1905년 보건 정보를 공유하고 지역 내 감염병 확산을 막기 위해 설립한 범미위생국Pan American Sanitary Bureau의 회원국이었다. 범미위생국 본부는 워싱턴에 있었고, 미국 공중위생국장Surgeon General이 사무총장을 맡았다. 미국이 국제연맹에 가입하지 않았고, 정치인들은 미국의 이익이 초국가적 조직에 종속되는 데 민감했으므로 연맹보건기구는 미주 대륙에 발판을 마련하기가 어렵다고 느꼈다. 휴 커밍Hugh S. Cumming은 1927년부터 1947년까지 미국 공중위생국장이자 범미위생국 사무총장을 지냈고, 국제연맹 보건위원회 위원이기도 했다. 그는 연맹보건기구가 유럽에서 진행한 사업들을 지지했지만, 연맹 보건위원회가 사업을 미주 대륙으로 넓히려는 시도에는 예민하게 반응했다. 커밍은 국제연맹의 남미 공식 방문이 "분명 범미위생국의 위신을 떨어뜨려는 시도"라고 보았다.[2]

연맹보건기구는 아프리카, 남아시아, 동남아시아에서도 사업을 확대하기 어려웠다. 이 지역은 대체로 유럽 열강이 지배하는 식민지로 분열되어 있었다.[3] 식민지 행정부는 외부 기구가 식민지 주민의 보건 상황을 조사하는 것조차 반기지 않았다. 그럼에도 이 분야에서는 약간의 진전이 있었다.

1924년 국제연맹은 동아시아와 동남아시아 국가의 보건 자료를 수집하기 위해 싱가포르에 극동아시아 사무국Far Eastern Bureau을 설치했다. 초기 5년간 록펠러 재단의 재정 지원에 힘입어 극동아시아 사무국은 비교적 짧은 기간에 남아프리카 케이프타운에서 러시아 블라디보스토크까지 수백 곳의 항구를 아우르는 역학 정보망Epidemiological Intelligence Network을 구성했다. 이후 현장 활동을 확대해, 극동아시아 국가들의 보건의료 서비스, 급성 장염에서 경구 예방접종의 가치, 페스트와 콜레라 발생 양상에 대한 정보를 수집하고 회원국에 전파했다. 또한 1937년 자바(현 인도네시아) 반둥에서 극동아시아 국가 간 농촌위생회의를 개최하는 데도 협조했다.[4]

연맹보건기구는 아프리카의 전반적인 보건 문제를 논의하기 위한 두 차례의 범아프리카 보건 담당자 회의를 성공적으로 개최했다. 또한 중앙 아프리카의 수면병과 결핵 연구를 지원하기 위해 소위원회를 구성했다. 벨기에, 영국, 프랑스는 아프리카 식민지의 경제 개발을 위협하는 수면병을 연구하기 위해 과학 대표단을 파견했다. 수면병 및 결핵 소위원회는 이들 3국 대표단으로 구성되었다. 최종 보고서는 더 활발한 식민지 간 협력을 권고했고, 1932년 케이프타운 회의를 예고했다.[5] 연맹보건기구가 보건 사업 수립에 가장 중요한 진전을 보인 유럽 외 지역은 중국이었다. 당시 중국은 유럽의 식민지 통치나 미국의 제국주의적 영향에서 대체로 자유로웠다(4장).

연맹보건기구의 임무와 활동 지역 범위가 불확실한 측면이 있고, 신뢰도도 높여야 한다고 인식한 보건위원회는 회원국에 실질적으로 도움이 되는 활동에 집중했다. 대표적인 것이 전 세계 보건 자료의 수집 및 배포였다. 연맹보건기구 활동 중 가장 높은 평가를 받은 것은 역학 정보 서비스였다. 또한 보건위원회는 비타민, 매독 진단, 성 호르몬 관련 표준 측정법을 확립하고, 공중보건 교육 기준을 수립했다. 당시 개발된 BCG 백신(Bacille Calmette-Guérin, 결핵 백신)과 같은 의료 중재술의 임상시험에도 노력을 기울였다.

연맹보건기구는 보건의료를 개혁하려는 국가에 자문도 제공했다. 1928년 새로 수립된 그리스 정부는 치명적인 뎅기열 유행 후 보건의료체계를 재건하기 위해 연맹보건기구에 지원을 요청했다. 이 개혁 결과 그리스 보건의료 서비스는 중앙화되고 국립 보건대학원이 설립되었다. 볼리비아 정부도 비슷한 요청을 했다. 그러나 연맹보건기구의 볼리비아 활동은 유럽 국가 간의 정치적 갈등과 볼리비아는 마땅히 범미위생국의 지원을 받아야 한다고 주장한 미국 공중위생국장의 간섭 때문에 순조롭지 않았다. 이 경험은 연맹보건기구가 남미에서 영향력을 넓히는 데 진짜 장애물이 무엇인지 보여주었다.[6] 동시에 연맹보건기구는 건강의 사회적 측면까지 사업 영역을 확장했다. 1922년 라이크만은 연맹보건기구가 사회적 건강에 일차적인 관심을 갖지 않겠지만, 보건의료 전문 지식이 필요한 경우에는 국제연맹 사회부서에게 자문을 제공하겠다고 분명히 선언했다.

초기에 연맹보건기구는 재정 문제 때문에 보수적으로 행동할 수밖에 없었다. 만성적으로 자금이 부족했던 보건위원회는 외부 재정 지원을 받으려고 노력했다. 록펠러 재단이 연맹보건기구 예산의 3분의 1을 지원하기로 결정하자, 보건위원회도 록펠러 재단만 바라보았다. 재정적으로 의존하게 된 연맹보건기구는 보건 문제를 단지 과학과 조직의 문제로 바라보는 록펠러 재단의 협소한 시각에 따라 민감한 사회경제적 문제를 회피했다.[7] 1920년대까지 연맹보건기구와 록펠러 국제보건이사회는 세계 건강 개선을 위해 비슷한 접근을 옹호했다. 두 조직 간에 중복되는 인물도 있었다. 차이라면 연맹보건기구는 연맹 회원국에 보고하는 반면, 국제보건이사회는 록펠러 재단 본부에만 보고한다는 점이었다. 연맹보건기구는 자료 수집과 치료법의 임상시험에 중점을 두었지만, 국제보건이사회는 질병 퇴치 목적으로 의학 기술을 적용하기 위한 조직 체계 구축에 관심이 있었다. 부유한 민간재단이 국제기구와 동맹을 맺으면서 세계보건 의제 형성에 개입하는 장면은 그 뒤로도 반복되어 나타난다.

라이크만이 볼 때 연맹보건기구의 보수적인 태도는 분명 이념보다 실용주의에 관한 문제였다. 1930년대 국제보건 정책의 변화에 중심적인 역할을 했던 사람으로서 그가 어떻게 이 역할을 맡게 되었는지, 어떤 배경 때문에 보건에 대한 폭넓은 사회경제적 관점을 가지면서 의사로서 기술적 해결책도 옹호했는지 이해하는 것은 중요하다. 보건과 사회에 대한 폭넓은 비전과 기술 중심의 협소한 해결책 사이의 긴장은

1930년대 국제보건의 가장 큰 특징이다.

라이크만은 1881년 폴란드에서 태어나 크라쿠프Krakow에서 의대를 졸업했다. 학생 시절 활발하게 정치 활동을 벌인 그는 노동 환경 상담소를 공동 설립했고, 사회주의 학생협회에 참여했으며, 1905년에는 사회당에 가입했다. 1906년 노동자 봉기에 가담한 혐의로 체포된 라이크만은 폴란드를 떠나야 했다. 평생 사회주의를 지지했지만, 폴란드를 떠난 후 15년간은 보건학 지식을 쌓는 데 주력했다.[8] 크라쿠프에서 파리로 건너간 라이크만은 파스퇴르 연구소에서 과학자로서 추가적인 수련을 받았다. 당시 파스퇴르 연구소는 전 세계 연구자들이 모여드는 미생물학의 중심지였다.[9]

라이크만은 파스퇴르 연구소에서 받은 교육과 그곳에서 쌓은 인맥 덕에 영어를 구사하지 못하면서도 런던의 영국 왕립보건원 세균학 검사실 책임자로 임명되었다.[10] 런던에서 지내는 동안에는 제1차 세계대전 이전에 대거 런던으로 이주한 폴란드 사회주의자들과 가깝게 지냈다. 진보 성향의 페이비언 협회British Fabian Society* 와도 접촉했다. 세균학 연구를 열심히 하면서도 사회주의 정치에 계속 참여했던 것이다.

제1차 세계대전 후, 라이크만은 전쟁으로 피폐해진 폴란드로 돌아갔다. 감염병의 위협은 여전했다. 그는 파스퇴르 연구소를 모델로 폴란드 중앙역학연구소** 를 설립하고 1918년부터 1922년까지 연구소장으로 재직하면서 감염병을 통제하려고 노력했다. 가장 유명한 감염병

* 영국 페이비언 협회는 1884년 결성된 점진적 사회주의 단체로 시드니 웹, 조지 버나드 쇼 등이 초기 회원으로 참여했다. 현재까지 이어지고 있으며, 영국 내에 약 8,000명의 회원이 있다.

** 이후에 폴란드 국가위생연구소가 되었다.

은 스페인 인플루엔자였지만, 폴란드도 다른 유럽 국가들처럼 이질, 디프테리아, 장티푸스, 성매개 감염병, 발진티푸스에 시달렸다. 당시 폴란드인 중 약 400만 명이 발진티푸스에 걸렸다.

라이크만은 폴란드 전 지역에 환자 감시체계를 구축하려고 했지만, 훈련된 세균학자가 부족해 쉽지 않았다. 그는 폴란드에 보건대학원을 설립해 이 문제를 해결하려고 록펠러 재단과 접촉했다. 재단은 폴란드의 불안한 정치적 상황 때문에 지원을 꺼렸다. 그러나 당시 록펠러 재단 동유럽 대표였던 셀스카 건은 라이크만을 만난 후 그의 업적에 깊은 인상을 받았다. 유럽에서는 발진티푸스가 계속 퍼졌다. 국제연맹은 발진티푸스로 인한 보건 위기에 대응하기 위해 라이크만과 두 명의 영국 관료로 감염병 위원회를 조직해 통제 노력을 주도하도록 했다.[11]

1921년 라이크만은 연맹보건기구 의료국장으로 임명되었다. 그가 폴란드인이고, 당시 유럽 전체를 위협하는 발진티푸스 차단 노력을 폴란드가 주도했기 때문이다. 바르샤바에 세균학 검사실을 설립하려던 노력을 높이 평가한 록펠러 재단 대표 셀스카 건, 폴란드에서 발진티푸스 퇴치를 위해 함께 노력했던 적십자사 등 관계 기관 대표들이 라이크만을 강력히 추천했다. 폴란드어뿐 아니라 영어, 프랑스어, 독일어에 유창한 것도 도움이 되었다. 국장으로 임명된 그는 폴란드로 돌아가야 했지만, 활동 범위는 훨씬 넓어졌다. 이제 유럽과 기타 지역에서 공중보건 실천에 대안적 방법을 제시할 수 있었다. 세균학 지식과 위생학 원리를 사회주의 노력 및 건강의 사회적 결정요인과 결합하는 것이었다.

국제보건과 대공황

연맹보건기구가 이전의 공중보건 실천 모델에서 벗어나 보건에 대한 광범위한 접근을 선택한 이유는 대공황 때문이라는 분석에 역사가들은 대체로 동의한다. 대공황이 전 세계 수많은 사람을 빈곤으로 몰아넣었기 때문에, 사람들은 건강이 경제 상황과 어떤 관련이 있는지 명확히 알게 되었다. 그러나 대공황 이전에도 건강의 사회경제적 결정요인이 중요하고, 위생 개혁이 필요하다는 인식은 널리 퍼져 있었다(1장). 1930년대에 등장한 흐름은 여러 측면에서 19세기 루돌프 피르호를 비롯한 학자들이 논의했던 사회의학에 대한 다양한 생각이 재현됐다고 할 수 있다. 모든 것을 세균학으로 설명할 수는 없었기 때문에 1920년대 후반에 이미 사회의학에 대한 생각이 국제보건학계에 나타났다는 증거도 있다. 당시 의학은 인류에게 고통을 주는 주요 질환의 병원균을 진단하는 수준에 머물러 있었다. 질병퇴치사업들이 목표 달성에 실패하자, 세계 각지의 보건당국은 건강을 증진하는 최선의 방법을 다시 생각하게 되었다.

이런 재고 과정은 영양, 주택, 노동 조건, 농업 생산, 경제가 질병 발생에 어떤 영향을 미치는지에 대한 포괄적 의문으로 이어졌다. 의료체계 발전을 위한 투자를 촉진하기도 했다. 이런 관점의 변화는 제1차 세계대전 후 유럽에서 말라리아, 농촌 위생, 영양 문제를 해결하기 위한 연맹보건기구의 노력에서 드러났다. 또한 이후 연맹보건기구가 전 세계 다른 지역에서 수행한 사업과 1930년대 록펠러 재단이 중국, 멕시코, 실론, 자바에서 수행한 보건 사업의 틀을 형성했다(4장).

말라리아

건강의 사회적 기반에 대한 관심은 대공황 이전 유럽에서 말라리아를 관리하는 과정에 나타났다. 1924년 연맹보건기구는 제1차 세계대전 중 많은 유럽 국가에서 급증한 말라리아에 대처하기 위해 말라리아위원회를 조직했다. 위원들은 국제연맹 회원국의 말라리아 통제 조치를 검토하고, 가장 효과적인 질병 퇴치 전략에 관한 권고안을 제시했다. 그러나 위원회의 근본적인 목적은 두 집단 간의 불협화음을 해결하는 것이었다. 한쪽은 윌리엄 고거스, 로널드 로스, 록펠러 재단 국제보건이사회 등 모기 퇴치가 가장 효과적인 말라리아 통제 방법이라고 믿는 매개체 통제 전략 지지자들이었다. 다른 쪽은 치료제 퀴닌의 보급 및 사용은 물론, 인류 건강을 전반적으로 개선해 인체 내 말라리아 원충을 공격하자는 인간 중심 전략 옹호자들이었다. 인간 중심 전략은 콜레라, 결핵, 탄저병의 원인균을 규명한 로베르트 코흐Robert Koch의 업적에서 비롯되었다. 코흐는 주장했다. "모기가 아니라 환자를 치료하라." 인간 중심 접근은 제1차 세계대전 이전 이탈리아에 퀴닌 집단 치료를 도입하는 데 성공했다. 1924년 발표된 말라리아위원회의 첫 번째 보고서는 "퀴닌 치료quininization"와 주택, 교육, 영양, 농업 개선을 거듭 강조했다.[12] "말라리아 발생 범위 및 중증도와 관련해 사람들이 처한 전반적인 사회적, 위생적 조건의 중요성을 계속 강조해야 한다. 이런 관련성은 여러 영역에서 관찰되는데, 양질의 주거 환경, 충분하고 다양한 식단, 더 나은 환경 조건을 통해 보다 똑똑하고 의지가 강한 사람을 길러내고, 개인 수준에서 더 강한 말라리아 내성을 얻을 수 있다."[13]

보고서의 제1저자는 영국의 말라리아 학자 시드니 제임스Sydney P.

James 대령이었다. 그가 모기 퇴치에 그다지 관심이 없었던 것은 인도 미안 미르Mian Mir*의 군 주둔지에서 수행한 초기 모기 퇴치 시험에 실패했기 때문이다. 미국 식민지에서 군 복무를 마친 뒤 국제보건이사회에 합류한 미국 의사들처럼 그 역시 식민지인 인도에서 군 복무를 마치고 연맹보건기구 말라리아위원회에 참여했다. 그가 모기 퇴치에 반대한 것은 영국에서 말라리아 예방 활동이 시작되기 전에 말라리아가 대부분 사라졌기 때문이다. 제임스는 광범위한 사회경제적 발전으로 말라리아를 퇴치할 수 있다고 믿었다. 1920년대 후반 케냐를 방문했을 때는 아프리카 식민지 인구 대다수가 사는 '원주민 보호구역'에서 말라리아를 퇴치하는 가장 좋은 방법은 "농업 시스템을 수립하고, 경우에 따라 사회경제적 조건, 전반적 복지 및 생활 수준을 개선할 산업화 사회복지 서비스 시스템을 도입"하는 것이라고 권고했다.[14]

제1차 세계대전 후 이탈리아가 통합 토지 개량 및 환경 개선 전략 bonifica integrale** 또는 환경 개선bonification으로 알려진 농촌 환경 개선 운동으로 말라리아를 퇴치하자, 연맹보건기구 말라리아위원회는 말라리아 퇴치에 있어서 사회경제적 발전의 중요성을 높이 평가했다. 환경 개선은 말라리아를 퇴치하고 새로운 농경지를 개척해 가난한 농부들의 경제적 지위를 향상시켰을 뿐 아니라 전반적인 건강과 복지도 증

* 현재 파키스탄 라호르에 위치한 미안 미르 사원 인근 지역을 말한다.

** Bonifica integrale는 이탈리아어로 '통합 환경 개선 사업'이란 뜻이다. 1920년대까지도 말라리아는 이탈리아의 풍토병이었다. 1890년대에 말라리아 원충의 생물학적 특성과 자연사가 밝혀진 뒤, 이탈리아에서는 말라리아 퇴치 전략의 중점을 예방약에 둘지, 모기 유충이 서식하는 습지를 개척하는 등 전반적인 환경을 개선하는 데 둘지 논란이 벌어졌다. 결국 무솔리니 파시스트 정부는 대대적인 환경 개선 사업을 시행했다.

진했다. 말라리아위원회는 이탈리아의 환경 개선 실험을 칭송했다. 1922년 집권한 무솔리니 파시스트 정부는 환경 개선 전략으로 로마 외곽의 폰타인Pontine 습지에서 말라리아를 퇴치하는 개가를 올렸다. 그들은 809.3제곱킬로미터***에 달하는 습지를 배수하고, 땅을 간척했으며, 덤불을 제거했다. 그 위에 도로를 깔고 교회, 병원, 사교 시설을 갖춘 농촌 마을들을 세웠다. 학교와 보건소도 문을 열었다. 지역 인구는 1928년 1,637명에서 1939년에는 6만 명 이상으로 증가했다.[15] 이탈리아의 성공은 하나의 모델이 되어 1920년대 팔레스타인과 1930년대 아르헨티나에서도 비슷한 사업이 수행되었다. 1920년대 후반에는 방글라데시 벵골 지역에 말라리아 방제 활동과 전반적인 위생 및 농업 개선을 결합한 말라리아 지역사회malaria society가 만들어졌다.[16] 이렇듯 1930년대 이전에도 건강과 개발에 폭넓게 접근하는 방법이 시행되었다.

대공황 때문에 연맹보건기구는 더욱 확실히 이 방향을 택했다. 그런 움직임은 국제농업협회(International Institute of Agriculture, 제2차 세계대전 후 창설된 유엔 식량농업기구의 전신), 국제적십자사, 국제노동기구 등 다른 국제연맹 조직들과 협력하면서 가능해졌다. 이런 협력을 통해 1930년대에 농촌 위생, 주거 환경, 노동 조건, 모자 복지, 영양 등에 관해 다양한 형태의 위원회가 구성되었다. 이 기관들은 건강 문제를 더 광범위한 사회경제적 문제와 연결했다.

대공황 기간 중 연맹보건기구의 건강에 대한 비전이 달라지는 징조

*** 대구광역시보다 약간 좁은 면적

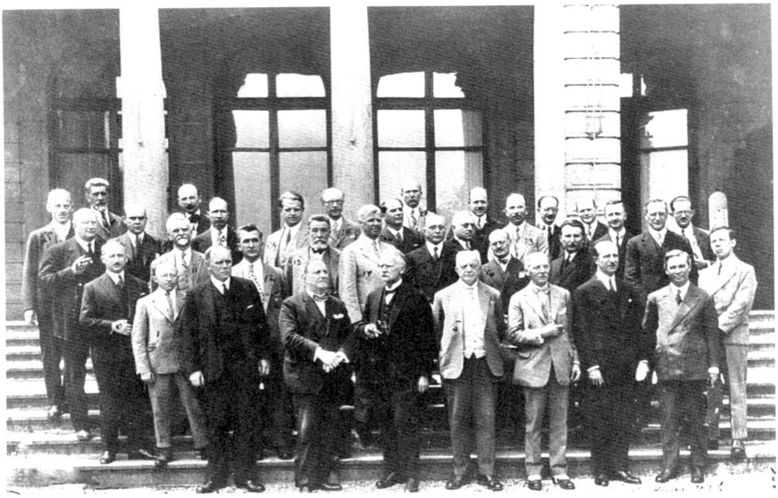

그림 6 국제연맹 보건기구 말라리아위원회
출처: 웰컴 재단

가 나타난 분야는 결핵이었다. 1910년대와 1920년대 초 연맹보건기구 결핵위원회는 기술적 해결책인 BCG 백신의 예방 효과 측정에 집중했다.[17] 그러나 결핵위원회의 1932년 보고서는 BCG 백신의 잠재적 예방 효과와 결핵 퇴치를 위한 의학적 개입의 역할을 인정하면서도 이렇게 결론지었다. "사회는 스스로 정화해야 한다. 환자 개인의 치료에 집중하는 전통적 의술의 성공에만 기댈 수는 없다… 오늘날에는 사회적 진보를 위해 영양, 주거, 교육, 사회 규율을 향상하고 건강과 고용을 보장하는 방향으로 나아가야 한다."[18]

농촌 위생

연맹보건기구는 새로운 전략을 통해 농촌 인구의 건강을 중점적으로 다루었다. 이 전략은 유럽에서 처음 시작된 뒤 전 세계로 뻗어 나갔다.

대공황으로 농촌 경제는 황폐해졌다. 1930년, 1931년, 1932년에 세계 농산물 가격은 각각 40%, 28%, 12% 하락했다. 가격이 하락해도 수요 부족으로 농산물을 팔 수 없었다. 동유럽 농민들이 특히 큰 타격을 입었고, 이들의 빈곤이 심화하자 서방국들은 1917년 러시아 혁명 때 대두된 반자본주의 이데올로기인 볼셰비즘이 동유럽과 남유럽으로 퍼질 것을 두려워했다.[19]

식민지도 대공황으로 심각한 영향을 받았다. 사실 대공황은 식민지 주민의 안녕이 식민지 경제 및 세계 경제와 얼마나 연결되어 있는지 보여준 첫 번째 사건이었다. 환금성 작물과 가축의 판매 수입, 산업 또는 농업 활동으로 받는 임금은 식민지 주민의 경제적 안녕에 필수적이었다. 대공황으로 이런 소득이 크게 감소하자 식민지 주민의 영양실조와 질병이 급증했다.[20] 이런 현상은 남아프리카의 임금 노동자 계층에서 명확히 관찰되었다. 1930년대에 아프리카 광산의 채용 담당자들은 구직자 수가 점점 느는 반면 신체 조건은 계속 악화되는 데 주목했다. 그들의 보고로 시작된 농촌 지역 건강 조사에서 영양실조와 질병의 높은 유병률이 밝혀졌다.[21]

1930년 9월 스페인 정부는 유럽 농촌위생총회를 조직하기 위해 연맹보건기구에게 지원을 요청했다. 헝가리에서도 농촌 지역 건강 증진을 위한 보건소의 역할에 초점을 맞춘 총회를 지원해달라는 요청이 들어왔다. 제1차 세계대전 후 여러 유럽 국가에서 보건소는 건강에 대해 다양한 접근을 촉진하는 다목적 기관으로 발돋움했다. 보건위원회는 총회를 조직하기로 했다. 여러 차례의 준비 회의와 토론을 거쳐 1931년

7월 제네바에서 회의가 열렸다. 총 24개국 대표, 국제농업협회, 국제노동기구, 국제적십자사, 연맹보건기구 보건위원회가 모였다. 공중보건 관리자, 농업 전문가, 엔지니어, 위생사, 보험 전문가들이 참여한 이 회의는 농촌 위생을 개선하기 위해 다양한 단체의 협력을 강조했다.[22]

회의 보고서는 공중보건에 대한 두 가지 접근법 사이에서 신중하게 균형을 잡았다. 한편으로는 농촌 위생을 가장 높은 차원의 개념으로 정의하고 농업 문제, 불평등한 토지 소유권, 농촌 빈곤과 명확히 연결했다. 이 접근은 농촌 보건에만 초점을 맞춰 19세기 공중보건 및 위생 모델을 연상시킨다. 또한 건강과 전반적 농촌 개발을 연결한 국제연맹 말라리아위원회의 결론도 상기시킨다.

다른 한편으로 보고서는 기술적 문제와 해결책을 권고하면서, 토지 소유권과 빈곤 등 정치적으로 민감한 문제는 가볍게 다루었다. 놀라운 일은 아니다. 우리가 주로 청결과 연관 짓는 '위생hygiene'이라는 용어는 1920년대와 1930년대 공중보건 종사자에게 보다 구체적이고 기술적인 의미였다. 웹스터 국제 사전 1934년판은 위생을 "건강 유지에 대한 과학, 위생학, 건강 증진을 위해 개발된 원칙 또는 규칙 체계"라고 정의했다. 또한 위생학을 "건강 보존을 위한 의학의 한 분야"라고 정의했다. 여기서 방점은 과학에 있다. 위생학은 20세기 초에 새롭게 나타난 세균학적 지식의 적용에 관한 학문이었다. 따라서 보건 공무원은 "농촌 위생"에 대해 이야기할 때 깨끗한 식수, 인구 과밀 방지, 영양 등 질병 예방과 관련된 보건의 기술적 측면을 강조했다.

건강에 대한 폭넓은 접근과 위생학 중심 접근 사이의 균형은 1931년 회의 보고서 중 주택에 대한 논의에서 볼 수 있다. "양질의 주거 환경은 농촌 위생의 기본 요소다. 사회경제적 조건이 농촌 위생에 영향을 주고, 농촌 위생은 다시 사회경제적 조건에 강한 영향을 미쳐 더 나은 건강과 삶의 전반적인 향상을 가져온다."[23] 하지만 이후 보고서는 태도를 빠르게 바꿔서 너무 작은 집, 너무 적은 침실, 좁은 주거 공간, 부적절한 화장실 및 위생 시설, 환기 부족, 채광 부족, 모기, 파리 및 먼지 차단 부족 등 기술적 문제를 확인하는 방향으로 돌아간다. 그리고 이런 조건을 개선하기 위해 양질의 주택 건설 및 유지 기준과 규정 수립을 권고했다. 농민들에게 '좋은 주거 환경'에 대한 기본 지식을 가르치는 교육 활동도 촉구했다. 하지만 더 높은 임금, 더 높은 농산물 가격, 더 많은 농촌 소득을 창출할 수 있는 토지 개혁은 권고하지 않았다.

보고서는 예방과 치료 목적의 농촌 보건 서비스 제공에 관해서도 권고했다. 보건당국은 "모든 사람이 효과적인 의료 혜택을 받아야 하며", 2,000명당 "정식 자격을 갖춘 의사 1명"이 있어야 하고, 의사 1인당 인구를 1,000명으로 줄이는 것을 목표로 해야 한다고 결론지었다.[24] 1931년 회의는 건강에 대한 폭넓은 접근과 기술적인 권고안 사이에서 균형을 유지하면서 국제기구의 역할, 농촌 개혁의 한계, 건강의 정의에 대해 상당한 이견이 존재했던 제1차 세계대전 이후의 정치적 상황을 반영했다.

영양 분야

영양은 연맹보건기구가 보건 문제의 기술적 측면에 중점을 두고 건강에 대한 폭넓은 비전을 촉진하려고 노력한 또 다른 영역이다. 인체 건강에서 비타민과 미네랄의 역할이 발견되면서 1910년대와 1920년대에는 개인과 집단 건강의 결정요인으로 영양에 대한 관심이 커졌다. 이런 관심은 세균학이 발전했지만 세균성 감염 질환의 치료에는 정작 할 수 있는 일이 많지 않다는 인식에서 비롯되었다. 영양 개선은 개인의 건강 향상과 질병 극복 방법을 제공했다. 그러나 세균학과 달리 영양학에서는 식품의 생산 및 소비가 더 넓은 사회경제적 과정과 밀접하게 연관되었다. 영양을 개선하려면 여러 학문을 넘나들면서 경제학자, 식물학자, 농업학자, 공학자 등 다양한 전문가들의 협력이 필요했다. 1930년대에는 연맹보건기구의 연구 및 영양 조사에서 다학제적 접근과 협소하게 영양학만 다루는 경향 사이에 항상 긴장 상태가 조성되었다.

1920년대 연맹보건기구는 의학적 술기(예컨대 매독 진단을 위한 바서만 검사), 의약품(예컨대 인슐린), 백신에 대한 보건학적 기준 수립과 함께 영양 기준 수립을 큰 목표로 삼았다. 1920년대 후반 연맹보건기구의 보건의료 기준 정립은 질병 분류, 통계 절차 표준화와 더불어 질병역학 분야로 확대되었다.[25] 그러나 대공황으로 인해 영양 분야에 대한 접근을 넓혔다. 1931년에는 최초로 영국 과학자 월리스 애크로이드Wallace R. Aykroyd를 기구의 대표 영양학자로 임명했다. 그는 아일랜드 더블린에서 의학을 배운 후 처음 임용된 뉴펀들랜드에서 비타민 A 결핍증과 각기병을 연구했다. 묘하게 각기병은 어촌 주민들도 걸렸지만 가공된 백미를 주식으로 하는 가난한 아시아 노동자들에게 특히 많았다. 애크로이드는 제네바에서 대량실업이 공중보건에 미치는 영향을 연구하는 조사단에 들어가 영양실조의 원인에 사회경제적 요인을 추가하고 이에 관한 논의를 확장하려고 노력했다.[26]

1932년에 연맹보건기구와 국제노동기구는 "경제 불황과 공중보건"이라는 공동 문서를 발표했다. 유럽 여러 도시의 사망률, 결핵 유병률 및 결핵 사망률 통계를 검토한 이 문서는 대공황으로 인해 이런 건강 지표들이 직접적으로 악화했다는 근거는 미약하다고 확인했다. 독일의 실직 노동자와 그 가족의 영양 수준에 관한 자료도 검토했는데, 식단의 질이 심각하게 저하되었으며 실업 수당이 충분하지 않아 영양 문제가 더욱 두드러졌다고 결론 내렸다.[27] 말라리아위원회와 유럽 농촌위생총회 보고서처럼 이 문서 역시 질병 및 건강 악화와 관련된 광범위한 경제적 원인들을 밝혀냈다.

이후 3년간 연맹보건기구는 여러 영양 권고안을 발표했다. 국제연맹이 회원국에게 보건 기준을 제시하는 역할에 반대한 인물들은 권고안에도 저항했다. 1933년 영국 대표 조지 뷰캐넌George Buchanan은 예상대로 이런 의견을 피력했다. "각국 보건당국이 어떻게 개혁하고, 조직을 구성하며, 합리적으로 업무를 처리할지에 대한 조언은 정부를 대표하지 않는 국제회의 전문가들의 영역이 아니다. 회원국이 이런 질의를 한다고 해도 연맹보건기구의 역할은 매우 신중하게 작성된 권위 있는 정보 보고서를 제공하는 정도에 그쳐야 한다."[28]

그러나 연맹보건기구는 계속 영양 개선을 추진했다. 1935년 애크로이드와 에티엔 버넷Etienne Burnet은 〈영양과 공중보건〉이라는 152쪽 분량의 보고서를 발표했다. 대체로 영양 섭취 기준과 식이 기준에 대한 기존 지식을 요약하고, 다양한 영양 결핍증에 대한 공중보건학적 결과를 검토하는 내용이었다. 그러나 식량 공급처럼 더 큰 문제도 언급했다. 저자들은 서두에 "영양은 생리학적 문제일 뿐 아니라 경제적, 농업적, 산업적, 상업적 문제"라고 썼다.[29] '식량 공급' 장에는 '영양과 경제학의 접점'과 '영양과 빈곤'이라는 절을 넣었다. '영양과 빈곤'에는 식사 행태와 사회경제적 지위의 상관관계를 밝힌 여러 나라의 연구를 인용했다. '식민지 식생활 문제'라는 절은 이렇게 결론 내렸다. "식민지 주민의 영양은 전반적으로 부족하며, 이제 정부는 이를 인식하고 대처하기 시작했다."[30]

같은 해 영양 문제에 대한 우려에서 영양과 건강, 농업, 경제 정책의 관계에 관한 국제연맹 합동위원회가 발족했다. 연맹보건기구, 국제노동기구, 국제농업연구소 대표들이 참여했고 보건, 노동, 농업, 금융, 사회복지, 대외협력, 행정 전문가들도 모였다. 1937년에 발표된 합동위원회 보고서는 "유럽 및 서구 문명국"에만 초점을 맞췄고 아시아, 아프리카, 열대 지역은 "방법론적 문제"라는 이유로 제외했다. 그러나 보고서는 영양실조가 아시아, 아프리카, 열대 지역의 많은 곳에서 중요한 문제라고 인정했고, 이 문제에 대한 식민 정부들의 무관심을 비난했다. "(그 지역) 주민 다수가 만성 영양실조 상태라는 악명이 높다. 하지만 현재까지 이에 대한 정보는 제대로 수집되지 않았다."[31] 이 비판에 자극받은 대영제국은 식민지 주민의 영양 상태를 조사하기 시작했다.

또한 보고서는 영양 연구에 대한 기술적, 과학적 접근과 적절한 식단을 위한 폭넓은 사회적 요인의 강조 사이에서 균형을 맞추려고 노력했다. 정부가 사회 모든 부문에서 과학적 근거에 기반해 영양 정보를 제공해야 하며, 식품 생산자에게 신용을 제공하고 식품 가격을 규제해 식량 가용성을 높여야 한다고 권고했다. "정부는 소득이 충분하지 않은 사람도 적절한 수준으로 식량을 섭취하도록 보장해야 한다." 또한 이렇게 언급했다.

> 식량 소비 수준은 주로 두 가지 요인, 즉 가족이나 개인의 가처분 소득과 식품 요구량을 맞추기 위한 가처분 소득의 현명한 사용에 따라 달라진다. 소득이 충분하다면 문제는 교육이다. 그러나 경제적 수준이 적정 생활 기준 이하라면 아무리 현명하게 지출해도 적정 수준의 영양을 보장하기는 어렵다.[32]

합동위원회는 이 문제를 신중히 다루었다. 회원국 정부들이 빈곤층의 경제적 능력을 높여 적절한 영양 수준을 확보하기 위한 구체적인 전략까지 제안하지는 못했지만 가족 수당, 사회 보험, 최저 임금 등 여러 국가가 시도한 다양한 조치를 제시했다. 또한 어린이의 영양 상태에 특별히 관심을 가져야 한다고 강조했다.

보고서는 권고안에 영양 문제가 국가 책임이라고 강조했다. 한편 '획일적인 접근은 적절치 않으며', 자국의 특수한 상황에 따라 어떤 정책을 취할지 스스로 결정해야 한다고도 했다. 이는 미국과 영국 등 일부 국가에서 국제기구가 공중보건 정책의 방향을 일방적으로 규정하는 데 반발하고 있음을 명시적으로 인정한 표현이었다. 보고서는 각국이 생리학자, 영양학자는 물론 농업 전문가, 경제학자, 소비자 대표, 교사 등 전문가로 영양위원회를 구성해 영양 문제를 보건, 노동, 농업, 경제 및 금융, 사회 복지, 사회 협력, 행정 등 다양한 측면에서 검토하도록 권고했다.[33] 더 광범위한 사회경제적 요인을 다루어야 한다고 인정했지만, 최종 권고안은 영양학적 지식과 기준 제시, 보급 등 기술적 문제에 더 큰 비중을 두었다. 15개의 권고안 중 단지 3개에서만 광범위한 경제적 문제를 다루었다.

1920년대 후반부터 연맹보건기구는 노선을 바꾸었다. 국제노동기구를 비롯한 다른 국제기구와 협력해 유럽의 보건과 영양 개선을 위한 폭넓은 사회적 접근을 발전시킨 것이다. 이는 과거의 접근법과 단절을 의미했다. 하지만 이런 시도는 질병과 영양실조의 근본적, 구조적 요인을 해결하려는 노력을 제한하는 정치적 환경 때문에 억압되었다. 서구 국가들은 '광범위한 사회 개혁'이라는 말에서 볼셰비즘을 떠올리며 두려움을 느꼈다. 질병과 건강 악화의 직접적인 원인과 보건 문제에 대해 기술적인 해결책만 찾으려고 하는 위생학적 비전이 계속 우세했던 것도 영향을 미쳤다. 다음 장에서 보듯 건강에 대한 접근법을 둘러싼 긴장 상태는 유럽 밖, 특히 1930년대 중국 인구의 건강을 개선하려는 국제보건 기구의 노력에 영향을 미쳤다.

4 농촌 위생과 영양 문제의 국제화

Internationalizing Rural Hygiene and Nutrition

유럽 지역의 농촌 위생과 영양을 개선하고 건강의 사회적 결정요인을 해결하려 했던 연맹보건기구의 노력은 1930년대에 세계 각지, 특히 중국으로 이어졌다. 국제보건부International Health Division로 이름을 바꾼 록펠러 국제보건이사회 역시 중국, 멕시코, 실론, 자바에서 농촌 의료와 위생 개선을 위해 새로운 사업을 추진하면서, 상황에 따라 보건과 사회 발전을 위한 광범위한 비전을 구현하려고 노력했다. 한편 대영제국 식민지 연구자들은 영국 식민지 주민에게 영양실조가 증가한다는 근거를 찾기 위해 연맹보건기구가 유럽에서 시행했던 조사와 비슷한 영양 조사를 확대 시행했다.

두 세계대전 사이에 나타난 개입형 보건 사업들은 여러 측면에서 과거의 편협하고 집중적인 방식의 질병퇴치사업(1장)과 달랐다. 그러나 때로는 식민지 주민의 건강에 대한 사고방식과 행위가 그대로 이어지기도 했다. 연맹보건기구의 유럽 지역 활동에서처럼(3장), 기술 중심

해결책의 적용과 폭넓은 사회경제적 개혁 옹호 사이의 긴장은 지속되었다.

연맹보건기구의 중국 활동

연맹보건기구의 보건위원장 루드빅 라이크만은 1924년 극동지역 출장 중 중국을 방문했다. 그는 열악한 위생 시설과 의료 서비스에 큰 충격을 받고, 중국의 보건 상황을 개선할 다양한 가능성을 떠올렸다. 한 비공식 보고서에서 국제연맹이 중국의 개발 사업을 지원하고, 공중보건, 경제, 국가 재정, 대중 교통 전문가를 파견하는 등 다각적인 사업 수행을 권고하기도 했다.[1] 권고가 바로 실행되지는 않았지만, 1929년 지도자가 된 장제스는 새로운 보건부를 설립하고 록펠러 국제보건이사회에 도움을 요청했다. 라이크만을 비롯해 저명한 보건 전문가들이 초청을 받아 중국을 방문했다. 라이크만은 두 달간 중국 상황을 관찰하고 관료들을 만났다. 그는 중국의 공중보건을 개선할 수 있고 반드시 개선해야 한다고 더욱 확신했지만, 이를 위해 상당한 시간이 드는 경제적 발전도 필요하다고 인정했다. 또한 보건 분야가 중국과의 광범위한 기술 협력을 선도할 수 있다고 믿었다. 라이크만과 중국 보건부 장관은 감염병 예방 및 해상 검역 계획을 개발했다.

중국 농촌 재건에 대한 라이크만의 폭넓은 비전이 구현되기까지는 시간이 걸렸다. 국공내전과 대홍수, 1929년 일본의 만주와 상하이 침공, 대공황 등의 재난이 발생한 후, 1931년 경제 재건을 감독하기 위해 중국 국가경제위원회가 창설되었다. 중국은 국제연맹 회원국이었으므로 국가경제위원회는 국제연맹에 기술 자문을 요청해 기술 협력 사업 협정을 체결했다. 보건, 농업, 수자원 관리, 도로 건설, 교육 분야 전문가들이 여러 차례 중국을 방문해 임무를 수행했다. 중요한 것은 국제연맹의 보건 개입이 건강 및 개발을 위한 통합적 접근의 일부였다는 것이다. 1933년 마침내 국제연맹 이사회는 라이크만을 국제연맹과 중국 국가경제위원회의 협력을 담당하는 조정관으로 임명했다.

모든 회원국이 국제연맹의 중국 활동을 지지하지는 않았다. 프랑스와 영국 대표는 라이크만의 중국 진출을 의심스럽게 보았다. 두 유럽 강대국은 아시아에 상당한 투자를 했고, 국제연맹이 식민지에 간섭할 것을 우려했다. 더욱이 라이크만은 중국과 국제연맹이 동등하다고 보았다. 그는 다양한 부처에 배치된 중국 관리들에게 높은 존경심을 가지고 있었는데, 그들 중 다수는 서구에서 교육을 받았다. 또한 국제연맹이 중국 민족주의자들의 열망을 존중해야 하며 그들에게 정책을 지시해서는 안 된다고 믿었다.[2] 중국 정부와 상대할 때도 "기술 지원"이 아니라 "기술 협력"이라는 용어를 사용했다. 이런 태도는 1930년 이전 록펠러 국제보건부 임원들 및 영국, 프랑스 정부가 보인 가부장적 관점과 종종 충돌했다.[3] 일본 대표부 역시 국제연맹의 중국 활동과 라이크만의 조정관 역할을 반대했다. 일본 대표는 라이크만이 중국의 이익만 옹호한다고 생각했고, 특히 일본의 팽창주의자들은 중국의 발전을 위한 라이크만의 제안과 유럽의 재정적 지원을 모으려는 노력을 걸림돌로 여겼다. 중국이 경제적으로 강력해진다면 일본이 다루기 어려워지기 때문이었다.[4]

이런 반대에도 라이크만의 중국 농촌 재건 제안은 실행되었다. 그러나 협상을 통해 시작된 다양한 사업이 중국과의 기술 협력에 대한 그의 진보적 비전을 항상 반영한 것은 아니었다. 예컨대 연맹 기술 협력 조약 중 농업 프로젝트를 이끄는 자리에는 윌리엄 캠벨William Campbell이 임명되었다. 캠벨은 20년 이상 실론(지금의 스리랑카)의 인도 식민 행정부에서 근무했다. 1920년대와 1930년대에 미국 식민지 의사들이 록펠러 국제보건부로 이동한 것처럼 그도 국제연맹에 진출한 영국 식민지 관료 중 하나였다. 중국에서 일한 자문관들이 흔히 그렇듯, 캠벨도 중국에서 일한 경험이 없었다. 그러나 이를 단점으로 보지 않고 스스로 "후진국" 협동조합 전문가라고 주장했다. 현지에 대한 지식보다 전문지식으로 자신을 정의하는, 당시에 점차 늘어난 국제보건 자문관 중 하나였던 것이다.[5]

라이크만과 달리 캠벨은 필리핀과 파나마의 공중보건 관리들처럼 현지 주민이 스스로 문제를 해결할 수 없다는 관점을 고수했다. 아프리카와 아시아의 실질적 협력에 관한 저서에서 그는 "불운한 국가들의 미개발, 교육 부족, 빈곤에 시달리는 대중"은 "이미 체념했고 냉담"하며, "고도로 발달하고 교육 수준이 높은 문명국 사람들"과 너무나 다르다고 썼다.[6] 캠벨은 농업협동조합의 힘을 믿었지만 반드시 자발적으로 진화한다고는 보지 않았다. "후진국에서 농업협동조합은 매우 중요하지만, 자발적으로 생겨날 가능성이 아주 적기 때문에 중앙정부가 이를 육성하는 것은 정당하다." 동시에 그는 중국 자체적으로 협동조합을 만들려는 노력에 대해 비판적이었다. 국민당 정부가 협동조합을 만들기 위해 너무 빨리 움직인다고 불평하기도 했다. 중국 정부가 협동조합 정책을 추진한 정치적 동기를 제대로 인식하지 못한 것은 중국 사회에 대해 전반적으로 무지했음을 보여주는 사례다. 중국에서 협동조합은 농촌 지역에 대한 국가의 권한을 확장하는 수단이었다. 국제보건 자문관들이 개발 사업에 대한 현지 정부의 동기를 제대로 이해하지 못한 것은 다음 반세기에도 국제보건 전문가들이 수행한 사업의 특징으로 남았다. 캠벨의 협동조합운동도 중국 농촌 경제의 본질을 제대로 인식하지 못했다. 그는 협동조합을 순전히 농업 활동으로 보았지만, 실제로 지역사회 경제는 소규모 제조업을 포함해 다양한 경제 활동과 관련된 경우가 많았다.[7]

모든 국제연맹 자문관이 중국을 캠벨처럼 본 것은 아니었다. 국제적으로 명성이 높던 이탈리아 출신의 농업 전문가 카를로스 드라고니 Carlos Dragoni 같은 전문가는 중국이 그저 외부 자문관의 지시를 받을 것이 아니라, 미래를 향해 자신만의 길을 개척해야 한다고 평가했다. 또한 토지 재분배와 간척사업을 통해 더 많은 중국인이 토지를 소유할 수 있다고 믿었다.

국제연맹 기술 협력 사업을 위해 중국에 건너간 전문가 중 라이크만의 공중보건 비전과 가장 가까운 사람은 안드리야 슈탐파르Andrija Štampar였다. 슈탐파르는 1911년 비엔나에서 의과대학을 졸업한 크로아티아 출신 의사로 한동안 병원에서 일하다 지역 보건 책임자가 되었다. 제1차 세계대전 후 그는 크로아티아 사회복지위원회 보건 자문으로 임명되어 자그레브로 갔다. 보건 정책에 깊이 관여하면서 그는 저서와 《유고슬라비아 현장Jugoslavenska njiva》이라는 저널을 통해 사회의학의 이상에 대한 소신을 피력했다. 1919년 그는 31세의 나이로 신생국 유고슬라비아의 베오그라드 공중보건국장에 임명되었다.[8]

당시 유고슬라비아는 제1차 세계대전으로 황폐해진 국가를 재건하는 중이었다. 슈탐파르는 부족한 자원으로 시작했지만, 국가 보건 수준을 바꿔보려는 젊은 의사들을 끌어들였다. 존스 홉킨스 의사학 연구소장인 앙리 시거리스트Henry Sigerist는 1939년 국제 의사학회 참석차 유고슬라비아를 방문했다. 그는 슈탐파르가 가장 포괄적인 시각에서 보건 사업을 추진하고 있다고 기록했는데, 이는 당장 굶주린 사람들에게 약품 보급은 아무 의미가 없음을 인식한 결과였다. 슈탐파르는 대중의 건강뿐 아니라 생활과 노동 조건 개선에도 관심을 가졌다. 그는 유고슬라비아 보건의료를 전국적으로 300곳이 넘는 새로운 의료기관을 갖춘 체계로 확장했다. 그러나 1930년 정치적 분위기가 파시즘으로 바뀌면서 진보적인 접근이 어려워지자 결국 공중보건국장직에서 물러났다. 이후 그는 연맹보건기구 전임 직원이 되어 국제보건 영역에서 노력을 기울였다.

슈탐파르는 1933년 보건자문관으로 중국에 파견되었다. 고통스러운 전쟁이 끝난 후, 경제 재건 사업이 진행되고 있던 유고슬라비아에서 온 슈탐파르는 더 넓은 범위에서 보건을 사회경제적 개혁과 연결해야 한다고 생각했다. 첫 번째 임무는 장시성의 건강 수준을 조사하는 위원회였다. 장시성은 공산당과 정부군 사이에서 오래도록 내전을 겪은 곳이었다. 위원회 보고서는 농민을 빈곤에 빠뜨리는 토지 임차권과 세금 제도로 인한 부담을 지적하고, 소수의 부유한 지주에게 농지가 집중되지 않도록 농지 개혁을 권고했다. 사회 및 경제 개혁과 보건 서비스를 결합한 중앙복지센터의 설립도 제안했다. 당시 중국 정부는 농지 개혁에 관심이 없었지만, 농업, 협동조합 운동, 보건을 연결하는 복지센터를 난창에 설립했다.[9] 1936년 중국에서 돌아온 슈탐파르는 〈중국의 보건과 사회 조건〉이라는 제목의 보고서에 이렇게 썼다. "공중보건 정책은 전반적 사회 발전을 위한 프로그램과 긴밀히 연결되어야 한다. 농부가 팸플릿을 읽을 수 없고 기초 수준의 과학적 태도를 갖추지 못하면 아무리 홍보를 해도 이해할 수 없기 때문에 교육은 중요하다. 더 중요한 것은 지주에게 착취당한다고 느끼는 사회적 불만을 줄이는 것이다."[10]

국제연맹의 중국 활동을 객관적으로 평가한다면 라이크만이나 슈탐파르가 건강 개선에 필수라고 생각했던 사회경제적 개혁 수준보다는 적게 성취했다고 보는 편이 맞을 것이다. 그들의 권고 중 일부는 실현되었지만, 다른 권고안에 대한 중국 정부의 실행은 더뎠고 시간이 있었다면 실행되었을 개혁안들은 1937년 일본의 침략으로 중단되었다. 그럼에도 국제연맹의 중국 활동은 연맹보건기구의 과거 활동과 함께 살펴볼 필요가 있다. 라이크만과 슈탐파르는 국제기구가 개발도상국 정부, 지역사회, 주민과 협력할 필요성은 물론, 대담한 규모의 보건개혁 청사진을 명확히 제시했다. 일부 국제연맹 자문관이 언급했듯 개발도상국 국민의 후진성을 말하는 태도가 여전히 남아있었지만, 이 청사진은 록펠러 국제보건부의 보건 중재술, 식민주의적 중재술과는 완전히 달랐다. 중요한 것은 연맹보건기구의 중국 사업이 1930년대 국제보건 원조에 나타난 더 큰 변화의 일부였으며, 록펠러 재단의 자체적인 중국 사업과 멕시코, 실론, 자바 사업에서도 비슷한 변화가 나타났다는 것이다. 이런 변화는 영국 식민지 연구자의 영양학 연구에서도 뚜렷이 관찰되었다.

록펠러 재단의 중국, 멕시코, 실론, 자바 사업

중국

록펠러 재단은 제1차 세계대전 이전부터 중국 사업에 참여했으며, 1921년에 개교한 북경연합의과대학(Peking Union Medical College, 이하 북경의대)을 지원했다. 북경의대는 서양 의학을 가르쳤다. 일차 보건진료소 개발 사업에 활발하게 참여한 존 그랜트John B. Grant가 의대 책임자 중 한 명이었음에도 교육은 생의학 중심이었다.

건강의 더 광범위한 비전에 기반을 둔 1930년대 록펠러 재단의 중국 사업은 재단 부회장이자 국제보건부 유럽 이사였던 셀스카 건의 아이디어였다. 의사가 아니었던 건은 건강에 대해 생의학적으로만 접근하지 않았다. 그는 유고슬라비아에서 슈탐파르와 함께 일했고, 보건 노력은 사회경제적 개혁에 통합되어야 한다고 주장했다. 건은 중국에서도 농촌 재건을 위한 통합적 접근 차원에서 의료 서비스, 농업 진흥, 경제학, 대중 교육, 예방의학, 산업 개혁을 아울러 농촌 개발 사업을 계획했다.

이 프로그램은 중국의 건강 증진을 위해 록펠러 재단의 초기 노력을 확대한 것 이상을 보여주었다. 아직 걸음마 단계였던 사회과학과 사회학 연구가 사회 발전에 중요한 역할을 할 수 있다는 생각이 대두되는 경향도 반영했다. 1929년 재단 이사들은 "앞으로는 사회적 실험의 가능성을 늘 유념해야 한다."라고 언급한 결의안을 받아들였다. 1930년 록펠러 재단은 국제보건부를 통해 유럽 남동부에서 전체론적 지역사회 개발 사업을 위한 실험에 관심을 가졌다. 삶의 모든 단계에서 일관되고 체계적으로 진전하려면 더 폭넓은 사회 공학social engineering과 분리해 생각할 수 없다고 보는 전체론적 관점은 중국에서 가장 광범위한 사회 실험 기회를 얻었다.

록펠러 재단 이사들은 중국 사업이 유례없이 통제된 조건에서 사회공학적/사회학적 실험을 수행할 "연구실"을 제공할 수 있다는 데 동의했다. 나아가 북경의대에서 록펠러 재단을 대표한 존 그랜트는 다소 순진한 제안을 내놓았다. "중국에는 전 시대의 기득권력이 없기 때문에 기득권력이 등장하기 전에 자연스럽게 (사회과학) 원칙을 구현할 수 있다." 1934년 12월 록펠러 재단 이사회가 감독하는 평가기획위원회는 "중국이 거대한 사회과학 연구실이 될 수 있으며, 그 의미는 국제적 수준일 것"이라는 데 동의했다.[11] 셀스카 건도 중국이 공식적으로 유럽의 지배를 받지 않으며 경제적, 정치적 기득권력과의 투쟁도 피할 수 있을 정도로 충분히 "낙후된 상태"라서 농촌 재건을 실험해볼 이상적인 연구실이라고 주장했다.

중국을 사회과학 연구실에 비유한 것은 아프리카가 자연과학과 의학을 연구할 거대한 실험실이라고 했던 초기 식민주의적 시각을 상기시킨다.[12] 동시에 록펠러 재단은 중국 사업이 유럽의 농촌 재건과 관련해 대단히 의미 있는 실험이라고 강조했다. 중국을 거대한 사회 연구실로 본 것은 특히 록펠러 재단의 세계관과 영향력에 걸맞았다. 적어도 그들은 중국의 사회적 변수를 통제할 수 있다고 보았다. 하지만 이어진 일본의 중국 침략, 공산당의 권력 장악 같은 사건과 중국 지주계급의 정치적 영향력은 이런 세계관과 영향력이 얼마나 현실과 동떨어졌는지 보여준다.

재단은 중국 사업을 사회학적 연구로 보았지만, 그 자체는 기존에 진행 중인 사업들을 기반으로 했다.[13] 셀스카 건의 사회 개혁 비전은 예일 대학에서 수학한 중국인 교육 운동가 제임스 옌(Yang Chu James Yen, 일명 Y. C. Yen)을 만나면서 더욱 자극되었다. 옌은 단순화한 한자 어휘집을 이용해 단 96시간 수업으로 문해력을 향상하는 〈대중교육운동 Mass Education Movement〉을 시작했다. 1930년 중반까지 옌은 4천만 명의 중국인에게 기본 읽기 능력을 제공했다고 주장했다. 이후 과학 농업, 협동 판매, 공중보건, 청렴한 정부에 관한 내용을 포함해 교육 활동을 확대했다. 옌은 이렇게 말했다. "우리는 농촌 교육, 농촌 보건, 경제적 향상, 시민권 발전을 따로따로 이루려는 것이 아니다. 중국의 현* 과 중국인을 개조하기 위해 지역사회를 개선하고 사회를 발전시키면서 이런 모든 측면을 조정하고 연결하려고 노력한다."[14] 중국 정부는 40만 명이 거주하는 현에서 농촌 재건을 위한 실험적 사업을 허가했다.

옌이 추진한 공중보건 활동은 하버드에서 교육받은 의사 첸C. C. Chen이 감독했다. 첸은 사회경제적 조건의 향상을 목표로 지역사회 자원을 활용하는 프로그램을 개발했다. 마을 수준에서는 지역 주민 중 기본적인 예방 처치와 간단한 의료 시술을 교육받은 마을보건요원이 보건소에 근무했다. 이들은 응급 처치, 예방접종, 출생 및 사망 신고를 담당했다. 위생 상태 개선, 특히 우물과 화장실 건설을 감독하기도 했다.[15]

셀스카 건과 그랜트는 옌의 농촌 재건 모델을 기반으로 과학적 연구를 강조하고 더 넓은 범위의 학문과 대학 사업을 포함시켜 록펠러 재

* 중국의 시군구 단위

단의 중국 프로그램을 확대했다. 여기에는 옌칭대학 농촌행정연구소, 난카이대학 경제연구소 대중교육사업, 난킹대학교 농업대학, 북경의대 예방의학과, 북중국산업연구소가 참여했다. 결국 1936년 초기 지원금 30만 달러로 북중국 농촌 재건 협의회가 설립되었다.[16]

당시 현장에서 어떤 일들이 있었는지에 대해서는 아직 완전히 연구되지 않았다. 분명한 것은 이런 사업이 셀스카 건과 그랜트가 중국에 존재하지 않는다고 주장했던 '정치적 이해관계', 즉 기득권층의 이해관계에 직면해 근본적인 개혁이 어려워졌다는 점이다. 막상 건이 구상한 농업 개혁을 추진하려니 중국의 지주 계급은 그리 호락호락하지 않았다. 장제스 정부는 기존의 토지 소유 방식이 농민에게 너무 가혹하며, 정적인 공산주의자들에게 세력 확장 기회를 준다고 생각했다. 그러나 토지 재분배를 시도하면 장제스 정부의 정치적 기반인 지주 계급의 이익을 위협할 것이었다. 전면적인 토지 개혁 없이는 북중국 농촌 재건 사업의 효과가 제한적일 수밖에 없었다. 이 사업에 결정적인 충격을 가한 것은 1937년 7월에 발발한 중일전쟁이었다. 활동이 즉시 중단되지는 않았지만 주요 실험 거점들이 전쟁 지역 내에 있었기 때문에 재단의 노력은 매우 약화되었고, 결국 모든 사업 현장을 옮겨 다시 시작할 수밖에 없었다. 프로그램의 주요 실행 기관으로 활동했던 대학들은 일본의 지배를 받거나 강제로 이전되었다. 1939년까지도 셀스카 건은 농촌 재건 사업을 완수할 수 있다고 보았지만, 록펠러 재단은 투자를 단계적으로 줄였다. 결국 재단은 실패한 실험에 100만 달러, 현재 가치로 약 1,500만 달러를 투자한 셈이었다.[17]

멕시코 농촌 위생 서비스

1920년대 후반 록펠러 국제보건부는 멕시코에서 십이지장충 사업을 서서히 종료하고 다목적 협동 보건소 개발 사업을 시작했다. 각 지역의 가장 시급한 건강 문제를 해결하기 위한 이 사업은 초기에 국제보건부 단독으로, 1930년대 들어서는 멕시코 공중보건부와 협력해 추진되었다. 계획을 주도한 헨리 카Henry Carr는 당시 록펠러 국제보건부가 지원했던 순회 방식보다 보건소 체계가 보건의료 서비스를 제공하는 데 훨씬 효과적이라고 주장했다.[18] 베라크루즈 주에 설립된 최초의 보건소는 초기에 십이지장충 진단 및 치료, 구충제 시험, 화장실 건설, 십이지장충 예방법 교육 등에 중점을 두었다. 이후 치과 진료, 산전 관리, 정기 예방접종이 추가되었다.

멕시코 보건부는 존스 홉킨스 공중보건위생대학원에서 수학한 미겔 부스타멘테Miguel Bustamente의 지휘로 베라크루즈 시에 자체 보건소를 세웠다. 이곳은 록펠러 국제보건부 보건소보다 더 포괄적인 서비스를 제공했다. 산전 관리뿐 아니라 의료 서비스 및 동물 진료 서비스도 제공했으며 장티푸스, 말라리아, 황열, 결핵, 성매개 감염병 등 다양한 질병을 진료했다. 페스트 예방에 중점을 두었고, 광견병 예방접종을 시행했으며, 식당 및 주택을 점검했다.

정부 보건소와 록펠러 보건소를 하나의 "농촌 위생 서비스"(이름과 달리 도시 단위도 포함한다)로 통합하는 일은 쉽지 않았다. 부스타멘테는 헨리 카보다 포괄적이고 지역사회를 기반으로 한 보건소를 상상했다. 부스타멘테는 보건소를 통해 지역사회 역량을 강화할 수 있다고 본 반면, 의료 전문가인 카는 그것은 보건소의 주요 역할이 아니라고 생각했다. 또한 부스타만테는 훈련받지 않은 비의료 인력의 공중보건 활동 참여를 지지했다. 다시 강조하지만 이런 접근은 카와 록펠러 국제보건부의 방법론과 어긋났다. 록펠러 국제보건부는 멕시코 위생 발전을 위해 대안을 찾아야 한다고 생각했다. 재정 부족에 시달리는 멕시코 보건부는 록펠러 국제보건부와 공동 운영하는 것이 보건소를 지원할 방법이라고 보았다. 앤-에마누엘 번Anne-Emanuelle Birn의 지적처럼 이런 관계는 마치 정략결혼 같았다. 시간이 지나면서 멕시코의 다른 지역에도 보건소들이 설립되었다. 이 조직은 카의 비전보다 부스타멘테의 비전을 더 많이 반영했고, 록펠러 국제보건부를 보다 포괄적인 지역사회 기반 의료체계로 이끌었다.

건강 관리 및 공중보건 서비스에 여성이 진출한 것은 보건소의 성공에서 특히 중요했다. 여성은 치료자, 의료인, 환자, 가족 건강 중재자로서 직접 참여했다. 의사와 위생 부서 사이에서, 농민과 도시 주민 사이에서 "여성의 특성을 발휘하는 가교" 역할을 했다. 여성 간호사는 가정을 방문해 산모에게 개인 위생 수칙을 알려주었다. 또한 농촌 위생 서비스는 많은 여성 전통 조산사에게 과학적 분만술을 가르쳤다.[19]

록펠러 국제보건부는 빈곤이 멕시코의 공중보건 문제에 영향을 끼친다고 인정하면서도 주 요인은 아니라고 고집을 부렸다. 한 보건소의 연례 보고서는 이렇게 언급했다. "건강은 위생 지식에 의해 결정된다. 정확히 말해 가난한 사람들이 경제적으로 어려운 상황 속에서도 건강하게 살려면 위생 지식이 필요하다."[20] 국제보건부의 중국 사회 실험과 달리 멕시코의 농촌 위생 서비스는 광범위한 사회경제 개발 노력에 보건을 통합하지 않았다. 멕시코 사업은 위생 과학 분야를 발전시키려했던 록펠러 재단의 초기 노력에 더 밀접하게 닿아 있었다. 하지만 이후 멕시코 농촌 위생 서비스는 오히려 질병 통제 모델에 벗어나 필수 의료 서비스를 구축하는 방향으로 바뀌었다.

실론의 보건단위

록펠러 국제보건부는 실론(지금의 스리랑카)에서도 농촌 보건단위를 지원했다. 이 프로그램은 1920년대 후반에 시작되었지만 1930년대 들어 활발해졌다. 멕시코처럼 실론의 보건단위 역시 십이지장충 관리 사업에서 시작했다. 1915년 록펠러 국제보건이사회는 실론에 치료 모델 기반 십이지장충 관리 사업을 도입했다(2장). 처음에는 대농장 중심으로 많은 노동자의 치료에 성공했다. 그러나 다른 지역처럼 농장주가 마땅히 제공해야 할 위생 시설 개선이 동반되지 않아 초기 성공이 무색할 정도로 많은 노동자가 재감염되었다.

실론 사업은 실패로 평가되어 1920년에 종료되었다. 록펠러 국제보건부는 대농장 밖 주민을 대상으로 십이지장충 관리 사업을 시도했지만 비슷한 문제에 직면했다. 더 중요한 사건은 말라리아, 장티푸스, 천연두, 모자보건 등 실론의 더 시급한 보건 문제를 무시한 채 십이지장충 관리에만 초점을 맞춘 이 사업에 싱할라족*이 의문을 제기한 것이다.

존스 홉킨스 대학교 출신으로 실론 십이지장충 사업을 이끈 윌리엄 제이콕스William Jacocks는 위생 상태와 건강 간의 기본적인 연관성에 관심을 갖고 현지 주민이 경험하는 다양한 건강 문제에 집중하지 않으

* 스리랑카 토착 부족 중 하나

면 어떤 결과도 달성할 수 없다고 확신했다. 그는 보건단위체계를 중심으로 인구집단의 건강을 전반적으로 개선하는 광범위한 보건학적 접근법을 개발해야 한다고 상사를 설득했다. 역사가 소마 헤와Soma Hewa에 따르면 당시 실론은 치료소clinic, 진료소dispensary, 병원hospital으로 이어지는 의료전달체계를 통해 약 10만 명에게 서비스를 제공하는 보건단위health unit로 구분되어 있었다.[21] 지역사회의 요구에 따라 보건단위체계라는 새로운 정책을 시행한 것은 국제보건의 역사를 통틀어 매우 드문 사건이다.

각 보건단위는 다양한 기능을 수행했다. 주요 기능은 인구 동태 통계 수집 및 연구, 보건 교육, 급성 감염병 관리, 십이지장충 치료, 천연두 및 장티푸스 예방접종, 말라리아 예방 사업, 산모 및 아동 복지, 학교 위생, 가정 위생, 상수도 개선, 분뇨 및 기타 폐기물 처리, 식품 취급 시설 관리 등이었다. 보건단위는 록펠러 재단이 미국 남부 지역 프로그램을 본떠서 만들었지만, 실론의 의료 및 위생 서비스 부서가 감독했다.

최초의 보건단위는 1926년 칼루타라Kalutara 지구에 설립되었다. 임상의사보다 공중보건 및 위생 담당 직원들이 배치되었으므로 십이지장충과 말라리아 환자만 진료할 수 있었다. 치료보다 예방이 핵심 임무였던 것이다. 실론 보건단위 모델의 또 다른 특징은 현지인이 직접 보건 시설을 운영하고, 주민에게 보건 교육을 제공했다는 점이다. 보건단위 직원이 지역사회의 지원을 이끌어냈다는 점도 중요한 특징이다. 지역 주민이 시설의 건설과 유지를 돕는 등 보건단위를 직접 지원하는 것도 권장했다. 여러 면에서 실론의 보건단위 모델은 이후 스리랑카와 다른 지역에 나타난 일차보건의료체계의 발전을 예고한 셈이다. 제2차 세계대전이 끝날 무렵 실론은 63개 보건단위로 나뉘어 602곳의 보건소health center와 20,488곳의 진료소health clinic가 운영되었다.

자바의 농촌 위생

1930년대 록펠러 재단이 자바(현 인도네시아)에서 수행한 농촌 위생 사업은 초기 국제보건 조직이 특정 질병 퇴치에 집중하는 대신 농촌 위생의 전반적 개선에 점차 관심을 보인 또다른 사례다. 록펠러 재단이 자바에 보낸 특사는 미국 사우스캐롤라이나 출신으로 1908년에 워포드 대학Wofford College을 졸업한 존 하이드릭John Hydrick이었다. 그는 로즈 장학금으로 옥스퍼드 대학에서 공부한 뒤, 필라델피아의 제퍼슨 의과대학Jefferson Medical College을 졸업했다. 1913년 록펠러 국제보건이사회에 합류해 카리브해의 트리니다드에서 십이지장충 관리를 익힌 후, 1920년 브라질로 부임했다. 1923년 국제보건이사회는 그를 볼티모어로 보내 존스 홉킨스 대학 위생학 특별 강의를 듣게 했다. 그해 여름 그는 새뮤얼 테일러 달링이 감독하고 루이스 해킷과 프레더릭 소퍼가 참여한 조지아주 리스버그의 '말라리아 훈련소'도 방문했다(2장). 요컨대 하이드릭은 록펠러 국제보건부 담당관들이 흔히 거친 경력을 따라갔다.

1924년 하이드릭은 자바에 파견되어 십이지장충 사업을 시작했다. 네덜란드 당국은 처음에 그를 반란군 지역인 서부 자바의 세랑Serang에 배치했다. 1920년대 멕시코 정부가 그랬던 것처럼, 보건 사업의 성공을 통해 지역사회의 정치적 저항을 줄이고자 했을 것이다. 하지만 일은 순조롭게 풀리지 않았다. 주민들은 사업의 성격을 의심했으며, 하이드릭 팀에서 이슬람교도의 영혼을 훔쳐 기독교로 개종시키려 한다는 소문도 있었다. 다른 곳에서 그랬듯, 기생충 감염 치료에 사용된 명아주 기름을 과다복용해 사망하는 사례가 발생하자 지역사회의 불신은 더욱 커졌다. 이런 정치적 긴장, 네덜란드 정부의 엄격한 재정 통제, 대공황의 영향 때문에 하이드릭은 주민들의 긴장을 완화하고 비용이 적게 드는 방식으로 서구의 위생 기준에 따를 수 있는 검소한 건강 예방 모델을 받아들였다.[22]

하이드릭의 전략은 그가 푸르워커르토Poerwokerto에 설립한 실험적인 보건소에서 진행되었다. 그는 저서《네덜란드령 인도에서 수행된 공중보건 서비스의 집중적 농촌 위생 사업과 공중보건 교육Intensive Rural Hygiene Work and Public Health Education of the Public Health Service in Netherlands India》에서 이 사업을 설명했다.[23] 하이드릭은 위생 환경을 바꾸려면 사람들이 적절한 위생 행동을 이해하고 기꺼이 받아들여야 한다고 믿었다. 위생 원칙이 습관이 되어야 했다. 그는 더 강력한 식민지 통치라면 위생 행동을 강제할 수 있지만, 국가 통제가 없다면 다른 방법을 써야 한다고 주장했다. 그가 개발한 전략은 현지에서 모집한 보건교육자와 현지에서 쉽게 구할 수 있는 자료를 활용해 자바 농촌 주민이 위생 행동에 따르도록 홍보하는 것이었다. 누군가 이런 일을 대신해주기보다 주민 스스로 건강 관리, 화장실 건설, 상수도 보호 활동에 참여하도록 장려했다.

건강 정보를 전파하기 위해 하이드릭은 사업이 진행되는 마을에서 보건교육자들을 모집해 집단으로 교육했다. 이 위생기술자(mantri, 만트리)를 선발할 때는 위생 지식뿐 아니라 지원자의 성격도 고려했다. 무엇보다 예의 바르고 겸손하며, 지역 주민의 건강 요구를 잘 알고, 명확하고 참을성 있게 위생 수칙을 전달할 수 있어야 했다. 만트리는 간단하고 저렴한 위생 기술 교육법을 훈련받았다. 그들은 학교에서 아이들에게 코코넛 껍질 섬유로 칫솔과 손톱솔 만드는 법, 집에서 만든 대나무 컵으로 물 마시기, 대나무 배관을 만들어 손 씻기와 목욕에 사용할 물을 끌어오는 방법을 가르쳤다.

록펠러 국제보건부와 네덜란드 식민 정부는 실험적 프로그램을 통해 푸르워커르토 농촌 주민의 건강 행동이 바뀌었다고 판단했다. 그러나 참가자들을 인터뷰한 인류학자 에릭 스타인Eric Stein의 최근 연구는 이 프로그램이 록펠러 재단의 초기 국제보건 사업처럼 하향식top-down이며 전형적인 개발 원조 접근의 특징을 갖고 있었다고 지적했다.[24] 그의 연구에 따르면 이 프로그램으로 인한 농촌의 보건 상황 변화는 록펠러 재단의 선전물이나 최근의 기록이 전하는 것보다 덜 성공적이었다.[25] 스타인은 하이드릭이 모든 계층의 주민을 공평하게 받아들이지 않았다고 주장했다. 만트리로 임명된 사람들은 지역사회 엘리트 계층으로 대부분 과거 네덜란드 식민 정부에 고용되었던 천연두 예방접종 사업 직원, 세금 수금원, 노무 하청업자, 농장 관리자였다. 물론 현지인이었지만, 평범한 주민과 같은 수준이 아니라 사실상 네덜란드 식민 통치의 한 요소였다.

20세기 초에 네덜란드 식민 정부는 토지 개혁을 단행했다. 특권층인 지주(하지, haji)에게 특혜를 주고, 식민 관료들이 공동소유의 함정이라고 생각했던 조각땅의 증가와 농업 생산성 감소를 막기 위한 조치였다. 하지만 토지 개혁 결과 소수의 농민에게 토지가 집중되고, 다수의 소작농 계층은 자기 땅을 갖지 못한 채 지주의 토지에서 일하며 생계를 꾸려야 했다. 토지를 빼앗긴 사람들은 소상공업, 운송, 공공사업, 수공업 등 비농업 분야에서 임시 노동자로 생존할 수밖에 없었다. 그나마 비농업 부문의 기회는 제한적이었다. 1930년대까지 일부 지역에서는 경작자가 노동 인구의 40퍼센트에 불과했다. 식민지 관리들은 당시 농촌에서 지주 계급과 무산자landless 계급이 조화롭게 살았다고 주장했지만, 무산자 계급은 점점 절박한 상황에 빠졌고 많은 측면에서 특권층이 베푸는 호의에 기대어 생존했다.[26]

하이드릭이 보건교육자로 끌어들인 계층이 바로 특권층 농부들이었다. 이들이 지역 주민의 행동을 변화시킬 수 있었던 이유는 많은 경우 설득 능력이 뛰어나서가 아니라 지역사회 내에서 가진 권한 덕분이었다. 특권층은 그들에게 의존하는 주민들에게 일감과 다른 혜택을 제공하는 후원자 역할을 했다. 사실 그들조차 사회 질서 위에서 휘두르는 권력에 대해 스스로 우려할 정도였다.[27] 스타인과 면담했던 전직 만트리의 진술에 따르면, 보건교육 목적으로 가정을 방문했을 때 주민들은 때때로 도망치거나 응답을 거부했다. 또한 하이드릭이 지역사회에서 구하기 쉬운 방법으로 위생 문제를 해결하도록 강조했음에도, 많은 사람이 극심한 빈곤 때문에 어떤 방법은 수용할 수 없었다고 스타인은 지적한다. 자바 바뉴마스 마을 주민들은 변소 구덩이를 파고 덮개를 완성하는 데 꼬박 일주일이 걸린다고 호소했다. "임시 변소의 수명이 짧기 때문에 그토록 힘들게 건설할 가치가 없으며, 다른 생산 활동을 통해 가계 소득을 늘리는 편이 낫습니다. 요행히 임시 변소가 우기의 폭우를 견딘다고 해도, 몇 년마다 가득 차버리기 때문에 교체해야 합니다."[28]

하이드릭의 자바 실험은 중국 농촌 위생 프로그램처럼 건강의 전반적 개선에 초점을 맞추었으며, 사업 실행 단계에서 지역 주민을 참여시켰고, 보건 문제 해결을 위해 적정기술을 강조했다는 점에서 록펠러 국제보건이사회의 초기 접근과는 달랐다. 하지만 역시 중국 사업처럼 질병과 건강 악화의 구조적 원인을 해결할 수 없다는 한계가 있었다. 하이드릭이 건강의 사회적 결정요인을 해결하려고 노력했거나, 빈곤의 근본 원인인 삶의 조건을 잘 이해했다고 보기는 어렵다.

마지막으로 지역사회 참여와 주민 스스로 건강을 지키도록 교육하려는 노력을 아무리 아름답게 포장해도, 하이드릭의 접근법은 서구에서 발전한 과학적 위생 원칙에 기반을 두었다. 실제로 그는 지역 주민의 견해나 건강에 관한 문화적 이해를 교육 사업에 통합하려고 하지 않았다. 그의 사업은 단지 무지한 원주민에게 보다 효과적이고 저렴하게 서양의 위생 지식을 가르치는 도구로 설계되었다.

자바의 농촌 위생 실험은 종종 1970년대 후반의 일차의료운동과 관련된 마을보건요원 사업의 효시로 평가받는다. 하이드릭의 사업은 분명 1970년대 이후 일차의료운동의 요소를 가지고 있었다. 자바 실험과 일차보건의료 운동 모두 상향식bottom-up 변혁의 이상적 비전을 공유했다. 하지만 그 비전은 종종 지역사회 내 정치와 경제적 불평등 같은 현실적인 문제를 간과했다. 이후의 많은 시도처럼 자바 실험도 질병과 건강 악화의 근본적인 사회적 결정요인은 다루지 못했다.

식민지 영양 실조

연맹보건기구와 록펠러 국제보건부의 지역 보건의료체계 발전을 위한 투자에서 나타난 보건에 관한 광범위한 시각은 1930년대 영국이 식민지에서 늘어나는 영양 실조 문제를 조사, 해결하려던 노력에서도 나타난다. 연맹보건기구와 국제노동기구의 초기 유럽 영양 사업처럼 영국 식민지 연구자들도 영양 문제의 근본적인 사회경제적 원인들을 인정하기 시작했지만, 결국 기술적 해결책에 집착했다.

영국의 식민지 영양 문제에 대한 관심은 1920년대 존 보이드 오어John Boyd Orr와 존 길스John Gilks의 연구에서 시작되었다. 이들은 케냐 키쿠유Kikuyu와 마사이Masai 주민의 영양 상태를 비교하면서 두 연구집단의 서로 다른 식습관이 전반적인 건강과 발달에 미치는 영향을 강조했다. 이 연구는 인체 영양 과정의 보편성을 가정했기 때문에 영양 연구 분야에서 폭넓은 중요성을 갖는다. 당시 많은 식민의학과 달리 인종간 차이를 전제하지 않았던 것이다. 따라서 영국의 영양학자들은 오어와 길스의 연구 결과를 쉽게 받아들일 수 있었고, 결국 그 연구는 영양학 전반에 기여했다. 의학연구위원회는 1927년부터 1931년까지 키쿠유족과 마사이족의 영양에 대한 추가 연구를 수행해 1931년에 최종 보고서를 발표했다. 대체로 영국 영양학자들은 영양학 자체에 대한 학문적 기여로 보았지만, 사실 이 보고서는 아프리카 토착 부족에 만연한 영양실조 문제를 더 강조했다. 또한 영양실조 문제가 비단 케냐뿐 아니라, 다른 식민지에서도 발생한다고 주장했다. 마지막으로 보고서는 식민지 영양실조가 식민지의 경제 문제를 유발한다고 주장했다.[29]

한편 인도 쿠누르Coonoor 파스퇴르 연구소의 영국인과 인도인 연구원들은 1920년대 중반부터 각기병과 기계로 도정한 쌀 소비의 관련성을 연구했다. 이 연구의 역사를 따라가면 1930년대에 식민지 영양학 연구가 확대되는 과정, 즉 식이요법 연구에서 출발해 영양실조의 사회적 결정요인을 이해하려는 광범위한 노력에 이르는 모습을 볼 수 있다. 초기 쿠누르 연구는 제1차 세계대전 이전에 인도의 갑상선종 문제를 연구하면서 영양학 연구를 시작한 로버트 맥캐리슨Robert McCarrison 대령이 이끌었다. 1918년 맥캐리슨은 쿠누르에 있는 아주 작은 검사실에서 각기병 조사단을 꾸렸다. 1924년에는 다양한 쌀 가공법이 영양가에 미치는 영향에 초점을 맞추어 각기병의 역학疫學까지 살펴본 〈쌀과 인도 각기병 발병의 연관성Rice in Relation to Beri-Beri in India〉이라는 논문을 발표했다.[30] 그는 이 연구에서 주요 탄수화물 공급원인 백미의 비타민 B 결핍만으로는 각기병이 발생하지 않는다고 결론내렸다. 과도한 가공으로 비타민 B가 제거된 백미가 각기병을 유발하는 것이 아니며, 도정한 쌀에도 비타민 B가 어느 정도 존재한다는 뜻이었다. 맥캐리슨은 이런 식으로 각기병과 백미를 생산하는 농촌 정미소가 늘어나는 현상 간의 연관성을 축소했다. 대신 다양한 인구집단에서 각기병 발생을 설명하는 아직 밝혀지지 않은 다른 요인이 있다고 주장했다. 따라서 맥캐리슨의 초기 연구는 각기병 발생에 기여하는 근본적인 사회경제적 요인을 다루지 않았다.

1925년에 각기병 조사단은 영양결핍 질환 조사단으로 개편되었고, 3년 후에는 맥캐리슨 휘하의 영양학 연구소가 되었다. 맥캐리슨은 다양한 식단이 쥐와 비둘기 등 동물 건강에 미치는 영향을 살피는 실험실 연구도 계속했다. 그러나 그는 영양과 농업 생산의 관계에 대해 넓은 비전을 갖기 시작했고, 영양학과 농업 연구를 함께 진행할 것을 주장했다. 1928년 인도 왕립농업위원회에서 맥캐리슨은 말했다. "영양실조 문제는 많은 부분 농업 개선을 통해 해결할 수 있습니다."[31]

맥캐리슨은 1935년 영양학 연구소장직에서 은퇴했다. 그 자리는 연맹보건기구 보건전문관이었던 월리스 애크로이드가 맡았다. 국제기구와 식민지 의료 서비스 간에 보건 전문가가 이동한 사례다. 애크로이드는 쿠누르에서 인도인의 영양 문제를 평가하고, 영양 개선 권고안을 개발했다. 이를 위해 연구소를 확장했고, 그의 팀은 인도의 식품을 체계적으로 분석하는 영양 조사를 시행했다. 그 결과 영양실조가 다양한 인구집단에 만연해 있음이 드러났다. 애크로이드와 인도인 연구원들은 인도 남부에서 소비되는 다양한 쌀의 영양가, 특히 백미 기반 식단과 각기병 발생의 관련성을 추적했다.[32]

1940년 애크로이드와 인도인 동료 크리슈난B. G. Krishnan, 파스모어R. Passmore, 순다라라잔A. R. Sundararajan은 조사 결과를 〈인도의 쌀 문제The Rice Problem in India〉라는 보고서로 발표했다. 보고서는 대부분 기술적인 내용으로, 다양하게 가공된 쌀의 비타민 B 함량을 측정하는 데 중점을 두었다. 이전 조사들처럼 백미는 집에서 빻은 쌀보다 비타민 B를 훨씬 적게 함유했다. 보고서의 '인도 남부 제분 문제의 사회경제적 측면Economic and Sociological Aspects of the Milling Problem in South India'이라는 장에 따르면 마드라스 인구의 약 70%가 집에서 빻은 쌀보다 백미를 더 소비했다. 보고서는 영양가 낮은 쌀이 널리 소비되는 현상에는 여러 가지 요인이 있다고 결론 내리고 빈곤, 토지를 소유하지 않은 상태,

소작농의 과중한 부채, 인도 남부의 쌀 가공 및 판매 변화 같은 문제들을 조명했다.

> 정미소는 어디에나 있고, 사람들은 더 이상 쌀 빻는 노동을 하지 않아도 된다. 소작농은 종종 빈곤과 부채에 몰려 자기 논을 상인에게 팔고, 먹고 살기에 충분한 토지를 지키지 못한다. 빈곤층 거주 지역에는 대개 쌀의 저장 및 도정 시설을 둘 곳이 없다. 단지 도정만 위해 작은 논을 살 수도 없다. 집에서 도정한 쌀이 시장에 상품으로 나와도 도정에 들어간 인건비 때문에 정미소에서 생산된 백미보다 비쌀 수밖에 없다.[33]

이런 결론을 보면 분명 인도의 영양실조 연구는 맥캐리슨이 쿠누르에서 시작했던 실험실 수준에서 벗어나 쌀 생산과 소비에 대한 정치경제학적 연구로 넘어간 것이다. 하지만 독자는 애크로이드와 인도인 동료의 결론에 너무 몰입할 필요는 없다.

역사가 수닐 암리스Sunil Amrith는 애크로이드의 보고서가 영국 정부의 인도 경제 정책을 은근히 비판했다고 지적했다. "보고서는 (중략) 버마, 말라야, 실론 국경 지대로 노동력과 기술을 수출하는 대가로 (중략) 동인도의 인구 밀도 높은 지역으로 수입되는 쌀로 인해 역내 식민지 경제에 파생되는 부정적 영향을 강조했다."[34] 물론 역내 식민지 경제가 마드라스의 쌀 소비 패턴에 중요한 역할을 했을 것으로 추정하지만, 애크로이드가 이런 광범위한 경제 구조를 알았거나 어떤 식으로든 이 보고서가 영국의 인도 식민지 경제 정책을 비판하는 것이라고 인지했을지는 확실치 않다. 다만 연구자들은 영국이 도입한 변화가 백미

소비 증가에 기여한다고 인정했다. 그러나 그들이 언급한 변화는 운송 기술의 발전이었다.

> 교통 발달과 도로 개선으로 농부는 쌀을 방앗간으로 옮길 수 있다. 마을 주민들은 어디서나 버스를 이용할 수 있어 자신의 땅과 전통적인 삶의 방식에서 자유로워졌다. 많은 지역에서 저렴한 가격에 전기를 이용할 수 있으며, 증기와 내연기관 같은 동력원도 쉽게 얻을 수 있다. (중략) 이런 모든 요인 덕에 사람들은 고대로부터 이어진 수제 도정 방식을 포기할 수 있었다.[35]

이런 변화는 식민 지배의 혜택이었다. 애크로이드와 보고서의 다른 저자들도 인도 농민의 빈곤과 부채를 영국의 식민 지배 탓으로 돌리지 않았다. 많은 식민당국자, 인류학자, 존 하이드릭을 비롯한 당시의 국제보건 전문가들처럼 애크로이드의 관점에서 인도의 경제 상황은 오랫동안 바뀌지 않은 아시아의 경제 체제 때문이었다. 당시 주류의 시각은 식민 통치가 식민지에 현대 기술을 도입했지만, 식량 소비 패턴을 바꿔 놓은 억압적인 경제적 요인은 불러오지 않았다는 것이었다. 이런 관점에서 볼 때, 식민지 정책의 파괴적인 영향은 종종 관찰되지 않았고 인정되지도 않았다.

애크로이드는 백미 소비를 줄이기 위한 권고안은 제시했지만 토지 이용, 식량 생산, 노동 패턴, 쌀의 상품화와 관련된 영국 식민지 정책의 변화는 제안하지 않았다. 대신 도정과 가공을 통해 현지에서 재배되는 쌀의 영양가를 향상시킬 수 있기 때문에 영양가보다 수확량이 많은 쌀

품종 생산에 연구를 집중해야 한다고 제안했다. 또한 쌀을 데치면 영양소 보존에 효과적이므로 소비자들이 쌀을 데치도록 하고, 물을 너무 많이 사용하면 쌀에 함유된 비타민이 줄어들기 때문에 쌀을 씻고 밥을 지을 때 물 사용량을 제한하는 교육 프로그램의 개발을 제안했다. 정미소 증가 억제책은 권고하지 않았다. 대신 특정 시점 이후의 쌀은 도정을 제한하는 법안을 요구했다. "표준 도정법을 근거로 쌀 1그램당 최소 비타민 B1 1.5마이크로그램을 제안한다." 마지막으로 그는 소비자들이 식단에서 쌀을 기장으로 일부 대체하고, 비타민과 미네랄이 풍부한 음식을 추가하도록 장려해야 한다고 썼다.

요컨대 보고서의 권고는 기술적 성격을 띠었으며, 남아시아와 동남아시아의 노동 및 식량과 관련된 광범위한 정치경제적 요인은 말할 것도 없고 '인도 남부 제분 문제의 사회경제적 측면'에서 설명한 경제적 요인조차 다루지 않았다. 그럼에도 1930년대 국제보건 활동이 으레 그렇듯 이 보고서는 권고 사항이 아니라 보다 폭넓은 관점 때문에 중요하다. 보건 문제의 광범위한 구조적 요인에 대한 인식의 확산과 전문적이면서 성취 가능한 해결책을 제공할 필요성 사이에 지속적으로 존재하는 긴장 상태를 보여주는 것이다.

애크로이드와 동료들이 보고서를 작성한 바로 그 해에 영국경제자문회 영양학위원회도 영국령 식민지에서 진행한 영양 조사 보고서를 발표했다. 위원회는 1936년부터 1939년까지 네 차례 회의를 열었다. 보고서 초안은 1938년에 발표되었는데, 애크로이드 팀의 〈인도의 쌀 문제〉 보고서처럼 식민지 주민에게 균형 잡힌 식단을 권장하는 교육과 대공황으로 인한 영양 결핍의 근본적인 문제를 다뤄야 할 필요성,

식민지 생산자들이 차별받는 가격 및 판매 정책, 식량 생산의 상업화를 균형 있게 다루었다. 보고서는 이 모든 과정이 식민지 주민의 적절한 영양 유지 능력을 약화시켰다고 분석했다. 그러나 마이클 워보이즈Michael Worboys가 지적했듯, 영양학위원회 보고서는 상당한 수정을 거친 후 1939년에야 발표되었다.[36] 최종 보고서에는 경제와 빈곤이 영양 문제에 미치는 영향을 지적한 부분이 남아 있었지만, 새롭게 추가된 식이 요법, 식품 가공 및 저장 기술에 가려지고 논조도 크게 약해졌다. 보고서는 빈곤과 영양실조가 원주민의 무지 때문이라고 주장했다. 영양 문제의 개념이 사회구조적 문제에서 기술적인 문제로 변한 것이다.[37]

반둥 회의

유럽 밖에서 농촌 재건 및 위생에 대한 관심은 1937년 8월 자바 반둥Java Bandoeng에서 열린 극동아시아 국가 간 농촌위생회의에서 고조되었다. 1931년 제네바에서 성공적으로 개최된 유럽 농촌위생회의에 이어 1932년 국제연맹 총회에서 인도와 중국 대표가 반둥 회의를 제안했다. 국제연맹 보건위원회와 싱가포르에 위치한 극동아시아 사무국에서 회의를 조직했다. 초청된 국가는 대부분 영국, 프랑스, 네덜란드 식민지였다. 일부 식민지는 그곳 출신이 대표했지만, 대다수 대표자는 식민지 관료인 유럽인이었다. 참가국 중 독립국은 일본, 중국, 시암(현 태국)뿐이었다. 국제연맹 보건기구, 록펠러 재단, 극동아시아 열대의학협회, 국제농업학회, 적십자연맹 대표들도 참석했다. 반둥 회의의 구성과 식민지 관료들의 주도적인 역할은 국제보건 기구와 식민의학이 여전히 얽혀 있음을 보여주었다.[38]

회의 주제는 ① 건강 및 의료 서비스, ② 영양, ③ 위생 및 위생 공학, ④ 농촌 재건 및 민간 협력, ⑤ 열대 지역 질병 퇴치를 위한 조치 등 다섯 가지였다. 각 주제는 개별 위원회에 할당되었고, 나중에 전체 회의에 보고했다. 각 주제별 토론은 근본적인 사회경제적 문제를 강조했다. 그러나 참석자들은 농촌위생 개선을 위해 현 상황을 근본적으로 바꿀 수 있는 권고안은 대부분 외면했다.

예를 들어 영양에 대해 논의할 때 회의 보고서는 연맹보건기구 영양기술위원회가 정한 기준에 따라 동아시아 식단은 "영양소가 심각하게 결핍되어 있다."라고 인정했다. 또한 이 문제가 "경제적 상황과 관련성이 높다."라고 지적한 후, 영양학자와 농업 전문가 사이의 협력이 필요하다고 주장했다. 그러나 보고서는 각국이 추가 조사를 시행해 자체적으로 영양 상태를 파악하고, 현지 상황을 고려한 식이 기준을 설정하며, 국가 간 영양 정보를 공유하라고 권고했다. 또한 "영양 전문가들이 개발한 최소한의 적절한 식단, 균형 잡힌 식단"에 드는 비용과 소득 사이의 관계에 대한 연구도 권고했다. 당시 경제 상황과 그 원인에 대한 비판은 없었고, 식민지 경제 정책이 영양에 미치는 영향도 언급하지 않았다. 이런 측면에 가장 근접한 것은 기계식 도정의 증가로 지역 내에서 쌀을 주식으로 하는 사람들의 영양 상태가 나빠질 것을 우려하는 정도였다. 이때도 기계식 도정의 제한이나 중단은 제안하지 않았고, 정부가 이 문제의 영양학적, 상업적, 경제적, 심리적 측면을 철저히 조사해야 한다는 수준에 그쳤다. 회의 보고서와 첨부된 기술 보고서는 권장 식단의 자세한 내용에 중점을 두었다.[39]

농촌 재건에 관한 논의는 대체로 지역 주민의 협력을 얻는 문제로 집중되었다. 여기서 참가자들은 다시 한번 대담한 변화를 추구하자고 제안했지만, 실제 권고안은 다소 완화되었다. 보고서가 정의한 것처럼 농촌 재건은 농민의 생활 방식을 완전히 바꾸는 것을 의미했으며, "공적 부조, 건강보험, 농업 협회, 의료 전문가, 과학 농업 전문가, 건축가, 위생사, 공학 분야 대표자들" 간의 협력이 필요했다.[40] 그러나 농촌 인구의 협력 없이 개혁은 불가능했다. 보고서는 "주거, 식이, 위생설비, 질병 치료 등 모든 것이 사람을 상대하는 일이며, 하향식top-down으로 체계를 강요해서는 안 된다."라고 썼다.[41]

회의는 마을 위원회를 설립해 지역사회와 협력할 것을 권고했다. 마을 위원회는 상수도 공급, 공용 도로, 물탱크 및 우물 청소, 소도로와 배수로 및 다리 정비, 적절한 위생 시설 유지 보수 등을 감독했다. 보고서는 여성이 농촌 재건에 전면적으로 참여해야 한다고 강조했다. 체계를 하향식으로 강요하는 대신 지역사회와의 협력을 강조해, 연맹보건기구와 록펠러 재단이 진행했던 중국 농촌 개발 사업과 앞서 설명한 사업의 교훈을 확고히 했다. 대공황 이전의 국제보건과 확실히 달라진 것이다.

그러나 자세히 보면 광범위한 농촌 재건이나 대중 참여 범위의 한계가 분명하다. 보고서는 여러 지점에서 전문가가 농촌 개발을 감독해야 한다고 강조했다. "감독 조직, 즉 정부 전문가, 마을 대표, 그리고 공무와 관계없는 민간인들로 구성된 관리 위원회가 마을 위원회를 자문하고 사업 계획과 수행 여부를 점검해야 한다." 더욱이 마을 위원회 자체도 "정부가 임명한" 대표로 구성해야 하며, 위원장은 자체 선출하거나 정부가 임명해야 한다고 규정했다. 외부 전문가가 감독하고 공무원이 임명하는 농촌 행정조직이라는 비전은 진정한 대중 참여와 거리가 멀었다. 회의에 참석한 대표단의 대부분이 식민당국 출신이었음을 감안하면 이런 한계는 그리 놀랍지 않았다.

둘째, 보고서는 마을 위원회와 관리 위원회가 영양, 위생, 보건 서비스, 질병 통제를 개선할 방법을 거의 제시하지 않았다. 단지 교육의 필요성과 기준 제시에 관련된 일반적 내용만 언급할 뿐, 구체적인 실행 방법은 제시하지 않았으며 어떤 모델도 인용하지 않았다. 참석자들은 자바 푸르워커르토에 있는 하이드릭의 사업 현장을 둘러보았지만, 이 사업의 위생에 관한 내용은 보고서에 언급되지 않았다. 이렇게 세부적인 내용이 빠졌다는 것은 회의를 조직한 사람들이 각국에 농촌보건 개혁 방안을 직접 조언하기를 꺼렸다는 뜻이다. 변화를 위한 급진적 권고안은 회의를 주도한 식민당국에 골칫거리가 될 수 있었다. 구체적이지 않고 따를 만한 모델이 없는 것은 1978년 알마아타 일차보건의료 총회(제6부) 권고안도 마찬가지로, 일부 역사가는 알마아타 총회를 반둥 회의와 비교했다.[42]

그러나 두 차례의 세계대전 사이에 국제보건 문제에 대한 이해와 대응에 새로운 가능성이 열린 것은 사실이다. 전쟁 후 연맹보건기구와 록펠러 국제보건부가 주도한 보건 사업은 질병 문제의 기술적 해결 방법과 영양, 위생, 주택에 대한 기준을 정하고 상황 조사에 초점을 맞추었지만, 두 조직뿐 아니라 이들과 협력한 식민당국도 질병 및 건강 악화와 관련된 근본적인 사회경제적 결정요인을 점차 들여다보기 시작했다. 식민당국은 보건 사업을 농업 개발, 주택 개선, 지역 의료 발전, 토지 개혁과 연결하는 통합적 농촌 개발 모델을 제안했다. 이런 모델을 다양한 국제적 환경에 적용하려는 노력은 일부 성공을 거두기도 했으나, 제2차 세계대전으로 인해 대부분의 사업이 중단되었기 때문에 실제로 어느 정도 성공했는지는 알기 어렵다.

어쨌든 농촌 위생 및 재건 계획은 지역 주민을 지역 보건 개선의 동반자로 인정했다는 점에서 이전의 보건 사업과 확연히 달랐다. 중국, 실론, 멕시코, 인도에서는 보건 연구, 사업의 설계와 실행에 기술 협력이라고 할 정도로 지역 보건당국의 역할이 커졌다. 록펠러 국제보건부, 연맹보건기구 및 식민 의료 당국이 주도한 초기 국제보건의 특징인 하향식 보건 사업과는 달랐던 것이다.

동시에 이런 진보적 접근의 한계를 인식하는 것도 중요하다. 농촌 재건이나 영양 사업은 건강 문제를 해결하기 위해 여전히 의학에 의존했고 토지 소유, 지역 경제 발전 패턴, 농촌 주민의 지위에 의미 있는 변화를 이루지 못했다. 라이크만, 셀스카 건, 슈탐파르 등이 꿈꿨던 진보적인 비전은 완전히 구현되지 못했다. 서구 기술자문관들은 지역 주민들이 건강 문제를 스스로 개선할 수 없으며 여전히 외부 지원이 필요하다고 믿었기 때문에 의사 결정 권한을 위임하지 않았다. 제국들이 세계 각지에서 계속 식민지를 경영하는 한 이런 진전은 부족할 수밖에 없었다.

다시 말해 1930년대는 세계보건의 대안적 비전, 즉 건강의 사회적 결정요인을 개선하려는 비전이 싹튼 기간으로 볼 수 있다. 질병 통제

뿐 아니라 예방, 치료 서비스에 중점을 두고 보건 서비스의 계획과 구현 단계에서 지역 주민의 참여를 장려하는 광범위한 보건 서비스를 구축하려는 노력은 바로 이때 시작되었다.

그러나 제2차 세계대전의 발발로 대안적 비전을 구현하려는 노력은 중단되었고, 경제와 인도주의 위기가 발생했다. 유럽, 중국, 동남아시아에서 수많은 사람이 전쟁 난민이 되어 질병과 기아에 시달렸다. 많은 국가의 경제가 파괴되었다. 전쟁은 국제기구의 지형도 바꾸었다. 국제연맹과 연맹보건기구는 1946년에 해산되었다. 제2차 세계대전이 끝나자 전쟁으로 인한 위기에 대응하고, 새로운 세계 질서를 계획하기 위해 새로운 국제기구들이 창설되었다. 국제연합(United Nations, 이하 유엔), 식량농업기구(Food and Agriculture Organization, FAO), 유엔 구제부흥사업국(United Nations Relief and Rehabilitation Administration, UNRRA), 세계은행(World Bank), 세계보건기구(World Health Organization, WHO)가 모두 이때 생겼다. 많은 사람이 의문을 지녔다. 1930년대에 등장한 건강과 개발의 광범위한 비전이 변화한 환경에서도 이어질 수 있을까?

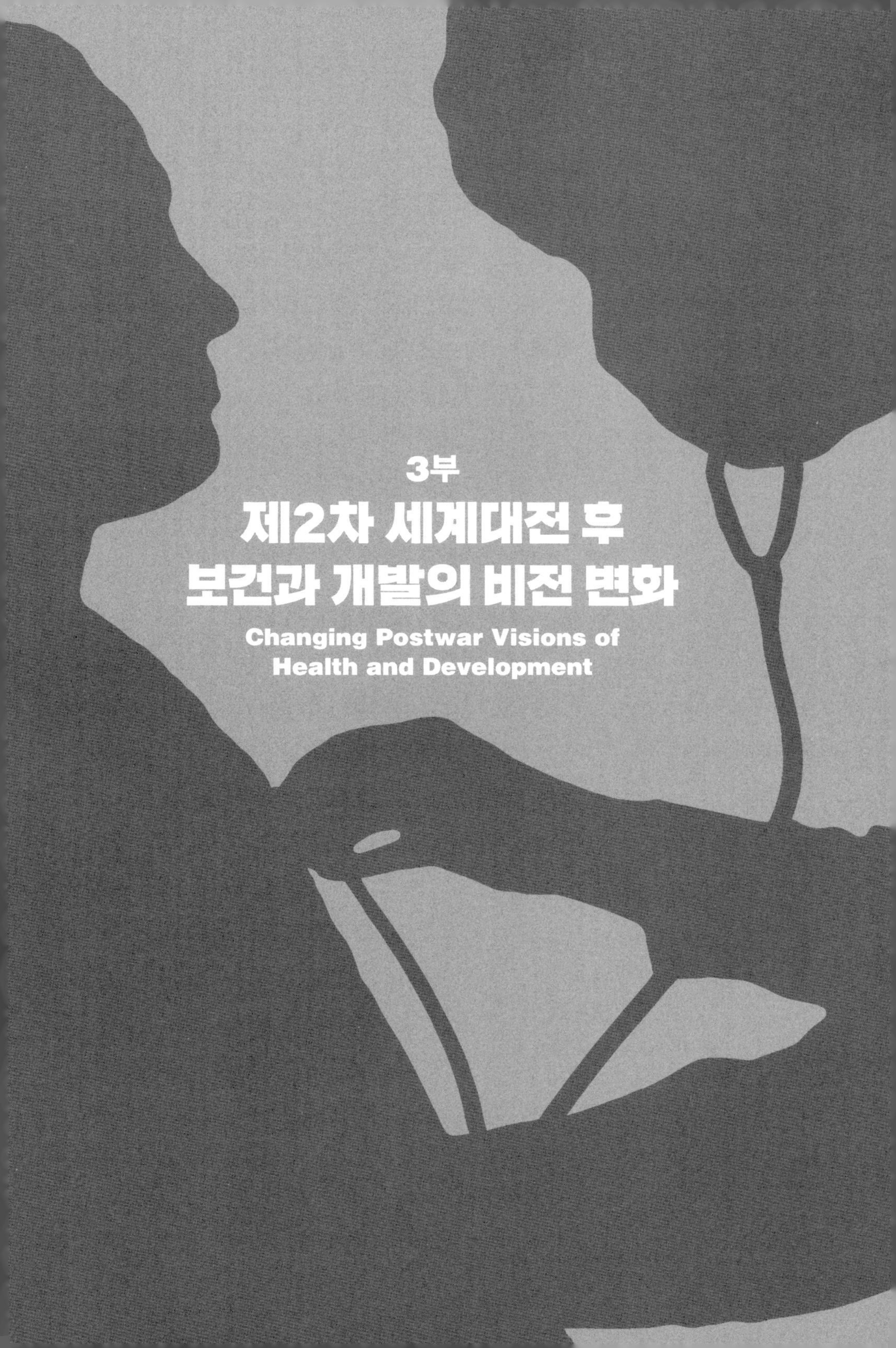

3부

제2차 세계대전 후 보건과 개발의 비전 변화

Changing Postwar Visions of Health and Development

1946년 7월 새롭게 결성된 국제연합의 50개 회원국 대표가 뉴욕에서 국제보건 회의를 개최했다. 해체된 국제연맹 보건기구League of Nations Health Organization를 대신할 국제보건 기구의 헌장을 결정하는 모임이었다. 그해 3월과 4월 기술준비위원회Technical Preparatory Committee가 회의를 열어 헌장 초안을 준비했다. 대표단이 승인한 헌장 최종 문안 서문은 아래 선언으로 시작한다.

- 건강이란 단지 질병이 없거나 허약하지 않은 상태가 아니라 신체적, 정신적, 사회적으로 완전히 안녕한 상태다.
- 도달 가능한 최고 수준의 건강을 향유하는 것은 인종, 종교, 정치적 신념, 경제적 또는 사회적 조건과 관계없이 모든 사람이 누려야 할 기본권이다.
- 국가는 적절한 보건 및 사회적 조치를 제공해야만 성취할 수 있는 자국민의 건강을 보장할 책임을 진다.[1]

세계보건기구 헌장 서문에 제시한 목표는 1930년대 국제보건 및 개발의 원칙을 반영했다. 이런 이상은 제2차 세계대전 후에도 이어져 전쟁으로 피폐해진 인류의 건강과 복지를 개선하려는 초기 노력은 물론, 유엔 구제부흥사업국UNRRA, 식량농업기구FAO, 세계보건기구WHO 등 전후에 설립된 국제기구들이 목표를 설정하는 과정에도 영향을 미쳤다. 각 기구의 설립자들은 전후 개발 비전에 헌신하며 보건과 영양 개선을 더 광범위한 사회 변화와 연결하고자 했지만, 이런 노력은 그리 오래가지 못했다.

1950년대 초까지 WHO는 새로 개발된 생의학 기술을 응용해 특정 질병을 한 번에 하나씩 퇴치하기 위한 보건 전략과 보건 중재술을 마련하기 위해 발빠르게 움직였다. 사실상 WHO는 록펠러 국제보건이 사회의 질병퇴치사업처럼 국제보건 중재술을 시행하던 시대로 회귀했다(1장). WHO의 활동 규모가 훨씬 크고 질병 퇴치에 활용한 기술과 방법이 더 강력했다는 차이가 있지만, 사용한 전략은 매우 흡사했다. 예전처럼 전문가들은 유럽과 미국의 도시에서 만나 아프리카, 아시아, 남미 지역 주민의 건강을 개선하기 위한 보건 사업을 논의하고 기획했다. 그들은 서구 지식이 우월하다고 믿었으며, 보건 사업의 대상인 개발도상국 주민의 생각과 관행을 무시했고, 개발도상국 주민은 건강 요구를 스스로 충족할 수 없다고 생각했다. 또한 건강의 사회경제적 결정요인이나 필수 보건 서비스의 발전 필요성에 그다지 관심이 없었다. 5장은 1940년대 후반의 폭넓은 건강과 개발 비전이 어떻게 초기 국제보건 사업 기획에 반영되었는지 설명하고, 6장에서는 이 비전이 1950년대에 왜 그렇게 빨리 사라졌는지 알아본다.

5 전후 세계를 계획하다: 사회의학의 유산

Planning for a Postwar World: The Legacy of Social Medicine

최대한 건강을 증진하려는 세계보건기구의 초기 노력은 전후 세계 지도자들이 전 인류의 경제와 사회 복지를 개선하고자 했던 다양한 노력의 일부였다. 제2차 세계대전이 끝날 무렵, 세계 지도자들은 전쟁의 파괴로부터 안전하고 궁핍하지 않은 세계로 나아가려면 국제 협력을 통해 새로운 세계 질서를 세워야 한다고 보았다. 희망과 두려움은 갈망을 낳았다. 유럽의 지도자들은 제1차 세계대전 후 혼란을 가라앉히고 국가 재건에 필요한 재정을 얻기 위해 새로운 국제기구의 창설을 고려했다. 미국에서는 전쟁이 끝나고 전시 산업체제의 생산량이 감소하자 경제가 다시 불황에 빠질 것이라는 두려움이 커졌다. 이런 두려움은 미국의 이익이 국제기구의 이익에 종속될 수 있다는 고립주의자들의 우려를 완전히 잠재우지는 못했지만 어느 정도 완화시키면서 전후 세계 재건에 적극적으로 참여하는 주요 동기로 작동했다.

유럽과 미국 지도자들은 식민 지배에서 점차 벗어나는 아프리카, 아시아, 남미 국가들을 원자재 공급원이자, 자국에서 생산한 제품을 소비할 잠재적 시장으로 보았다. 보건 개선을 포함해 소위 개발도상국 또는 제3세계 국가들이 추진하는 사회경제적 발전 노력은 이런 선진국의 경제적 이익과 밀접한 관련이 있었다.[1] 개발이라는 이유로 전 세계 수많은 사람의 사회경제적 삶에 대한 개입이 정당화되었다.[2] 개발 자체도 주요 산업이 되어 선진국 출신의 많은 전문가를 고용했고 신흥국을 바꾸거나 현대화하는 정책을 제안했다. 물론 이런 제안은 수원국의 이익만큼 공여국의 정치경제적 이익에 따랐다.[3]

아프리카, 아시아, 카리브해 식민지 국가의 민족주의 지도자들은 새로운 국제주의new internationalism를 식민 지배 종식과 사회경제적 발전을 위한 기회로 보았다. 그들 중 상당수는 유럽과 미국에서 교육받고 식민당국의 훈련을 받았으며, 유럽과 미국 지도자들이 제시한 제2차 세계대전 후 세계 경제 개발 비전에 공감했으나, 동등한 지위의 동반자로 국제 사회에 동참하기를 바랐다. 1941년 미국 대통령 프랭클린 루스벨트와 영국 수상 윈스턴 처칠이 대서양 헌장Atlantic Charter에 서명하자 기대는 더욱 커졌다. 전후 세계에 비전을 제시한 이 헌장은 “모든 사람을 위한 노동 기준 개선, 경제 발전, 사회 보장을 위해 모든 국가가 경제 분야에서 최대한 협력할 것”을 촉구했다. 더 중요한 것은 모든 국가의 자결권 선언이었다. 처칠은 이후 영국 식민지의 자결권을 부인했지만, 아프리카, 아시아, 카리브해 지역 민족주의 지도자들은 이 점을 놓치지 않았다.[4]

하지만 원자폭탄과 핵전쟁에 대한 공포는 이 모든 관심을 무색하게 했다. 제2차 세계대전 후 새로운 세계 질서를 계획하기 위해 만난 국제

지도자들은 미국과 소련이 벌이는 핵무기 경쟁에 위협을 느꼈다. 평화롭고 번영하는 세계를 위한 국제협력은 더욱 중요해졌다. 많은 지도자가 새로운 세계 경제 질서를 세우기 위해 자유 무역, 회원국의 재정 안정, 유럽 재건, 개발도상국의 경제 성장을 보장하는 국제기구가 필요하다는 데 동의했다. 1944년 7월 미국 뉴햄프셔주 브레튼우즈에서 44개국 대표가 국제부흥개발은행(International Bank for Reconstruction and Development, IBRD 즉 세계은행World Bank)과 국제통화기금International Monetary Fund, IMF 설립을 위해 만났다. 세계은행은 경제 성장을 위한 대출, IMF는 통화 협력을 강화하고 재정 안정성을 보장하며 국제 무역을 촉진하는 역할을 맡았다. 또한 대표단은 관세와 무역장벽을 낮춰 자유무역을 장려하는 관세 및 무역에 관한 일반 협정General Agreement on Tariffs and Trade, GATT에 서명했다. 새롭게 출범한 조직들은 초기에 경제 성장과 재정 안정 문제에 집중했지만, 1980년대에는 국제보건 분야의 주요 주체가 되었다.[5]

사람들은 새로운 세계 질서와 번영을 위해 전 세계적인 건강 개선이 필수라고 생각했다. 심각한 질병 부담이 개발도상국의 사회 발전을 가로막았기에 건강 향상은 점점 더 전후 세계 경제 발전을 위한 필수 조건으로 인식되었다. 1940년대와 1950년대 초 세계의 많은 지도자는 1930년대의 지도자들과 마찬가지로 건강을 보다 광범위한 사회, 경제 개발의 필수 요소로 보았다.

영국에서는 흔히 베버리지 보고서Beveridge Report로 알려진 1942년의 〈사회 보험 및 연합 서비스에 관한 합동위원회 보고서〉가 건강 향상을 위한 통합적 접근의 중요성을 강조했다. 보고서는 "빈곤과의 전쟁"의 일환으로 소득 보장을 위해 보편적 사회 보험 계획을 제시했다. 이 보고서를 기초로 국가가 수입에 상관없이 모든 사람에게 의무적인 기여금을 징수해 의료 보장을 제공하는 영국 국가보건 서비스National Health Service, NHS가 시작되었다. NHS는 보편적 의료 보장을 추구하는 나라들이 참고하는 모델이 되었다. 그러나 베버리지 보고서의 일차적 관심은 보건이 아니었다. 보건의료는 고용과 소득 유지를 위한 포괄적 사회 보장의 필수 요소인 "연합 서비스" 중 하나일 뿐이었다. 경제학자 필립 머스그로브Philip Musgrove가 썼듯, 보건의료는 노동 능력을 유지하고 회복하는 수단으로 인식되었다. 따라서 베버리지 보고서는 의학적 치료 후 서비스와 재활치료를 강조했다.[6]

건강과 사회경제적 발전의 연관성은 제2차 세계대전 중 대영제국과 프랑스가 식민지 주민의 건강과 복지를 개선하려고 했던 노력에서도 나타난다. 제2차 세계대전 이전까지 영국과 프랑스의 식민지는 본국의 재정 부담을 최소화하기 위해 자급자족 형태로 운영되었다. 그러나 제2차 세계대전이 발발하자 다른 재정적 모델이 필요했다. 1940년과 1945년 영국 정부는 식민지 개발 및 복지에 관한 두 개의 법안을 통과시켰다. 1930년대와 1940년대 초 대영제국 전역에서 노동자들의 불만이 커지면서 파업 사태가 발생했고, 식민지의 자원을 개발하는 만큼 사회 복지에도 투자해야 한다는 여론이 들끓은 결과였다. 1940년의 법령은 식민지 사회 발전 노력을 감독하기 위해 식민지 통치부에 사회서비스부를 설치했다. 이 법으로 기금을 조성해 다양한 경제 및 사회 복지 활동을 지원했는데, 약 40%는 교육, 보건의료, 주택, 상수도 공급에 사용했다.[7] 예컨대 가나는 1940~1948년에 농업 연구, 교육 기관 건설, 도시 상수도 공급, 전력 사업을 위해 878,858 파운드스털링*을 지원받았다.[8] 이를 본떠 프랑스 식민당국도 1946년에 경제 및 사회 발전을 위한 투자 기금Fonds d'Investissement pour le Développement Économique et Social, FIDES을 조성했다. 영국과 프랑스의 계획은 식민지 경제 발전을 보건 및 교육 서비스 확장과 연결하는 것이었다. 지원 계획과 기금은 식민지 주민이 기대하는 수준에 훨씬 못 미쳤지만, 건강 향상이 광범위한 사회경제적 개혁의 일부라는 원칙은 구현되었다.

인도 독립 후 보건의료체계 개혁을 위한 보어 위원회Bhore Committee 제안서도 보건과 개발을 통합하고자 했던 제2차 세계대전 이전의 노력을 반영했다. 1943년에 설립된 위원회는 조지프 보어 경Sir Joseph Bhore이 이끄는 보수 성향 인도 의사들과 공직자로 구성되었지만, 사회의학을 강력하게 옹호하는 외부 의사 단체가 자문을 제공했다. 이 단체에서는 옥스퍼드 대학 초대 사회의학 교수를 지낸 존 라일John Ryle과 스위스 취리히에서 수련받은 뒤 존스 홉킨스 의과대학 의사학 연구소장을 지낸 앙리 시거리스트가 활동했다. 시거리스트는 국민건강보험을 강력히 지지했으며, 소련 사회주의 의료를 찬양했다. 위원회에서 활동한 또 다른 비非 인도계 자문관은 존 그랜트였다. 그는 록펠러 재단 중국 북부 농촌 재건 프로그램에 깊이 관여했으며, 일차보건의료와 농촌보건 및 재건의 통합적 접근을 지지했다(4장). 이 전문가들은 보어 위원회의 권고안 개발에 중요한 역할을 했다.[9] 보어 위원회는 인도 의회당 국가계획위원회가 제시한 국가 보건 서비스 제안서와 베버리지

* 2025년 화폐가치 및 환율로 약 834억 원

보고서, 캐나다, 뉴질랜드, 소련 국가보건의료체계의 영향도 받았다.[10]

당연히 1946년에 발표된 보어 보고서는 질병과 건강의 패턴을 형성하는 사회적, 경제적, 환경적 요인의 역할을 강조하며 보건에 대한 광범위한 비전을 제시했다. "먼저 도시나 농어촌 지역에서 건강하게 살 수 있도록 필수 생활 조건을 반드시 보장해야 한다…. 실업 문제를 해결하고, 최저 임금을 보장하며, 농업과 산업 생산을 향상하고, 현재 거대 규모로 추진 중인 국가 고속도로 건설 계획과 별도의 마을 도로 및 농어촌 통신수단 등에 시급히 관심을 가져야 한다."[11] 문제에 대한 진단과 제안된 처방이란 면에서 보어 보고서는 국제연맹 농촌위생보고서와 결이 비슷했다(3장). 또한 보어 보고서는 공중보건이 근본적으로 국가 책임이라고 주장했는데, 이는 세계보건기구 헌장 서문을 미리 보는 것 같았다. 마지막으로 보고서는 전문화된 도시 보건소와 지역 보건소를 포함해 전국적 네트워크를 가진 국가보건 서비스의 설립을 제안했다.[12]

미국에서는 보건 분야 투자가 1930년대 경제 성장에 결정적인 요인이었으며, 1933~1938년에 루스벨트 행정부가 대공황에 대응하기 위해 시행한 사회 및 경제 사업인 뉴딜 정책에도 반영되었다. 대공황 기간 중 농부들이 겪는 경제적 곤란을 해결하기 위해 설립된 미국 농업안정국US Farm Security Administration은 41개 주의 농촌 지역에 의사 3,000명을 파견하고 1,200개 건강 협동조합으로 네트워크를 구축했다.[13] 또한 미국 정부는 농업, 임업, 보건 분야를 개선하고, 300만 명에게 전기를 공급하기 위한 농촌 개발 사업의 일환으로 테네시강 유역개발공사Tennessee Valley Authority를 세웠다. 미국 농업안정국과 테네시강 유역

개발공사 모두 통합적으로 보건과 개발에 접근하려 했던 초기 사례다.

제2차 세계대전 후 해리 트루먼 대통령은 미국 경제의 성장을 위해 국민건강보험이 필수적이라고 제안했다. 그는 브레튼우즈 회의의 구상처럼 개발도상국 인구의 건강 향상이 미국과 세계 경제 성장에 반드시 필요하다고 믿었다. 보건에 투자하면 노동자와 소비자가 건강해져서 농업 생산을 위한 새로운 땅을 개척하며 개발도상국 경제 발전에도 기여한다는 논리였다. 1948년 트루먼 행정부의 국무장관 조지 마셜George Marshall은 이렇게 말했다. "열대질환을 정복하면 식량과 원자재 생산이 크게 증가하고 세계 무역이 촉진되며 무엇보다 삶의 조건이 향상되어 사회적, 문화적으로 진보하리라 쉽게 상상할 수 있습니다."[14]

개발을 위한 보건의 중요성을 인식한 미국의 저명한 경제학자들과 공중보건 권위자들은 사회 경제 개발을 목표로 농업, 교육, 산업, 사회복지를 아우르는 조직화된 사업에 보건 사업을 포함시켜야 한다고 주장했다. 건강 수준 향상으로 인구가 급속히 증가하면 개발 노력이 저해될 수 있기 때문이었다. 이런 우려 때문에 일부 전문가는 인구 통제를 주장하기도 했다(5부).

예일대 공중보건학 교수이자 전후 국제보건 분야에서 가장 저명한 지도자 중 한 명인 찰스 에드워드 윈슬로우Charles-Edward A. Winslow는 저서《질병의 비용과 건강의 가격The Cost of Sickness and the Price of Health》에서 이 쟁점에 대해 이렇게 밝혔다.

> "각 사회 분야는 상호연관성이 있기 때문에 보건 사업은 아무것도 없는 상태가 아니라, 광범위한 사회 개선 사업의 필수 요소로서만 계획될 수 있

다는 것이 명백하다. (중략) 그렇다면 보건 전문가가 사회적 차원의 노력 중 자신의 분야에서만 최선의 사업을 개발하는 것으로는 충분하지 않습니다. (중략) 보건 전문가는 농업, 산업, 경제, 교육 전문가들과 머리를 맞대고 보건 사업이 사회 개발을 위한 더 큰 프로그램에 통합되도록 노력해야 한다."[15]

폴 러셀도 저서 《인간의 말라리아 정복Man's Mastery of Malaria》에서 비슷한 입장을 밝혔다. 러셀은 말라리아 퇴치를 위해 인도, 필리핀, 남미에서 많은 시간을 보냈으며, 1950년대 초에는 세계보건기구 말라리아 전문위원회에 속해 있었다. 마지막 장 '말라리아 예방과 인구 압력'에서 그는 이렇게 주장했다. "의사, 말라리아학자, 위생학자가 자신의 활동을 농업 전문가, 인구통계학자, 사회과학자, 경제학자, 교육자, 정치, 종교 지도자의 활동과 통합하는 것이 가장 중요하다. 그래야 사회 개혁을 위한 공동의 계획을 통해 단지 인구가 늘어나는 것이 아니라 더 건강한 사회를 만들어 갈 수 있다."[16]

유엔 기구의 초기 비전

보건과 개발에 대한 통합적인 비전은 제2차 세계대전 후 세계 인구에게 즉시 필요하면서도 장기적으로도 중요한 건강과 영양 문제를 해결하기 위해 창설된 유엔 기구들의 초기 목표와 활동을 규정했다. 이 비전은 유엔 구제부흥사업국United Nations Relief and Rehabilitation

Administration, UNRRA, 유엔 식량농업기구Food and Agricultural Organization, FAO, 세계보건기구World Health Organization, WHO의 초기 역사를 통해 살펴볼 수 있다.[17]

유엔 구제부흥사업국과 유럽의 아동 복지

유럽 해방 지역에서 여성과 어린이가 겪는 곤경을 시급히 해결하고자 설치된 UNRRA는 1942년 루스벨트 대통령이 창설하고 뉴욕 주지사 허버트 리먼Herbert Lehman*이 이끈 해외구호재활사업국(Office of Foreign Relief and Rehabilitation Operations, 이하 해외구호국)에서 발전했다. 해외구호국은 유럽 어린이의 건강과 복지를 개선하기 위한 통합적 접근으로 식량과 의약품 수송에 그치지 않고 유럽 해방 지역의 경제 회복 전반을 도왔다. 해외구호국 보건 부문은 록펠러 국제보건부와 미국 공중보건국에서 파견된 직원들이 담당했다. 보건 부문 초대 책임자는 록펠러 국제보건부 유럽 사업을 담당했고, 1930년대에 중국 북부 농촌 재건 사업을 설계한 셀스카 건이었다(4장). 그의 임명은 1930년대에서 1940년대 전후戰後 계획으로 이어진 강력한 유산을 보여준다.

건은 하버드 의대에서 수련받고 미 연방정부 아동국Children's Bureau 아동정신건강부를 이끈 마사 메이 엘리엇Martha May Eliot에게 유럽 어린이들의 고통을 해결할 계획 수립을 요청했다. 제2차 세계대전 이전에 미국 노동부 산하기관으로 설립된 아동국은 진보적인 시대에 만들어

* 미국의 금융인이자 민주당 정치인으로 뉴욕주의 45대 주지사(1933-1942), 미국 상원의원(1949-1957)을 역임했다. 2008년 세계 금융 위기에 파산한 리먼 브라더스는 허버트 리먼의 아버지가 설립한 투자은행이었다.

진 기관으로 건강, 주거, 교육, 영양을 포함해 아동 복지의 모든 측면을 포괄했다. 아동국은 이미 남미에서 국제 프로그램을 개발했으며, 엘리엇은 해외구호국에서 전시戰時 영국 어린이를 지원하는 보건 사업 기획에 필요한 대규모 조사를 담당했다. 그녀는 어린이를 위한 전후 보건 사업이 체계적으로 조율되고, 포괄적이며, 보건과 복지 담당자들이 긴밀히 협조해야 한다는 원칙에 따라 모자보건을 위한 공공 기반 시설 확충을 포함해 유럽의 어린이를 돕기 위한 전략을 세웠다. 제안서는 어머니와 자녀들을 위한 의료 서비스, 영양, 의복, 안정된 가정 생활을 누릴 어린이의 권리 등을 다루었다.[18]

1943년 해외구호국은 새롭고 더 큰 규모의 다자기구인 UNRRA로 통합된다. 리먼이 초대 수장에 임명되었다. UNRRA은 해외구호국이 유럽과 중국에서 진행했던 재건, 자활을 위한 광범위한 노력을 지속했다. 긴급 구호품 지원이 당면 과제였지만 의료 서비스 복구, 농업과 산업 발전 촉진에도 수백만 달러를 투자했다.[19] 그러나 시간이 지나면서 이런 상위의 목표는 달성하기 어려웠다(6장).

유엔 식량농업기구의 세계 식량 위기에 대한 경제적 접근

FAO는 전후 농업과 식량 생산의 발전을 감독하기 위해 창설되었다. 이 기구는 세계 식량 공급을 개선하고 영양 분야를 발전시키기 위해 포괄적 접근 방식을 채택했다. 제2차 세계대전 중 루스벨트 행정부는 식량 부족이 악화되는 상황을 파악하고 전후 재건을 준비하기 위해 "효율적인 식량 생산을 촉진하고 전 세계에 적절한 수준의 식량과 필수 농산물을 공급할 수 있도록 국제 협약, 제도 확립, 기관 설립"을 논의하고

자 회의를 소집했다.[20]

회의는 1943년 5월 18일부터 6월 3일까지 미국 버지니아주 핫스프링스에서 열렸다. 44개국의 농업 및 영양 전문가가 회의에 참석했다. FAO 설립자들은 식량 부족 문제를 파악하고 대응하기 위해 광범위한 경제 협력 협약을 채택했다. 이 협약은 양질의 영양 섭취를 더 광범위한 정치경제적 변화와 연결시켰다. 회의의 최종 선언문은 이렇게 명시했다.

> 영양실조와 기아의 가장 중요한 원인은 빈곤이다. 개인과 국가에 잉여 생산물을 유통할 시장이 없다면, 더 많은 식량 생산은 의미가 없다. 모든 사람이 영양 상태를 적절한 수준으로 유지하는 데 충분한 구매력을 가지려면 반드시 세계 경제가 확장되어야 한다. 모든 국가에서 완전 고용, 산업 생산 확대, 노동 착취 금지, 국내 거래 및 국제 교역 증가, 국내외 투자 및 통화의 질서 있는 관리, 국내 및 국제적 균형을 유지한다면 모든 사람이 충분한 식량을 확보할 수 있다.[21]

그러나 회의에서 제안된 조직이 어떻게 책임을 완수할지에 대한 의견은 서로 달랐다. 남미와 비유럽권은 세계 식품 시장을 광범위하게 규제할 수 있는 강력한 조직을 옹호했다. 선진국에 식품을 수출하던 예전의 위상을 되찾기 위해 국제 무역 개혁에 관심이 높았던 것이다. 강력한 조직을 지지하는 측은 선진국의 잉여 농산물을 효율적으로 분배하는 것만으로는 장기적으로 역내 기근을 예방할 수 없다고 주장했다. 영국과 미 국무부 대표는 이에 반대하면서, 제2차 세계대전 이전에 통계 수집에 주력한 국제농업연구소Institute for International Agriculture와 비슷한 역할을 제안했다.

1944년 퀘벡에서 첫 번째 회의를 열었을 때, FAO의 방향은 불분명했다. 회원국 대표단은 영국의 저명한 영양학자이자 국제연맹 보건기구 고문을 맡았던 보이드 오어를 초대 사무총장으로 선출했다. 1936년 오어는 식량, 건강, 소득 간의 관계를 조사해 영양에 대한 사회적 접근의 토대를 마련한 획기적인 연구를 발표했다. 그는 신설된 FAO가 전 세계적으로 영양을 증진하는 활동가 역할을 해야 한다고 믿었기 때문에 의도적으로 자신을 공식 대표로 선택하지 않았던 영국 정부와 대립했다.

오어는 생산 증가만으로는 세계 식량 부족 문제를 해결할 수 없다고 믿었다. 기존 유통 구조는 식량 생산이 증가하면 가격이 낮아져 결국 생산이 줄기 때문에 식량 유통 구조에 근본적인 변화가 필요했다. 그는 1946년 코펜하겐에서 열린 두 번째 FAO 회의에서 세계식량위원회World Food Board, WFB 설립을 제안했다.[22] 식량 재고를 확보해 완충 작용을 하며, 식량 무역을 규제해 가격 안정과 식량 공급을 보장하는 조직이었다. 새로 설립된 IMF의 목적이 통화 안정인 것처럼, WFB의 목적은 식량 가격 안정이었다. 또한 WFB는 신용기관을 운용해 가난한 농부들의 농업 생산시설 이용을 돕고자 했다. 오어는 식량의 지속적인 수요를 보장하면 세계 경제 성장에도 긍정적이라고 주장했다. 이런 제안은 과거 국제연맹 영양혼합위원회League of Nations Mixed Committee on Nutrition의 주장을 되풀이한 것으로, 영양과 식량 소비 개선을 세계 경제 흐름과 명확히 연결했다. 회의는 오어의 제안을 원칙적으로 승인한 뒤, 세부 사항을 조율하기 위해 16명으로 구성된 준비위원회를 꾸렸다.[23] 그러나 준비위원회는 결국 오어의 제안을 벗어나, FAO가 식품과 영양에 협소하게 접근하도록 규정했다(6장).

세계보건기구와 사회의학의 유산

WHO의 초기 계획과 활동을 살펴보면 건강과 발전에 대한 통합적인 관점과 의지가 드러난다. 유엔 헌장은 회원국이 "더 큰 자유 안에서 더 나은 생활수준과 사회 진보"를 추구하고, "모든 사람의 사회경제적 발전"을 위해 국제기구 체계를 활용할 것을 약속했다.[24] 이에 따라 유엔의 사회 분야 임무를 총괄하기 위해 유엔 경제사회이사회Economic and Social Council가 설치되었다.

1946년 1월 유엔 경제사회이사회는 연맹보건기구를 대체할 새로운 국제보건 기구의 창설을 논의하기 위한 회의를 제안했다. 초기에 미국과 영국이 반대했지만(6장), 결국 1946년 6월 뉴욕에서 모든 유엔 회원국, 비회원국, UNRRA, 범미위생국, FAO, 국제노동기구, 적십자, 록펠러 재단 대표단을 비롯해 여러 국제기구가 참석하는 회의가 개최되었다. 이 회의에서 새로운 국제보건 조직의 헌장을 제정하기 위한 기술준비위원회가 구성되었다.[25]

기술준비위원회에는 안드리야 슈탐파르, 르네 샌드René Sand, 칼 에방Karl Evang 등 오랫동안 사회의학을 지지했던 보건 전문가들이 참여했다. 1930년대에 중국에서 국제연맹 보건 프로그램을 이끌었던 크로아티아 의사 슈탐파르가 의장을 맡았고, 2년 후에는 세계보건총회 초대 의장으로 선출되었다. WHO 헌장 서문에 나오는 건강에 대한 광범위한 정의가 바로 1946년 슈탐파르가 제안한 것이다.[26] 르네 샌드는 벨기에 출신 의사이자 사회운동가로 사회사업 분야에서 이미 중요한 인물이었다. 1913년 벨기에 사회의학 협회Association Belge de Médicine Sociale를 설립했으며, 1945년에는 브뤼셀 자유대학교에서 최초로 의사학醫史學 및 사회의학과 학과장이 되었고, 1952년에는 《사회의학의 전진The Advance of Social Medicine》을 출판했다. 노르웨이 출신 의사인 칼 에방은 건강 향상을 위해 사회개혁이 중요하고 일차보건의료가 발전해야 한다고 믿는 사회주의자로, 건강은 기본권의 하나로 국가가 국민의 건강을 보장해야 한다고 믿었다.

다른 두 명의 위원은 이들만큼 사회의학을 강력히 지지하지는 않았지만, 부분적으로 공감했다. 미 하원의원 토머스 파란Thomas Parran은 제2차 세계대전 이전에 뉴딜 정책에 참여했다. 사회보장법안을 마련한 미 하원 경제보장위원회에서 일했고, 휴 커밍이 사임하자 루스벨트 대통령이 연방정부 공중보건국장으로 임명했다. 일찍부터 국민건강보험을 강력히 지지했는데, 이 때문에 미국의사협회가 임명에 반대해 결국 공중보건국장직에서 물러났다. 파란은 1946년 뉴욕에서 열린 국제보건회의에서 의장을 맡았다. 다른 한 명은 브록 크리스홀름Brock Chrisholm으로 제2차 세계대전 중 캐나다 군진의학을 이끌었고, 1944년에는 캐나다 보건부 차관까지 올랐던 정신과 의사였다. 크리스홀름은 WHO 헌장 초안을 준비하는 분과위원장을 맡았고, 서문의 많은 부분을 담당했다. 이후 새로운 WHO의 기틀을 마련하기 위해 뉴욕 회의에서 설립된 임시위원회(Interim Committee, 이하 WHO 임시위원회) 의장으로 선출되어 2년 동안 WHO 임시위원회를 이끌었다. 1948년 첫 세계보건총회에서 그는 WHO 초대 사무총장으로 선출되었다. 이후 발표한 글과 WHO 전문위원회 및 행정직 임명 과정에서 명확히 나타난 것처럼 크리스홀름은 슈탐파르, 에방, 샌드와 같이 건강의 사회경제적 결정요인과 의료 서비스 발전을 중요하게 생각했다.[27]

1948년 제1차 세계보건총회에 참석한 대표단은 보건 문제의 우선순위를 투표로 결정했다. 말라리아, 모자보건, 결핵, 성매개 감염병, 영양, 환경 위생이 최우선 과제로 선정되었다. 보건 행정과 기생충 질환은 그 다음이었다.[28] 특정 질병 퇴치가 높은 우선순위를 차지한 것은 건강이 단지 질병이 없는 것이 아니라 완전히 안녕한 상태라는 WHO의 정의를 부정하고, 1920년대까지 국제보건 기구 사업의 특징이었던 개별 질병 퇴치로 돌아가는 것처럼 보였다. 그러나 WHO의 초기 활동에는 창립자들의 건강에 대한 폭넓은 비전이 반영되었다.

1950년에 크리스홀름은 밀턴 뢰머Milton Roemer를 WHO의 새로운 사회산업보건 국장으로 임명했다. 뢰머는 1940년 뉴욕대학교에서 의학 박사 학위를 받았다. 또한 〈미국의 의료 행위에 영향을 미치는 사회학적 요인Sociological Factors Influencing American Medical Practice〉이라는 논문으로 코넬 대학교에서 사회학 석사 학위를 받았다. 뢰머의 논문과 이후 수행한 공중보건학 연구는 앙리 시거리스트의 영향을 받았다. 뢰머는 의과대학을 졸업한 뒤 프레더릭 모트Frederick Mott 박사가 이끈 농업안정국에서 일했다. 농업안정국은 뉴딜 정책의 일환으로 1937년에 설립된 연방 기관으로 대공황에 큰 타격을 입은 농촌 가구를 지원했다. 뢰머는 모트와 함께 《농촌 지역 보건과 의료Rural Health and Medical Care》라는 책을 썼는데, 미국 농촌의 의료 요구와 서비스에 대한 최초의 체계적인 분석이었다.[29] 이 책은 농촌 주민이 겪는 의료 서비스 부족을 자세히 설명해 1945년 트루먼 대통령이 제안한 국민건강보험 제도의 강력한 근거를 제시했다.[30]

WHO에서 뢰머는 미국 농촌 지역에 의료 기관을 조직하면서 얻은 경험과 관점을 엘살바도르와 실론에서 의료 시범 지역을 조성하는 과정에 적용했다. 역사가 존 팔리John Farley의 지적처럼, 의료 시범 지역은 개별 질병의 해결이 아니라 "현대적으로 잘 조직된 체계를 통한 포괄적 의료 서비스 제공과 사회경제적 환경의 전반적인 개선"을 보여주려는 것이었다.[31] 엘살바도르와 실론의 시범 지역은 형태나 운영 방식이 1930년대에 국제연맹과 록펠러 재단이 중국에서 운영했던 농촌 재건 사업과 비슷했다. 시범 지역은 보건 서비스 개선을 농업, 산업, 교육, 사회 복지, 주택 등 마을 생활의 모든 측면과 연결했다. 의료 서비스는 영양 개선, 보건 교육, 위생, 화장실 건설에 중점을 두었고, 예방과 치료 서비스를 포괄했다. 실론의 시범 지역은 인구 6만 6,000명이 거주하고 쌀과 코코넛이 생산되는 콜롬보 북부의 한 지역에 설립되었다. 주민들은 감염병으로 심각한 고통을 겪었고, 사망자의 절반 이상이 6세 미만 어린이였다. 뢰머의 프로그램은 지역 의료인에게 크게 의존했으며, 주민의 자립을 도왔다.

사회의학이 WHO의 초기 사업에 지속적으로 영향을 끼쳤음을 보여주는 또 다른 흔적은 1950년대 초에 개최된 많은 전문위원회에서 사회의학 지지자들이 중심적인 역할을 했다는 점이다. 1950년에 처음 소집된 의료인 및 의료 보조인력 교육 전문위원회는 르네 샌드가 의장을 맡았고 안드리아 슈탐파르와 존 그랜트가 참여했다. 위원회는 의사들에게 의학은 물론 사회학 교육을 권고했다. 위원회 보고서는 "회의에 참석한 모든 사람은 건강한 사회를 만들기 위해 경제 및 사회 보장, 영양, 주택, 공중보건에 관해 전반적인 교육이 필요하다고 분명히 인식했다."라면서, "공중보건 훈련의 사회적 측면과 건강에 관한 사회경제적 연구 및 노동 환경에 대한 연구가 특히 중요하다."라고 언급했다.[32] 1952년 두 번째 회의에는 슈탐파르와 시거리스트가 참석했으며, 르네 샌드는 자문관으로 참석했다. 두 번째 보고서는 "의학의 특성은 시대와 장소를 불문하고 과학과 기술 지식의 발전 및 각 문명의 사회 · 경제 · 문화적 구조라는 두 가지 요소에 의해 대체로 결정된다."라고 주장했다. 또한 "오늘날 의료 행위는 의사, 치과의사, 간호사, 사회복지사, 기술자, 공중보건 엔지니어, 화학자 등 많은 보건의료 종사자가 서로 협력하고 노력한 결과"라고 언급했다.[33]

비슷하게 1951년 첫 번째 보건행정 전문가위원회는 에방이 의장을 맡았고, 슈탐파르가 참여했다. 이 위원회의 보고서는 유엔 세계인권선언문 25조를 인용하면서 시작된다. "모든 사람은 의식주, 의료 및 필요한 사회복지를 포함해 자신과 가족의 건강과 안녕에 적합한 생활수준을 누릴 권리와 실업, 질병, 장애, 배우자 사망, 노령 또는 기타 불가항력의 상황으로 인한 생계 결핍의 경우에도 이를 보장받을 권리를 지닌다." 이어서 보고서는 "WHO가 개발도상국의 사회경제적 발전을 위한 움직임에 앞장서고 모든 국가가 보건행정에 대한 새로운 생각을 교환하는 채널 역할을 한다면 세계보건의 잠재력은 매우 크다"라고 언급했다.[34]

위원회는 공중보건을 정의하기 위해 찰스 에드워드 윈슬로우의 저서《현대 공중보건 캠페인의 진화와 중요성Evolution and Significance of the Modern Public Health Campaign》을 인용했다.[35] 윈슬로우의 정의는 공중보건 사업의 다양한 임무에 "모든 개인이 건강을 유지하도록 적절한 생활 수준을 보장하는 사회체계의 개발"을 포함했다. 또한 위원회는 "일반적으로 보건은 개인적, 사회적 복지의 일부다. 따라서 보건당국은 지역사회 복지에 모든 기관이 관련되어 있음을 인식해야 한다."라고 주장했다. 보고서가 밝힌 "건강에 기여하는 기타 서비스" 목록에는 다음 항목들이 있었다.

① 사회 복지
② 사회 보장 조치
③ 교육
④ 식품 생산 및 유통
⑤ 토양 보전
⑥ 수의학 서비스
⑦ 노동 기준
⑧ 휴양
⑨ 운송 및 통신
⑩ 청년 운동
⑪ 관개irrigation
⑫ 환경 위생 및 개별 정화 서비스
⑬ 천연 자원 보존
⑭ 인구 및 가족계획[36]

제2차 세계대전은 종종 국제 관계와 세계 발전의 역사에서 분수령으로 인식된다. 여러 측면에서 이는 사실이었다. 이 전쟁으로 인해 세계 지도자들은 새로운 형태의 국제 정치 및 경제 협력을 구축하려고 노력했다. 또한 전후에는 폐허가 된 유럽과 아시아 국가들뿐 아니라 아프리카, 아시아, 남미 신흥국들도 경제 발전에 박차를 가했다. 1930년대에 발전한 이념과 접근방식은 전후 국제보건 및 개발 조직들의 초기 비전과 사업에 큰 영향을 미쳤다. 1930년대에 연맹보건기구와 록펠러 국제보건부에 참여했던 많은 보건 지도자들이 전후 창설된 유엔기구에서 주요 직책을 맡았다.

그러나 선구자들과 이념의 영향력은 오래 가지 못했다. 1950년대 초에 전후 개발 노력은 초기 이념에서 완전히 방향을 바꿔 보건과 개발에 협소하게 접근했다. 기술 협력이 아닌 기술 지원의 세계로 돌아간 것이다. 국제보건은 1910년대와 1920년대 보건 활동의 주류였던 개별 질병에 대한 접근으로 되돌아갔다. 6장에서 왜 이렇게 되었는지 설명한다.

6 다시 좁아지는 비전: 국제보건, 기술, 냉전 시대의 정치

A Narrowing Vision: International Health, Technology, and Cold War Politics

전후 개발 계획을 위해 모인 세계 지도자들은 사회경제적 변화라는 거대한 의제를 발전시키고자 했다. 그러나 전쟁으로 피폐해진 유럽과 아시아의 감염병과 극심한 식량 부족이라는 즉각적인 위기부터 해결해야 했다. 통합적 접근을 계획하고 실행할 시간이 없었다. 동시에 그들은 제2차 세계대전 중 등장한 새로운 과학 기술을 활용해 광범위한 사회경제적 변화 없이도 보건과 사회복지를 크게 바꿀 수 있었다. 사회 변화를 기획한 사람들은 기술로 사회를 빠르게 변화시킬 수 있으리라 낙관했고, 개발과 기술 지원 영역에서 "할 수 있다" 문화가 나타났다. 마지막으로 그들은 미국의 우익이 광범위한 보건 개발이라는 접근 방식을 의심하는 정치적 환경에 직면했다. 1946년 11월 중간선거에서 위스콘신 주의 조셉 맥카시Joseph McCarthy 상원의원을 비롯한 우익 공화당원 그룹이 미국 상하원을 모두 장악했다. 해외 원조와 연방정부 지출 증가에 반대하는 고립주의자이자 강력한 반공주의자로 유엔조차 의심한 그들은 트루먼 대통령이 제안한 국민건강보험과 관련 기관은 물론, 공중보건국장이자 세계보건기구 창설을 위한 기술준비위원회의 미국 대표 토머스 파란까지 맹렬히 공격했다. 이 모든 요인 때문에 제2차 세계대전 이후까지 이어진 광범위한 보건 발전을 위한 노력은 결국 결실을 맺지 못했다.

제2차 세계대전 후에는 페스트, 티푸스, 매독, 결핵, 말라리아 유행이 유럽과 아시아를 위협했다. 제1차 세계대전 후 발진티푸스와 인플루엔자 때문에 동유럽과 중부 유럽이 황폐화된 기억 때문에 감염병 유행에 대응하려는 질병 통제 캠페인이 시작되었다. 1948년 제1차 세계보건총회World Health Assembly가 열리기 전 WHO 임시위원회는 이집트의 콜레라 유행에 직면했다. 당시 위원회는 전 세계 백신 조달 및 보급의 중심으로 콜레라 유행 종식에 중요한 역할을 했다.[1]

식량난도 시급했다. 전쟁으로 전반적인 농업 생산 체계가 파괴되자, 세계 인구의 수요를 충족하기에 식량 공급이 부족했다. 1940~1946년의 식량, 기근, 구호 보고서에서 국제연맹은 이렇게 결론 내렸다.

> 유럽에서는 약 1억 명이 하루 1,500칼로리 미만을 섭취하며, 특히 독일, 오스트리아, 헝가리에서는 이미 1,000칼로리 이하를 섭취하고 있다. 인도는 약 800만 톤의 곡물이 부족하고, 도시 인구 상당수가 하루 1,000칼로리 이하의 배급으로 살아간다. (중략) 중국은 지방에서 극심한 기근이 보고되었지만 교통 문제로 적절한 구호가 매우 어렵다. 식량을 대량으로 수입하지 않으면 일본에도 기근이 발생할 것이다.[2]

1943년 인도 벵골 기근으로 300만 명이 목숨을 잃자 세계는 식량 재앙이라는 악몽을 떠올렸다. 식량이 부족한 인구집단에 식량과 의약품을 즉시 지원해야 했다. 특히 여성과 어린이가 취약했다.

세계 지도자들은 감염병과 기근이 만연한 전후 시기를 위기로 받아들였다. 통합적인 프로그램을 구축해 폭넓은 사회경제적 변혁과 함께 보건을 개선하려는 노력 대신 단기적이고 빠른 해결책이 선호되었다. 향후 50년간 세계보건 계획은 이런 위기감 속에서 형성되었다.

새로운 기술

제2차 세계대전 중 의료가 발전하고 새로운 보건의료 기술이 개발된 덕에 전후에는 질병에 의한 보건 위기에 빠르게 대응할 수 있었다. 보건 및 개발에 대한 광범위하고 통합적인 접근은 불필요해 보였다. 신기술은 사회경제적 개혁 없이도 전 세계 질병 부담을 크게 줄일 수 있다고 약속했다. 복잡한 보건 문제에 빠른 해결책을 선호하는, 개발과 기술 지원 문화가 등장했다. 유럽과 미국의 개발 계획가 사이에서는 아프리카, 아시아, 남미 주민의 삶을 개선할 수 있다는 믿음이 더욱 커져갔다.

전쟁 중 중요한 의학적 발전 중 하나는 살충제 DDT의 발명과 사용이었다. 1942년 스위스 회사인 제이알 가이기J. R. Geigy 미국 지사는 제라솔Gerasol이라는 살충제를 수입해 농무부의 관심을 끌었다. 주성분인 디클로로디페닐트리클로로에탄dichlorodiphenyltrichloroethane, DDT은

1943년 시행한 실험에서 해충을 매우 효과적으로 퇴치했다. 더 중요한 것은 DDT를 주거지의 벽에 한 번만 뿌리면 모기와 다른 해충에 대한 독성이 몇 달간 유지된다는 점이었다. 잔류 효과는 6개월, 때로 1년까지 유지되었다. 지속성 살충제는 질병 매개 곤충 통제 비용을 크게 줄여 사업을 지역이나 국가 전체로 확대할 수 있었다. DDT를 사용하면 황열, 페스트, 발진티푸스 등 생명을 위협하는 감염병을 효과적으로 관리하고 나아가 퇴치할 수도 있을 것 같았다.

1920년대와 1930년대에 국제연맹 말라리아위원회는 사회경제적 접근 전략을 지지했지만, 1940년대 들어 DDT를 사용한 말라리아 통제 사업이 속속 성공하자 많은 국가가 위험 지역 주민의 전반적인 사회경제적 수준을 개선하지 않아도 말라리아를 퇴치할 수 있다고 확신했다. 1944년과 1945년 이탈리아에 주둔한 연합국 위원회Allied Commission 공중보건 소위원회의 말라리아 통제 시범 부서는 로마 외곽 폰타인 습지에서 가정 내 DDT 살포를 시험했다.[3] 시험이 성공하자 록펠러 국제보건부 과학이사회는 과거의 말라리아 통제 방법은 더 이상 필요 없다고 선언했다.[4]

말라리아 퇴치사업의 성공에 기여한 요인을 무시한 결론이었다. 역사가 프랭크 스노든Frank Snowden의 주장처럼 DDT는 말라리아 모기와의 싸움에서 유일한 무기가 아니었다. 퀴닌이 널리 쓰였으며, 파리 그린도 살유충제로 사용되었다. 말라리아를 잘 아는 지역 주민들이 수십 년간 통제 사업에 협조했다는 점도 중요하다. 마지막으로 사업 자체가 광범위한 고용을 창출해 전반적인 건강 개선에 기여했다고 추정된다. 그러나 록펠러 재단은 말라리아와의 전쟁에서 이런 전략 대신 새로운

마법의 탄환인 DDT 사용에 집중하기로 결정했다.[5]

1945~1946년 이탈리아 사르디니아와 키프로스에서 DDT를 활용한 얼룩날개모기 퇴치 실험이 수행되었다. 록펠러 재단, UNRRA, 미국 경제협력국US Economic Cooperation Administration이 사르디니아 사업을 지원했으며, 키프로스 실험은 영국 식민청에서 지원했다. 두 사업 모두 모기 퇴치에는 실패했지만 얼룩날개모기 개체수를 말라리아 전파 임계값 이하로 줄였고, 모든 환자를 치료하는 방법으로 인간 숙주를 없애 말라리아 퇴치에 성공했다. 1946년 인도, 실론, 베네수엘라에서 주택에 DDT를 살포하는 대규모 방제 사업이 시작되었다.[6] DDT는 제2차 세계대전 후 이탈리아, 인도, 페루, 세네갈 등에서 페스트 유행 통제에도 활용되었다.

DDT로 인해 과학, 의학, 기술 발전을 통해 오래도록 인류를 괴롭힌 질병을 극복할 수 있다는 희망이 싹텄다. 하지만 이는 제2차 세계대전 중 나타난 의학 발전 중 하나일 뿐이었다. 일본의 자바 점령으로 퀴닌 공급이 차단되자 새로운 항말라리아제가 개발되었다. 존스 홉킨스 대학이 수행한 항말라리아제 연구 사업에서 수천 가지 합성 화합물을 시험한 뒤, 제2차 세계대전 종전 즈음에 클로로퀸의 사용이 승인되었다.[7] 1920년대에 발견된 페니실린은 전쟁 중에 대량 생산과 사용이 가능해졌다. 더욱이 1945년에 사용된 페니실린은 원래 약물보다 4배나 강력했다. 마찬가지로 전쟁 전에 개발된 설파제도 전쟁 중에 대량 생산과 유통이 가능해졌다. 1943년에는 결핵 치료에 효과적인 스트렙토마이신이 발견되었다. 인플루엔자, 폐렴구균, 페스트에 대한 새로운 백신도 전쟁 중에 개발되었다. 마지막으로 휴대용 엑스선 촬영기 덕분에 전쟁 이후 결핵 관리가 크게 수월해졌다.

요컨대 제2차 세계대전 중 생의학 기술의 적용을 통해 전 세계 질병 부담을 크게 줄일 새로운 방법들이 등장했다. 또한 전쟁을 통해 다른 많은 기술 분야가 발전했다. 결국 과학 기술로 세상을 바꿀 수 있다는 새로운 믿음이 생겨났다. 핵무기, 원자력, 가뭄에 강한 식물, 페니실린, DDT 등 전후 세계는 기술로 사회를 변화시킬 수 있는(관점에 따라서는 기술이 사회를 위협하는) 세계였다.

국제개발의 문화

신기술의 위력에 대한 믿음에서 시작된 개발과 기술 지원 문화는 보건에 대한 통합적 접근을 가로막았다. "지식과 방법을 가르친다."라는 태도는 특히 1950년대 미국 보건 관료들에게 강하게 나타났다. 트루먼 대통령은 1949년 취임 연설에서 미국 외교 정책의 지침이 될 네 가지 요점을 제시했다. 그중 네 번째는 이랬다. "우리의 과학적 성취와 산업 발전을 저개발 지역의 발전과 성장에 이용할 수 있도록 대담한 사업을 시작해야 합니다." 트루먼은 이렇게 말했다. "세계 인구 절반 이상이 비참하게 삽니다. 식량은 부족하고 질도 형편없으며, 질병으로 고통받습니다. 경제 생활은 원시적이며 침체되었습니다. (중략) 역사상 최초로 인류는 이들의 고통을 덜어줄 지식과 기술을 갖고 있습니다." 그는 덧붙였다. "이제 미국은 과학 기술과 산업 발전에서 다른 나라를 앞섰습니다. 우리가 타인을 돕는 데 필요한 자원은 제한적입니다. 하지만 우리의 기술과 지식 자원은 무한하며 계속 늘어납니다."

미국의 기술 노하우를 활용해 개발도상국을 변화시킬 수 있다는 자신감은 같은 해 미 국무부가 작성한 말라리아 통제 사업 보고서에서도 언급된다. "의학 분야에서는 극소수 전문 인력과 소량의 과학 재료로 아주 성공적인 결과를 달성했다. 세계 많은 지역에서 잘 훈련된 공중보건 의사 한 명 또는 의사의 지침에 따를 수 있는 현지인 두세 명만 있으면 감염병이라는 인류의 가장 오래되고 치명적인 적을 물리칠 수 있다."[8]

기술에 대한 믿음과 미국이 세계를 바꿀 수 있다는 낙관주의는 대중과 사회가 기술을 수용하고 변화하리라는 가정을 근거로 한다. 이에 따라 트루먼은 취임 연설에서 개발도상국을 "원시적이고 정체된" 세계로 묘사했으며, 미 국무부의 말라리아 통제 보고서는 외부 전문가의 기술과 지식을 높이 평가한 반면, 현지인은 지침과 지원이 필요하고 이에 의존할 수밖에 없는 상태라고 가정했다.

이런 태도는 과거 필리핀과 기타 지역에서 활동했던 국제보건과 식민 보건당국의 태도를 상기시킨다. 단지 자원이 부족한 국가를 저개발 상태이며 지원이 필요하다고 규정하면서 외부 개입을 정당화하고, 개발 목표를 위해 개입하는 사람들에게 권한을 부여했다. 이런 목표는 당연히 현대성modernity에 대해 서구 사회가 지닌 산업적 시각을 반영했다. 저개발국가는 "고도로 산업화하고 도시화하며, 농업을 발전시키고 물질 생산과 생활 수준을 빠르게 향상해 현대 교육과 문화적 가치를 폭넓게 수용함으로써" 발전할 수 있다는 것이다.[9] 또한 저개발국가는 생식 행동이 바뀌면서 발전하며, 미국과 서유럽처럼 더 작은 핵가족 형태를 갖게 된다(5부). 지원을 받는 개발도상국 주민이 현대성과 개발 관습에 대해 나름의 비전을 갖고 있을 가능성은 간단히 무시되었다.

선진국과 개발도상국을 나누어 가르고, 개발이라는 개념을 이렇게 이해한 것은 비단 전후 유럽과 미국에서 개발을 계획한 사람들만이 아니었다. 많은 개발도상국 지도자들도 똑같이 생각했다. 개발을 바람직하다고 보고, 개발이 필요하다는 이유로 정치 및 경제 정책을 정당화했으며, 개발의 밑그림인 5개년 계획, 10개년 계획을 수립했다. 경제 발전의 약속을 이행하지 못했다는 이유로 정부 당국을 비판하는 지역 주민과 야당 지도자들조차 개발 목표를 들먹였다. 정부 지도자가 개발 목표를 달성하지 못하면 때로는 1960년대 콩고처럼 개발을 "도둑맞았다"라고 비난받았다.[10]

사회과학의 부상

사회과학, 특히 정치학, 사회학, 인구학, 인류학, 경제학의 발전은 기술 지원을 통해 개발도상국을 바꿀 수 있다는 믿음을 강화하는 데 매우 중요한 역할을 했다. 1950년대에는 사회과학자들 사이에 온갖 사회, 경제, 문화적 변수를 통제하고 결과를 예측할 수 있다는 자신감이 싹트기 시작했다. 케인스주의 경제학자들은 제2차 세계대전 도중과 직후에 정책 결과를 예측하는 수요 중시 경제학 이론을 받아들이는 데 앞장섰다. 전후 개발도상국 경제 발전에 기여할 정책을 수립하는 경제학 분야로 개발경제학이 출현했다.[11] 전쟁 직후에는 예측을 위한 과학으로 인구통계학이 급부상했다(9장).[12] 미국의 동기 분석 회사는 소비자 의사 결정 패턴을 예측하고 특정 제품의 소비 촉진에 활용하기 위해 행동과학자들을 활용했다. 형식주의적 사회과학이 주장한 보편적 접근 논리는 오하이오 톨레도의 주부들에게 세제를 팔던 방식으로 아프리카 농민에게 새로운 비료를 권하고, 말라리아약을 먹게 하며, 피임법을 사용하도록 설득할 수 있다는 문화적 비약에 쉽게 빠졌다. 유럽과 미국의 개발 기획자들은 다양한 제품 및 마케팅 기법에 대한 소비자 선호도를 조사하는 포커스 그룹 연구 방법론을 아프리카, 아시아, 남미의 사회경제적 변화를 촉진하는 데 적용하려고 했다. 사회과학은 기술 지원을 통해 개발도상국을 변화시키려는 유럽과 북미의 노력을 뒷받침하고 합리화하는 이론적 배경을 제공했다.

특히 인류학자들은 국제적 기술 지원에 성공적으로 동참했다. 1951년 스미스소니언 사회인류학연구소Smithsonian Institute for Social Anthropology 소장 조지 포스터George Foster는 미주연구소Institute for Inter-American Affairs 보건국장 대행을 만났다. 미주연구소는 제2차 세계대전 중 미국이 남미 국가들을 지원하기 위해 설립한 기관이다.[13] 캘리포니아 주립대학 버클리 캠퍼스에서 인류학을 전공한 포스터는 이미 남미에서 일하고 있던 스미스소니언 연구소 인류학자들을 활용해 미주연구소가 보건 사업 목표를 달성하도록 돕겠다고 제안했다. 인류학자들이 지역 주민의 문화적 개념과 관습에 대한 자료를 수집해 지역 수준의 협력을 촉진하고, 미주연구소의 기술 지원 사업에 혁신적인 방법을 도입하는 과정에서 발생할 수 있는 저항에 선제적으로 대응할 수 있다는 것이었다. 미주연구소 보건부서는 제안을 받아들였고, 스미스소니언 인류학자들은 8개 현장에서 기술 지원 사업 관련 연구를 수행하기 시작했다.

〈기술 지원 사업의 비교문화적 인류학 연구A Cross-Cultural Anthropological Analysis of a Technical Aid Program〉라는 보고서로 정리된 연구 결과는 미주연구소 보건부장 헨리 반 자일 하이드Henry van Zile Hyde에게 깊은 인상을 남겼다. 그는 포스터 팀을 1년간 고용해 미주연구소의 보건 사업을 평가했다.[14] 보고서에서 포스터는 기술 지원 프로그램이 직면하는 문제와 인류학자의 역할을 설명했다. 보고서 서문은 전 세계 문화 양식을 발견하고 건강 행태를 바꾸는 과정에 나타나는 장애물을 능히 극복할 수 있다는 사회과학자 특유의 믿음을 보여준다. "본 보고서는 보건 사업 대상자의 행태를 분석하고, 관습적인 행동 패턴을 가장 쉽게 수정할 수 있는 방법과 강한 저항이 발생하는 지점을 사업 관리자에게 알림으로써 사회과학적 기법을 활용해 기술 지원 사업이 현실적으로 성공하도록 돕는다."[15]

이후에도 포스터는 응용인류학을 옹호했다. WHO 자문관으로도 활동했던 그는 기술 지원 사업에서 나타나는 문화적인 문제가 개발도상국 지역 주민의 문화만큼이나 국제개발 관료와 현장 직원의 문화와도 관련이 있다고 보았다. 그가 말년에 언급한 것처럼, 기술 지원 옹호론자들은 국제개발의 문화에 대한 연구보다 인류학자들이 지역 주민의 삶과 방식에 대해 제공하는 통찰이 더 중요하다고 생각했다.[16] 그럼에도 포스터는 1950년대부터 1970년대까지 사회과학, 특히 인류학이 국제보건 사업에 통합되는 데 중요한 역할을 했다.

냉전 시대의 정치

1950년대에 보건에 대한 접근이 협소하고 기술적으로 바뀐 데는 전후에 국제보건과 개발이 강화된 정치 환경도 한몫했다. 다양한 분야의 국제 협력을 통해 새로운 세계 질서를 만들어야 한다는 데는 폭넓은 동의가 있었지만, 그 새로운 질서가 어떤 모습이어야 하는지에 대해서는 이견이 컸다. 유럽 대륙, 특히 소련의 정치 지도자들과 영국, 미국의 정치 지도자들은 종종 이런 의견 불일치 때문에 충돌했다. 미국 정치인들 사이에 분열이 일어나기도 했다.

1940년대 후반과 1950년대에 미국에서 주도권을 잡은 보수 정치인들은 미국의 정치경제적 이익에 위협이 될 수 있는 국제기구 창설, 국제 정책, 사업 시행에 반대했다. "사회주의" 의제를 위한 것처럼 보이는 계획에 강하게 반대했으며 자유시장경제, 서구식 민주주의, 자본주의 생산 체제의 발전을 위한 사업은 적극적으로 지지했다. 미국 내에서는 유럽과 특히 1949년 장제스의 국민당 정부가 전복된 중국에서 공산주의 세력의 확대에 대한 두려움이 국민건강보험뿐 아니라 보건과 개발에 관한 광범위한 노력에 악영향을 미쳤다. 보수 정치인들은 보건, 교육, 농촌 개발을 통합하는 대규모 정부 지원 사업, 특히 테네시강 유역개발공사와 농업안정국이 소련식 계획경제의 접근법이라고 보고 사업 지지자들까지 비난하고 질책했다. 1946년 트루먼 대통령이 테네시강 유역개발공사 사장이었던 데이비드 릴리엔탈David Lilienthal을 원자력위원회 위원장으로 지명했을 때, 상원의원들이 그의 정치 이력을 얼마나 세밀히 검토했던지 임명이 몇 주나 지연되기도 했다. 공화당의 로버트 태프트Robert Taft는 릴리엔탈이 공산주의와 소련 관련 문제에 너무 관대하다고 주장했다.[17] 이런 태도 때문에 전쟁 후 국제 기구들은 보건과 개발에 광범위하고 통합적으로 접근할 수 없었으며, 제2차 세계대전 중 개발된 과학 기술을 이용해 협소하고 기술적인 사업에 집중했다.

미국이 공산주의의 확산을 두려워했던 것처럼, 소련도 미국의 공격적인 경제 제국주의가 자국의 정치경제적 이익을 위협한다고 느꼈다. 미국과 소련 사이에 긴장이 고조되자 냉전이 시작되었다. 미국과 서방 동맹국은 세계적인 주도권과 소위 제3세계인 아프리카, 아시아, 남미 신흥국에 대한 영향력을 두고 소련, 동유럽, 중국과 충돌했다. 미국 정부와 동맹국에게 기술 지원 사업은 공산주의가 창궐할 환경인 빈곤과 고난을 줄여 공산주의 확장에 맞서 싸울 무기였다. 이런 목적의 사업이 바로 "영향력 프로그램impact program"이다. 미국 특별기술경제사절단이 지방 정부와 동맹국을 지원 대상으로 지정하는 이 사업들은 지역 주민에게 빠르고 긍정적인 영향을 주었다. 특히 DDT를 활용한 말라리아 통제 사업이 가장 효과적인 영향력 프로그램으로 평가받았다. 열대질환 관리로 제3세계의 지지를 얻으려고 했던 사람들은 DDT가 말라리아를 신속히 통제하고 단기적으로 가정 내 다른 해충도 통제할 수 있다는 점 때문에 말라리아 통제 사업을 선호했다. "그들의 마음을 사로잡자"라는 말로 표현된 이 사업들은 1950년대부터 1970년대까지 미국이 베트남 농민을 공산주의로부터 차단했던 노력과 관련되었다.[18]

1956년 미국 국제개발관리위원회가 아이젠하워 대통령에게 제출한 보고서는 말라리아 퇴치사업을 통해 얻은 정치적 이익을 이렇게 정리했다.

> 쉽게 알 수 있듯 말라리아 통제는 인도주의적 노력이자, 정파를 초월한 인류 공통의 문제다. 인도차이나에서 베트민(Viet Mihn, 베트남 독립동맹군, 월맹)의 활동 때문에 밤에는 접근할 수 없는 지역사회도 낮에는 말라리아 퇴치를 위한 DDT살포팀을 환영했다. 자바에서는 수마트라와 다른 섬의 미개척지에서 말라리아가 통제되고 인구 정착을 위해 개방되면서 인구 압력이 낮아지고 인구 증가로 고조되었던 정치적 긴장도 완화되었다. 필리핀에서도 무인도를 개척해 후크단 반군주의자들*이 평화로운 지주 세력으로 전환되는 데 크게 기여했다.[19]

보고서는 개발도상국 정부도 말라리아 퇴치사업을 대중의 지지를 얻기 위한 수단으로 인식했다고 주장했다. "다른 나라 특히 인도, 태국, 필리핀, 인도네시아 정부는 사회 발전과 정치적 힘을 위해 말라리아 사업을 실행했다."[20] 인도의 말라리아학자 다르마바다니 비스와나탄 Dharmavadani K. Viswanathan의 지적처럼 "세금 징수를 제외하면 DDT사업처럼 1년에 두 번 이상 모든 개별 가정과 직접 접촉하는 경우는 없었다."[21] 냉전 환경에서는 즉각 효과를 낼 것 같은 사업이 대중의 삶을 장기적이고 근본적으로 변화시킬 수 있는 사업보다 우선했다.

소련과 그 동맹국도 1950년대에 특히 중동, 아프리카, 남아시아, 동

* 제2차 세계대전 중에 활동했던 필리핀의 항일 게릴라 조직. 1969년에 필리핀 공산당의 신인민군으로 바뀌었다.

남아시아에 초점을 맞춘 기술 지원 사업에 참여했다. 서구의 원조처럼 소련이 주도한 원조 사업도 특정 분야를 대상으로 했으며 통합적인 개발 사업을 장려하지 않았다. 그러나 서구의 기술 지원 중심 원조와 달리 소련은 주로 철강, 직물 등 기초 산업과 관개 공사, 전력, 도로, 통신 등 간접 투자를 원조해 장기적인 개발을 지원하려고 했다.[22] 과학 및 교육시설도 지원했다. 소련의 기술 지원은 대부분 군사 지원 형태로 이루어졌다. 보건 분야에서 소련과 동독은 자국 내 일차보건의료를 발전시켰지만, 아프리카에서는 사회주의 체제의 과학적 성취를 상징하는 병원들을 주로 건설했다. 즉, 냉전 시대에는 어느 진영도 1930년대에 등장한 건강과 개발에 대한 광범위하고 통합적인 접근으로 돌아가지 않았다.

제2차 세계대전 후 보건 및 개발 기구의 전략 변화

UNRRA, FAO, WHO의 역사는 제2차 세계대전 후에 발생한 위기 상황에서 의료 신기술, 국제개발의 문화, 냉전 체제의 긴장 상태가 다양하게 결합해 1940년대 후반과 1950년대 국제보건 정책과 개발 기구들을 재구성한 과정을 잘 보여준다.

유엔 구제부흥사업국과 구호 원조의 정치

위기 상황에 대한 대응과 미국 우파, 좌파 정치인들로부터 받는 압력 때문에 유엔 구제부흥사업국United Nations Relief and Rehabilitation

Administration, UNRRA은 목표를 좁힐 수밖에 없었고, 결국 해산되고 말았다.[23] UNRRA는 유럽의 극심한 식량 부족에 대응하느라 마사 엘리엇의 초기 구상처럼 여성과 어린이의 건강과 영양을 지원하기 위해 새로운 기반 시설을 구축할 기회가 거의 없었다. 보건의료체계를 재건하고, 농업 생산을 다시 일으키며, 산업 생산을 회복할 시간이나 자원도 없었다. UNRRA는 유럽 전역, 특히 동유럽에서 전쟁 피해가 가장 큰 지역에 구호 물품을 제공하려고 애를 썼다. 유럽 전역의 수용소에 머무는 수백만 명의 난민도 보살펴야 했다. 이들을 질병과 굶주림에서 보호하고 궁극적으로는 본국으로 송환해야 했지만, 더 이상 존재하지 않는 나라도 있었다. 복지나 교육 등 지속적인 사업은 실행은 고사하고 계획할 시간조차 없었다.[24]

UNRRA 관료들 또한 광범위한 계획이 정치적으로 어렵다는 것을 깨달았다. 상대적으로 부유한 유럽 국가들은 미국이 UNRRA를 통해 유럽에 경제적으로 진출하려 한다고 의심했다. 특히 소련은 점점 자기 세력권으로 넘어오는 동유럽 국가들을 더 많이 지원하지 않는다고 비판했다. 미국 보수 진영은 오히려 소련 지배하에 있는 유럽 지역을 너무 많이 돕는다고 공격했다. 공화당 의원들은 UNRRA의 조직을 확장하려는 모든 시도에 반대했다. 이들은 UNRRA를 그저 대규모 잉여농산물을 해결하는 수단으로 보았다. 조직을 늘린다고 미국의 식량 수출 촉진에 무슨 도움이 된다는 말인가?[25]

현지 상황도 만만치 않았다. UNRRA는 1945년 추축국이 철수한 직후 그리스에 도착했다. 하지만 수도 아테네에서 영국과 미국이 지원하는 정부군과 공산주의 빨치산이 내전을 벌이는 바람에 임무 수행이 지연되었다. 1946년 UNRRA 그리스 파견단은 주로 영국인과 미국인으로 구성된 약 700명의 외국인 직원과 더불어 수천 명의 그리스 노동자와 전문직을 고용했다. 그중 191명이 의료 전문가였다. UNRRA 그리스 사무소장 제임스 밀러 바인James Miller Vine은 "최초이자 최고의" 포괄적 보건의료체계 구축을 제안했다. 그러나 UNRRA 본부가 주 정부, 지방 정부를 무질서하고 부패하며 무능하다고 평가했기 때문에 광범위한 사회공학적 노력을 줄일 수밖에 없었다. 이런 평가는 그리스 관리들도 보건 개혁에 대해 대안적인 목표와 방법이 있음을 무시한 것이었다.

결국 UNRRA는 가장 심각한 질병 위협, 즉 DDT를 활용한 말라리아 통제에 집중했지만 미 육군은 자체 보고서에서 "DDT 같은 효과적인 살충제로 기본적 위생 및 예방의학적 조치를 대체해서는 안 된다."고 경고했다. 그리스 관료들이 근본적인 보건 개혁에 반대한다고 생각한 UNRRA 직원들은 말라리아를 신속하게 퇴치하기 위해 유행 지역에 항공기로 DDT를 살포했다. 이 작전이 성공하자 UNRRA 직원들은 정치적, 사회적 개혁 없이도 말라리아를 통제할 수 있다고 확신했다. 이 교훈은 널리 받아들여졌다. 그리스의 사례는 다른 교훈도 제공했다. DDT의 공급이 달리자 말라리아 통제 사업은 DDT 살포를 줄여야 했다. UNRRA는 말라리아가 이내 재유행할 것이라고 우려했지만, 그렇지 않았다. 소수의 말라리아 환자가 생기긴 했지만 빠르게 진단과 치료를 받을 수 있었고, 그리스 보건당국은 DDT 공중 살포 없이도 말라리아 통제 상태를 유지할 수 있었다. 이 경험은 1950년대와 1960년대 WHO의 말라리아 퇴치사업 설계에도 영향을 미쳤다(7장, 8장).[26]

UNRRA가 남유럽에서 수행한 사업들은 결국 개별 질병의 통제에 초점을 맞추었다. 이탈리아의 전후 재건 노력은 지역 행정관청의 저항에 부딪혔고, UNRRA는 록펠러 국제보건부 및 로마 위생 연구소의 알베르토 미소롤리Alberto Missoroli와 협력해 여성과 어린이에게 신속히 식량을 공급하고 질병(특히 말라리아)을 퇴치하는 형태로 돌아갔다. 이런 노력 덕분에 연합군 점령 지역은 말라리아를 통제할 수 있었다. 예컨대 UNRRA는 이탈리아 사르디니아에서 DDT를 사용한 말라리아 통제에 성공했다. 그리스처럼 사르디니아 사례 역시 효과적인 보건 조직을 만들거나 사회를 개조하지 않아도 기술을 활용한 군사작전식 수직적 질병 통제 사업으로 주요 질병을 막을 수 있음을 보여주었다.[27]

마지막으로 UNRRA 직원들은 수백 곳의 난민 수용소에서 도움이 필요한 사람 수와 빈곤 수준에 종종 압도되었다. 많은 구호 활동가가 나름의 문화상대주의를 발전시켜 지역 주민의 요구와 행태를 자신의 방식으로 이해하려고 노력했지만,[28] 때로는 난민도 사람이라는 사실을 망각할 때가 있었다. UNRRA 직원들은 난민을 다양하고 복잡한 필요를 가진 개인과 가족이 아니라, 단지 처리해야 할 물류적 문제로 생각하게 됐다. 그런 상황에서 하루하루 버텨야 하는 업무 부담 때문에 미래를 위한 노력은 뒤로 미뤄졌다. 한 직원은 난민 수용소에서 겪은 비인간적인 경험을 기억했다. 그는 줄지어 캠프에 들어오는 난민들에게 식량 바우처를 나눠주어야 했다. 그들은 얼마 남지 않은 가재도구를 팔에 한가득 안고 있었다. 그가 찾은 간단한 해결책은 식량 바우처를 입에 물려주는 것이었다.[29]

일부 미국 하원의원은 UNRRA의 동유럽 활동을 계속 우려하면서 미국의 잉여 농산물을 효과적으로 처리하지 못한다고 생각했다. 1947년 미국이 지원을 중단하자 UNRRA는 해체되었다. 관리들은 점점 더 국제기구는 비효율적이라고 믿게 되었고, 결국 미국은 개발 자금을 유럽으로 보낼 때 국제기구 대신 양자 원조bilateral assistance 형태를 취하게 되었다. UNRRA 지원을 중단한 바로 그해에 미국은 130억 달러 규모로 유럽을 직접 원조하는 마셜 계획을 시작했다.

UNRRA 지도부는 기구의 역할이 전쟁으로 폐허가 된 지역의 긴급 구호와 재건을 돕는 일이라고 생각했다. 하지만 이내 재건 지원은 정치적으로나 실무적으로 어려움을 깨닫고, 긴급 구호에 집중했다.[30] UNRRA가 해체되자 직원들은 다른 기구, 특히 UNRRA의 역할과 재원을 물려받은 유엔 긴급구호아동기금United Nations International Children's Emergency Fund, UNICEF에 흡수되었다.

식량농업기구 – 세계식량위원회에서 기술 지원까지

식량농업기구Food and Agriculture Organization, FAO는 식량 문제에 폭넓게 접근하고, 특히 영양 문제의 사회적 접근을 강력히 지지하는 존 보이드 오어를 초대 사무총장으로 선출했다. 1946년 코펜하겐에서 열린 두 번째 FAO 총회에서 각국 대표단은 보이드 오어가 제안한 식량 공급과 가격 조절을 위한 세계식량위원회World Food Board, WFB 설립을 승인했고, 식량 문제 해결을 위한 광범위한 접근 방식에 대한 지지도 재확인했다. 그러나 UNRRA처럼 FAO도 비전을 구현하는 데 어려움을 겪었다.

1946년 후반 FAO 준비위원회가 세계식량위원회 설립 제안서의 세부 사항을 논의하기 위해 다시 모였을 때는 위원들 모두 보이드 오어의 제안에 만족하지 않는다는 것이 분명해졌다. 프랑스, 폴란드, 오스트리아, 그리스 등 식량 생산국은 강력히 지지했지만, 다른 국가들은 외부 기관의 상품 정책 통제에 불안을 느꼈다. 특히 식량을 수입에 의존하는 영국은 WFB가 가격을 적절히 규제할 수 없으며, 결국 식량 가격이 오를 것이라고 우려했다.

냉전의 긴장이 고조되면서 세계 최대 곡물 생산국인 소련이 WFB에 참여하지 않을 것이라는 우려도 나왔다. 소련의 협력 없이 어떻게 식량 가격을 통제할 수 있을까? 미국도 창설에 반대했다. 보이드 오어의 제안에서 얻을 것이 거의 없지만 새로운 기구를 지원하기 위한 기금의 상당 부분을 부담해야 했던 것이다. 게다가 미국은 자국의 외교 및 국내 정책을 통제할 권한을 가진 조직을 거부했다. 같은 해 미 의회는 국제무역기구International Trade Organization 헌장도 비준하지 않았다.[31] 국무부도 반대했는데, 잉여 농산물 처리에 WFB가 걸림돌이 되며 외교 정책 수단으로 활용도가 높은 식량 원조 프로그램과도 충돌했기 때문이다.[32] 미국은 양자 간 정부 협정을 통한 식량 공급 조절을 선호했다.

1948년 미국 농무부 차관 노리스 도드Norris E. Dodd는 보이드 오어의 뒤를 이어 FAO사무총장이 되었다. 오리건 주 출신 농부였던 도드는 식량 가격 문제에 민감했다. 세계 식량 가격을 규제하자는 전임자의 제안이 인기가 없다는 사실을 그도 알았다. 상황도 변했다. 유럽 재건과 마셜 계획으로 유럽 식량 위기는 크게 경감되었다. 도드는 세계 식량 위기의 초점이 개발도상국으로 옮겨갔고, 해결책은 규제보다 기술 지원 쪽에 있다고 인식했다. 또한 FAO 예산이 고작 500만 달러에 불과해 많은 사업을 할 수 없다는 것도 알았다. 개발도상국을 위한 마셜 계획은 없었다. 결국 도드는 미국 내 정치적 반대 세력이 WFB 창설을 방해하리라 짐작했다.[33]

도드는 FAO의 주요 관심을 식량 및 영양 문제와 세계 경제를 연결하는 규제 전략에서 개발도상국의 농업 생산 증대를 목표로 하는 기술 지원 쪽으로 돌렸다. 제2차 세계대전 중이나 직후에 개발된 새로운 비료와 살충제, 전후에 개발된 개량 종자는 식량 부족 국가에 기술 지원을 제공하는 유인책이 되었다. 사실상 FAO는 UNRRA처럼 사업 범위를 좁혔다.[34] 1950년대 미국은 영향력을 행사해 FAO가 기술 지원 제공 수준의 협소한 사업에 집중하게 했다. 1950년 유엔의 기술 지원 확대 사업을 통해 FAO의 예산이 늘어나 사업을 확장할 수 있었으나, 미국이 투표권을 행사해 도드의 계획을 저지했다.[35]

한편 미국은 자국의 정치경제적 이익을 위해 전 세계에 식량을 원조하는 양자 전략을 발전시켰다. 1954년 미 의회는 공법480호로 알려진 농업무역개발지원법Agricultural Trade Development and Assistance Act을 통과시켰다. 이 법은 식량 가격 안정을 위해 미국 정부가 자국 농민에게 수매한 잉여 농산물을 해결할 방법을 제시했다. 잉여 농산물을 저장하는 데만 하루 수백만 달러의 비용이 들어갔는데, 가격을 할인해 식량 부족 국가에 수출하면 간단히 해결될 터였다. 수입국이 미화가 부족하면 현지 통화 구매도 허용했다. 미국은 친미 성향 개발도상국에 식량을 판매해 잉여 농산물을 외교 수단으로 삼았다.[36] 또한 식량 원조 사업은 "평화를 위한 식량"이라는 미명 아래 정치적 도구로 더 자주 활용됐다. 예컨대 린든 존슨 대통령은 소련과 외교 관계를 유지하려는 인도의 정치적 행보에 따라 마치 말의 고삐를 죄듯 노골적으로 식량 원조를 조절했다. 존슨과 리처드 닉슨 정부는 남베트남에 할인 가격으로 식량을 판매해 모은 현지 통화로 베트남 내 반란 진압을 지원했다.[37]

세계보건기구의 비준과 미국 내 정치

미국은 WHO의 임무를 재정립하는 과정에도 큰 역할을 했다. 미국은 처음부터 국제보건 기구 창설에 반대했다. 자국 보건의료체계에 영향을 미칠 조직에 참여하는 데 오랫동안 저항해온 것의 연장이었다. 미국은 범미위생국의 창설 멤버이면서도 의제를 실질적으로 통제해, 국제기구 참여와 자국에 대한 간섭을 막고자 하는 욕구 사이에서 균형을 잡았다. 범미위생국 헌장에 따라 미국 공중보건국장은 범미위생국 사무총장을 겸했다. 범미위생국 사무총장은 연례회의의 "공식" 의제를 제안할 권한이 있었다. 실제로 연례회의는 모든 회원국이 제안한 의제 한 건과 의장이 제안한 의제 한 건으로 총 두 건을 다루었지만, 의장이 제안한 의제만이 공식적인 정책이나 계획이 될 수 있었다. 회원국이 제안한 의제는 다양한 보건 주제에 대해 폭넓게 논의하는 기회일 뿐, 회원국에 적용되는 정책으로 이어지지 않았다. 따라서 미국은 범미위생국이 자국 보건 정책에 미칠 영향을 두려워할 필요가 없었다.[38] 반면 WHO 헌장안은 재정적 기여와 관계없이 각 회원국이 한 표를 행사했다. 또한 모든 회원국이 세계보건총회에 의제를 제안할 수 있어 미국이 직접 의제를 통제할 수 없었다.

새로운 보건기구 창설에 반대했던 미국은 WHO 헌장 제정 과정에서 뜻을 이루지 못했다.[39] 건강권이 인정되어야 한다는 이념과 건강에 대한 광범위한 접근을 옹호하는 인물들이 헌장 준비위원회의 주류를 차지했다. 미국 대표 토머스 파란도 보편적 건강보험을 지지했다. 그러나 헌장을 제정하려면 다수 회원국의 비준을 받아야 했다. 사람들은 헌장이 얼마나 많은 국가의 비준을 받는지와 관계없이, 미국이 비준하지 않으면 운영 재정이 부족하리라 예상했다. 그렇게 되면 새로운 보건기구는 실패로 끝날 것이었다. 결국 미 의회는 WHO 헌장을 비준했지만, 미국이 의제를 조율할 수단을 포함시켰다.

미국이 WHO 헌장을 비준할지는 전혀 확실하지 않았다. 정부가 시민의 건강을 책임지며, 건강은 기본권이라는 주장이 포함된 WHO 헌장 초안에 많은 우파 의원이 비판적이었다. 그들은 건강의 광범위한 정의에 대해서도 민감하게 반응했다. WHO 창설을 위한 초기 논의에는 사회 보험에 대한 내용이 들어 있었다. 결국 새로운 국제보건 기구에 대한 미국 공화당의 반응은 국민건강보험, 소위 "사회주의의료"에 대한 공격과 공산주의와의 전쟁에 연결되었다. 범미위생국 사무총장이자 공중보건국장을 역임한 휴 커밍은 비준 반대 운동에 적극 참여했다. 그는 WHO 헌장이 "점성술사, 정치인, 사회활동가들이 주류가 될 것"을 예고한다면서, WHO는 "미주 대륙에 공산주의를 퍼뜨리는 쐐기"와 같다고 했다. 국제연맹 보건기구 보건위원회 소속인 그는 라이크만의 "사회주의적" 정책에 강하게 반대했으며, 반둥 회의 같은 농촌위생회의를 미주에서 개최하려는 시도에도 반대했다. 그는 남미 국가들에게 WHO 헌장 비준을 거부하라고 촉구했다.[40]

트루먼 대통령을 비롯해 새 기구의 창설을 지지하는 사람들은 미국 참여의 중요성을 강조했다. 국무부는 성명서에서 "보건 분야에 폭넓은 경험을 가진 국제기구가 절대적으로 필요하며," WHO를 통해 "미국은 의과학과 공중보건 분야의 선도국으로 낙후된 국가들의 보건 개선에 중요한 역할을 할 수 있다."고 주장했다. 록펠러 재단 의학연구소, 밀뱅크기념재단, 미국간호협회, 존스 홉킨스 보건대학원을 포함해 명망 있는 민간 기관들도 비준을 지지했다. 미국의사협회는 WHO 창설에 찬성했지만, 예상대로 미국에 의료를 가르치려는 모든 것에 반대했다. 토머스 파란은 WHO가 설립되면 무역을 통해 이익을 얻을 것이라면서 비준을 지지했다. 개발도상국의 의약품 기준이 개선되고 의료 서비스가 향상되면 미국이 더 많은 의약품과 의료용품을 수출할 수 있다는 것이었다. 미국이 수백만 달러의 자금을 들여 개발도상국에 3차 의료기관을 건립하면 그곳에서 미국이 제조한 의료장비와 의약품의 상당량을 소비한다는 논리였다. 질병을 통제하면 전 세계 무역이 증가하며, 미국 과학자들은 더 많은 연구를 할 수 있다. 전 세계적으로 기술 지원 및 원조 사업을 지원하도록 미 의회를 설득하는 과정에서도 비슷한 주장이 다시 제기되었다.[41]

뜨거운 논쟁을 거쳐 마침내 미 의회는 1948년 6월, 제1차 세계보건총회가 열리기 3일 전에 WHO 헌장을 비준했다. 그러나 의회는 미국의 WHO 회원국 자격에 중요한 두 가지 조건을 붙였다. 첫째, WHO 헌장은 회원국의 탈퇴권을 부여하지 않지만, 미국은 언제든지 WHO에서 탈퇴할 권리를 갖는다. 둘째, 미 의회는 미국의 WHO 재정 지원 금액에 제한을 둔다. 1949년의 초기 한도는 192만 달러였다. 모든 WHO 회원국은 지불 능력에 따라 의무적으로 분담금을 내야 했다. 가장 부유한 미국이 가장 많이 부담했다. 미국은 초기에 WHO 총 예산의 39%를 부담했지만, 나중에는 35%로 줄었다. 미 의회가 분담금 한도를 192만 달러로 한정하자 1949년 WHO의 총 예산은 650만 달러에서 500만 달러로 삭감되었고, 새로 출범한 조직은 계획을 실행하기 어려워졌다. 이후 몇 년간 미 의회는 한도를 늘려주었지만 WHO의 일반 예산에 대한 제한은 계속되었다. 이처럼 장기적으로 분담금을 제한하고 탈퇴권을 주장하면서 미국은 WHO의 돈줄을 쥐고 흔들었으며, WHO의 접근 방식이 만족스럽지 않으면 언제라도 탈퇴할 수 있음을 암시했다.

마지막으로 미 의회는 기술준비위원회에 파견하는 대표단에 임상의사가 없다는 이유로 반대했던 미국의사협회의 불만을 잠재우기 위해 최소 3년 이상 진료한 의사로 대표단을 꾸릴 것을 요구했다. 또한 "연방수사국FBI의 애국심과 보안 조사를 마쳐야만" 대표단으로 복무할 수 있다고 규정했다.[42] 미국이 대표단의 자격요건을 제한하고 재정을 통제하면서, WHO는 생의학적 접근 중심의 협소한 정책을 채택하고 대규모 통합적 개발은 회피할 가능성이 높아졌다. 공화당이 다수였던 의회는 나중에 "애국심" 조건을 대표단뿐 아니라 WHO에서 근무하는 모든 미국인 직원으로 확대했다. 1948년 밀턴 뢰머는 연방안보국Federal Security Agency의 직원 애국심 조사위원회로부터 공산주의자들과 공모했다는 혐의를 받았다. 1953년 유엔에서 일하는 모든 미국인에게 요구하는 애국서약에 대한 맹세를 뢰머가 거부하자, 국무부는 그의 여권을 취소했다. 결국 그는 WHO에서 물러났다. 브록 크리스홀름의 직속 부하로 농촌 보건과 재건에 대한 WHO의 초기 활동을 기획했던 뢰머가 사임하자 헌장 서문에 따라 WHO를 운영하려는 노력은 차갑게

식어버렸다.[43]

냉전의 정치적 지형 때문에 WHO는 본래 비전에서 계속 멀어진다. 우선 1949년 2월 소련과 동유럽 동맹국들이 WHO에서 탈퇴했다. 소련은 WHO가 미국의 이익에만 기여한다고 주장했다. 의제를 미국이 통제했기에 아주 틀린 말도 아니었다. 소련은 WHO가 제2차 세계대전으로 큰 고통을 당한 동유럽 국가들을 위해 더 많은 일을 하지 않는데도 불만을 가졌으며, 이 또한 미국의 영향이라고 생각했다. 더 넓게 보면 소련은 WHO가 소비에트 노선에 따라 의료 서비스를 발전시키고, 건강의 근본적인 사회적 결정요인을 해결하기 위해 더 많은 일을 해야 한다고 느꼈다.

소비에트 연방국에 이어 공개되지 않은 이유로 국민당 정부의 중국도 탈퇴하자 WHO 예산은 1백만 달러가 부족해졌다. 세계보건총회에서 1930년대 사회의학의 발달을 주도한 동유럽 국가들의 의견을 더 이상 들을 수 없고, 미국이 옹호하는 건강에 대한 의학 중심의 협소한 접근을 반박할 수 없게 되었다는 뜻이다. 북유럽 국가들은 진보적인 접근법을 채택하려고 로비를 시도했지만, WHO 의제로 구체화되지는 못했다.

초기의 WHO는 빠듯한 예산에도 불구하고 세계 인구의 건강 개선에 의미 있는 변화를 보여줘야 한다고 느꼈다. 몇 차례의 세계보건총회에서 야심 찬 의제를 제시했고 의학 교육, 보건 행정, 환경 위생, 보건 서비스, 모자보건을 논의하고 권고안을 제시할 전문위원회를 구성했다. 그러나 모든 측면을 발전시킬 예산은 없었기 때문에 선택과 집중이 필요했다.

크리스홀름은 WHO 초기에 사무총장으로 재임하면서 조직의 행정 체계를 세우고, 지역 보건기구들과 관계를 정립하는 데 집중했다. 가장 큰 문제는 범미위생국과의 관계였다. 미국 정부는 범미위생국이 WHO에 종속되는 데 반대했고, 자율적인 상태로 미주 지역 국가들(사실은 미국)의 이익을 대변해야 한다고 주장했다. 결국은 두 조직은 거리를 두고 협력하는, 불안하지만 긴장은 완화된 상태로 남았다.[44] 문제의 우선순위와 보건에 대한 접근법을 선택하는 과정에서, 크리스홀름은 스스로 초안 작성에 많은 기여를 했던 WHO 헌장의 원칙을 지키려고 노력했다. 그는 새로운 의료기술이 세계의 질병 부담을 줄일 수 있다는 데 동의하면서도, 건강을 개선하려면 사회경제적 요인을 해결하려는 노력이 뒷받침되어야 한다고 주장했다.

광범위한 비전을 구현하기는 어려웠다. WHO는 협소한 범위의 보건 활동에 전문성이 있었다. 건강의 근본적인 사회경제적 조건을 개선하는 측면에는 전문성과 자원이 모두 부족했다. 이를 위해 WHO는 국제노동기구ILO, 식량농업기구FAO, 유엔개발계획United Nations Development Programme, UNDP, 유니세프, 유엔 교육과학문화기구United Nations Educational, Scientific and Cultural Organization, UNESCO 등과 협력해야 했다. 이들도 보건에 관심이 있었지만, 각자의 영역이 있었다. ILO는 주로 노동과 사회보장 문제, FAO는 농업 생산과 소비, UNDP는 경제 개발, 유니세프는 여성과 아동 문제, 유네스코는 교육 문제를 주로 다루었다. 제2차 세계대전 후 생겨난 유엔 기구 간의 분업 구조 때문에 건강과 개발에 대해 광범위하게 접근하기는 더욱 어려웠다.[45]

WHO와 FAO가 초기에 식량 공급 및 영양 문제 해결을 위해 소통하는 과정에서 협력을 가로막는 문제점들이 분명히 드러났다. 두 조직 모두 전 세계 영양 기준을 개선하는 데 관심이 있었다. 그러나 FAO는 농업 생산량을 늘리고 전반적인 식량 안전성을 높이기 위해 광범위한 전략을 개발한 반면, WHO는 주로 펠라그라(pellagra, 비타민 B3 부족증)와 콰시오커(kwashiorkor, 어린이 단백질 결핍증) 등 영양결핍증 퇴치에 관심을 가졌다. 즉, WHO의 임무는 영양실조의 의학적 결과에 있었다. 이론적으로 두 기구가 협력해 식량 안보와 영양에 포괄적으로 접근하면 큰 성과를 얻을 수 있었다. 이를 위해 두 기구는 1950년대에 WHO/FAO 공동 영양 전문위원회를 구성해 정기적으로 회의를 열었다. 공동위원회의 초기 회의에는 다양한 분야의 전문가들이 초청되어 영양 문제를 광범위하게 다룰 필요에 대해 논의했다. 이런 선언은 1930년대 국제연맹 보건기구와 국제노동기구가 구성한 혼합 위원회의 선언을 상기시킨다(3장 참조).

그러나 WHO/FAO 공동 위원회의 활동은 국제연맹 보건기구와 ILO 선언의 제안보다 훨씬 협소했다. 위원회가 양측 영양 전문가로만 구성되었기 때문이다. 농업 생산, 판매, 식량 공급 문제를 잘 아는 전문가가 없었다. 그 결과 시범사업 지역 개발과 관련된 권고안은 대부분 건강 식품에 대한 지식을 향상하고, 지역사회의 농사법을 해결해 영양 관련 행동을 개선하며, 콰시오커 같은 영양결핍증을 줄이는 데 집중되었다. 영양실조와 관련된 구조적 요인의 상당 부분을 무시한 것이다.[46] 심각한 영양실조는 건조 탈지 분유 같은 기술적 방법으로 해결할 수 있는 문화 또는 행동 관련 문제로 취급되었다.[47]

초기에 WHO와 FAO가 협력한 또 다른 영역은 말라리아 관리였다.

FAO는 식량 생산을 늘리기 위해 말라리아 통제가 중요하다고 보았다. 말라리아를 퇴치하면 농부들은 넓은 토지를 개척해 농사를 지을 수 있으므로 생산성이 높아질 터였다. 두 조직은 주요 농업 지역에서 말라리아 관리 시범사업 지역을 물색했다. 그러나 시간이 지나면서 두 조직의 협력은 살충제 사용 정책에 관련된 문제 때문에 실패했다. FAO는 살충제로 인간뿐 아니라 작물도 보호하기를 원했다. 하지만 WHO는 두 가지 목적을 위해 살충제를 사용하면 결국 해충이 살충제 내성을 갖게 되어 인류 건강을 지키기 위한 노력이 약화된다고 보았다. 크리스홀름은 건강과 개발에 대한 통합적 접근을 선호했지만, 재정, 정치, 전문성 측면에서 WHO는 통합적 접근의 중요성을 강조하는 것 외에 할 수 있는 일이 없었다.[48]

한편 이제 세계적으로 질병 부담이 큰 감염병에 생의학적 방법으로 대응이 가능해졌다. 결핵, 매종yaws, 말라리아, 매독, 천연두, 발진티푸스는 세계적인 보건 문제였다. WHO 관계자는 1950년대 초 전 세계적으로 매년 2억 5천만 명의 말라리아 환자가 발생해, 그중 250만 명이 사망했다고 추정했다.[49] 전후 많은 유럽인이 결핵에 감염되었고, 폴란드 바르샤바에서는 10만 명당 500명이 사망한 것으로 추정되었다. 보어Bhore 위원회는 인도에서 연간 250만 명의 활동성 결핵 환자가 발생했고, 그중 50만 명이 사망했다고 밝혔다.[50] 인도 의학연구위원회Indian Council of Medical Research는 1950년대 후반 객담 도말 양성 폐결핵의 평균 유병률이 인구 10만 명당 약 400명으로 절대 숫자는 150만 명에 달하며, 농촌과 도시 지역의 유병률이 비슷하다고 보고했다.[51] 같은 기간 전 세계적으로 약 5천만 명의 천연두 환자가 발생했다. WHO

직원들은 새로운 도구를 활용해 전 세계적으로 주요 질병 부담을 줄일 수 있으며, 이는 도덕적으로도 정당하다고 주장했다. 사회와 경제가 발전해 질병 부담이 줄어들 때까지 마냥 기다릴 수는 없었다.

마지막으로 다른 조직들과의 경쟁이 점점 심해지면서 WHO는 국제보건 분야의 주도권을 확고히 할 필요가 있었다. 가장 중요한 경쟁자는 새로 창설된 유니세프였다. WHO는 전 세계 질병 부담을 줄이고, 질병을 퇴치하는 과정에서 주도권을 잡을 수 있다고 보았다. WHO와 유니세프의 관계를 간략하게 살펴보면 1950년대 국제기구 간의 정치적 관계가 국제보건을 형성한 과정에 대해 많은 것을 알 수 있다.

유니세프와 세계보건기구 – 불편한 협력 관계

유니세프는 1946년 유엔 구제부흥사업국UNRRA이 사라지면서 등장했다. 제네바에서 열린 제5차 UNRRA 이사회에서 미국이 재정 지원을 중단한다고 발표하자,[52] 연맹보건기구의 전 국장이자 UNRRA 폴란드 대표 루드빅 라이크만은 남은 예산을 제2차 세계대전의 주요 희생자인 어린이들을 돕는 데 사용하자고 제안했다. 영국이 지지를 표명했고, 다른 회원국도 승인했다. 많은 참석자가 임시방편일 뿐이라고 생각했지만, 라이크만은 계획이 있었다. 유니세프가 더 나은 세상을 위한 국제협력의 수단이 되리라 본 것이다. 어린이를 지원하는 것은 모든 사람이 동의할 만한 명분이었다. 본디 유니세프는 유럽과 중국 어린이를 돕기 위해 설립되었지만, 라이크만은 전 세계 어린이의 필요를 충족시키기를 바랐다. 또한 어린이 긴급구호보다 높은 이상을 사명으로 삼아야 한다고 생각했다. 유니세프의 기능은 지원을 받는 국가가 아동 건강 및 복지 사업을 영구적으로 강화해 장기적으로 어린이들이 처한 상황을 개선하도록 돕는 것이었다. 그는 유니세프가 회원국의 자립과 역량 강화를 지원하기를 바랐다. 이런 차원에서 유니세프는 UNRRA의 초기 비전을 기반으로 했다.[53]

1946년 12월 유니세프는 유엔 기구로 공식 출범했다. 그러나 고정 기여금보다 회원국의 자발적 기여금에 재원을 의존한다는 점에서 유엔과의 관계가 다른 기구들과 달랐다. 유니세프의 재원 기반은 불안정했지만, 잠재적 재원은 다른 기구보다 훨씬 많았다. 당장 1947년 미국이 유니세프의 설립과 운영에 4천만 달러를 지원하겠다고 약속했다. 이런 재원 조달 방식은 유니세프에 유리했다.[54] WHO 초기 예산은 5백만 달러에 불과했다. 미국의 기여금 규모는 어린이 지원이라는 명분이 얼마나 쉽게 미 의회의 재정 지원을 얻어낼 수 있는지 보여주었다. 유니세프는 세계 시민의 자발적 기부를 목표로 하는 유엔 아동 청원 Appeal for Children에서도 혜택을 보았다. 모금액은 기대에 못 미쳤는데, 특히 미국에서 다른 민간 인도주의단체들이 자발적 기여금이 줄어들 것을 우려했기 때문이다.[55] 그러나 유니세프는 대니 케이Danny Kaye*와 피터 유스티노프Peter Ustinov** 같은 유명인사를 홍보에 활용하고, 어린이들이 할로윈 관습인 "사탕을 줄래, 장난을 칠까trick-or-treating"를 통해 유니세프에 기부할 동전을 모으는 등의 전략을 통해 예산이 크게 늘었으며, 정부와 민간 부문에서 기금을 모으는 능력이 극대화되었다.

* 미국의 희극 배우

** 영국의 배우이자 작가

라이크만은 모리스 페이트Maurice Pate를 유니세프 초대 총재로 지명했다. 폴란드 전후 구호 사업 때 미국 적십자사와 함께 일하면서 알게 된 미국 사업가였다. 페이트는 제2차 세계대전 직후 트루먼 대통령이 유럽의 사회경제적 필요를 분석하기 위해 임명한 허버트 후버Herbert Hoover*** 와도 함께 일했다. 라이크만이 페이트를 지명한 이유는 조직 관리 기술이 뛰어나고 어린이를 도우려는 신념이 있었을 뿐 아니라 공화당원이기 때문이었다. 미국의 변화하는 정치 환경에서 그 점이 중요하다고 생각했던 것이다. 또한 라이크만은 전쟁 전에 미국 아동국을 이끌었고, 전후에는 UNRRA에서 허버트 리먼과 일했던 마사 메이 엘리엇을 발탁해 유럽 국가들에 필요한 구호를 계획하도록 했다.

의사인 라이크만은 이내 유니세프의 기능을 어린이 건강 향상에 집중했다. 그는 의사들로 의료 자문 위원회를 구성해 기구의 보건 사업을 지원했다. 한편 엘리엇은 유럽 어린이의 약 3분의 1을 침범한 구루병에 대처할 계획을 세웠다. 구루병은 비타민 D와 칼슘이 부족해 신체가 쇠약해지는 영양 결핍 질환이다. 유니세프는 긴급 조치로 구루병 고위험군 어린이에게 분유를 제공하는 캠페인을 벌였다. 캠페인을 장기적으로 진행하는 국가는 유제품을 현지 생산하도록 지원했다. 이는 유니세프를 통해 어린이의 필요에 대한 장기적 해결책을 제시하려고 했던 라이크만의 희망이었다.[56]

라이크만은 BCG 백신을 활용한 유럽의 결핵 퇴치 캠페인에 적극적으로 동참해달라는 덴마크 적십자사의 요청에 화답하면서 유니세프

*** 미국 31대 대통령

의 보건 영역을 더욱 확장했다. 1947년 적십자사는 덴마크와 독일 접경 지역에서 백신 접종 사업을 시작했다. 곧 폴란드와 유고슬라비아, 나중에는 독일, 체코슬로바키아, 헝가리에서 결핵 퇴치 지원을 요청했다. 1948년 3월 유니세프는 덴마크 적십자사 및 다른 스칸디나비아 구호 단체와 함께 국제 결핵 캠페인, 소위 "공동 사업단"을 창설했다. 라이크만은 결핵 사업을 유럽에 국한할 것이 아니라 전 세계로 확장할 것을 주장했다. 스칸디나비아 단체들은 유럽 밖으로 사업을 확대하는 것이 탐탁지 않았지만, 유니세프를 끌어들이기 위해 제안에 동의했다. 1951년까지 유럽, 북아프리카, 중동, 남아시아, 남미에서 BCG 예방접종 사업이 시작되어 3천만 명을 검사하고 1,400만 명에게 예방접종을 했다.[57] 국제 결핵 캠페인은 인류에게 고통을 주는 질병을 통제하기 위해 최초로 전 세계가 공조한 사례였다. 1920년대에도 십이지장충과 황열 통제 사업이 전 세계적으로 진행되었지만 단일 사업은 아니었다. 1948년 뉴욕타임스는 국제 결핵 캠페인을 "역사상 가장 위대한 의료 십자군"이라고 묘사했다.[58] WHO가 아니라 유니세프가 첫 번째 캠페인을 시작했다는 사실은 중요하다.

WHO는 유니세프가 갑자기 질병 통제 사업에 참여했음을 알아차렸다. WHO 임시위원회는 업무 영역을 침해한다며 공개적으로 반대했지만, 1948년 제1차 세계보건총회에서 WHO/유니세프 합동 위원회를 구성해 두 기구의 보건 사업을 조율할 것을 권고하자 다소 완화된 입장을 보였다. 크리스홀름을 비롯해 많은 사람이 결핵을 공중보건 비상사태로 인식했기에 '공동 사업단'에 반대하기도 어려웠다. WHO는 유니세프를 대신해 캠페인을 운영할 수도 없었다. 그런 대담한 사업을 지원할 예산이 없었던 것이다. 유니세프는 돈이 있었다.

크리스홀름은 여전히 결핵 캠페인 참여를 주저했다. WHO 결핵 전문위원회는 BCG 백신의 효능을 미심쩍게 생각했다. BCG 백신은 전 세계적으로 사용되었지만 감염 예방 효과를 확증한 연구가 거의 없었다. 감염병 유행 중에 환자-대조군 연구를 수행하는 것은 윤리적으로 옳지 않다. 따라서 중재술의 효과를 부분적으로 확인한 상태에서 WHO는 캠페인을 지원하기로 결정했다. 그런 사례는 마지막이 아니었다(7장). WHO가 의문점들을 무시한 채 결핵 캠페인에 참여했다는 사실은 유니세프의 도전에 맞서 세계보건의 주도권을 유지해야 한다는 압력과 제2차 세계대전 후 위기 대응의 문화 속에서 빠르고 손쉬운 해결책을 받아들일 수밖에 없었던 국제보건 및 개발 조직의 입장을 보여준다.[59]

결국 WHO는 어쩔 수 없이 유니세프를 보건 사업의 동반자로 받아들였다. WHO는 기술 자문과 리더십을 제공하고, 유니세프는 물자 지원을 맡기로 했다. 이에 따라 1951년 WHO/유니세프 합동위원회가 국제 결핵 캠페인을 관리하게 되었다. 라이크만은 결핵 캠페인의 관리 권한을 WHO로 넘기는 데 완전히 만족하지는 않았지만, 한때 그가 지지했던 이 새로운 보건기구와 타협해야 한다는 점도 인정했다. WHO와 유니세프의 동반자 관계는 이후 사업에서도 계속되었으며, 양측 모두에 도움이 되었다. 1950년대 초 매종, 한센병, 말라리아, 트라코마에 대한 합동 사업이 조직되었다. 그러나 두 기구의 동반 관계는 여전히 문제투성이였다.[60]

인도 남부의 결핵 관리 – 놓친 교훈

이번 장을 마치기 전에 인도 남부에서 수행된 WHO/유니세프 합동 BCG 사업의 역사와 질병 사업에 남긴(또는 남겨야 했던) 교훈을 정리하고자 한다. 인도는 최초로 결핵 캠페인에 참여한 개발도상국으로, 국제 결핵 캠페인 지도부가 볼 때 BCG가 전 세계적으로 결핵을 예방하는 데 효과적인 수단이 될지 결정할 중요한 시험대였다.

시작은 순조롭지 않았다. 1949년 초 국제 결핵 캠페인이 사업을 시작한 인도 마드라스에서 현지 지도자들은 이내 BCG 백신을 비난했다. 위생공학자 라만A. V. Raman은 그가 출판하는 월간지 〈민중의 건강People's Health〉에 인도의 BCG 사용을 비판하는 논평들을 게재했다. 그는 이미 위생 개선, 깨끗한 식수, 양질의 주거, 하수 시설 정비 대신 기술적 해결책을 추구하는 인도 정부를 비판한 바 있었다. 라만은 보어 위원회 보고서(5장)의 결론을 상기시켰다. BCG 접종은 임시방편이었다. 이런 입장은 어린이 사망을 줄이기 위한 비타민 A 보충제 보급과 같은 생의학적 해결책이나 질병퇴치사업으로 복잡한 보건 문제에 대처하려는 태도에 대한 인도 비평가들의 주장에서도 반복된다(16장).

라만은 BCG 백신의 불확실한 효능과 안전성을 우려했으며, 국제 결핵 캠페인과 인도 정부가 진행하는 이 거대한 실험에서 인도 어린이들이 실험용 쥐 노릇을 한다고 비난했다. 1949년 2월 4일, 라만은 마드라스에서 열린 한 학술대회에서 안전성이 입증되지 않은 백신 사용에 반대했다. "저는 단지 실험을 위해 우리 아이들이 총알받이와 실험용 쥐처럼 취급된다는 사실에 인도의 이름으로 강력히 항의합니다."[61] 라만은 서양 의학에 반대하지 않았다. 그는 항생제로 결핵을 치료하는 데 찬성했다. 또한 BCG 백신의 효과와 안전성에 불확실한 부분이 있다는 주장을 뒷받침하기 위해 서양 학술지에 발표된 근거들을 인용했다. BCG 백신의 불확실성은 처음부터 결핵 캠페인의 최대 약점이었으며, 라만은 이를 최대한 활용했다.

라만의 비판은 점점 지지를 얻었다. 지역 보건당국과 정치인들도 결핵 캠페인에 대한 지지를 철회하기 시작했다. 1949년 6월 마드라스 지방 정부는 BCG 백신 접종 캠페인에 대한 반대가 타당하다고 판단해, 원래 계획된 세 개의 접종팀 대신 한 개의 팀만 훈련시키겠다고 인도 연방 정부에 통보했다. 부정적인 여론이 수그러들어야 더 많은 팀을 훈련시킬 수 있을 것이었다. 1949년 가을, 마드라스 지방 정부는 인도 연방 정부의 BCG 예방접종 강화 계획에 참여하지 않기로 결정했다.

그러나 1951년 초 마드라스 지역에서 반대가 줄어들었다. 라만이 재정 문제로 월간지 사업을 그만두었기 때문이기도 했다. 또한 국제 결핵 캠페인은 인도에서 BCG 백신의 지역사회 사용 승인 캠페인을 지원했고, 자체적인 매체를 제작해 교육 활동을 강화했다. 그때까지 결핵 캠페인은 대중적 지지를 얻어야 할 필요성을 거의 느끼지 못했다. 초기의 질병 통제 사업처럼 보건 중재술이 가치를 입증할 것으로 생각했던 것이다. 반대 여론이 약화되자 WHO 인도사무소 대표이자 이후 WHO 사무총장이 된 하프단 말러Halfdan Mahler를 비롯한 국제 결핵 캠페인 지도부는 성공을 낙관했다.

그러나 4년 후 저항은 다시 시작되었다. 1955년 8월 인디언 익스프레스는 마드라스 보건부 장관의 말을 인용해 BCG 사업팀이 가는 곳마다 "집단 히스테리"를 유발한다고 보도했다. 반대 여론은 다른 지방으로도 퍼졌다. 인도의 많은 지역에서 투베르쿨린 피부 검사 시행률은 여전히 90%를 넘었지만, 어떤 주에서는 0%로 급감했다. 우타르 프라데시, 안드라 프라데시, 벵골만 건너 버마 양곤, 펀자브주 북부에서도 반대 여론이 보고되었다. 최초의 인도인 총독이자 전 마드라스 주 수상이며 마하트마 간디가 "내 양심의 수호자"라고 칭한 차크라바르티 라자고팔라차리Chakravarti Rajagopalachari가 두 번째 시위의 중심에 섰다. BCG 접종 사업에 대한 그의 저항은 네루 총리 집권 시기 인도 정부가 주도한 현대화에 대한 전반적인 비판의 하나였다. 알려진 것처럼 라자고팔라차리는 라만의 절친이었으며, BCG의 위험성과 부적절함에 대한 라만의 주장을 반복했다. 역사가 크리스티안 맥밀란Christian McMillan이 말했듯, "라자고팔라차리 선생과 지지자들은 외국 전문가들이 만든 계획과 인도 중앙 정부가 인도인의 신체에 강요하는 정책이 점점 강해지는 데 대해 저항했다."[62]

라자고팔라차리의 반대 운동도 결국 약화되었다. 1955년 10월 유니세프는 적극적 반대 운동이 빠르게 수그러든다고 보고했다. 라자고팔라차리의 인도 내 영향력은 컸지만, 결국 BCG 예방접종에 대한 저항은 마드라스에 국한되었다. 그럼에도 이 이야기는 중요하다. 질병 통제에 필요한 기술이 완성되지 않은 상태에서 지역 주민과의 소통과 협력에 힘쓰지 않으면, 질병퇴치사업을 시작할 때 어떤 위험이 발생할 수 있는지에 대해 교훈을 주기 때문이다. 충분한 협력과 소통이 없다면 현지 주민의 저항 때문에 캠페인이 일시 중단될 수도 있다.

1950년대 중반까지 인류의 건강과 복지를 향상하기 위해 다양한 방식으로 참여했던 국제기구들은 건강과 개발에 대한 통합적인 접근에서 벗어나 점차 증가하는 기술 지원 방식의 전략에 집중했다. WHO와 유니세프는 이후 25년을 말라리아와 천연두 퇴치에 바쳤다. 이어지는 두 장은 말라리아와 천연두 퇴치를 위해 노력했던 사람들이 마드라스 BCG 예방접종 캠페인에서 얻은 교훈을 충분히 살리지 못했음을 보여준다.

4부
퇴치의 시대
The Era of Eradication

1955년 봄 멕시코시티 예술의 전당에서 제8차 세계보건총회가 개최되었다. WHO 집행이사회가 제안한 몇 가지 안건이 통과되었다. 원자력 사용과 관련된 건강 문제의 중요성을 확인했고, 공중보건 관련 원자력 전문위원회가 구성되었다. 또한 소아마비 관리 사업을 확대하기 위해 특별 예산 전용을 의결했으며, 검역 절차와 관련된 국제 위생규약을 강화했다. 그러나 총회의 핵심은 지구 상에서 말라리아를 완전히 퇴치한다는 목표 아래 말라리아 사업의 예산을 늘리기로 한 것이었다. 이로써 말라리아 퇴치사업이 시작되었다. 4년 후인 1959년 세계보건총회는 두 번째 질병인 천연두를 퇴치하자는 비슷한 안건을 통과시켰지만, 천연두 캠페인은 1966년 천연두 퇴치 노력을 강화하기로 합의한 후에야 비로소 시작되었다.

WHO는 1950년대와 1960년대에 환경 보건 사업, 보건 전문가 교육, 보건 통계 수집 및 발표, 모자보건, 보건 서비스 개발 등 다양한 보건 사업에 참여했다.[1] 또한 매종, 성매개 감염병, 한센병, 트라코마, 결핵 캠페인을 시작했다. 그러나 국제보건 활동의 대부분은 여전히 말라리아와 천연두 통제 사업이 차지했다. 거의 25년간 여러 국제 구호 단체 및 양자 구호 단체bilateral aid organization에서 상당한 지원을 받았고, 자금 및 인력 측면에서도 다른 보건 사업을 능가했다.

두 캠페인의 결과는 매우 달랐다. 말라리아는 26개국에서 퇴치하는데 성공했지만, 전 세계적 퇴치는 실패했다. 1969년 WHO는 실패를 인정해 명성과 권위에 큰 타격을 입은 채 캠페인을 종료했다. 그 여파는 계속 WHO를 괴롭혔다. 수직적 질병 사업의 가치가 재평가되고, 말라리아 통제를 위한 모든 노력이 약화되었다.

천연두 퇴치는 매우 다른 결과와 유산을 남겼다. 예방접종 사업을 강화해 천연두가 풍토병인 국가가 빠르게 감소하자, 사업에 필요한 자원이 집중되었다. 1977년 마지막 천연두 환자가 확인되었고, 3년 후 WHO는 천연두 퇴치를 선언했다. 천연두 사업만 극적인 성공을 거둔 것은 아니지만, 인류 건강의 향상을 위한 WHO 노력의 최고 정점이었음은 부인할 수 없다. 천연두 퇴치의 성공으로 질병 퇴치 프로그램들이 부활했고, 이후 30년간 국제보건 사업 형성에 중요한 계기가 마련되었다. 천연두 퇴치사업에 뛰어들었던 핵심 인력은 기존 국제보건 기구와 새로 설립된 기구의 지도자가 되었다.

일반적으로 말라리아는 "나쁜" 캠페인이었고 천연두는 "좋은" 캠페인이었다고 치부할 정도로 다른 결과를 낳았지만, 두 질병퇴치사업은 사업 시작, 조직 방식, 수행 과정에 공통점이 많다. 두 사업 모두 1950~1970년대 국제보건 활동의 주류였던 개발 및 기술 지원 문화의 결과였다. 더 중요한 점은 세계보건의 역사에서 볼 때 20세기 초 국제보건의 주류였던 대규모 캠페인을 통한 질병 제거 전략으로 되돌아갔다는 것이다. 20세기 초의 사업들처럼 공중보건 기술을 활용했고, 두 질병으로 가장 크게 고통받는 국가 밖에서 계획되었다. 두 사업 모두 다양한 방식으로 지역 상황에 적응하고, 지역 보건당국 및 주민과 협력해 가면서 보편적으로 적용 가능하고 일관된 사업 계획을 수립하려고 노력했다. 마지막으로 두 사업 모두 질병 발생과 관련된 사회경제적 조건을 바꾸지 않아도 강력한 의료기술의 활용과 잘 조직된 통제 노력으로 질병을 퇴치할 수 있다는 관점에 기반을 두었다.

두 사업의 역사를 꼼꼼히 살펴보는 것은 중요하다. 두 사업은 아주 오랫동안 국제보건 환경의 주류였으며, 그 전에 시행된 WHO와 유니세프의 공동 질병 통제 사업처럼 전 세계 국가가 이를 통해 협력 관계를 구축했고 인류의 건강 개선을 위해 더 큰 규모로 단결했기 때문이다. 여러 국가의 수많은 보건의료인이 그 노력에 동참했다. 이들의 참여로 세계보건이라는 개념이 구체화된 협력 네트워크가 만들어졌고 확대되었다. 결코 쉬운 일이 아니었다. WHO 본부와 지역 사무소 사이에, WHO와 정부들 사이에 의견이 빈번하게 엇갈렸으며, 매번 주의 깊게 협상해야 했다. 그럼에도 두 사업을 통해 세계보건 또는 국제보건의 개념이 크게 발전한 것은 부정할 수 없는 사실이다. 마지막으로 두 사업은 국제보건의 미래 활동에도 큰 족적을 남겼다.

사업 참여자, 보건 전문가, 최근에는 역사가와 정치학자들까지 두 사업을 후향적으로 연구했다. 이런 후향적 연구는 대체로 말라리아 퇴치사업을 비판하고, 천연두 퇴치사업은 찬양한다(최근의 역사학자들은 천연두 캠페인에 대해 더 비판적이다).[2] 그렇게 함으로써 보건 캠페인을 조직하는 데 효과적인 것과 효과적이지 않은 것을 단정짓는다. 이런 결론은 미래 보건 전략의 형성과 세계보건에 대한 특정한 접근 방식의 발전에 계속 활용된다.

7장과 8장은 두 질병 사업의 역사를 비교한다. 7장은 말라리아와 천연두 퇴치가 결정되는 과정을 살핀다. 어떻게 두 가지 감염병을 전 세계적으로 퇴치할 수 있다고 생각했을까? 그런 결정은 과학적 지식만큼이나 정치적 상황 덕분이었다는 것이 나의 주장이다. 8장은 두 사업이 어떻게 조직되고 실행되었는지 비교한다. 그 역사를 비교하면서, 두 사업을 "실패" 또는 "성공"으로 규정한 상황을 다시 살피고, 그 근거 또한 상세하게 짚어본다. 두 사업을 비교하려면 사업 실행의 차이뿐 아니라, 두 병원체의 생물학적 특성, 감염병의 통제와 퇴치에 사용된 의학 기술의 근본적인 차이도 고려해야 한다. 이를 위해서는 생물사회학적biosocial 분석이 필요하다.

7 불확실한 시작

Uncertain Beginnings

말라리아와 천연두 퇴치사업에서 가장 놀라운 점은 그런 일이 실제로 일어났다는 것이다. 두 감염병의 퇴치 전략은 효과가 있을지 불확실했고, 목표의 타당성에 대해서도 논란이 있었다. 완수는커녕 시작하기도 어려울 정도로 재정이 부족했으며, 누가 이끌 것인지에 대해서도 의견이 갈렸지만, 어쨌든 사업은 시작되었다. 두 사업은 성공 가능성을 여러 측면에서 합리적으로 평가한 결과라기보다, 1950년대 초 WHO와 다른 국제기구들이 건강과 개발에 대한 광범위한 접근에서 벗어나게 된 요인들이 촉발한 일종의 과도한 믿음을 갖게 된 덕에 결정되었다. 즉, 새로운 의료 기술의 발견, 사회 개발을 위해 전면적으로 투자하지 않고 보건 사업만으로 주요 보건 위협을 해결할 수 있다는 자신감, 세계보건에 대한 위기감, 신속한 건강 개선으로 경제 발전을 촉진할 수 있다는 믿음, 전후 시대의 정치적 긴장, 국제보건의 선두를 차지하기 위한 경쟁 등 모든 요인이 말라리아와 천연두를 퇴치하자는 결정에 영향을 미쳤다. 결정이 내려진 과정을 따라가면 1950년대와 1960년대 WHO의 활동과 국제보건의 형성 과정에서 정치가 어떤 역할을 했는지에 관해 많은 것을 알 수 있다.

말라리아 퇴치 – "논리적으로 다른 선택은 없다"

1953년 브록 크리스홀름에 이어 마르콜리노 칸다우Marcolino Candau가 WHO 사무총장으로 취임했다. 그는 1955년 5월 멕시코시티에서 열린 세계보건총회에서 세계 말라리아 퇴치사업을 지지하면서 다음 사실을 언급했다. 첫째, 세계 여러 곳에서 보건의료인들이 말라리아 통제를 위해 잔류 살충제, 특히 DDT를 사용해 큰 성공을 거두었다. 둘째, 이탈리아, 그리스, 베네수엘라, 크레타, 실론, 모리셔스 등 여러 국가에서 잔류성 살충제로 말라리아를 퇴치하는 것이 경제적, 기술적으로 실현 가능하다는 것을 확인했다. 셋째, DDT와 살충제에 대한 모기의 내성이 증가한다는 근거가 늘고 있으며, 이는 보건당국의 말라리아 통제 능력을 위협한다. 칸다우는 덧붙였다. "논리적으로 다른 선택은 없습니다. 말라리아 퇴치사업은 타당하고, 특별한 기회도 있으며, 가능한 빨리 실행해야 합니다. 시간이 절대적으로 중요합니다."[1]

전 세계에서 말라리아를 퇴치하자는 칸다우의 주장은 살충제로 말라리아를 퇴치할 수 있다는 믿음과 살충제에 대한 모기의 내성이 빠르게 늘어 말라리아 퇴치 기회를 놓칠 수 있다는 두려움에 근거했다. 지지자들은 사업 비용이 크지만 일회성 지출이며, 결국 반복적인 말라리아 통제에 들어가는 엄청난 비용을 절약할 수 있다고 주장했다. 또한 전 세계 열대 지역의 경제 발전을 가로막는 주요 장애물 중 하나를 없앨 수 있다고도 역설했다. 마지막으로 퇴치사업을 통해 말라리아 유행국의 보건의료도 발전할 수 있다고 덧붙였다.[2]

그러나 당시 많은 국가의 보건당국은 WHO가 세계 건강 증진을 위한 주요 사업으로 말라리아 퇴치를 추진하기로 한 결정에 놀랐다. 회의론자들은 어마어마한 재정적, 물류적 어려움을 지적했다. 또한 퇴치 노력으로 말라리아 토착 국가 주민들의 말라리아에 대한 후천 면역이 감소할 수 있으며, 만약 완전히 퇴치하지 못하면 그들의 건강을 위협할 것이라고 경고했다.

1955년 세계보건총회의 말라리아 퇴치 결의안 통과는 몇 가지 측면에서 당혹스러웠다. 우선 많은 개발도상국에서 말라리아 퇴치는 고사하고, DDT로 말라리아 모기를 통제할 수 있는지조차 알려지지 않았다. 1955년 2월 말 DDT에 대한 자료를 검토한 WHO 집행이사회는 진흙 표면에 DDT가 흡수될 경우 잔류 효과가 감소할지에 대해서는 알려진 바 없다고 확인했다. 초기 DDT 사용에 성공한 지역은 주택 건축 시 대부분 진흙으로 벽을 만들지 않았다. 한 WHO 집행위원은 말라리아 유행 지역은 진흙 주택이 가장 흔하기 때문에 이 점은 심각한 문제라고 지적했다. 말라리아 퇴치 지지자들도 많은 개발도상국에서 사업에 투입할 인력이 부족하고 체계적으로 운영되지 않아 DDT가 오용될 가능성이 있다고 우려했다. 널리 존경받는 역학자로 말라리아 퇴치를 가장 강력히 지지한 폴 러셀도 직접 경험을 통해 질병퇴치사업에서 발생하는 혼란과 구조적인 어려움을 잘 알고 있었다.

말라리아 퇴치 결의안이 통과되었을 때는 지지자들조차 사하라 이남 아프리카에서 말라리아가 빠른 시일 내에 퇴치될 것이라고 믿지 않았다. 폴 러셀과 말라리아 퇴치 전략의 기반이 된 수학 모델을 개발한 역학자 조지 맥도널드George MacDonald는 물류 문제, 공중보건 역량 부족, 말라리아를 전파하는 감비아 학질모기Anopheles gambiae의 효율성 때문에 향후 몇 년간 아프리카의 말라리아 퇴치는 쉽지 않다고 결론 내렸다. 세계보건총회에 참석한 몇몇 국가 대표단도 동의했다. 아프리카에서 말라리아를 퇴치할 수 없다면, 어떻게 세계 모든 지역에서 말라리아를 없앨 수 있을까?

말라리아 퇴치에 얼마나 많은 비용이 들지, 자금을 어떻게 조달할지, 얼마나 오래 걸릴지 아무도 몰랐다. 몇몇 대표단은 아무리 추정 금액이고 사업이 시작되면 추가 예산을 쓸 수 있다고 해도, 집행이사회가 제안한 예산 규모가 불충분하다고 언급했다.[3] 제안서는 말라리아 특별 계정을 만들어 각국이 "자발적" 기여금을 낼 것을 촉구했다. 그러나 어느 국가가 얼마나 재정적으로 기여할지는 아무도 몰랐다. 더욱이 미국, 영국을 비롯한 여러 나라가 특별 계정의 설치에 반대했다.

말라리아 퇴치 계획의 실행 방법에 대해서도 의견이 분분했다. 범미위생국 사무처장이자 퇴치 전략을 지지한 프레더릭 소퍼는 전파 중단이 아니라 지역 주민에서 기생충이 관찰되지 않을 때까지 살충제를 사용해야 한다고 믿었다. 폴 러셀과 WHO 말라리아 책임자인 에밀리오 팜파나Emilio J. Pampana 등은 말라리아 전파가 중단되면 DDT 분무를 중단하고, 보건의료 서비스를 통해 지역에 남은 마지막 말라리아 환자들을 진단, 치료해야 한다고 주장했다. 이렇게 하면 사업비를 절약하고 모기가 내성을 발달시킬 위험도 낮출 수 있었다. 결국 러셀과 팜파나가 지지한 전략이 채택되었다.

가장 당혹스러운 사실은 "전 세계 말라리아 퇴치사업 결의안"이 1955년 5월 세계보건총회에서 논의되고 투표에 부쳐지기 전까지 말라리아 전문위원회에서 검토된 적이 없다는 점이었다.[4] 말라리아 전문위원회는 1947년부터 말라리아 관리와 미래 전망을 검토하고, 말라리아 통제 방법을 개선할 권고안을 내기 위해 정기적으로 회의를 개최했다. 제8차 세계보건총회에 앞서 열린 1953년 마지막 회의에서 위원회는 말라리아 퇴치 목표를 지지했다. 그러나 DDT와 기타 살충제에 의존한 통제 방법에 대해서는 큰 우려를 보였다. 위원회는 "잔류 살충제의 효과에만 의존하면, 상당한 효과가 있는 다른 모기 통제 방법을 폄하할 수 있다"면서, 대신 "농업과 사회적 환경 변화" 등 광범위한 접근의 활용을 지지했다. 말라리아 위원회는 다양한 역학적 환경에서 살충제의 적용과 효과에 관해 모르는 사실이 많다고 지적하면서, 더 많은 연구를 촉구했다. 또한 얼룩날개모기의 살충제 내성이 몇몇 지역에서 발생했지만 아직 통제 활동을 약화시킬 정도는 아니라고 지적했다. 역시 더 많은 연구를 권고한 것이다. 말라리아 퇴치를 지지한 국가 대표단은 이런 문제를 대체로 무시했다.[5]

이런 우려 때문에 말라리아 퇴치의 불확실성과 사업 실패 시 많은 비용이 낭비되는데도 왜 WHO가 말라리아 사업을 시작했는지 의문이 제기되었다. 몇 가지 요인이 있다. 우선 처음부터 말라리아 통제는 WHO의 중심 사업이었다. 1948년 1월 WHO 임시위원회 제5차 회의에 참석한 미국 대표단은 WHO가 "역량을 집중하고" 최신 과학 기술을 적용해 주요 식량 생산 지역에서 말라리아를 통제해달라고 요청했다.[6] 미국은 미주연구소가 남미에 있던 시절부터 기술 지원 프로그램의 일환으로 국제 말라리아 퇴치 활동에 자금을 지원하는 등 막대한 투자를 했다. 미국의 제안은 WHO 임시위원회에서 승인되었고, 1948년 제2차 말라리아 전문위원회에서 채택되었다.[7] 말라리아 위원회는 "전 세계 말라리아를 통제할 국제적 사업"을 주문했다. 1948년 5월 최초로 세계보건총회에 모든 대표단이 참석했을 때, 대표단은 말라리아 통제를 최우선 과제로 선정하는 안건에 투표했다. 1948년부터 1955년까지 말라리아 퇴치사업은 WHO 전체 예산의 약 25%를 차지했다.

미국의 지원은 WHO가 초기 주요 활동으로 말라리아 퇴치를 선택하는 과정에 중요한 요소였다. 그러나 DDT를 이용한 말라리아 통제에 성공하자 전 세계 보건당국은 말라리아가 국가 보건 프로그램의 일차 목표가 되어야 한다고 믿기 시작했다. 말라리아 퇴치가 제안되었을 때, 말라리아가 심각한 공중보건 문제였던 모든 국가가 이미 살충제를 이용한 통제 사업을 시행하고 있었다.

초기의 성공, 많은 국가가 수용하고 참여한 점, 미국의 지원 등으로 말라리아 사업이 1940년대와 1950년대 WHO의 주요 보건 활동이 된 이유를 설명할 수 있다. 그러나 왜 WHO가 말라리아 관리 목표를 통제에서 퇴치로 바꾸었는지 설명하기에는 부족하다. WHO와 유니세프는 1950년대 초 여러 질병 통제 캠페인을 벌였지만(6장), 어떤 사업도 퇴치를 목표로 삼지 않았다. 제8차 세계보건총회에서 말라리아 퇴치를 두고 벌어진 갑론을박을 되짚어보면, 퇴치로 전환하는 데 작용한 결정적인 요인들을 알 수 있다. 많은 대표단이 말라리아를 퇴치할 수 있는 살충제의 잠재력과 발빠르게 움직이지 않으면 살충제 내성 때문에 이런 잠재력이 약화될 것이라는 사무총장의 우려에 공감했다. 당시 살충제 내성의 근거는 제한적이었지만 대표단은 내성 문제가 더 심각해질 것이라는 두려움에 공감했는데, 이는 폴 러셀이 1955년 멕시코시티 회의에서 "현재 말라리아를 통제할 수 있는 만족스러운 대체 수단이 없다."고 지적했기 때문이다. 제5차 말라리아 전문위원회가 살충제 사용에 과도하게 의존한다고 경고했지만, 1955년까지 말라리아 퇴치는 점점 더 살충제에 의존했다.

제2차 세계대전 후 DDT와 다른 살충제에 대한 의존이 급속히 늘면서, 이전에 사용된 말라리아 퇴치법은 거의 모두 사라졌다. 전쟁 후 새로운 살충제에 대한 연구를 지원하기 위해 화학회사에서 대학으로 자금이 유입되자 이런 추세는 더욱 강해졌다. 미국 농무부는 1945년부터 1953년까지 25종의 새로운 살충제가 도입되었다고 추정했다.[8] 한 관찰자는 이렇게 썼다.

> 그 결과 살충제 산업의 확장은 너무 빨라져, 해충 방제 기술 분야는 아스팔트 도로를 깔 때 사용하는 증기롤러로 밀어붙이는 수준이었다. 곤충학자를 비롯한 해충 방제 전문가들은 살충제라는 소용돌이 속으로 빨려 들어갔고, 이후 수십 년간 새로운 살충제의 개발, 생산, 평가에 몰두한 나머지 해충 방제가 본질적으로 생태학적 문제라는 사실을 잊었다. 한 세대에 걸쳐 교수와 연구원들은 해충 관리를 화학물질에 의한 통제와 같은 뜻으로 생각했다.[9]

갈수록 살충제에 의존하게 되고 얼룩날개모기가 살충제에 대한 내성을 점점 키우고 있다는 사실은 아직 말라리아 통제 노력을 심각하게 저해할 정도는 아니었지만, 신속하게 행동을 취하게 된 주요 동기였다.

살충제 의존도가 높아진 것은 말라리아 퇴치 결정에 또 다른 영향을 미쳤다. 제2차 세계대전 후 대부분의 살충제는 미국에서 생산되었다. 몬트로스, 몬산토, 허큘리스, 듀퐁 등 미국 최대의 화학 회사들이 살충제를 생산하고 해외에 판매했다. 전쟁이 끝나고 DDT를 활용한 수많은 질병 캠페인을 지원했던 UNRRA이 해체되자 전 세계 살충제 수요가 크게 감소했다. 생산량과 가격도 하락했다. 기업들은 폴 러셀을 비롯한 공중보건 관료들에게 로비를 해서 살충제를 활용한 말라리아 통제 사업을 확대하고자 했다. 허드슨 같은 살포 장비 제조업체는 물론, 클로로퀸 등 항말라리아 약품을 제조하는 머크 같은 제약 회사도 말라리아와의 전쟁을 통해 큰 이익을 얻었다.[10]

대표단은 세계보건총회의 최종 결정에 두 가지 주요 쟁점을 추가했다. 첫째, 이미 다른 국제기구는 퇴치 전략을 채택했다. 1954년 범미위생국과 서태평양, 동남아시아 지역 말라리아 회의(제2차 아시아 말라리아 회의) 참가국들은 투표를 통해 말라리아 통제에서 퇴치로 전환하기로 했다. 1955년 1월 말 파키스탄에서 개최된 전국 말라리아 회의에서는 "말라리아 통제 프로그램의 목표는 5년 안에 파키스탄에서 말라리아를 퇴치하는 것"이라고 합의했다.[11] 이런 결정은 WHO의 말라리아 관리 전략의 전환이 국가 및 지역의 관심과 정책에 얼마나 큰 영향을 받았는지 보여준다. 마침내 1955년 4월 유니세프도 말라리아 통제 프로그램을 퇴치로 전환하는 것을 지지한다는 문서에 서명했다.

1955년 5월 멕시코에서 세계보건총회가 개최되었을 때, 사실상 말라리아 퇴치는 이미 각국의 보건전략에 포함되었고 지역기구들도 이를 받아들였다. 더 중요한 변화는 국제보건 리더십에 새롭게 등장해 WHO의 라이벌이자 주요 지원 세력이 된 유니세프가 말라리아 퇴치를 채택하면서 시작되었다(6장). 멕시코 총회에 참석한 대표단은 둘 중 하나를 선택할 수 있었다. 말라리아 퇴치에 동참하거나, 참여하지 않는 것이었다. 후자를 선택했다면 WHO의 리더십은 심각한 타격을 받았을 것이다. 관련 논쟁에서 가장 중요한 발언은 폴 러셀의 주장이다. "WHO는 이미 말라리아 퇴치사업에서 지도자적 위치에 있으며, (말라리아 퇴치를 위해) WHO 사무총장이 겸손하게 제안한 방식으로 조직을 확장하지 못해 기구의 지도력이 발휘되지 못한다면 매우 참담할 것입니다."[12]

둘째, 대표단은 늘어나는 살충제 내성을 우려하는 한편 말라리아 연구 및 통제 자금을 관리하는 정치인들의 저항도 걱정했다. 정치인들은 초기 말라리아 사업 성공에 만족했으나, 관심은 이내 수그러들었다. 일찍이 폴 러셀은 1948년 일기에 미 국립보건원 내에 말라리아 연구를 중단하려는 움직임이 있다고 썼다. 1948년 1월에 열린 국립보건원 회의의 초점은 "말라리아 연구의 지속을 어떻게 정당화하고, 어떤 근거를 제시할 수 있는가?"라는 질문이었다.[13] 그해 9월 국립보건원 말라리아 부서 회의에서는 6개 부서를 3개로 통합하고, 말라리아와 열대질환 연구부서를 통합하자는 국립보건원장의 제안을 논의했다. 러셀은 말했다. "말라리아를 이미 끝난 이야기로 여기는 경향이 있지만, 사실 지금이야말로 말라리아를 강조해야 할 때다."[14]

소퍼 또한 서구 관료들이 말라리아와의 전쟁에서 승리한 것처럼 여기고 안일하게 대응하면 위험을 초래할 것이라고 경고했다. 미주 대륙에서 잘 조직된 말라리아 퇴치사업의 시행을 옹호한 소퍼는 이렇게 말했다. "과거 말라리아가 재앙적인 결과를 일으킬 때는 큰 관심이 있었지만, 이제 관심이 식은 국가에서는 다른 형태의 저항, 즉 예산을 관리하는 관료들의 저항이 나타나기 시작했다. 이런 형태의 저항이 뿌리내리기 전에 모든 감염원을 근절하는 것이 가장 중요하다."[15] 브라질의 M. J. 페레이라 교수는 1955년 멕시코 세계보건총회에서 관료의 저항에 대해 이렇게 말했다. "특정 국가의 관리 사업은 매우 성공적이었고, 말라리아 발생이 아주 낮은 상태로 유지되었다. 정부는 이런 상황에 만족하는 경향이 있으며, 매개 모기가 살충제 내성을 키울 위험이 있으며 말라리아의 완전한 퇴치가 시급하다는 점을 깨닫지 못하면 퇴치 노력을 줄일 수 있다."[16]

소퍼나 러셀 등 말라리아 통제 사업의 선구자들이 볼 때, 말라리아 퇴치는 이 주제에 넌더리가 난 관료와 보건 공무원에게 다시 활력을 불어넣을 방법이었다. 일회적, 한시적으로 말라리아 통제에 투자해 동료 시민의 보건과 발전에 결정적인 돌파구가 마련된다고 약속할 수 있었던 것이다. 소퍼와 러셀 등은 완전 퇴치라는 목표가 없으면 말라리아 통제를 위한 지원과 자원이 고갈되고, 이미 얻은 성과조차 사라질 것을 두려워했다. 퇴치사업에도 위험은 따른다. 이미 알려진 말라리아 통제 사업의 문제 외에도 본격적으로 퇴치에 나섰을 때 예상치 못한 문제가 생길지도 몰랐다. 그러나 모든 것을 감안해도 기존 말라리아 관리 정책을 유지한다는 것은 도저히 지지할 수 없었다. 말라리아 퇴치가 실제로 가능하다고 믿든 믿지 않든, 퇴치라는 목표는 말라리아 통제 노력에 다시 활기를 불어넣을 것이었다. 21세기 들어서도 똑같은 논리가 말라리아 퇴치 노력의 재개에 중요한 역할을 했다.

마지막으로 말라리아 퇴치를 추진한 데는 당시 WHO 사무총장이었던 칸다우의 역할이 중요했다. 칸다우는 세계보건총회 의제 상정에 큰 영향을 미쳤기에, 그의 적극적인 지원이 없었다면 말라리아 퇴치안은 총회를 통과하지 못했을 것이다. 반면 칸다우가 미지근하게 반응했기 때문에 천연두 캠페인은 실질적인 재정 지원을 받지 못하고 몇 년간 지연되었다. 칸다우는 왜 말라리아 퇴치를 지지했을까? 한 가지 설명은 그의 초기 경력에서 찾을 수 있다. 브라질 출신인 칸다우는 한 세대의 국제보건 지도자들에게 개별 질병 퇴치를 통한 건강 개선을 가르친 존스 홉킨스 보건대학원에서 공중보건과 말라리아학을 전공했다. 브라질로 돌아온 칸다우는 보건의료 영역에서 여러 직책을 맡았다. 가장 중요한 점은 프레더릭 소퍼 휘하에서 브라질의 말라리아 통제 프로그램에 몇 년간 참여한 것이다. 이런 활동을 통해 칸다우는 질병 통제 프로그램의 이점을 이해하게 되었다.

1950년 칸다우는 스위스 제네바에서 WHO 보건의료 서비스 조직 국장으로 일했다. 1년 뒤에는 자문 서비스 담당 사무총장보로 임명되었다. 1952년 그는 워싱턴 D.C.로 이주해 범미위생국 부국장으로 소퍼와 함께 일했다. WHO 사무총장직이 공석이 되자 소퍼는 칸다우에게 출마를 권유했다.[17] 경력 초기에 말라리아 관리 사업을 맡았고 소퍼와 오랜 친분이 있었음을 고려할 때, 칸다우가 처음부터 말라리아 퇴치를 지지하고, 제8차 세계보건총회에서 말라리아 퇴치를 제안한 것은 당연하다.

이렇게 해서 완전 퇴치 가능성, 재정 문제, 통제 대비 퇴치사업의 이점 등에 불확실성이 있었음에도, 세계보건총회는 말라리아 통제에서 퇴치로 전환하는 결의안을 통과시켰다. 살충제의 효과, 살충제 내성의 위협, 말라리아 통제의 미래, 전 세계적으로 국제보건을 주도하는 WHO의 역할에 대한 희망과 두려움을 모두 반영한 결정이었다.

천연두 퇴치사업의 시작

1958년 천연두 퇴치사업이 시작될 때의 환경 역시 말라리아 사업과 마찬가지로 매우 불확실했다. 어쩌면 말라리아 퇴치를 결정했던 것보다 더 근거 없는 믿음에 기반했는지도 모른다. 1953년 WHO 사무총장 크리스홀름은 천연두 퇴치를 제안했다. 이 사업이 회원국들에게 WHO의 중요성을 보여줄 수 있다는 것이었다. 어쩌면 범미보건국 사무처장이었던 소퍼의 움직임을 알았는지도 모른다. 동결 건조 천연두 백신 개발에 고무된 소퍼는 1950년에 미주 지역 보건부 장관들에게 천연두 퇴치를 위해 미주 대륙 차원의 전략을 채택해야 한다고 촉구했다. 당시에는 WHO가 그렇게 큰 사업을 해야 한다고 믿는 사람이 거의 없으므로 크리스홀름이 제안한 안건은 부결되었다.

1958년 소련은 미국 미네소타에서 열린 세계보건총회에서 전 세계적인 천연두 퇴치를 위해 새로운 내용을 제안했다. 소련은 1949년에 WHO에서 탈퇴했었다(6장). 소련의 천연두 퇴치 제안은 WHO 재복

귀를 암시함과 동시에 WHO 의제 구성에 적극적인 역할을 하고 싶어 하는 열망을 보여주었다. 소련은 이미 1930년대에 행정 기반이 거의 없는 러시아 중앙아시아 공화국 지역에서 저품질의 불안정한 백신으로도 천연두를 퇴치하는 데 성공했다. 이제 그들은 이웃 아시아 국가에서 천연두가 재유입되는 것을 막으려고 했다. 소련은 열에 강한 동결 건조 백신이 개발되어 천연두를 퇴치한 국가는 자국민에게 계속 예방접종을 하거나 국경 보호 조치를 취할 필요가 없으므로 어디나 천연두를 퇴치할 수 있다고 주장했다.[18] 국가 수준의 예방접종을 무기한 지속하는 것보다 잘 조직된 전 세계적 캠페인 쪽이 비용도 적게 든다고도 했다. 참가국들은 소련의 제안에 호응해 WHO 사무총장에게 다음 세계보건총회에서 이 제안의 행정적, 기술적, 재정적 영향에 대한 보고서를 준비해달라고 요청했다. 천연두 퇴치 캠페인에 대한 칸다우의 보고서와 제안서는 1959년에 채택되었다.

그러나 칸다우는 천연두 퇴치 가능성을 의심했다. 소련의 제안대로라면 전 인류를 대상으로 집단 예방접종을 해야 했다. 많은 나라가 아직 WHO에 가입하지 않았고, 세계 인구의 상당수가 접근이 어려운 오지에 사는데 어떻게 그런 일이 가능할까? 더욱이 당시 천연두 백신은 접종하기가 쉽지 않았다. 세심한 훈련을 받은 접종자가 바늘로 몇 번씩 찌르거나 고통스러운 회전식 채혈침(랜싯)을 이용해 출혈을 일으키지 않고 충분한 양의 백신을 피내로 접종해야 했다. 백신 품질도 편차가 매우 커서 접종 실패율이 상당히 높았다. 설상가상으로 유니세프는 재정 문제로 말라리아 퇴치 프로그램에 물자 지원이 어렵다고 WHO에 통보했다. 결국 칸다우와 미국 대표단은 WHO 예산의 3분의 1을 차지하는 말라리아 퇴치에 집중했으며, 천연두 캠페인에 추가 예산을 편성하는 데 반대했다. 칸다우에게는 천연두 퇴치를 최우선 과제로 삼지 못할 이유가 충분했다.

천연두 퇴치사업에는 겨우 연간 10만 달러의 예산이 할당되었으므로 적극적으로 접근할 수도 없었다. 이후 6년간 사업은 시들했다. 1960년부터 1966년까지 천연두 퇴치에 대한 지출은 WHO 총 지출의 0.6%에 불과했다.[19] 그러나 천연두 관리와 국제보건을 둘러싼 상황은 변하고 있었다. 미 육군이 개발하고 자메이카, 브라질, 페루, 통가에서 임상시험에 성공한 급속 주사Ped-O-Jet 등 접종 기술의 발전에 힘입어 대규모 인구집단에서 거의 100%에 가까운 효과로 신속한 백신 접종이 가능해졌다. WHO 투표권을 가진 회원국의 구성도 변했다. 1955년에는 주로 유럽과 미주 대륙을 대표하는 51개 회원국만 있었다. 중국과 일본을 제외한 대부분의 아프리카와 아시아 지역은 유럽 식민당국이 대표했다. 그러나 이 지역 국가들이 독립하면서 WHO 회원국 수는 크게 늘어 1965년에는 121개국이 세계보건총회에 참가했다. 많은 신규 회원국이 천연두를 심각한 문제로 인식했고, 퇴치를 위한 지원을 늘려달라고 WHO에 촉구했다.

1965년 5월 세계보건총회에서는 천연두 캠페인의 진전이 느리다는 불만이 나오면서, WHO가 천연두 퇴치 목표를 재확인하고 사무총장에게 "전 세계 천연두 퇴치에 필요한 재정과 기타 자원을 다시 찾아볼 것"을 촉구했다.[20] 이듬해 칸다우는 천연두 퇴치를 지원하기 위해 WHO 일반 예산에 240만 달러를 추가했다. 예산안은 천연두 현황 및 퇴치 계획서와 함께 세계보건총회에 제출되었다. 도널드 헨더슨Donald

Henderson은 미국 질병통제예방센터Centers for Disease Control, CDC의 전신인 미국 감염병센터US Communicable Disease Centre 소속으로 계획서 작성을 주도했고, 결국 천연두 퇴치사업을 이끌었다. 칸다우는 예산안을 제출하면서 천연두 퇴치를 지지하지만, 이 목표 때문에 보건의료 서비스 발전이 줄어들어서는 안 된다고 경고했다. 하지만 1955년 말라리아 퇴치를 논의할 때 칸다우는 비슷한 우려를 표명하지 않았다.

예산안에 대한 토론은 3일간 계속되었다. 이미 WHO 기금의 상당 부분을 제공한 선진국들은 훨씬 많은 지원을 해야 하는 예산안 승인을 주저했다. 미국은 다른 여러 나라와 함께 퇴치안을 지지했지만, 천연두 예산을 포함해 제안된 증가분을 절반으로 줄이는 대안도 제시했다. 이 예산안도 접수되었지만 아프리카, 아시아, 남미의 개발도상국들은 칸다우의 예산안과 천연두 사업 제안서를 지지했다. 결국 예산안과 제안서는 필요한 득표수인 정원의 3분의 2를 단 2표 차이로 통과했다. WHO 역사상 부결 가능성이 가장 높았던 예산 투표였다. 그럼에도 공여국들이 지지하지 않았기 때문에 사업의 미래는 불투명했다. 칸다우도 열의가 부족하기는 마찬가지였다. 투표 직후 그는 WHO 지역사무처장들을 개별적으로 만나 천연두 퇴치 가능성에 의문을 제기하고, "회원국에 말라리아 퇴치와 비슷한 또 다른 특별 사업을 강제하는 것"에 대해 경고했다.[21]

더욱 주목할 점은 1966년 천연두 퇴치 논쟁이 사업 실현 가능성이 아니라 재정에만 초점을 맞췄다는 것이다. 실현 가능성을 가장 믿었던 대표단의 의견조차 말라리아 퇴치사업에서 나타난 문제들을 피하기 위해 실제 수행 과정을 점검하고 더 적은 예산으로도 가능하도록 천천히 시작하는 것이 좋겠다는 정도였다. 천연두 퇴치에 대해서는 알려지지 않은 것이 많았다. 세계보건총회 대표단은 인류가 천연두에 대해 알고 있던 사실 정도로는 안심이 되지 않았다. WHO 내부에서도 여전히 반대하는 사람이 많았다. 사무총장인 칸다우도 천연두 퇴치 목표가 달성될지 의심하며, 말라리아 퇴치사업 실패로 인해 WHO는 이미 당혹스러운 입장이라고 걱정했다. 천연두 사업에 차질이 생긴다면 WHO에 대한 신뢰가 완전히 무너질 수 있었다. 퇴치사업을 실질적으로 수행할 WHO 지역사무소 관료들도 회의적이었다. WHO 동남아시아 지역사무소 사무처장은 이렇게 썼다. "우리가 볼 때 보건의료 서비스의 조직적, 행정적 문제와 심각한 사회경제적, 재정적 어려움 때문에 동남아시아 국가들이 빠른 시일 내에 천연두를 퇴치하기는 어려울 것이다."[22]

다른 지역사무소 사무처장들도 천연두 퇴치가 우선순위가 낮고, 필수 보건의료 서비스 제공 역량 개발이라는 중점 목표에서 벗어났다고 보았다. 이런 우려에 대한 반응이자 어쩌면 천연두 퇴치 캠페인을 의도적으로 약화시키려는 시도로 칸다우의 두 사무부총장은 투표 후 2개월이 지난 후 각 지역사무소에 이런 메모를 보냈다. "필수 보건의료 서비스의 영구적인 확립이 가장 중요하며, 이는 어떤 지역에서든 천연두 퇴치사업이 성공하기 위한 전제 조건입니다." 이들은 WHO 직원들에게도 "캠페인이 시작된 지역에서 필수 보건의료 서비스의 발전과 강화에 필요한 요소를 천연두 퇴치사업 예산으로 지원하라"고 지시했다.[23] WHO본부에서 각 지역사무소에 천연두 사업 예산을 필수 보건의료 서비스의 지원 쪽으로 전용할 권한을 부여한 셈이었다.

걱정해야 할 이유는 또 있었다. 첫째, 캠페인에 240만 달러의 특별예산을 책정한 것은 완전히 비현실적이었다. 사무총장 보고서는 캠페인 비용이 10년간 1억 8천만 달러에 이를 것으로 추정했다. 연간 240만 달러로는 물류 운송, 예방접종 및 질병 감시 비용은 고사하고, 백신 구매 비용도 충당할 수 없었다. 1967년 추정에 따르면 백신은 2~3년 동안 연간 2억 5천만 도스가 필요했다. 도스당 0.10달러라고 해도 백신 비용만 2,500만 달러였다. 캠페인이 성공하려면 양자 간 원조뿐 아니라 여러 국가의 자발적인 기부가 필요했다. 결국 소련과 미국의 백신 기부와 백신 가격 저하로 비용이 크게 낮아졌지만, 퇴치 제안이 표결에서 통과될 당시에는 이런 재정적 기여와 비용 감소가 없었다.

둘째, 문제의 범위를 알지 못했다. WHO 천연두 전문위원회는 1964년에 발표한 첫 번째 보고서에서 천연두 이환율과 사망률 통계의 신뢰도가 매우 낮다고 지적했다. 자료는 다양한 지역의 전반적 발병 경향 이상의 정보를 전달하지 못했다. 1967년 세계적으로 131,418건의 사례가 WHO에 보고되었지만, 도널드 헨더슨은 나이지리아 북부에서만 이보다 많은 사례가 있었을지 모른다고 생각했다. 그는 실제 사례 수를 1,000만~1,500만 건으로 추정했지만, 누구도 확실히 알 수는 없었다.

셋째, 천연두를 퇴치하려면 전 세계 인구를 대상으로 집단 예방접종이 필요하다고 추정되었다. 많은 국가에서 진전이 있었지만, 통신과 교통이 열악하고 인구 이동이 빈번하며 의료 서비스가 열악하거나 아예 존재하지 않는 지역에는 훨씬 많은 조치가 필요했다. 필요한 백신을 구한다고 해도 이런 지역에는 전달하기 어려웠다.

넷째, WHO 본부와 지역사무소 수준에서 캠페인의 지휘와 실행에 필요한 행정 직원이 부족했다. 헨더슨은 WHO 감염병 부서 책임자 카렐 라스카Karel Raska에게 보낸 편지에 이렇게 썼다. "(천연두 퇴치를 위해) WHO 본부와 지역사무소에 배치하도록 제안된 직원의 규모는… 임무를 완수하기에 턱없이 부족합니다…. 제안된 프로그램의 전반적인 계획은 과거 사업들과 다릅니다. 모든 국가가 감염병 감시 기술과 적용 방법을 잘 알지도 않습니다… 잘 훈련된 WHO 상근 직원이 상당한 수준의 훈련, 가이드라인, 기술 지원을 제공해야 합니다."[24]

1950년에 프레더릭 소퍼와 범미보건기구Pan American Health Organization, PAHO가 시작한 천연두 퇴치사업도 잘 진행되지 않았다. 온갖 문제로 사업은 사면초가였다. 국가 프로그램 조정의 어려움, 농촌 의료 서비스와 감염병 감시체계의 부재, 백신 품질·생산·전달 관련 문제들이 사업을 방해했다. 게다가 미주 지역에 우세한 소두창 바이러스Variola minor는 비교적 경미한 증상만 유발해 수동 감시로 탐지하기 어려웠다. 1960년대 초반까지 10년 간 노력했지만 약간 진전이 있었을 뿐 페루, 콜롬비아, 아르헨티나, 파라과이, 특히 브라질에는 여전히 천연두가 만연했다.[25] 1966년 세계보건총회에 참석한 대표단이 전 세계를 대상으로 한 캠페인의 성공 가능성을 의심하는 것은 당연했다.

마지막으로 당시 진행 중이던 말라리아 퇴치 프로그램의 경험이 있었다. 1966년까지 WHO 직원들은 말라리아 캠페인이 기대만큼 진행되지 않는다고 느꼈다. 많은 국가들이 여러 가지 이유로 사업 목표를 달성하는 데 어려움을 겪었다. 말라리아 캠페인이 곤경에 빠졌다는 근거가 늘자 사업 지원 예산이 줄기 시작했다.

이 모든 문제에도 불구하고 세계보건총회 대표단은 왜 천연두 퇴치 사업을 중단하지 않았을까? 쉽게 답하기는 어렵다. 한 가지 설명은 1959년에 퇴치를 지지하고 1966년에 사업 진행 속도를 높이기로 결정한 것이 퇴치가 가능하다고 보았기 때문이 아니라 국제 정치적 상황 때문이었다는 것이다. 냉전으로 인한 긴장으로 보건 문제에 대한 국제 협력이 무너지는 것을 막기 위해 많은 대표단이 소련의 천연두 퇴치 제안을 지지했다. 그 제안을 승인하면 소련이 WHO 회원국으로 남아 다른 사업도 협력하기를 희망했던 것이다.

둘째, 1960년대에 미국의 정치 지도자와 보건 공무원들은 천연두 퇴치사업의 가치를 재평가했다. 말라리아 퇴치가 불가능하리라는 인식이 커지면서, 미국의 해외원조 담당 관료들은 보건 분야에서 기술 지원에 나설 다른 기회를 찾았다. 천연두 퇴치사업은 경제 성장을 촉진한다는 면에서 비용 효율성이 말라리아 퇴치에 미치지 못했지만, 여러 가지 이유로 달성 가능성이 더 높아 보였다. 천연두는 동물 숙주가 없으며, 확진자는 대개 쉽게 확인되었고, 전염성은 몇 주 동안만 지속되었다. 백신은 적절히 투여하면 거의 100% 효과가 있고, 10년간 면역이 지속되었다(8장).

린든 존슨Lyndon B. Johnson 행정부는 사업을 재평가한 후, 1965년 질병통제예방센터 주도로 서아프리카 16개국에서 천연두 퇴치사업 시작을 지원했다. 이 사업은 천연두에 대한 미국 내 및 국제적 우려 때문에 시작되었다. 소련처럼 미국에서도 1930년대에 천연두가 사라졌지만, 언제든 다시 출현할 수 있다는 위협을 느꼈기에 미국 보건당국은 백신 접종에만 연간 약 1억 5천만 달러를 지출했다.[26] 보건 관계자들은 백신 부작용 위험이 천연두에 걸릴 가능성보다 더 크다고 우려했다. 이런 두 가지 이유로 미국은 전 세계 천연두 퇴치를 결심했다.

국제적으로 존슨 행정부는 서아프리카 천연두 사업을 통해 점점 냉전의 격전지가 되어가는 아프리카 국가들로부터 정치적 지지를 얻을 수 있다고 생각했다. 아프리카 국가들이 잇달아 독립하면서 미국은 이들이 공산주의에 빠지지 않도록 온갖 노력을 기울였다. 1960년대와 1970년대에 미 국무부는 아프리카 국가들의 호의를 얻기 위해 국제개발처USAID를 통해 개발 계획에 수백만 달러를 투자했다. 미국 중앙정보국Central Intelligence Agency, CIA은 콰메 은크루마Kwame Nkrumah, 파트리스 루뭄바Patrice Lumumba 등 동구권 국가들과 외교 관계를 맺고 미국의 이익에 위협으로 여겨진 정치 지도자들을 제거했다. 말라리아 퇴치사업이 흔들리고 대부분의 아프리카 국가는 시작조차 하지 않은 상황에서, 천연두 퇴치사업은 아프리카에서 미국의 이익을 증진할 기회였다. 즉, 미국에게 서아프리카의 천연두 퇴치는 정치적 이해관계가 주도한 인도주의적 임무였다.

1965년 미국이 서아프리카 지원에 나서자 WHO 의제에 천연두를 추가하는 데 추진력이 생겼다. 5월에 세계보건총회가 열리자 백악관은 천연두 퇴치 목표를 지지하는 성명을 발표했다. 린든 존슨 대통령은 세계에서 천연두를 몰아내는 데 있어 '기술적 문제'는 사소한 것이며, 백신 공급, 인력 확보, 국가간 조율 등 '행정적 문제'는 국제적 협력을 통해 해결할 수 있다고 강조했다. 성명은 이런 다짐으로 끝맺었다. "(미국은) 1975년이 되면 천연두가 단지 옛날 일이었다고 말할 수 있도록 천연두 퇴치에 관심 있는 나라들과 협력할 준비가 되어 있다."[27]

미국은 천연두 사업에 할당된 자금은 줄이려고 노력하면서도, 1966년 세계보건총회에서 사무총장이 제안한 천연두 퇴치를 지지했다. WHO 천연두 퇴치 예산 증액에 반대한 것은 WHO가 전문가 조언 형태로 기술 지원에 집중하고 실질적인 현장 지원은 다른 기구들이 해야 한다고 보았기 때문이다. 특히 미국은 다자간 사업을 통한 재정적 기여보다 정치외교적 이익이 더 큰 양자 간 지원을 선호했기에 천연두와의 전쟁을 심화하자는 소련과 개발도상국들의 의견에 동참했다.

10년 전의 말라리아 퇴치사업처럼 천연두 퇴치사업도 기술적, 행정적 불확실성이 컸고 목표 달성에 대한 우려가 높았지만, 어쨌든 부족한 예산으로 시작되었다. 두 사업 모두 신중한 연구와 기획이 아니라 정치와 생의학 기술의 위력에 대한 자신감으로 시작되었다. 자원 부족과 부적절한 준비 때문에 말라리아 퇴치사업은 이후 수년간 부침을 겪었고, 결국 최종 목표를 달성하지 못했다. 천연두 퇴치사업도 거의 같은 운명을 겪었지만 결국 준비가 부족했던 상황을 만회할 방법을 찾았다. 두 사업이 서로 다른 결과를 낳은 이유를 다음 장에서 알아본다.

8 좋은 캠페인과 나쁜 캠페인

The Good and the Bad Campaigns

많은 학자와 말라리아 및 천연두 사업 참여자들이 두 사업의 역사를 기록하고 정리했다. 그 이야기를 반복할 생각은 없다. 대신 왜 두 사업이 서로 다른 결과를 낳았는지 살펴보고, 실패 또는 성공으로 인식되는 방식과 상반된 결과를 낳은 이유에 대해 몇 가지를 묻고자 한다. 두 사업의 성공과 실패에 대한 그간의 평가는 캠페인이 조직되고 수행된 방식의 차이에만 초점을 맞추었다. 이런 요소는 분명 중요하다. 하지만 이런 요인을 퇴치와 관련된 생물학적인 분석과 나란히 놓고 볼 필요가 있다. 즉, 두 질병과 퇴치를 위해 사용된 의학 기술 사이에 존재하는 생물학적 차이를 검토해야 한다. 여기서는 생물사회적 분석을 통해 두 사업을 살펴본 평가들과 두 사업이 남긴 교훈에 대해 의문을 제기한다.[1]

먼저 확실히 해둘 것은 말라리아 퇴치사업이 완전히 실패하지는 않았다는 점이다. 말라리아는 지구상에서 사라지지 않았고 여전히 많은 지역에서 시급한 문제로 남아 있지만, 1970년에 퇴치 프로그램을 시작한 50개국 중 절반 이상인 26개국이 말라리아 퇴치에 성공했다. 다른 국가도 이환율과 사망률을 크게 줄였다. 물론 말라리아는 다시 늘었지만, 환자 수는 퇴치사업이 시작되기 전 수준까지 높아지지는 않았다. 이는 매우 중요한 성과다.

말라리아 퇴치를 천연두 퇴치와 비교할 때는 이 기준을 염두에 두어야 한다. 단지 말라리아 사업은 실패했고 천연두 사업은 성공한 것이 아니다. 말라리아 퇴치는 일부 지역에서 실패했지만 다른 곳에서는 성공했고, 천연두 퇴치는 모든 곳에서 궁극적인 성공을 이루었다. 이런 구분은 중요하다. 우리는 일부 말라리아 퇴치사업에서 실패에 기여한 요인을 알아보고, 왜 그런 요인이 천연두 퇴치사업은 방해하지 않았는지 살펴야 한다. 어떤 말라리아 사업이 효과적이었는지도 알아봐야 한다. 이런 의문에 답할 수 있다면 두 사업의 성공과 실패에 기여한 요인들을 더 잘 이해하고, 두 캠페인이 우리에게 남긴 교훈을 새롭게 살펴볼 수 있을 것이다.

말라리아 퇴치와 천연두 퇴치는 사업 조직과 실행 방법이 달랐던 것 같지만, 실은 공통점도 많았다. 두 사업 모두 살충제와 천연두 백신처럼 특정 기술을 활용해 전파를 막도록 설계되었다. 둘 다 진행 상황을 모니터링하고 치료와 격리가 필요한 환자를 확인하기 위해 질병감시체계가 필요했다. 두 사업 모두 질병 전파에 영향을 주는 사회경제적 조건을 바꾸거나 개선하지 않고, 잘 작동하는 필수 보건의료체계도 없이 생의학 기술의 적용만으로 질병을 퇴치할 수 있다고 가정했다.

두 캠페인은 제네바에서 계획이 수립되었지만, 캠페인 자체는 각국의 말라리아 통제 프로그램에서 채택해야 했다. 따라서 WHO 관료들은 전 세계의 참여와 조정을 위해 많은 협상 과정에 참여했다.[2] 세계보건총회에 참석한 각국 대표단이 퇴치 캠페인을 출범하는 결의안을 승인했지만, WHO는 각국 말라리아 통제 담당관들이 제네바에서 설계한 방법론에 따르도록 설득해야 했다. 또한 각국 WHO 사무소는 정치지도자들을 설득해야 했다. 인도 마드라스의 지역사회가 BCG 백신 사용에 저항하는 바람에 WHO/유니세프가 주도한 사업이 실패했던 것처럼 이런 과정은 결코 쉽지 않았다(6장).

때때로 말라리아 담당자들은 지역사회 지도자들의 지지를 얻기 위해 많은 노력을 기울여야 했다. 예컨대 인도 말라리아 통제 프로그램 책임자 다르마바다니 비스와나탄은 먼저 마하트마 간디에게 말라리아 통제가 국가 보건에 필수 요소임을 설득해야 했다. 간디는 열정적인 평화주의자로 모든 생명체를 보호하고자 했기 때문에 원칙적으로 모기를 죽이는 데 반대했다. 비스와나탄은 캠페인에 대한 축복을 받기 위해 세바그람에 있는 간디의 암자를 방문했다. 비스와나탄에 따르면, 나중에 보건부 장관이 된 인물이 간디에게 물었다. "어르신, 당신께서 가르치시는 비폭력주의가 어떻게 말라리아 퇴치 계획을 받아들일 수 있습니까?" 그러자 간디는 비스와나탄을 보면서 미소를 지으며 대신 대답하게 했다. 비스와나탄은 이렇게 대답했다.

> 선생님, 제가 집 주변에 철조망을 쳤는데 도둑이 제 물건을 훔치려고 울타리를 넘다 다쳐 몸에서 피를 흘린다면, 저를 상해죄로 고발하시겠습니까? 저는 모기를 잡아 턱을 벌리고 DDT를 입속에 넣으라고 제안하지

않았습니다. 그저 DDT를 집 벽과 지붕 안쪽에 뿌릴 뿐입니다. 모기는 피를 빨기 위해 온 세상을 돌아다닙니다. 어찌 제 집에 들어와 제 피만 찾는단 말입니까? 모기가 그렇게 하다가 죽게 된다고 해도, 그것은 간디께서 가르치신 비폭력주의에 반하는 행동이 전혀 아닙니다.[3]

간디는 웃음을 터뜨리며 국가 말라리아 통제 사업을 축복했다. 다소 특이한 사례일지 모르지만, 지역사회의 종교적, 사회적 믿음과 퇴치사업 옹호자들의 과학적 확신은 흔히 충돌을 빚었다.

캠페인에 사용된 과학 기술이 이미 전 세계적으로 광범위하게 쓰인다는 사실 덕분에 많은 나라가 말라리아와 천연두 퇴치사업을 도입할 수 있었다. DDT를 활용한 말라리아 통제 사업은 이미 유럽, 아시아, 아메리카의 많은 국가에서 수행되었으며, 1950년대 초까지 엄청난 성공을 거두었다. 미국은 1951년에 말라리아를 완전 퇴치했다. 천연두 예방접종 역시 1950년대에 전 세계 대부분의 지역에서 시행되었다. 퇴치사업이 시작되었을 때 천연두는 31개국에서만 발생했고, 브라질, 인도, 파키스탄, 아프가니스탄, 네팔, 인도네시아 및 사하라 이남 아프리카 지역에서만 풍토병으로 남아 있었다. 따라서 두 캠페인은 전 세계 대부분의 지역에서 이미 시행하고 있던 질병퇴치사업의 확대로 볼 수 있다. 반면 기존 보건 사업이 익숙하게 진행되는 경우, 새 캠페인의 수행에 장애가 될 수 있었다. 특히 지역 보건당국이 보건 사업 수행에 이미 익숙해서 WHO가 개발한 퇴치 지침에 따라 방법을 바꿔야 한다면 받아들이기를 주저했다.

WHO와 협력한 뒤에도 퇴치 전략 적용 과정에서 기술 및 물류 문제가 자주 발생했다. 살포 시기에 맞추어 살충제가 도착하지 않거나 살포팀이 주택 외벽에 적절한 양을 살포하지 못했고, 백신 배송이 지연되었으며, 백신 품질이 저하되기도 했다. 감염병 감시체계는 새로운 전파가 시작되기 전에 환자를 찾아내지 못했다. 집에 살충제를 살포하거나 자신과 가족에게 예방접종을 시행하는 데 대해 개인적, 종교적, 정치적 이유로 저항하는 주민도 있었다. 종교 행사, 노동, 목초지를 향한 가축 이동, 정치적 격변 및 내전으로부터의 피난 등 인구 이동 때문에 인구집단을 감염병에서 보호할 수 없고 퇴치 기술을 적용하기도 어려워 감염이 확산하는 경우도 많았다.

두 프로그램 모두 만성적으로 예산이 부족했다. 전 세계 사업을 시작하고 유지하려면 회원국은 물론 다른 조직의 기부금까지 동원해야 했다. 공여국, 특히 두 프로그램에 가장 많이 지원하는 미국 정부의 관심을 이끌어내야 한다는 뜻이었다. 결국 두 사업 모두 당시 기술 지원 중심의 국제보건 환경을 형성했던 냉전 정치에 휘말렸다. 때로는 공여국의 정치적 이해관계에 엮여서 대외적인 물자 지원이 취소되기도 했다. 인도와 실론(지금의 스리랑카)에서 진행된 말라리아 퇴치 프로그램은 1960년대 말과 1970년대 초에 정치적인 이유로 미국이 지원을 취소하면서 심각한 차질을 빚었다.[4]

마지막으로 두 캠페인에 대한 실증은 몇몇 환경에서 수행된 예비 연구에서 얻은 제한적인 근거를 기반으로 했다. 역학적 측면에서 말라리아는 발생 지역에 따라 질병의 양상이 매우 다르기 때문에, 이는 특히 심각한 문제였다. 천연두도 1950년대 소수의 국가에서 급속 주사기로 수행된 임상시험과 수십 년간 백신 접종을 통해 서서히 퇴치된 유럽 및 미국 외에는 성공 사례가 거의 없었다. 미국과 유럽의 천연두 예방접종 경험은 퇴치사업처럼 일정이 짜인 국제적 캠페인에는 큰 도움이 되지 않았다. 또한 천연두 발생의 역학도 말라리아만큼은 아니지만 지역마다 다양했다.

결국 천연두 퇴치가 말라리아 퇴치보다 문제를 더 잘 극복했고 목표를 달성했다. 왜 그랬을까? 두 사업 참여자들과 역사가들은 종종 말라리아 사업이 너무 빡빡하게 계획되었다는 점을 이유로 든다. 말라리아 전문위원회가 수립한 퇴치사업 계획서는 현지 상황에 맞춰 바꾸기 어려웠다. 다양한 지역 센터에서 진행된 전문가 훈련 과정은 계획서의 엄격한 준수를 강조했다. 현장 직원들은 현지 상황에 맞게 혁신할 수 없었다. 천연두 사업에 참여한 누군가는 이렇게 말했다. "현장 직원은 말라리아 퇴치 전략이 잘 통하지 않는다는 것을 알아도 현지에 맞게 수정할 수 없었고, 사실상 아무 권한이 없었다." 즉, 말라리아 통제 사업은 천편일률적인 하향식 접근을 고수했다. 계획서 수정이나 혁신 노력은 비판받았다. 또한 캠페인이 일단 시작되면 연구에 관심이 없었기 때문에 문제가 발생하거나 프로그램을 변경해야 할 때 활용할 수 있는 정보가 거의 없었다.[5]

이와 달리 천연두 캠페인은 시행 중 발생한 어려움에 적응하고 유연하게 대처했기 때문에 자주 칭송받았다. 사업 참가자들과 사업의 역사를 검토한 연구자들은 현장에서 이루어진 혁신 사례들을 인용했고, 현장 직원들에게 혁신적인 방법을 적용하도록 권장했다고 강조했다. 지역 수준의 혁신은 시의적절하게 검토되어 국가 사업, 때로는 전 세계 사업에 빠르게 수용되었다. 또한 사업 실행 중에도 연구를 계속했다.

두 가지 큰 특징은 두 사업의 성패가 갈린 진정한 이유를 상당 부분 설명해준다.

나쁜 캠페인 다시 보기

제6차 WHO 말라리아 전문위원회는 1956년에 말라리아 퇴치 전략을 기획했다. 영국의 역학자 조지 맥도널드가 개발한 수학 공식에 기반을 둔 전략이었다. 핵심은 R_0로 표현되는 재생산지수였다. 재생산지수란 한 명의 말라리아 환자가 다른 환자를 발생시킬 가능성이다. 즉, 한 명의 말라리아 감염자가 얼룩날개모기에 물리고, 모기의 몸속에서 말라리아 원충이 유성 생식을 할 수 있을 만큼 충분히 오래 생존하고, 그 모기가 다시 다른 사람을 물어 말라리아를 전파시킬 확률이다. R_0가 1보다 크면 감염병은 계속 전파된다. 재생산지수가 1보다 작아지면 전파는 멈춘다.

재생산지수가 1보다 커지는 과정에는 아주 많은 요인이 관련된다. 인구 대비 얼룩날개모기 개체수, 모기가 사람을 무는 성향, 감염력 있는 모기에 물리는 비율, 모기 개체 내 번식 주기의 지속 시간, 모기의 일일 생존 확률, 인간 숙주의 회복 속도 등이 그것이다. 모든 변수가 전파에 영향을 미치지만 맥도널드는 모기의 일일 생존 확률이 가장 중요한 요인이라고 결론 내렸다. 매개체인 모기의 수명을 줄여 말라리아 원충이 완전히 자라지 못하게 하면 전파를 차단할 수 있다는 뜻이다. DDT로 목표를 달성할 수 있다. 맥도널드는 아래 공식으로 말라리아의 소멸을 표현했다. 여기서 m은 모기가 사람을 무는 비율, a는 모기 개체수, b는 모기 매개체의 감염력, p는 감염력 있는 모기의 기대수명이다.

$$R_0 = \frac{ma^2bp^n}{-r \log_{10}p}$$

맥도널드가 개발한 이 멋진 공식의 문제는 각 요소와 관련된 수많은 복잡성을 단일한 값으로 축소했다는 것이다. 예컨대 사람을 무는 비율(m)은 모기의 식성, 사람의 거주 조건과 밀집도, 숙주의 의복과 수면 습관이라는 함수의 결과물이다. 또한 이 함수는 시공간에 따라 크게 달라지는 지역적, 문화적, 경제적 환경에 영향을 받는다. 공식은 말라리아 전파의 복잡성을 가리고 모든 사례에 획일적으로 접근할 수 있다는 잘못된 믿음을 심어준다. 이론적으로는 그럴듯하지만, 언제나 그렇듯 악마는 디테일에 숨어 있었다.

1955년 멕시코시티에서 열린 세계보건총회에 참석한 대표단 중 상당수는 이런 현실을 이해하지 못했을 것이다. 1950년 말라리아 전문위원회가 우간다의 수도 캄팔라에서 만나 말라리아가 심하게 토착화된 지역에서 통제 프로그램의 타당성에 대해 열띤 토론을 벌였을 때, 맥도널드가 자신의 공식을 근거로 말라리아 통제 사업의 진행을 주장했다고 폴 러셀은 썼다. 러셀은 회의 참석자 중 맥도널드의 공식을 제대로 이해하거나 비판할 수 있는 사람은 많지 않았다고 일기에 적었다. 말라리아 전문가로 가득 찬 회의실에서 러셀이 관찰한 것이 사실이었다면, 다양한 직업적 배경을 가지고 정치적인 이유로 임명되었을 뿐, 말라리아 전파의 기술적인 측면은 거의 모르는 대표단으로 구성된 세계보건총회에서는 더욱 그랬을 것이다.[6]

여기서 중요한 점은 수학 공식이 기술 지원 문화의 필수 요소가 되었다는 것이다. 수학 공식은 경제학자, 인구학자, 보건학 전문가들이 기술적 중재술과 개발 사업의 긍정적 결과 사이의 연관성을 보여줄 때 널리 사용되었다. 그 공식들은 맥도널드의 공식처럼 독립변수와 종속변수, 즉 기술적 요인의 투입과 사회경제적 결과 간에 인과관계가 쉽게 눈에 띄도록 국소적 변이와 "불확실성을 줄이는 방식으로" 설계되었다.[7] 결국 수학 공식은 기술적 개입의 효과에 대한 맹신을 낳았다.

맥도널드가 제안한 말라리아 모기의 수명 단축이라는 목표를 달성하기 위해 전문위원회는 준비preparation, 퇴치attack, 강화consolidation, 유지maintenance라는 4단계 전략을 마련했다. 준비 단계에서는 퇴치 캠페인을 시작하기 전에 현지 상황을 파악하기 위해 탐색적 연구를 수행하는 한편 직원을 모집하고 훈련시켰다. 퇴치 방법의 실행 가능성을 가늠하기 위해 사전 조사도 시행했다. 퇴치 단계에서는 말라리아 토착 지역에 있는 모든 주택을 잔류성 살충제로 처리했다. 위원회는 과거 경험을 근거로 평방미터당 리터 단위로 주택의 벽에 살포할 살충제의 정확한 양과 살포 빈도를 결정했다. 일부 지역은 현지 상황에 따라 퇴치 단계에서 유충용 살충제와 인간을 위한 약물 치료를 병행한다고 언급했다. 이때도 가장 중요한 수단은 살충제였다. 더욱이 많은 WHO 기술자문관은 살충제 내성 유발과 주택에 대한 살충제 분무 효과의 감소를 우려해 살유충제 사용에 적극 반대했다.

살충제 분무를 통해 지역사회 내 말라리아 전파율이 0에 가까워지면 분무를 중단하고 강화 단계로 넘어간다. 모든 감염원을 없애기 위해 질병감시체계를 통해 남아있는 말라리아 환자들을 찾아내어 치료한다. 3년간 새로운 환자가 발생하지 않으면, 말라리아 퇴치국으로 인증하고 유지 단계에 들어간다. 이 기간 중에는 국경을 통한 말라리아의 재유입을 막기 위해 계속 감시체계를 운영한다. 한 국가의 유지 단계는 전 세계적으로 퇴치를 달성할 때까지 계속된다.

전문위원회는 지역 상황에 따라 국가 프로그램의 단계별 수행 방식을 조정할 수 있다고 인정했다. 그러나 WHO 기술자문관들은 어떤 조건에서도 지침을 철저히 준수해야 한다고 주장했다. 그들은 캠페인 시작 전에 잠재적인 문제를 발견하거나, 그런 문제에 대한 대처 전략을 개발하려고 하지 않았다. 사업 운영 자체에 대한 연구에 거의 투자하지 않은 것이다. 소퍼는 퇴치사업보다 연구에 시간을 들이는 데 대해 비판적이었다. 멕시코 말라리아 퇴치위원회가 지역의 매개체 모기를 연구하자, 소퍼는 이렇게 불평했다. "멕시코인들은 아직 말라리아 퇴치 아이디어를 얻지 못했다.... 그들은 모기 퇴치보다 조사와 연구에 더 관심이 많다."[8] 많은 국가에서 지침이 현실 속에서 잘 작동하지 않는다는 근거를 제시했지만, 전문위원회는 기본 지침이 효과적이며 이에 따라야 한다고 주장했다. 맥도널드의 공식, 살충제의 위력, 전문가들의 문제점 극복 능력 등에 대한 믿음 때문에 이후로도 전문위원회는 지역 문제 해결을 위한 추가 연구를 가볍게 여겼고, 퇴치 전략의 효과에 대해 의문을 갖지 않았다.

그러나 1961년이 되자 많은 나라에서 말라리아 사업이 어려움을 겪고 있다는 것이 분명해졌다. 특히 퇴치와 강화 단계가 문제였다. WHO

본부가 세심하게 마련한 계획서상 절차는 개발도상국의 사회경제적 현실과 맞지 않았다. 예컨대 퇴치 단계 지침은 시골 주택이 모두 동일하다고 가정했지만, 막상 사업을 운영해보면 전혀 그렇지 않았다. 다양한 형태의 건축물은 살충제 효과에 영향을 미쳤다. 진흙벽은 DDT를 흡수해 살충 효과를 감소시켰다. 살충제 흡착 문제는 1953년 제5차 말라리아 전문위원회에서 실내 분무기 사용 시 잠재적인 문제로 지적되었으나, 퇴치 계획에서는 무시되었다. 퇴치 지지자들이 목표에 방해가 될 수 있는 문제로 인식하기를 꺼린 전형적 사례다. 록펠러 재단의 윌버 다운스Wilbur Downs는 DDT의 진흙벽 흡착 문제를 제기했다는 이유로 1950년대 초 멕시코시티에서 열린 회의에서 소퍼에게 폭행을 당했다고 보고했다. 반대로 소퍼는 다운스가 말라리아 퇴치 노력을 방해했다고 힐난했다. 또한 더운 날씨에 야외에서 잠을 자는 인구집단에서 살충제의 실내 분무는 비효율적이었다.[9]

퇴치사업 계획서는 인구집단을 정적인 상태로 가정했다. 그러나 많은 나라에서 대규모 인구 이동이 빈번했고, 사람들은 1년 사이에도 여러 장소에서 거주했다. 남아프리카 동부 트란스발 로벨드에서 활동했던 살충제 살포팀은 남아프리카공화국을 인종적으로 분리하려는 아파르트헤이트 정부의 야심 찬 계획 때문에 고지대에서 추방된 실향민이 대규모로 유입되는 사태에 대응해야 했다. 말라리아가 잘 관리되었던 지역에 하룻밤 새에 대규모 난민촌이 세워졌던 것이다. 제6차 전문위원회는 인구 이동 때문에 생길 수 있는 잠재적 문제에 주목했다. 그러나 문제 해결을 위한 권고안은 없었다. 사회문화적 관습 및 현상은 극복할 수 있는 별개의 문제로 취급되었을 뿐, 퇴치 캠페인을 약화시키는 중요한 요인으로 간주되지 않았다. 이런 가정은 심각한 오판이었다.

두세 차례 살충제를 살포하자 생활에 큰 지장을 겪은 주민들이 저항하기 시작했다. 살포 전에 가구를 치워야 했고, 살충제는 벽에 남아 악취를 풍겼다. 분무를 반복하면 지역의 생태계 균형이 깨져서 벼룩 등

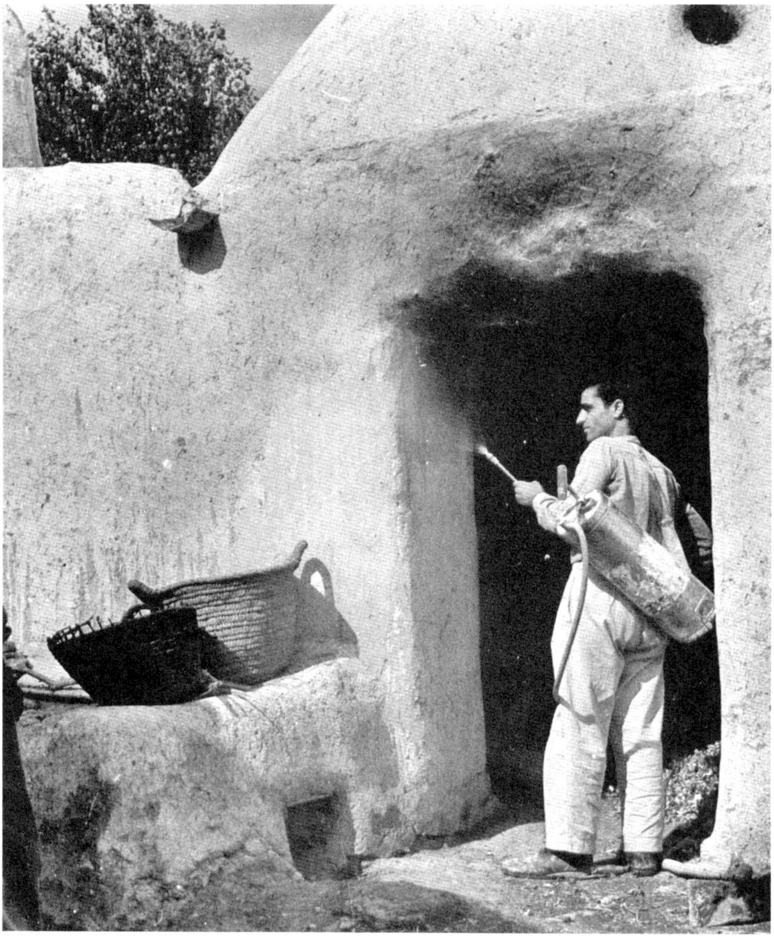

그림 7 1954년 시리아 홈스 지역에서 살충제 분무 작업 중인 보건요원
출처: WHO/폴 파머

가정내 해충이 폭발적으로 늘어나기도 했다. 사람들은 정기적으로 혈액 검사를 받아야 했지만, 많은 사람에게 혈액은 문화적인 의미가 컸기에 일부 지역에서는 일상적인 검사조차 어려웠다.[10]

전문위원회 지침은 이런 상황에 대처할 방법을 언급하지 않았으며, WHO 기술자문관들 역시 지역사회와 원활하게 협력할 수 있는 소통 전략 개발에 거의 도움을 주지 못했다. 그저 살충제 분무의 편익이 명백히 나타날 것이라고 주장할 뿐이었다. 1930년대 지역사회 기반 프로그램에서 얻은 교훈과 인도 BCG 캠페인의 경험은 무시되었다. 퇴치팀은 20세기 초 황열과 십이지장충 사업을 주도했던 사람들처럼 지역사회의 저항이 무지나 비합리적인 전통적 믿음 때문이라고 보았다. 국가 말라리아 사업 수행 인력은 대체로 이런 태도를 보였다. 마르코스 쿠에토Marcos Cueto*가 쓴 것처럼 멕시코 정부는 토착민을 전국적인 메스티조 문화에 통합하려는 국가 프로젝트를 추진했는데, 그들은 지역 신앙에 맞춰 살포 캠페인을 조정한다는 생각에 강하게 반대했다.[11] 20세기 초에 말라리아 캠페인과 비슷하게 조직된 보건 캠페인을 통해 황열 퇴치에 성공한 경험이 있지만, 이는 개입적인 보건 활동을 강제하고 저항하면 처벌할 수 있는 식민당국이 있었기 때문이다. 말라리아 퇴치사업은 이런 법적인 뒷받침이 없었다.

캠페인은 전문위원회 지침에 따라 분무 작업을 시행했지만 종종 살충제를 올바른 방법으로 살포하지 못하거나, 거주지를 찾지 못하거나, 적절한 시간 내에 작업을 수행하지 못했다. 이런 문제는 물자 조달, 운

* 페루 역사학자

송, 통신뿐 아니라 살포팀이 충분히 훈련받지 못한 것과 관련 있었다. 트럭은 고장 났으며, 보급품은 항구나 공항에서 정체되었고, 살포팀은 제때 급여를 받지 못했다. 1956년 미국 국제개발처USAID의 전신인 미국 국제협력국US International Cooperation Administration의 지원으로 태국 북부에서 시작된 살포 작업은 살충제와 장비 조달을 담당한 현지 직원들이 중앙정부가 요구한 새로운 서식 사용을 거부하는 바람에 조달 과정만 몇 달이나 지연되었다. 말라리아 퇴치를 계획한 사람들은 이런 기술적, 행정적 문제를 예상하지 못했다. 이런 문제는 맥도널드의 공식에도 나오지 않았고, 사업을 계획한 사람들도 조언해줄 수 없었다.[12]

말라리아 퇴치사업의 강화 단계consolidation는 질병감시체계의 확립에 달려있었다. 그러나 많은 나라가 그런 체계를 발전시킬 자원이 부족했다. 질병 감시 기능이 열악해 국내 확진자 정보조차 부족했다. 일부 국가는 정보 부족 때문에 전파가 중단되기도 전에 살충제 살포를 종료했다. 그들은 너무 일찍 강화 단계로 넘어간 나머지 사례, 특히 무증상 사례와 해외 유입 환자를 발견하지 못했다. 결국 유행이 재발해 살충제를 다시 살포해야 했다. 강화 단계에서 발생한 또 다른 문제는 말라리아가 감소하기 시작하는 단계에서 변화된 역학적 상황에 맞춰 질병 감시 방법을 적용하지 못했다는 것이다. 관리 사업은 표본집단의 말라리아 감염 여부를 선별적으로 검사해 유병률 변화를 추적했고, 이를 통해 사업 진행 상황을 평가하고 살충제 살포 중단 시기를 결정했다. 그러나 일단 강화 단계가 시작되면 모든 환자를 찾아낼 수 있는 감시체계가 필수적이었다. 많은 국가 프로그램은 진행 속도가 느려서 감시체계를 제때 가동하지 못했다.[13] 제6차 전문위원회는 이런 전환의

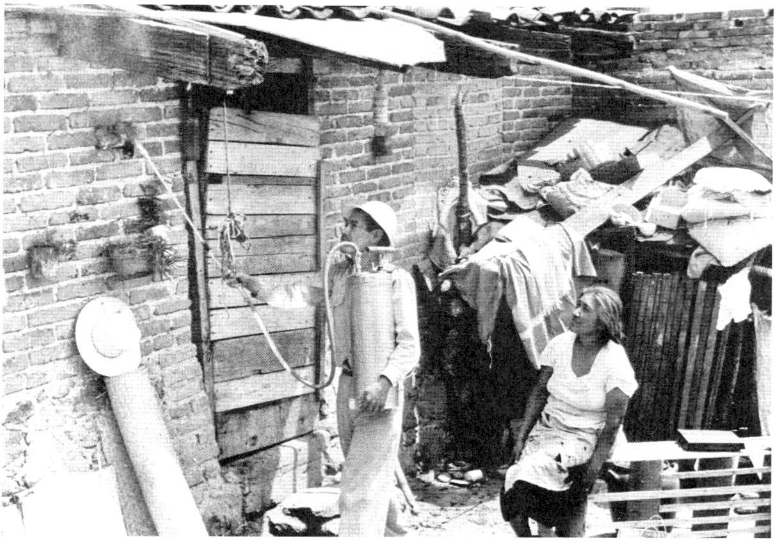

그림 8 1958년 멕시코 알타비스타에 거주하는 콘셉시온 가르시아가 집을 나와 안팎에서 살충제를 살포하는 작업자를 걱정스럽게 바라보며 지시하고 있다.
출처: WHO/에릭 슈왑

필요성과 이를 어떻게 달성할 수 있는지에 대해 거의 지침을 주지 않았다.

설상가상으로 살충제 살포 캠페인은 종종 말라리아 생태계를 바꾸었다. 실내 흡혈을 선호하고 살충제가 뿌려진 표면에 내려앉아 휴식을 취하는 모기종은 제거되었지만, 야외에서 흡혈하고 휴식을 취하는 모기종은 상대적으로 영향을 덜 받았다. 결국 말라리아 전파 장소가 실외로 바뀌었고, 이에 따라 새로운 통제 방법을 도입해야 했다. 각 지역의 말라리아 전파 모기가 캠페인에서 사용된 여러 살충제에 내성을 갖는 결과도 초래될 수 있었다. 이에 대한 연구가 없었기 때문에 이런 변화는 종종 감지되지 않았고, 결국 말라리아 통제 노력을 약화시켰다.

성공적이었던 루마니아 말라리아 퇴치사업 보고서는 이렇게 언급했다. "퇴치 프로그램이 거의 완료되면 연구가 필요 없다고 생각했다. 하지만 정반대 상황이 벌어졌다. 미처 예상치 못한 문제들이 발생해 더 효과적이고 선별적인 새로운 방법과 기술을 도입해야 했다."[14] 1961년 제네바에서 열린 제8차 말라리아 전문위원회는 이런 문제를 상당 부분 인정했다. 그러나 보고서는 이렇게 결론 내렸다. "말라리아 퇴치 프로그램은 전반적으로 목표를 향해 나아가고 있으며, 제6차 말라리아 전문위원회 보고서에 명시한 말라리아 퇴치 전략의 원칙과 기술적 기준에는 변함이 없다." 다만 사업의 개념과 과정에서 "캠페인의 특정 부분에 기술된 정의에 대해서는 약간의 설명과 변경"이 필요하다고 언급했다.[15] 프로그램에 문제가 있다면 실행 차원의 문제이지 개념의 문제는 아니라는 주장이었다. 따라서 "제안된 방법의 효과는 전적으로 현장에서 얼마나 효율적이고 정확하게 적용되었는지에 달려있다." 이처럼 말라리아 사업이 초기에 제안된 방법의 실행 가능성을 재검토하지 않고, 프로그램 실행의 개선이나 변화를 찾아보려는 노력조차 장려하지 않은 점은 말라리아 프로그램의 경직성을 명확히 보여준다.

그렇다고 개별 국가 사업이 WHO 지침을 실행하는 데 전혀 유연성을 발휘하지 않은 것은 아니다. 말라리아 퇴치에 성공한 많은 국가가 목표 달성을 위해, 특히 강화 단계에서 프로그램을 성공적으로 조정했다. 예컨대 대만의 말라리아 통제 사업은 강화 단계에서 혁신적인 질병 감시 및 대응 체계를 발전시켜 큰 성공을 거두었다. 감시 및 대응 체계에는 필수 의료 서비스, 군인 및 학생 검진, 농촌과 도시의 말라리아 자경단 등이 있다. 최초의 농촌 말라리아 자경단은 1950년에 창설되었다. 1963년까지 대만 내 말라리아 토착 지역에 1,600명의 자원 봉사자로 구성된 241개의 지역 자경단 네트워크가 만들어졌다. 평균 인구 1,000명인 모든 마을에 자경단이 세워져 약 10명의 자원 봉사자가 환자 감시 및 보고, 기본 혈액 검사, 항말라리아제 보급 훈련을 받았다. 1963년에는 2,800명의 회원으로 구성된 307개 마을의 말라리아 자경단 네트워크가 출범했다. 각 단위는 말라리아 관리 기사와 여러 명의 자원 봉사자로 구성되었다. 이들은 혈액 슬라이드의 준비를 돕고 지역 의사 및 교사들과 긴밀하게 소통했다. 말라리아 환자를 보고하면 소정의 보상을 주기도 했다. 시간이 지나면서 프로그램은 유지 단계로 넘어가 능동감시*를 통해 환자를 발견하는 빈도가 줄고 수동감시**에 더 많이 의존했다. 이런 변화는 대만이 일차의료기관을 효과적으로 연결하는 네트워크를 발전시켰고, 발열 환자가 의원급 의료기관을 먼저 방문해 말라리아 진단과 치료를 받도록 교육하는 데 성공했기 때문이기도 하다.[16]

비슷한 변화는 보건의료체계가 잘 발달된 나라에서 더 빨리 나타났다. 보건의료체계가 낙후된 나라에서는 한참 뒤에 나타나거나 아예 나타나지 않는 경우도 있었다. 1960년대 후반에야 전문위원회는 말라리아 퇴치에 성공하려면 기본적인 일차보건의료체계가 중요함을 인정했다. 전체적으로 말라리아 퇴치사업은 1956년에 개발된 말라리아 퇴치 방법론을 낙관하고 자신했다. 어떤 지역에서는 그 방법론이 잘 작

* 능동감시체계는 조사자가 직접 현장에 나가 질병 발생 여부를 조사하는 감시 방법이다.

** 수동감시체계는 법이나 규정에 따라 보건의료기관으로부터 신고를 받아 질병 발생을 감시하는 방법이다.

동하지 않을 수 있고, 그때는 방법론을 바꾸거나 다른 방법론을 더해 보완해야 한다는 것을 인정하기까지는 긴 시간이 걸렸다.

좋은 캠페인 다시 보기

천연두 퇴치사업도 많은 국가에서 말라리아 사업과 비슷한 기술적, 행정적 문제를 겪었다. 또한 1970년대 초 나이지리아, 수단, 아프리카의 뿔 지역*, 남아시아에서 발생한 내전과 난민 위기로 인한 어려움에도 대처해야 했다. 소말리아에서 마지막 천연두 사례를 추적할 때, 접종 담당자들은 내전 속에서 방법을 찾아야 했다. 말라리아 퇴치 지지자들처럼 천연두 퇴치 기획자들도 이런 문제들을 예견하지 못했다. 게다가 말라리아 사업보다 훨씬 적은 예산으로 목표를 달성해야 했다. 말라리아 사업의 지출은 1957년부터 1967년까지 14억 달러였지만, 천연두 사업의 총 지출은 3억 달러였다. 다른 점이 있다면 임기응변의 해결책을 개발해 행정적, 재정적, 기술적 문제를 극복했다는 점이다.

천연두 프로그램이 현실에 빨리 적응했음을 보여주는 사례가 바로 집단 접종 전략에서 감시 및 봉쇄 전략으로 전환한 것이다. 감시 및 봉쇄 전략은 새로운 환자를 식별하는 즉시 팀을 파견해 파악 가능한 모든 접촉자에게 백신을 접종하는 것이었다. 미국 질병통제예방센터CDC 소속 윌리엄 페이기William Foege가 이끄는 퇴치팀은 나이지리아 동부

* 아프리카 북동부 소말리아와 인근 지역을 말한다.

지역 천연두 사업 책임자인 아네자누A. Anezanwu와 함께 내전이 벌어진 나이지리아 남동부에서 전략 전환을 시험했다. 내전이 본격적으로 시작되기 전에 천연두 퇴치 목표를 달성하려면 촌각을 다투어 움직여야 했다. 새로운 전략은 나이지리아 연방정부의 정책과 대립했다. 당시 나이지리아 정부는 집단 접종에 주력했고, 남동부에서 반란 직전의 상황이 벌어지는 바람에 정부 정책과 다른 시도에 민감했다. 정부가 천연두 사업에 필요한 물자 공급을 완전히 중단하자 이들은 새로운 전략을 개발해야 했다. 하지만 내전이 끝나기 전에 CDC 팀은 새로운 전략을 개발해 지역 내 천연두 전파를 효과적으로 종식했다.[17] 서아프리카의 다른 국가 프로그램들도 CDC팀의 성공을 신속하게 채택했고, 이는 이후 글로벌 프로그램의 성공에 중요한 역할을 했다. 일부 국가 프로그램, 특히 인도는 전략 전환에 저항했지만 결국 전략을 전환한 덕에 천연두 퇴치에 소요된 시간과 자원이 크게 줄었다.

말라리아 퇴치사업과 달리 천연두 퇴치사업은 제네바의 WHO 본부에서 모든 측면을 엄격하게 통제하지 않았다. 천연두 퇴치사업은 초기부터 전 인구가 백신 접종을 받아야 하며, 감시체계를 통해 발생하는 모든 환자를 식별할 수 있어야 한다는 가정을 기반으로 했다. 두 가지 필수 요건을 어떻게 달성할지는 전적으로 지역 사업 책임자의 몫이었다. WHO 본부는 사업 전반을 조정하고 기술 자문을 제공했다. 사업 수행 설명서가 있긴 했다. 하지만 WHO 기술자문관들은 국가 사업 책임자들과 협력해 기술과 접근법을 지역 상황에 맞게 발전시킬 수 있었다. 프로그램 각 단계에서 모든 사람이 사업 효율성을 개선하기 위한 아이디어를 제시하도록 권장했다. 이런 방식의 단점은 사업 성공이 각

국가 및 지역 사업 담당자의 역량에 크게 좌우된다는 것이다. WHO 본부는 국가 사업 담당자, 지역사무소와 합의를 이끌어내고, WHO 국가 사무소 담당 부서의 요청에 따라 기술 지원을 제공했다. 또한 부족한 예산을 가장 신속하게 효과를 볼 수 있는 나라로 옮기고, 캠페인 진행 상황을 계속 평가하며, 목표 달성을 지연시킬 수 있는 문제들을 진단했다.

지역 수준에서는 천연두에 대한 역학 연구와 함께 사업 진행 상황을 계속 평가했으며, 이는 성과 개선에 큰 도움이 되었다. 특히 서아프리카와 중앙아프리카, 인도 마드라스 주에서 수행한 초기 연구 결과, 천연두가 예상보다 더디게 전파되며 유행의 신속한 감지와 즉각적인 봉쇄가 가장 비용 효과적인 퇴치 수단임이 확인되었다. 연구 결과 발병 지역에서 성인 환자는 거의 발생하지 않았고, 예방접종을 받은 사람 중에서도 환자가 거의 없었다. 따라서 백신 접종 캠페인은 어린이에 초점을 맞추어, 모든 사람의 팔에 접종 흔적을 남기는 데 집중했다.[18] 또 다른 예는 에티오피아 왈레가Wallega 주로, 여기서는 새로 발생한 환자 수가 감시 및 봉쇄로 유행을 차단할 수 있는 범위를 넘어섰다. 역학 자료를 검토한 현지 방역팀은 제한된 자원을 유행 지역의 주州 경계로 옮겼다. 현재 유행 지역이 아닌 주변 마을의 예방접종에 집중한 것이다. 백신 접종자들은 유행 지역 주변에 큰 원을 이루어 추가적인 확산을 막았고, 유행은 국한되었다.

인도 우타르 프라데시Uttar Pradesh의 현지 백신 접종팀은 진행이 너무 느리다고 판단했다. 접종 과정을 검토한 후 과거에 예방접종을 받지 않은 사람만 골라 접종하는 전략은 긴 조사와 토론이 필요해 속도가 지연된다고 결론 내렸다. 모든 사람을 접종하기로 전략을 바꾸자

사업 진행 속도가 크게 빨라졌다. 또한 퇴치팀은 효과적인 보건의료체계나 믿을 만한 통신수단 없이도 창의적으로 질병감시 네트워크를 발전시켰다. 윌리엄 페이기는 나이지리아 남서부 에누구Enugu에서 그의 팀이 선교 캠프를 연결하는 단파 라디오 네트워크와 각 임무지로 파견된 활동가들을 활용해 인근 마을에서 천연두 환자를 식별하고 천연두 유행을 조기에 발견한 방법을 설명했다.[19] 이런 지역 수준의 혁신은 말라리아 사업에서 보기 어려웠지만, 천연두 사업에서는 적극 권장되었다.[20]

또한 천연두 사업은 지역적, 문화적 상황에 적응하려고 노력했다. 인도, 파키스탄, 방글라데시에서는 전통적으로 여러 지역을 돌아다니는 천연두 접종사가 있었다. 이들에게 접종받아도 천연두 면역을 얻을 수는 있었지만, 훨씬 위험했다. 천연두 딱지나 고름을 주입하면 원칙적으로 예방접종이 필요한 사람 수는 줄일 수 있지만, 살아있는 바이러스가 사람에서 사람으로 옮겨지기 때문에 천연두가 퍼질 수 있다. 천연두 사업팀은 접종사가 마을에서 마을로 이동할 때마다 소규모 유행이 일어난다는 사실을 알아냈다. WHO팀은 천연두 접종사들의 관행을 연구한 후, 이들을 모집해 예방접종을 지원하고 바이러스의 직접 접종을 막기 위해 노력했다.

백신팀이 직면한 또 다른 문제는 이슬람 공동체에서 여성의 은둔, 즉 퍼다purdah*라는 관습이었다. 처음에는 접근할 수 없다고 생각했지만, 여성 평화봉사단원으로 백신팀을 구성하자 은둔한 여성도 접종할

* 이슬람 국가에서 여자가 남자들의 눈에 띄지 않도록 집안의 별도 공간에 살거나 얼굴을 가리는 것.

수 있었다. 이후 부족장 및 가족과 논의한 끝에 남성도 여성을 접종할 수 있도록 허용했지만, 정숙함을 지키는 관습을 준수하기 위해 접종 부위를 팔 위쪽에서 손목이나 손등으로 바꿔야 했다.[21]

아이들을 주술에서 보호하기 위해 전통적으로 몸에 문신을 새기는 지역에서는 천연두 예방접종 흉터도 같은 것으로 인식했다. 독립을 앞둔 어떤 나라에서는 존경받는 정치인이 백신 접종 흉터가 독립의 표식이라며 사람들을 설득했다. 다른 나라는 교통비와 시간을 절약하기 위해 예방접종을 인구 조사, 정치 회의, 글자 익힘, 독서 프로그램과 결합했다. 조산사들은 백신 접종을 독려하기 위해 접종 장소에 자녀를 데려오라고 엄마들을 설득했다. 예방접종팀은 피접종자 수를 늘리려고 우물과 샘에서 유목민들을 기다리기도 했다.[22]

아무리 혁신적인 전략을 동원해도 극복할 수 없는 저항도 있었다. 목표가 눈앞에 다가왔는데 종교적 또는 다른 이유로 예방접종을 거부하는 것은 용인할 수 없었다. 누구나 '반드시' 예방접종을 받아야 했다. 접종 순응도를 높이기 위해 사용된 방법이 프로그램 참가자들이 제기한 것처럼 항상 문화적으로 민감할 수는 없었다. 아프리카와 남아시아에서 천연두 퇴치 프로그램에 참여한 앨런 슈누어Alan Schnur는 네팔의 한 마을에서 예방접종 대상 어린이를 찾은 경험을 들려주었다.

> 많은 사람을 찾을 수 없었다. 마을 밖에 산다고도 했다. 이장과 함께 손전등을 들고 집들을 방마다 수색했다. 침대 밑, 상자, 큰 궤짝, 큰 광주리, 심지어 장독에 숨은 어른과 어린이들을 찾아냈다. 숨바꼭질 같았다. 큰 광주리 뚜껑을 열었다가 두 명의 아이를 찾기도 했다. 발견된 사람이 접종을

받고 나면 웃음이 터졌다.[23]

슈누어의 관찰처럼 어른과 아이들이 예방접종을 피하려고 숨는 것을 숨바꼭질처럼 생각했는지, 아니면 겁을 먹었는지 확신하기는 어렵다. 폴 그리노프Paul Greenough의 설명처럼 방글라데시 퇴치사업의 마지막 단계에서는 예방접종을 위해 사람들을 검거 및 억류했음을 감안하면 때때로 사업 목표 달성을 위해 어떤 조치가 필요했는지 엿볼 수 있다.[24] 그리노프는 1910년대와 1920년대 식민 관료나 록펠러 사업 직원처럼 현지인을 경멸 어린 시선으로 대한 현장 직원들의 문화적 태도에 대해서도 설명했다.[25]

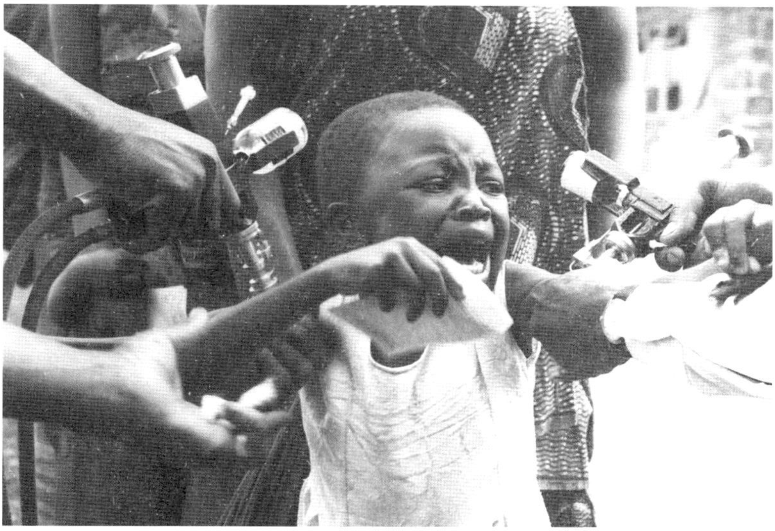

그림 9 1968년 아프리카 천연두 퇴치 및 홍역 통제 프로그램에서 예방접종을 받고 있는 카메룬 어린이. 공중보건요원이 소년의 팔에 급속주사기(Ped-O-Jet)를 이용해 필수 백신을 투여하고 있다.

출처: 미국 질병통제예방센터/J. D. 밀러

강압적인 방법이 널리 사용되지는 않은 것 같다. 하지만 이런 태도는 천연두 퇴치라는 목표가 어떤 행동도 정당화한다는 믿음에서 지역사회의 이익, 나아가 법률까지 무시하는 행동 패턴의 일부에 불과했다. 나이지리아 남동부 사업에 대한 윌리엄 페이기의 글을 자세히 읽어보면, 목적이 수단을 정당화하는 것처럼 보이는 대목들이 있다. 캠페인 초기에 그는 임무 수행을 위해 나이지리아 정부 창고에서 승인받지 않은 물자를 "전용"했던 방법을 설명한다. 내전이 발발하기 전 나이지리아를 떠나려던 미국 선교사 가족이 소유한 예방접종 소책자 50권에 인증 도장을 받기 위해 나이지리아 관료의 사무실에 침입하기도 했다.[26] 임무를 완수하기 위해 어떤 일이든 하고, 그 과정에서 현지 관습과 법률을 무시하는 태도는 천연두 퇴치사업에 국한된 것이 아니다. 이런 관행은 그때와 마찬가지로 지금도 우리가 인정할 수 있는 수준을 넘어 만연해 있다. 현재까지도 보건대학원에서 심도 있는 사회적, 문화적, 윤리적 교육 및 훈련 과정이 없음을 보여주는 증거이기도 하다.

적응성 – 생물사회학적 분석

말라리아 사업은 유연성과 적응성이 부족했고, 천연두 사업은 그렇지 않았다는 주장을 분석할 때, 그 이유를 묻는 것은 대단히 중요하다. 왜 그랬을까? 몇 가지 이유가 제시되었다. 첫째, 천연두 사업 참여자들은 지도부, 특히 도널드 헨더슨이 초기부터 유연성을 강조했다고 말했다. 그는 유연성 부족이 말라리아 사업의 주요 문제라고 보았다. 둘째,

천연두 사업은 획일성을 강요할 수 있을 정도로 자원이 넉넉하지 못했다. 초기부터 헨더슨은 매우 적은 직원들로 사업을 운영할 수밖에 없었다. 따라서 WHO 본부가 국가 프로그램 책임자들이 운영하는 퇴치 활동에 기술적 조언을 제공하고 조정하는 역할밖에 할 수 없다고 보았다. 그는 캠페인의 성과를 설명할 때마다 각국 프로그램 책임자의 지도력과 운영 기술 덕이라고 칭찬했다. 내 생각은 다르다. 두 캠페인이 유연성, 즉 변화에 적응하고 문제를 극복하는 데 차이를 나타낸 이유는 거의 전적으로 병원균 자체와 동원할 수 있는 생물학적 기술이 달랐기 때문이다. 두 캠페인의 운영 방식을 분석할 때는 사회학적 틀과 생물학적 틀을 반드시 함께 적용해야 한다.[27]

1960년대 인류 건강을 위협한 모든 질병 중에서 천연두가 가장 퇴치하기 쉬웠다. 반대로 말라리아는 해결하기 어려운 여러 가지 특성이 있다. 천연두 퇴치에 사용한 백신은 매우 효과적이고 관리하기도 쉬웠다. 그러나 1950년대와 1960년대의 말라리아 퇴치법은 행정적, 기술적으로 복잡했다.

천연두 바이러스에 감염된 사람은 보통 눈에 띄는 발진이 생기기 때문에 진단하기 쉽다. 무증상 환자는 없다.[28] 질병 감시가 용이한 것이다. 감염자는 급성기의 짧은 기간 동안만 다른 사람에게 전파할 수 있으며, 증상이 심해지면 움직이기 어렵다. 따라서 질병 확산 속도가 낮고 유행을 억제하기 쉽다. 마지막으로 감염자는 천연두로 사망하거나, 평생 면역을 획득한 채 살아남는다.

말라리아는 전혀 다르다. 감염자는 이전에 말라리아에 노출된 정도와 후천 면역 정도에 따라 중증에서 무증상까지 다양한 증상을 보이기 때문에 임상적으로 진단하기 어렵다. 말라리아가 심각한 지역에서는 성인 인구의 상당수가 이미 면역을 획득해 무증상 환자가 많다. 따라서 말라리아 퇴치사업 동안 유일한 진단 수단은 혈액 현미경 검사뿐이었다. 그러나 현미경 검사는 최상의 조건에서도 그다지 신뢰할 수 없다. 게다가 많은 나라가 의료 서비스와 검사실 체계가 부족해 이런 불완전한 확진법조차 제대로 운용할 수 없었다. 진단하지 못하고 놓치는 환자가 많았다는 뜻이다. 또한 삼일열 말라리아 원충Plasmodium vivax은 인체를 감염시킨 뒤 몇 년 동안 무증상 상태로 잠복했다가 다시 말초혈관에 나타나 모기로 옮겨가기도 한다.

환자가 발견되면 환자는 물론 추적 가능한 모든 접촉자를 치료해야 한다. 환자를 임상적으로 진단하고, 혈액 도말 표본을 준비하고, 판독하고, 접촉자를 추적하는 과정은 며칠, 때로는 몇 주가 걸린다. 이 긴 시간 중 환자는 몇 번이고 모기에 물릴 수 있다. 환자를 문 모기는 말라리아에 감염되어 다시 수많은 사람에게 원충을 전파한다. 말라리아를 퇴치하려면 천연두 퇴치사업보다 훨씬 높은 수준의 질병감시체계가 필요했으며, 퇴치의 성패는 기초적인 보건의료체계의 존재에 달려 있었다. 마지막으로 천연두 감염과 달리 말라리아는 한 번 감염되어도 평생 면역이 생기지 않기 때문에 한 사람이 여러 차례 재감염될 수 있다.

천연두 백신은 최대 10년간 매우 효과적인 면역을 제공한다. 게다가 열에 강한 동결건조 백신이 개발되어 세계 어디서나 접종할 수 있었다. 접종도 쉬워서 약간만 훈련을 받으면 단기간에 많은 사람을 접종할 수 있었다. 몇 번의 피부 접촉으로 정확한 양을 신속 투여하는 분지침bifurcated needle이 개발되자 접종 속도는 더욱 빨라졌다. 1961년에 개발된 분지침은 장비 유지 보수가 곤란하거나, 사람을 한 곳에 모으기 어려워 가가호호 방문해 접종하는 지역 등 급속주사기Ped-O-Jet를 사용하기 어려운 곳에서 특히 효과적이었다.

캠페인 초기에는 품질에 문제가 있었지만, 올바로 투여하면 천연두 백신은 거의 100% 효과가 있었다. 백신 내성도 없었다. 접종에 성공하면 피접종자에게는 농포와 수십 년간 지속되는 독특한 흉터가 남았다. 따라서 방문팀은 천연두 환자와 접종받은 사람을 쉽게 확인할 수 있었다. 이런 점은 예방접종 캠페인을 촉진했고, 접종 속도도 빨랐다. 단 한 번의 접종으로도 인구집단에서 천연두를 퇴치하기에 충분했다. 한 지역을 여러 번 방문할 필요가 없었다. 이런 사실이 알려지자 사업 진행이 더욱 빨라졌으며, 지역사회의 저항도 줄었다. 마지막으로 백신은 천연두 예방에만 사용되었다. 천연두 바이러스에만 적용되었으므로 내성이 생길 가능성이 낮았다.

말라리아 퇴치를 위해 잔류 살충제만 활용하거나, 살충제와 항말라리아제를 함께 사용하는 것은 훨씬 더 복잡하고 까다로웠다. 캠페인에 성공하려면 정확하고 적절한 실행이 필요했지만, 종잡기 어려운 부분이 많았다. 프레더릭 소퍼는 말했다. "완벽함은 말라리아 퇴치사업이 성공하기 위한 최소 기준이다."[29] 살충제를 다양한 종류의 주거지 벽에 제곱미터당 충분한 용량으로 적절한 시간에 살포하려면 광범위한 교육과 감독이 필요했다. 물자 조달 체계도 훨씬 복잡했다. 천연두 백신은 트럭 한 대 분량이면 주州 전체를 보호하기에 충분했지만, 같은 지역에 말라리아 퇴치 목적으로 살충제와 살포 장비를 운반한다면 소규모의 호송대가 필요했다.

또한 살충제를 각 가정에 한 번만 살포해서는 말라리아를 퇴치하기 어려웠다. 몇 년간 6개월에서 1년 간격으로 반복 살포해야 했다. 그러다 보면 어딘가 잘 돌아가지 않거나, 살충제로 인한 보호가 갑자기 중단될 가능성이 높았다. 지역사회의 지지를 얻기도 어려웠다. 살충제 살포의 혼란스러움에 대한 저항은 널리 퍼졌다. 마지막으로 캠페인 초기에 인식했던 것처럼 반복 사용하면 얼룩날개모기가 살충제에 내성을 갖게 되어 가장 중요한 퇴치 수단의 효과가 떨어질 수 있었다. 천연두 백신과 달리 DDT는 다목적으로, 특히 농작물을 해충에서 보호하기 위해 사용되었으므로 내성이 발생할 위험이 컸다. 공중보건과 농업을 위해 살충제를 사용하면서 중앙 아메리카와 인도의 말라리아 퇴치 노력은 점점 약해졌다.[30]

이렇듯 병원체와 방법론의 차이 때문에 말라리아 사업 관계자들이 목표 달성과 문제 극복에 유연한 태도를 가지기는 훨씬 어려웠다. 살충제를 너무 많이 분무하면 인간과 동물에게 독성이 나타날 수 있고, 너무 적게 분무하면 효과가 없다. 부적절하게 분무하면 살충제 내성을 유도할 수 있다. WHO 기술자문관들이 운영 매뉴얼을 만들고 지침의 엄격한 준수를 강조한 것도 이 때문이다. 살충제 분무 방문 간격을 늘리거나, 벽 표면 제곱미터당 분무량을 줄이는 등 지침을 변경하면 캠페인 자체가 약화될 수 있었다. 천연두 사업은 백신 접종 직원이 언제 방문하는지가 중요하지 않지만, 말라리아 사업에서 살충제가 충분한 효과를 보려면 정확한 시점, 예를 들면 유행 초기에 살포해야 했다. 요컨대 천연두 백신의 효과와 취급 및 접종 용이성 덕분에 천연두 사업 직원은 업무 수행 시 유연성을 발휘할 수 있었다. 반드시 완벽해야 할

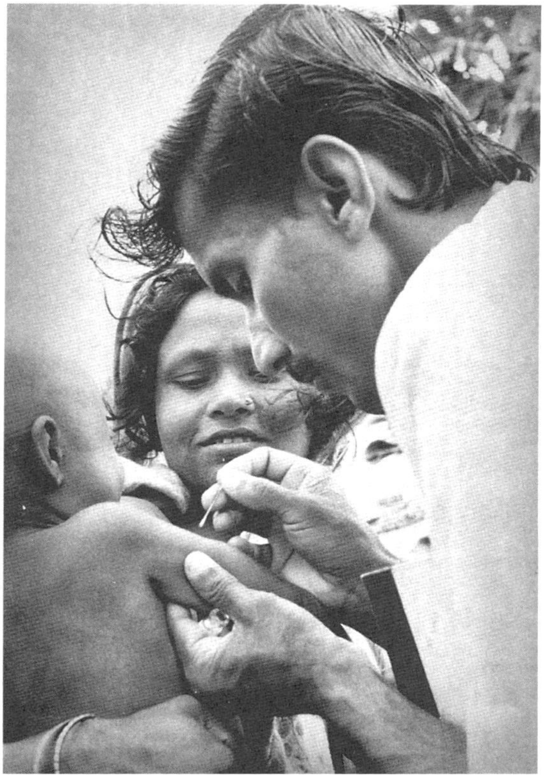

그림 10 방글라데시의 천연두 사업 직원이 어린이에게 분지침으로 천연두 백신을 접종하는 장면

출처: 미국 질병통제예방센터/WHO/스탠리 포스터 박사, 1975년

필요는 없었던 것이다.

천연두 사업 참가자들은 다양한 문화적 환경에 적응하고 백신 접종에 대한 잠재적 저항을 극복할 수 있었다고 강조했다. 그런 일은 특정 장소에서 한 번만 하면 충분했다. 반면 말라리아 퇴치를 위한 살충제 살포팀은 수 년간 지역 주민과 협력 관계를 유지해야 했다. 훨씬 어려운 일이다. 내가 보기에 천연두 사업이 지역사회 협력에 성공한 이유

는 효과적인 소통 전략을 개발하려는 현장 직원의 능력이나 의지보다 말라리아와 천연두 사업 간에 존재했던 사업 지속 기간의 차이에 있는 것 같다.

천연두 사업 참가자들은 비아프라* 나 수단에서 무력 충돌이 발생했을 때도 캠페인을 계속했다는 점을 자주 강조한다. 물론 대단한 성취다. 하지만 그것은 팀이 신속하게 지역을 돌면서도 목표를 달성할 수 있기 때문에 가능한 일이었다. 말라리아 퇴치사업은 수년간 반복적으로 지역을 방문해야 하고, 천연두보다 강력한 질병감시체계가 필요했기 때문에 전시戰時에 지속하기가 훨씬 어려웠다.

사회경제적 변화는 천연두 사업보다 말라리아 사업에 더 큰 영향을 미쳤다. 경제 프로젝트에 따른 대규모 인구 이동은 말라리아 사업에 훨씬 큰 걸림돌이었다. 천연두에 감염되면 심하게 아프고 멀리 여행할 수 없다. 활동성 천연두 환자가 퇴치 지역에 유입되어도 전파가 시작되기 전에 쉽게 식별해 격리할 수 있다. 그러나 말라리아 감염자는 증상이 경미하거나 아예 무증상일 수 있기 때문에 전파가 중단된 지역으로 이동하면 다시 유행을 일으킬 수 있다. 실제로 1960년대 스와질란드에서 이런 일이 일어났다. 새로 조성된 설탕과 감귤 농장에서 일할 노동자를 모잠비크의 말라리아 토착 지역에서 모집해 말라리아가 퇴치된 스와질랜드 저지대로 데려왔더니 얼마 후 말라리아 유행이 시작되었다.[31]

마지막으로 말라리아 퇴치사업은 여러 이유로 사회적 혼란에 더 취

* 나이지리아의 동부 지방으로 1967년에 독립을 선언했으나 실패했다.

약했기에 국가 퇴치 프로그램은 지연될 가능성이 높았다. 반면 천연두 퇴치는 거의 모든 국가에서 4~5년 만에 목표를 달성했다. 이런 차이는 각 캠페인의 궁극적인 목표 달성에 중요한 역할을 했다. 천연두 프로그램은 불과 10년 만에 전 세계에서 천연두를 퇴치했다. 반면 말라리아 프로그램은 많은 국가에서 몇 년씩 계속되었고, 10년이 지난 후에도 전 세계 퇴치라는 목표를 달성하지 못했다.

말라리아 퇴치라는 목표 달성이 지연되자 국제 및 각국 행정가들과 정책입안자들은 실망이 커졌다. 예상 기간을 훌쩍 넘어 지연되는 것을 보면서 각국 보건 지도자들은 말라리아 퇴치 전략의 실현 가능성을 의심했고, 자원을 다른 곳으로 전환하기 시작했다. 1960년대 초에 이르면 국제적 차원에서 주요 공여자들이 지속적인 투자에 의문을 제기하기 시작한다. 많은 국가의 말라리아 사업에서 물자 지원을 담당한 유니세프는 사업 초기부터 아동 건강 개선과 직접 연관이 없는 캠페인에 재원의 상당 부분을 지출하는 데 대해 우려했다. 따라서 대략 1960년까지 완료될 것으로 예상한 말라리아 사업의 퇴치 단계에 필요한 물자를 부분적으로만 지원했다. 1961년에 유니세프는 많은 국가에서 말라리아 퇴치 단계가 계획한 일정을 넘어 지연되고 있음을 인식했다. 마지막 남은 환자들을 위한 치료제만 포함되었던 강화 단계의 필요 물자 목록은 점점 늘어 분무기와 장비까지 추가되었다. 적시에 환자를 식별하지 못해 발생하는 유행을 막기 위해서였다. 많은 국가에서 강화 단계의 새로운 활동을 수행하기 위해 유니세프에 더 많은 지원을 요청했다. 퇴치 단계가 느리고 강화 단계에 필요한 물자 지원이 늘어난다고 확인한 유니세프는 1961년에 말라리아 사업 지원에 제한을 두었고,

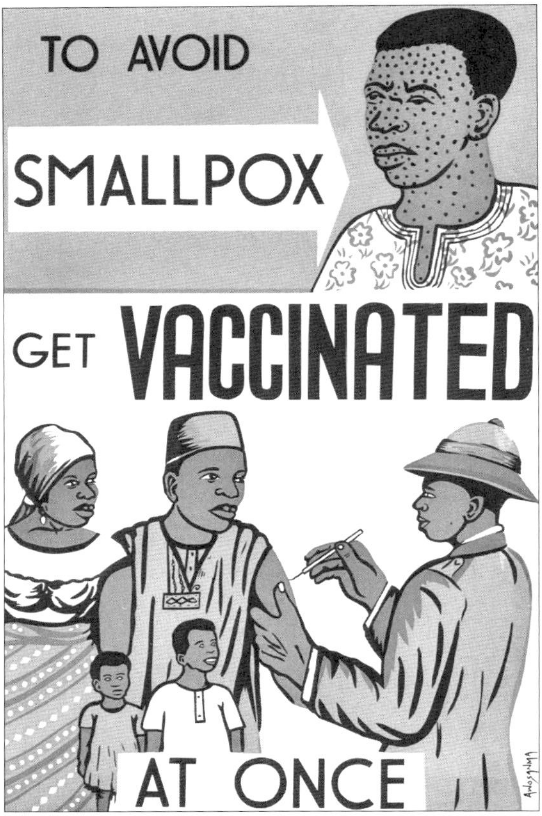

그림 11 나이지리아 서부의 천연두 퇴치 포스터
출처: 미국 질병통제예방센터

1964년에는 지원을 거의 중단했다.[32]

말라리아 퇴치사업의 다른 주요 지원 주체는 미국 정부였다. 미국은 1960년대까지 캠페인을 계속 지원했지만, 예산을 WHO에서 점점 양자 간 원조로 옮겼다. 처음부터 말라리아에 대한 지원을 전반적으로 줄이지는 않았지만, 각국에 파견된 국제개발처 행정 관료들의 지출은 점차 인구통제사업(10장)으로 재할당되어 말라리아 퇴치에 대한 재정

지원은 서서히 말라버렸다.

1981년에 말라리아 퇴치사업과 천연두 퇴치사업을 비롯해 과거의 질병 퇴치 캠페인을 연구한 페레즈 예쿠티엘Perez Yekutiel은 캠페인의 성패에 영향을 미치는 질병과 보건학적 중재술의 중요한 특성을 발견했다. 그는 사업 시작 전에 갖추어야 할 여섯 가지 전제 조건을 이렇게 정리했다.

① 질병 전파 차단에 완전히 효과적이며 적용이 간단하고 상대적으로 저렴한 통제 방법이 있어야 한다.
② 질병은 퇴치사업의 진행 단계에 환자를 효과적으로 식별하고 쉽게 감시할 수 있는 역학적 특징이 있어야 한다.
③ 질병은 국가적, 국제적 차원에서 사회경제적으로 중요해야 한다.
④ 질병을 통제가 아니라 퇴치해야 하는 명확한 이유가 있어야 한다.
⑤ 질병 퇴치를 위해 적절한 재정, 행정, 인력, 보건 서비스 자원이 있어야 한다.
⑥ 사회생태학적 필수 조건이 존재해야 한다.

예쿠티엘은 사회생태학적 필수 조건을 대규모 인구 이동, 계절적 이주, 극심하게 분산된 오지 인구, 특정한 통제를 거부하는 문화 관습 및 신념 등이 없는 상태라고 정의했다. 그 기준에 따르면 말라리아와 천연두 퇴치사업은 모두 시작하지 말았어야 했다. 그러나 예쿠티엘조차 조건을 모두 충족해야 하는 것은 아니라고 인정했다. 한 영역의 강점은 다른 영역의 약점을 상쇄할 수 있다. 그는 말라리아 퇴치사업은 3번과 4번 기준만 충족했으며, 시도하지 말았어야 했다고 결론 내렸다. 천연두 퇴치사업은 1~4번 기준을 충족했고, 5, 6번 기준에는 심각한 문제가 있었다. 하지만 1, 2번 기준을 매우 강하게 충족했기 때문에 5, 6번 기준의 약점을 극복할 수 있었다.[33]

제네바의 최고위층부터 네팔이나 소말리아의 말단 현장 직원에 이르기까지 천연두 퇴치 캠페인 참여자들이 보여준 인상적인 열정, 추진력, 창의성을 가볍게 여기려는 것은 아니다. 사업 참여자 모두 캠페인의 성공에 결정적인 역할을 했다는 데는 의심할 여지가 없다. 그럼에도 천연두라는 질환과 천연두 백신의 고유한 특성이 없었다면 퇴치는 훨씬 어려웠을 것이며, 사업은 아마 실패했을 것이다. 실제로 천연두 사업은 힘겹게 성공했다. 반면 말라리아가 천연두와 비슷한 질병이고, DDT가 천연두 백신만큼 효과적이었다면 말라리아 퇴치사업은 조직과 관리 면에서 훨씬 유연하고 성공적일 수 있었을 것이다. 결과도 전혀 달랐을지 모른다. 물론 모두 추측일 뿐이다. 그러나 두 캠페인이 이후 세계보건의 역사에 미친 영향을 평가할 때, 이런 관점을 염두에 두는 것은 중요하다.

좋은 캠페인과 나쁜 캠페인의 유산 다시 보기

천연두 퇴치에 성공하자 말라리아의 실패 때문에 흐려졌던 질병 퇴치의 꿈이 되살아났다. 공중보건 분야 지도자들은 다른 질병에 대해서도 퇴치사업을 시작할 것을 WHO에 촉구했다. 많은 질병이 고려되었지만, 소아마비와 메디나충증만이 WHO의 퇴치 대상이 되었다. 두 질병 모두 2000년까지 퇴치됐어야 하지만, 아직 사라지지 않았다.

천연두 캠페인의 성공은 광범위한 유산을 남겼다. 다른 질병은 퇴치하지 못했지만 천연두에서 거둔 승리 덕분에 국제보건 분야에서는 의료 기술, 특히 백신을 신중히 사용하면 고도의 보건의료체계나 사회경제적 수준의 상당한 개선 없이도 개발도상국에서 사망률을 극적으로 낮출 수 있다는 믿음이 싹텄다. 1950년대 인도 남부에서 시행된 초기 결핵 화학요법 임상시험도 비슷한 결과를 보였다. 항생제로 빈민가의 결핵 환자를 치료한 결과 잘 관리된 병원에서 치료한 것만큼 효과적이었던 것이다. 이제 WHO 관료들은 사회경제적 자원 없이 보건학적 개입만으로 성공할 수 있다고 생각했다.[34]

이런 결론은 WHO 예방접종 확대 사업(Expanded Programme on Immunization, EPI)부터 유니세프의 성장 모니터링, 경구 수분 보충, 모유 수유 및 예방접종 프로그램(Growth monitoring, Oral rehyd-ration, Breastfeeding and Immunization, GOBI), 비타민 A 보충 사업, 인체면역결핍바이러스/에이즈(Human Immunodeficiency Virus/Acqui-red Immune Deficiency Syndrome, 이하 HIV/AIDS) 치료 및 예방을 위한 항레트로바이러스제 보급 사업까지 다양한 보건 사업에 재정적 지원을 이끌어낸 강력한 메시지였다. 천연두 사업에 참여한 세대는 계속 이런 접근을 추구하고 이런 방향으로 세계보건 조직을 이끌도록 고무되었다. 윌리엄 페이기는 1980년대에 전 세계 아동 생존 태스크포스를 맡아 아동 예방접종 사업을 이끌었다. 이후 CDC 센터장을 거쳐 빌앤멜린다 게이츠 재단의 초대 세계보건 고문이 되었다. CDC의 서아프리카 천연두 퇴치 프로그램 책임자였던 랠프 헨더슨Ralph Henderson은 WHO 예방접종 확대 사업 책임자가 되었다. 시에라리온 천연두 퇴치 사업을 지휘했던 도널드 홉킨스Donald Hopkins는 애틀랜타 카터 센터에서 메디나충증 퇴치사업을 이끌었고, 그 뒤로 카터 센터 보건 프로그램 총괄 책임자가 되었다. 카터 센터는 국제 태스크포스를 구성해 퇴치 가능한 목표 질병을 검토했다. 일본의 이사오 아리타Isao Arita는 WHO 예방접종 확대 사업과 소아마비 퇴치를 위한 기술 자문위원회에서 일했다. 방글라데시 천연두 퇴치 캠페인에 참여했던 알프레드 소머Alfred Sommer는 단 한 번의 비타민 A 투여로 전체 어린이 사망률을 30~40%까지 낮출 수 있음을 입증했다(16장). 이후 존스 홉킨스 블룸버그 보건대학원 학장이 되었으며, "한 번에 수백만 명의 생명을 살리자"는 대학원의 좌우명을 지었다.

이렇게 천연두 캠페인의 유산은 말라리아와 천연두 사업 역사에 대한 특정 해석에 의존했다. 그 해석은 말라리아 사업이 행정적으로 실패했으며, 그 이유는 프로그램을 더 잘 운용했다면 피할 수 있었던 살충제 내성 모기의 증가 때문이었다고 설명한다. 반면 천연두 퇴치는 말라리아 사업보다 더 훌륭하고 유연한 지도력과 행정력을 발휘했기 때문에 성공했다고 판단한다. 이는 공중보건의 역사를 공부하는 학생들이 과거에도 그랬고, 현재에도 여전히 똑같이 배우는 한 쌍의 교훈이다.

이런 역사적 해석은 말라리아 퇴치 지지자들이 경험했던 생물학적 도전과 천연두가 더 쉬운 목표가 될 수 있었던 생물학적 이점을 무시한다. 생물학을 무시하면 천연두 퇴치 성공은 훌륭한 사업 관리로 사회경제적 문제를 극복한 모범적 사례로 볼 수 있다. 생물사회학적 분석을 통해서 비로소 우리는 천연두라는 질환과 백신의 특성 덕분에 전쟁, 기근, 열악한 보건의료체계, 빈곤을 극복하고 퇴치에 성공했음을 알 수 있다. 하지만 동시에 이런 분석은 21세기까지도 세계보건을 지배하는, 협소한 의료기술 중심의 보건의료 전달 전략에 힘을 싣는다.

생물학적 차원의 문제를 인정하지 않고 말라리아 퇴치사업이 엉터리 계획과 유연성 부족 때문에 초래된 행정 실패라고 보는 시각은 생의학 기술 위주의 접근을 더욱 강화했다. 정책 입안자들은 말라리아 퇴치사업을 통해 빈곤, 사회정치적 불안정, 효과적인 질병감시와 보건의료 서비스가 없는 상황에서 천연두와 역학적 특성이 매우 다르고, 효과적인 중재술이 없는 질병의 통제와 퇴치는 매우 어렵다는 것을 배웠어야 했다. 말라리아 퇴치사업에 그저 나쁜 캠페인이라는 꼬리표를 붙였기 때문에 이런 교훈은 무시되었다. 현재 소아마비의 퇴치를 위해 분투하는 사람들은 이런 교훈을 힘들게 체득하고 있다. 소아마비는 퇴치될 수 있는 것처럼 보인다. 하지만 소아마비 백신 고유의 약점 때문에 지역사회의 저항을 극복하기가 매우 어렵다(16장).

말라리아와 천연두 퇴치사업은 또 다른 유산을 남겼다. 천연두, 말라리아, 결핵, 매종, 한센병 통제 및 퇴치를 위한 국제적 노력과 더불어, 다른 감염병의 치료를 위한 항생제와 매개체 감염병의 통제를 위한 살충제가 널리 사용된 덕분에 세계의 질병부담과 전반적인 사망률이 크게 줄었다. 이에 따라 많은 개발도상국 인구가 급격히 증가했다. 인구성장의 원인은 여전히 논쟁거리지만, 많은 역사가가 제2차 세계대전 이후 인구가 급격히 증가한 것은 질병 통제 프로그램의 효과라고 지적한다.

세계 경제 발전에 연관된 인구학자, 경제 기획자, 보건정책 입안자들은 전쟁 직후 인구 증가를 크게 우려했다(5부). 이런 불안은 인구 증가 억제 노력으로 이어졌다. 말라리아와 천연두에서 그랬듯, 세계보건 지도자들은 인구 증가에 영향을 주는 사회경제적 요인을 무시하고 콘돔, 자궁 내 피임장치, 불임술, 경구 피임약 같은 생의학 기술을 활용해 인구 과잉 문제를 해결하는 데 몰두했다.

5부

세계 인구 통제하기

Controlling the World's Populations

1944년 9월 경제학자 시어도어 윌리엄 슐츠Theodore W. Schultz는 인구 증가와 세계 식량 공급을 논의하기 위해 시카고 대학에서 회의를 소집했다. 1943년 조지아주 핫스프링스에서 개최되어 유엔 식량농업기구FAO 창설을 이끈 국제식품회의의 뒤를 잇는 모임이었다. 슐츠는 1930년대에 영양, 건강, 농업, 경제 정책의 관계에 대해 국제연맹 영양혼합위원회가 취했던 다학제적 접근 방식에 고무되어 농업경제학, 인구학, 영양학, 국제관계학 등 다양한 전문가를 초청했다. 프린스턴 대학 인구조사연구소Office of Population Research를 설립한 프랭크 노트스타인Frank W. Notestein도 회의에 참석했다.

회의에서 노트스타인은 〈인구-장기적 관점Population-the Long View〉이라는 논문을 발표했다. 전후 미국과 유럽 지도자들이 예측했던 개발도상국 인구의 급속한 증가를 설명한 논문이었다. 그들의 관점은 인구 증가 때문에 개발도상국의 사회경제적 발전이 저해된다는 것이었다. "인구 문제"를 해결하려는 노력은 1960년대에서 1980년대에 걸쳐 국제보건 및 국제개발의 주류가 되었다.

노트스타인의 논문은 인구 성장 잠재력에 따라 세계 각 지역을 "높은 인구 성장 잠재력high growth potential", "전환기적 인구 성장transitional growth", "인구 초기 쇠퇴incipient decline" 등 세 가지 유형으로 나누었다. 세 가지 유형은 연속적이며, 산업화 단계와 관련이 있었다. 노트스타인의 인구 성장 단계론은 서구 문명의 확장이 다른 지역 출산 패턴에 미치는 영향에 대한 논의를 다시 불러일으켰다.[1] 제2차 세계대전 중 등장한 이 논의는 사회가 전근대, 즉 전통적 사회에서 점진적으로 현대 사회로 이행한다고 예측하는 근대화 이론의 변형이었다. 1950년대와 1960년대에 미국 사회학자들, 특히 탈콧 파슨스Talcott Parsons에 의해 유명해진 근대화 이론은 미국과 유럽의 전후 개발 계획가들에게 낙후된 지역의 경제 성장을 촉진하는 청사진을 제시했다. 근대화 이론 중 특히 영향력이 큰 저술은 월터 로스토우Walter Rostow의 《경제 성장의 제단계-비공산주의 선언The Stages of Economic Growth: A Non-Communist Manifesto》으로, 산업화 진행에 따라 제3세계를 개발하는 로드맵을 제공했다.[2]

노트스타인이 인구 성장 잠재력이 높다고 분류한 지역은 이집트, 중앙 아프리카, 중동 대부분, 소련과 일본을 제외한 아시아 대부분, 태평양과 카리브해 도서국가들, 중남미 등이었다. 이 지역들은 대체로 농경사회이며, 노트스타인에 따르면 근대화 노력이 거의 영향을 미치지 못한 채 뒤처져 있다. 사망률과 출생률은 지속적으로 높다. 질병과 전쟁이 자주 발생했지만, 높은 출생률 덕분에 인구는 비슷하게 유지된다. 또한 이런 산업화 이전 경제는 노동집약적 체제여서 대가족이 필요하다.

전환기적 인구 성장 단계에 속하는 지역은 산업화 과정에 따라 움직인다. 사망률과 출산율이 모두 감소하기 시작하지만, 사망률이 출산율

보다 먼저 감소한다. 산업화로 인한 새로운 현실은 아직 분명하지 않지만, 자녀를 낳을지는 계속 농경사회의 양식에 따라 결정하기 때문이다. 사람들은 여전히 가족의 생존과 생산성 유지를 위해 충분한 자손을 얻어야 하며, 대가족 형태를 필수로 생각한다. 사망률이 감소하고 출산율이 안정되면서 인구는 빠르게 늘어난다. 그러나 농업 인구가 도시 및 산업 환경으로 전환되면서, 부모들은 많은 자녀를 부양할 수 없다. 결국 가난과 질병이 나타난다. 노트스타인은 동유럽이 전환기적 인구 성장 단계의 막바지에 있다고 생각했다. 소련, 일본, 몇몇 남미 국가는 중간 과정에 있고, 터키, 팔레스타인, 북아프리카 일부는 막 전환기에 접어들었다.

노트스타인이 볼 때, 전환기 단계인 지역은 식민지 시대에 사회경제적 발전에 실패했기 때문에 인구의 급격한 증가가 가속화되었다. 이는 노트스타인의 이론적 모델의 일부로 처음에는 큰 관심을 받지 못했지만, 1970년대에 구조주의자들이 인구통제사업을 비판하는 논리가 되었다. 노트스타인은 주장했다. "서구 현대 국가들은 (의학, 보건 중재술 같은) 서구 문화를 개발도상국에 도입해 인구가 성장하기에 충분한 수준으로 사망률을 줄이는 데는 성공했지만, 궁극적으로 자국에서 출산율 감소를 유발한 사회적 변화가 개발도상국에서 일어나는 것을 방해하거나 (적어도) 촉진하는 데 실패했다. 그 결과가 바로 가까스로 최저 생계 기준을 넘는 수준으로 살아가는 과밀한 인구다."[3]

마지막으로 인구 증가가 둔화되기 시작한 초기 쇠퇴 지역이 있다. 노트스타인은 피임법 사용이 늘어나 출산율이 떨어졌기 때문이라고 주장했다. 그는 산업화로 촉발된 광범위한 사회경제적 변화 때문에 피

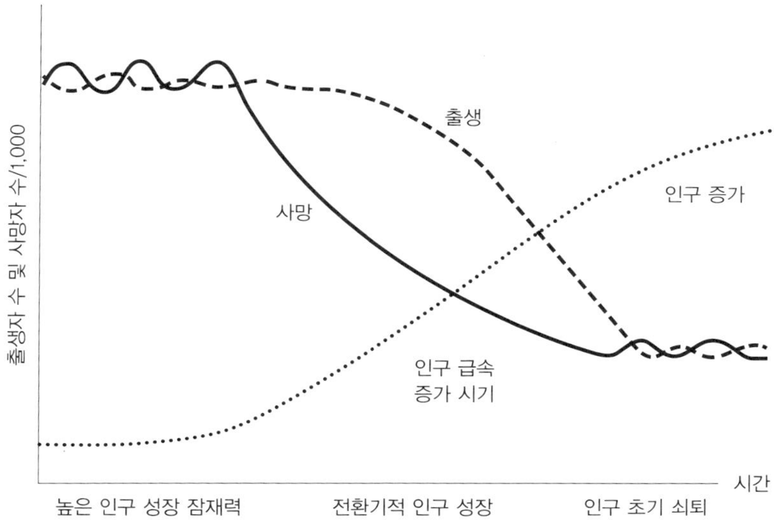

그림 12 인구 변천 모델

임법 사용이 활발해졌으며, 노동을 절약하는 기술의 개발과 새로운 생산 과정을 통해 가족 노동의 필요성이 감소했다고 강조했다. 이런 변화 속에서 부모들은 대가족 형태가 생존에 불필요하며, 경제적으로 불리하다고 인식한다. 노트스타인에 따르면, "도시 생활의 영향으로 가족 형태 유지라는 사회적 목표는 아동 건강, 교육, 물질적 복지 증진이라는 목표로 인해 점차 우선순위에서 밀려났다." 그는 유럽 북서부, 남부, 중부와 북미, 호주, 뉴질랜드가 모두 인구 초기 쇠퇴 단계라고 정의했다.[4] 이런 인구 조정 단계는 수십 년이 걸리며, 그 동안 인구는 계속 증가하지만 결국 감소하기 시작한다.

노트스타인의 인구성장단계이론은 프린스턴 대학 인구조사연구소 동료들과 함께 세계 인구 성장을 이해하고 대응하는 방법론으로 제시한 인구변천이론demographic transition theory의 기반이 되었다. 그의 동료인 킹슬리 데이비스Kingsley Davis는 1945년에 인구변천이론에 근거를 둔 영향력이 큰 이론을 발표했다.[5] 데이비스의 변천이론transition theory은 사회경제적 변화가 출산율 감소의 필수적 전제조건 또는 결정요인이라고 보았으며, 그 영향으로 많은 사람이 사회경제적 변화가 세계보건과 개발의 증진에 필수라고 보았다. 따라서 초기 정립 단계부터 이 이론은 전쟁 직후 국제 원조 기구들의 임무였던 보건 및 개발에 관한 폭넓은 비전과 잘 맞았다(3부).

그러나 1950년대 후반 노트스타인 같은 인구변천이론가들은 인구 증가 속도를 낮추고 경제 개발을 촉진하기 위해 피임을 활성화해야 한다고 주장했다. 인구 변화에 관해 개입주의적 모델을 지지하는 쪽으로 견해가 바뀐 것이다. 그들은 요컨대 사회경제적 발전과 인구 증가 사이의 인과 관계를 뒤바꿔, 사회경제적 발전이 가족 규모를 결정하는 것이 아니라 가족 규모가 사회경제적 발전을 결정한다고 생각했다. 이렇게 해서 인구 통제는 사회경제적 발전의 전제 조건이 되었다.

1950년대부터 1970년대까지 인구 증가를 제한하려는 노력은 살정제, 콘돔, 자궁 내 피임기구, 불임수술, 피임약 같은 기술에 의존했지만, 생식에 대한 의사 결정 과정에 깔려 있는 근본적인 사회경제적 결정요인은 다루지 않았다. 결국 기술에 의존해 인구를 통제하려는 노력은 말라리아와 천연두 통제 노력을 형성한 기술 지원 문화의 일부였으며, 전 세계 수백만 남녀들의 은밀한 사생활에 대한 침입이었다.

5부는 1960년대부터 세계 인구를 적극적으로 제한하려는 노력이 이후 30년간 기술 지원의 핵심 요소가 된 과정을 알아본다. 인구 사업 또는 가족계획사업이 국제보건 환경을 어떻게 바꿨는지도 살펴본다. 질병퇴치사업과 달리, 국제기구들은 개발도상국의 인구 재생산 패턴을 바꾸려는 노력을 주도하지 않았다. 이 분야를 주도할 것으로 기대되었던 WHO는 정치적인 이유로 인구 문제에서 부분적인 역할만 수행했다. 결국 다른 유엔 기구들이 총회를 조직하고 국가 수준의 가족계획사업을 지원하는 등 더 큰 역할을 맡았지만, 활동은 천천히 진행되었고 가족계획 활동의 조정에는 큰 관심이 없었다. 말라리아, 천연두 퇴치사업처럼 통일된 캠페인이 없었던 것이다.

대부분의 인구 활동은 인구위원회, 국제가족계획연맹, 패스파인더 기금Pathfinder Fund, 국제인구서비스Population Services International, 지역 가족계획협회 등 여러 NGO들이 민간 재단, 공공 기금, 나중에는 양자·다자 기구들의 재정지원을 받아서 분산된 방식으로 수행했다. 미국은 단연 가족계획사업을 가장 많이 지원했지만, 대부분의 재정을 양자 기구가 아닌 유엔, NGO, 대학을 통해 지원했다. NGO가 처음 국제보건에 적극적으로 참여한 것이 바로 인구 통제 분야다. 1970년대 후반에는 국제개발처 내부의 재정 문제로 인해 NGO의 인구 통제 분야 참여가 늘었고, 1980년대와 1990년대에는 정부의 보건의료 개입을 최대한 줄이려고 했던 신자유주의에 대응하면서 NGO의 역할이 크게 확대되었다. 1960년대와 1970년대 초반에 NGO들은 인구 통제 활동을 촉진하면서 국제보건 분야에서 주요 참여자가 되었다.[6]

가족계획 활동은 국제보건 상황을 변화시키며 사회과학자들에게도 새로운 기회를 제공했다. 인구학은 1950년대에 하나의 정책학으로 등장해 인구통제사업의 필요성을 논의하는 틀을 제공했다. 이전의 질병 퇴치사업과 달리 가족계획사업은 다양한 연구를 수행해 지역사회의 지식을 평가했다. 피임법 사용, 출산 제한 동기, 다양한 피임법의 수용 가능성에 대한 의견을 알아보기 위해 국제보건 분야에서는 처음으로 지식-태도-행동(Knowledge-Attitude-Practice, KAP) 설문조사를 활용했다. 1950년대와 1960년대에는 아프리카, 아시아, 남미의 개발도상국에서 KAP 조사를 시행했다. 국제보건 사업의 기획 및 평가 단계에서 필수 요소가 된 이 설문조사는 산아제한 개념이 널리 수용되었음을 보여주었고, 정책 제공자 차원에서 인구통제정책을 정당화했다. 이런 접근은 이미 피임법에 대한 수요가 있으며, 가족계획사업의 주요 과제는 이런 수요를 충족하도록 피임법의 접근성을 높이는 것이라고 가정했다.

시간이 지나자 피임약만 제공하는 데서 나타난 한계 때문에, 부모들에게 핵가족의 가치를 설득하는 쪽에 관심이 더 커졌다. 더 많은 인구학자, 인류학자, 사회학자가 동원되어 임신 패턴, 생식 관련 의사 결정에 대한 정보를 수집했다. 국제보건 영역의 가족계획사업은 그 어느 때보다도 전 세계 사람들의 사회적, 문화적 태도와 행동을 다루기 시작했다. 사회과학자들에게는 새로운 기회였다. 1980년대와 1990년대에는 "문화적, 사회적으로 민감한" 사업을 설계하고, "지역사회에서 수용 가능한" 정책을 만들며, "대중의 참여"를 이끌어내는 것이 새로운 보건 사업 기획의 필수 요소로 고려되면서 사회과학자들의 역할이 더욱 확장되었다. 인류학자들은 1980년대와 1990년대에 HIV/AIDS 유행 대응 초기에 중요한 역할을 했지만, 그 역할이 항상 긍정적이었다고 볼 수는 없다(14장).

마지막으로, 그리고 세계보건의 오랜 역사에서 아마 가장 중요한 점은 인구 통제 및 가족계획 관련 활동 때문에 보건의료체계 구축 및 강화나 질병의 근본적 결정요인에 대한 노력에 관심과 지원이 줄었다는 것이다. 인구통제사업은 1960년대 후반부터 1980년대 중반까지 미국의 국제보건 원조를 가장 많이 받았다.

9장에서는 제2차 세계대전 이전에 있었던 인구 과잉에 대한 초창기 우려를 추적한다. 그 뒤로 환경 운동가, 생식권 옹호자, 새롭게 등장한 인구학자들 사이에 전후 인구 증가에 대해 공포감이 고조된 상황을 살펴본다. 마지막으로 이런 우려에도 불구하고 각국 정부와 국제보건 기구들이 생식 행태 변화를 위한 노력을 제한하고, 이 분야를 민간 재단과 비정부기구에게 떠넘긴 이유를 설명한다.

10장에서는 1960년대에 새로운 피임법이 개발되고 미국이 국제적인 가족계획사업을 적극 지원하기로 결정한 뒤, 인구 조절 및 가족계획에 대한 투자가 어떻게 극적으로 늘었는지 살펴본다. 국제기구들이 피임법을 널리 보급하기 위해 사용한 정책 공급자 위주의 전략과 그 한계도 검토한다.

11장은 1970년대 초까지 가족계획사업이 인구 증가 속도를 제한할 수 없었기 때문에 가족계획 담당자들이 기존 접근법을 어떻게 재고했는지 보여준다. 일부 국가는 인센티브와 강압적인 방법을 활용해 가족계획사업을 촉진했다. 그러지 않는 경우, 미국을 포함한 정부와 기관들은 가족계획 정책을 재고했고 1980년대에는 재정 지원을 부분 철회했다. 1990년대의 가족계획은 인구 제한보다 여성과 아동의 건강 보호에 중점을 두었다.

9 인구 위기의 시작

The Birth of the Population Crisis

제2차 세계대전 후에 대두된 인구의 급속한 증가에 대한 두려움과 관련해서는 오랜 역사가 있다. 사실 제2차 세계대전 전후의 인구에 관한 논의 사이에는 강한 연속성이 있다. 18세기 말 토머스 맬서스Thomas Malthus는 무제한적 인구 증가에 관한 문제를 제기했다. 제2차 세계대전 이후의 인구학자들처럼 인구 증가와 토지 및 식량 공급 간의 관계에 관심을 가졌던 그는 '인구는 기하급수적으로 증가하는 반면, 식량 공급은 산술급수적으로 증가한다.'라고 주장했다. 따라서 인구는 항상 식량 공급을 초과한다. 이는 기근이나 토지를 둘러싼 전쟁을 초래하며, 인구를 파괴적으로 감소시킨다. 후대 평론가들은 이런 논리를 맬서스 위기Malthusian crisis라고 불렀다.

제1차 세계대전 후 인구 증가에 대한 우려가 다시 부각되었다. 부분적으로 지난 세기에 늘어난 인구 때문에 정착할 수 있는 토지의 절대 규모가 줄었다는 인식 때문이었다. 북유럽과 미국의 인구 증가 우려는 남유럽을 포함해 "개발도상국"으로 간주되는 식민지와 다른 지역을 향했다. 이들 지역의 인구가 출산율이 낮은 선진국의 인구를 압도하지 않게 하려면 이민법이 필요했다. 사람들이 정해진 지역에만 거주하도록 하는 이민법을 정하면 그 지역에 살면서 출산 패턴이 저절로 바뀌는 등 추가적인 이점도 있을 것이었다. 그러나 이들이 호주나 북미의 사람이 살지 않는 지역으로 자유롭게 이주한다면 출산 패턴 변화 같은 적응 과정은 늦춰진다.

일각에서는 백인과 아시아인 사이의 출산율 불균형을 궁극적으로 해결하는 방법은 전 세계적으로 "백인"의 출산율을 늘리는 것이라고 믿었다. 미국의 사회학자 에드워드 앨스워스 로스Edward Alsworth Ross는 1927년에 출간된 영향력 있는 저서 《입석뿐입니까?Standing Room Only?》에서 아시아인은 출산 패턴 조절법을 배워야 한다고 주장하면서, 근대화와 백인 문명이 확산되면 출산 패턴도 바뀔 것으로 예측했다. 백인 문명이 확장되면 세계 다른 지역의 출산 패턴도 바뀔 것이라는 생각은 노트스타인과 킹슬리가 주창한 인구변천이론의 초기 형태를 보여준다.[1]

이와 함께 남아시아 및 동아시아의 민족주의자와 반식민주의 논평가들은 19세기 유럽의 식민지 확장과 함께 이민법이 아시아 인구가 다른 지역으로 확장할 기회를 막았으며, 따라서 아시아 지역 인구 성장의 원인이라고 지적했다. 이런 아이디어를 가장 강하게 주장한 사람이 인도의 경제·생태·사회학자인 라다카말 무케르지Radhakamal Mukerjee였다. 무케르지는 저서 《이주민 아시아Migrant Asia》에서 아시아인이 열대 지역을 점령하도록 권장하는 친이민 정책을 주장하면서, 유럽인보

다 아시아인이 열대 지역을 개발하고 그곳에 거주하는 데 더 적합하다고 주장했다.[2]

인구 증가, 식량 공급, 토지에 대한 우려는 우생학자들이 주장하는 인간 개량 이론과 결합했다. 1920년대에는 많은 국가가 자국민의 유전학적 특질을 개선하는 우생학 정책을 채택했다. 이 정책은 대개 재생산이 적합하다고 간주된 사람에게는 출산을 권장하며 모자보건 프로그램으로 지원하는 장려책을, 재생산이 부적합하다고 간주된 사람에게는 결혼과 출산을 금지하는 법률 등 억제책을 폈다. 많은 국가에서 소위 재생산이 부적합한 사람에게 강제적 불임수술을 허용하는 법을 통과시켰다.[3]

역사가 앨리슨 배쉬포드Alison Bashford가 지적하듯, 우생학과 인구 통제 사이에는 길고 복잡한 역사가 있다. 1920년대에 등장했던 인구 제한 논의는 자연스럽게 어떤 인구집단을 제한할 것인지, 어떻게 인구의 유전적 특질을 개선할 것인지에 대한 질문으로 이어졌다. 미국의 프레더릭 오스본Frederick Osborn 같은 일부 우생학 창시자들은 보편적인 피임법이 궁극적으로 모든 인구의 특질을 향상시킬 것이라고 주장했지만, 다른 우생학자들은 인구 통제란 곧 열등하다고 여긴 특정 집단의 생식력을 제한하는 것이라고 생각했다. 이런 사고방식은 1930년대와 1940년대 나치 독일에서 가장 극단적으로 나타났다. 그러나 세계대전 사이의 기간 동안 전 세계적으로 존재했던 우생학계는 저개발 지역의 출산율을 감소시키는 방안을 열렬히 지지했다. 남유럽의 저개발 지역에 거주하는 인구가 생존을 위해 출산 패턴을 강제로 바꾸는 이민법도 일종의 우생학으로 간주되었다.[4]

인구의 급속한 증가를 우려한 많은 사람이 피임법 사용을 지지했다. 1927년 가족계획 운동가 마거릿 생어Margaret Sanger와 생물학자 클래런스 리틀Clarence Little은 제네바에서 세계인구회의를 개최했다. 이 회의에는 생어처럼 산아제한을 여성의 재생산 권리와 가족의 건강 측면에서 보는 생물학자, 경제학자, 생태학자, 인구학자 및 우생학자 중 절충주의자들이 참가했다. 그들은 생식의 변화를 위해서 피임이 필수적이라고 믿었다. 생물학자 레이먼드 펄Raymond Pearl과 줄리언 헉슬리Julian Huxley, 인구학자 워런 토머스Warren Thomas, 생태학자 라다카말 무르케지가 피임법 사용을 지지했다. 이들은 제2차 세계대전 후 인구 관련 논의에서 영향력이 컸다. 경제학의 수요 측면 이론으로 제2차 세계대전 후 경제 계획을 주도했던 영국의 경제학자 존 메이너드 케인스조차 산아제한이 경제 발전에 필수적이라고 생각했다.

푸에르토리코 – 식민지 가족계획사업의 실험실

미국 정부는 개발도상국 인구의 빠른 증가를 우려하기 시작했는데, 초기에는 푸에르토리코에 관심을 가졌다. 1960년대에 푸에르토리코는 미국 해외 원조사업의 주요 부분인 인구통제사업의 실험실이 되었다. 미국 당국이 시행한 위생 개선과 질병 통제 때문에 푸에르토리코 인구가 증가해 지속적으로 빈곤한 상태에 빠져 있다고 보는 시각이 있었다. 이런 논쟁 때문에 미국이 푸에르토리코에서 시행한 경제 정책이 실패한 데 대해서는 관심이 낮아졌다. 푸에르토리코의 인구 논쟁은 연방정부의 정책 결정 과정에서도 상당한 관심을 끌었고, 결국 인구 통제는 프랭클린 루스벨트 행정부에서 시행한 푸에르토리코 뉴딜 개발 정책의 주 요소가 되었다.

1935년에 미국 내무부 영토도서국 수석행정관 어니스트 그루닝 Ernest Gruening의 주도로 미국은 푸에르토리코에 피임 진료소를 설치했다. 그러나 푸에르토리코 민족주의자들과 가톨릭 종교 지도자들의 반대 때문에 그루닝은 프로그램을 조기에 포기할 수밖에 없었다. 1960년대에 그는 상원의원이 되어 미국이 해외 원조로 가족계획을 추진하는 과정에 중요한 역할을 했다. 그루닝은 과거 식민지 시대 담당자들이 국제보건 노력을 형성한 또 다른 사례라 할 수 있다.[5]

모든 푸에르토리코인이 피임에 반대하지는 않았다. 중산층에 속하는 간호사와 사회복지사들은 가족계획이 여성 노동자에게 긍정적인 우생학이라고 보고, 산아제한 정책이 올바른 노동계급 가족 형태인 적절한 소규모 핵가족을 만들 것이라고 주장했다. 이들 전문직 종사자는 푸에르토리코 가족계획 진료소 운동을 지지했다. 이처럼 선진국 전문가들이 제안한 가족계획사업을 제3세계 여성들이 항상 마지못해 받아들인 것은 아니다.

미국 자선단체들도 1930년대 푸에르토리코 인구통제사업 촉진에 중요한 역할을 했다. 그들은 이런 과정을 통해 이후에도 국제적인 가족계획 노력에 참여했다. 프록터 앤드 갬블 사의 비누 판매로 형성된 유산의 상속자 클래런스 갬블Clarence Gamble은 모자보건협회Maternal and Child Health Association를 설립하고, 1936년부터 1939년까지 푸에르토리코 전체에 진료소 네트워크를 세웠다. 그는 진료소가 저렴하고 사용하기 쉬운 피임법을 제공해야 하며, 가난한 가정은 의학적으로 적합한 피임용 격막을 사용하지 않을 것이라고 주장했다. 따라서 갬블은 피임용 격막보다 효과가 떨어지는 젤과 크림 형태의 살정제를 권장했다. 목표는 여성의 행태를 바꿔 피임법에 익숙하게 하는 것이었다. 인류학자 로라 브릭스Laura Briggs에 따르면, 갬블은 1930년대 후반부터 1950년대 초반까지 푸에르토리코의 산아제한 정책을 북미 기준으로 재구성해 섬 전체를 초기 피임법의 실험실로 만들었다. 이후 푸에르토리코는 디포-프로베라 주사, 자궁 내 피임기구, 경구 피임약을 시험하는 장이 되었다.

1937년 푸에르토리코 입법부는 피임법 보급을 합법화하고, 보건부가 산아제한 사업을 담당하는 법과 함께 '빈곤'을 불임수술의 정당한 사유로 인정하는 우생학적 불임법을 통과시켰다. 다른 피임법에 필요한 물자를 구할 수 없는 상황에서, 이후 10년간 임신을 조절하려는 푸에르토리코 여성은 우선적으로 불임수술을 선택할 수밖에 없었다.[6]

1930년대에는 유럽과 미국 지도자들만 인구 증가를 두려워한 것이 아니다. 아시아 국가의 경제 및 사회 지도자들도 인구의 급속한 증가에 두려움을 느꼈다. 중국, 일본, 인도는 피임을 연구하고, 피임법 사용을 합법화했으며, 자녀의 숫자를 줄이도록 권장했다. 일본의 큐사쿠 오기노Kyusaku Ogino는 배란일을 정확하게 기록하는 방법을 개발했으며, 텐레이 오타Tenrei Ota는 자궁 내 피임장치의 발명자 중 하나였다.[7] 1935년에는 훗날 인도 수상이 되는 자와할랄 네루Jawaharlal Nehru가 이끄는 인도국민회의Indian National Congress의 국가계획위원회National Planning Committee가 정부 지원 피임 사업을 지지하는 결의안을 채택했다.[8] 가난한 하위 계층이 상위 계층보다 더 빨리 자녀를 생산해 국가 전체의 인종적 특질이 훼손될 수 있다는 우생학적인 두려움 때문에 이런 움직임이 촉발되었다고도 볼 수 있다. 또한 전인도여성회의All-Indian Women's Conference 소속 사회, 경제 활동가들도 인도 여성, 특히 빈곤층 여성과 여성 노동자의 건강을 향상하는 전략으로 출산 간격 조절birth spacing을 채택했다.[9] 네루를 비롯한 일부 인도인들은 인구의 급속한 증가를 국가 경제 문제의 하나로 보았다. 제2차 세계대전 후에도 아시아 국가들은 국가 산아제한 정책을 계속했다.

1920년대와 1930년대에는 1927년 제네바의 세계인구회의 같은 국가 및 국제회의가 개최되고, 1930년대의 생어처럼 가족계획을 장려하기 위해 세계 곳곳을 돌아다닌 인구 사업 활동가들이 전 세계적으로 옹호 활동을 벌인 덕에 다양한 이익 집단이 한 곳에 모였다. 그러나 특정 인구집단을 우생학적 불임술의 목표로 삼는 것을 넘어 인구통제정책을 광범위하게 법제화하려는 시도는 조직적인 반대에 부딪혔다. 특히 유럽의 출산 옹호론자들은 제1차 세계대전 후 인구 과잉이 아니라 인구 부족이 오히려 국가 주권을 위협한다고 생각했다. 유럽과 미국에서는 피임 기구는 물론, 심지어 생식 관련 정보를 보급하는 것조차 법적으로 금지되었다. 더욱이 가톨릭 교회는 피임기구 사용을 강력히 반대했다. 국제연맹 보건기구는 가톨릭 교회와 가톨릭 국가들의 반대 때문에 인구통제사업을 가까이하지 않았다.[10]

인구 폭탄

제2차 세계대전 후 인구 증가에 대한 두려움이 커졌다. 의학과 공중보건이 발달하면서 세계적으로 질병 부담이 빠르게 줄어든다는 증거가 늘어났다. 동시에 출생률은 안정적으로 유지되거나 경우에 따라 상승했다. 그 결과 인구가 급격히 증가했다. 섬나라 실론(지금의 스리랑카)은 질병 통제가 인구 변화에 미치는 영향을 살펴보는 연구의 중심이 되었다. 실론의 사망률은 제2차 세계대전 후 급격히 감소했다. 1952년에 프랑스 인구학자 앙리 쿨룸빈Henri Cullumbine은 사망률의 감소가 DDT 살포로 말라리아가 줄었기 때문이라고 주장했다.[11] 말라리아 퇴치사업이 시작된 지 2년 만에 말라리아 환자 수가 75% 줄었고, 사업 시작 6년 후에는 영아 사망률의 감소에도 큰 영향을 미쳐서 기대 여명이 46세에서 60세로 늘어났다. 인류 역사상 처음으로 기대 여명이 매년 1년 이상 늘어났다. 이런 현상은 모리셔스, 코스타리카, 멕시코, 바베이도스에서도 나타났다.[12]

인구 증가와 동시에 세계의 식량 생산이 줄고 있다는 증거도 나타났다. 세계는 맬서스 위기에 직면할 가능성이 있었다. 1949년 유엔 경제부United Nations' Department of Economic Affairs는 전 세계 식량 생산이 전쟁 전보다 5~10% 감소한 반면, 인구는 10% 증가했다고 보고했다. 세계 식량 공급에 대한 우려 때문에 앞서 설명한 식량농업기구Food and Agricultural Organization, FAO가 창설되고, 1944년 시카고 대학에서 회의가 열렸다. 이어서 보이드 오어가 세계식량위원회World Food Board의 창설을 제안했다(3장). 그러나 세계 식량 생산과 공급이 늘어도 인구가 증가 추세를 계속한다면 식량 문제를 피할 수 없다고 보는 시각이 많았다. 맬서스론자들은 신맬서스주의 논리에 따라 식량 공급을 늘려도 결국 식량 생산을 초과하는 추가적 인구 팽창만 불러올 것이라고 주장했다. 인구 증가 속도를 줄여야 했다.

1948년에는 윌리엄 보그트William Vogt의 《생존을 위한 길The Road to Survival》과 페어필드 오스본Fairfield Osborn의 《빼앗긴 우리 행성Our Plundered Planet》이 출간되어 전후 인구 증가 위험에 경종을 울렸다. 두 권 모두 출간과 동시에 베스트셀러가 되었고, 한 세대의 환경 운동가와 인구 운동가들에게 영향을 미쳤다. 저자들은 인구가 계속 늘어 지구 자원을 계속 착취한다면 세계는 대량 기아, 정치적 혼란, 전쟁 등 다양한 위기를 맞을 것이라고 경고했다. 특히 보그트는 전 세계 식민 지역의 보건과 발전 수준을 향상시키려는 서구의 노력에 비판적이었고, 그런 노력이 인구 위기 발생에 일조한다고 보았다. 그는 영국의 인도 통치에 대한 글에서 이렇게 주장했다.

> 19세기 팍스 브리타니카가 시작되기 전, 인도 인구는 1억 명 미만이었을 것이다. 인구는 질병, 기근, 전쟁으로 억제되어 있었다. 영국 정부는 놀랄 정도로 짧은 시간에 전쟁 억제, 관개 시설 건설, 식량 저장 수단 제공, 기근 시기 동안 식량 수입 등의 조치로 기근 피해를 최소화했다. 산업화와 보건의료 및 위생 개선도 어느 정도 역할을 했다. 경제 및 위생 조건이 "개선"되자 인도인들은 마치 대구가 무분별하게 번식하듯 익숙한 방식으로 자녀를 얻었다. 찬드라세카Chandrasekhar의 지적처럼 인도에서 성교는 국가 스포츠다. 1850년까지 인구가 50퍼센트 증가했다. 미 국무부 추산에

따르면 1950년까지 인도 인구는 4억 3,200만 명이 넘을 것이다.[13]

보그트는 저서에서 제2차 세계대전 후 FAO의 그리스 개발 전망 보고서를 비판했다. "그리스 인구 재생산의 감소를 위해 긍정적인 노력을 기울여야 한다는 제안"을 포함하지 않았다는 이유에서였다. 그는 이렇게 덧붙였다. "한 무리의 과학자들이 어떤 합리적인 근거를 통해 그런 제안의 생략을 정당화했는지 정말 흥미롭다. (인구 통제를) 그렇게 무시한다면 세계에서 가장 낙후된 나라를 관리할 자격이 없다!" 이 구절은 보그트가 우려했던 개발이 인구에 미치는 영향과 그의 인종차별적 감정을 모두 드러냈다. 그는 인구 증가를 막기 위해 반드시 피임법을 사용해야 한다고 보았고, 저렴하면서도 효과적인 호르몬 기반 경구 피임약 개발 연구를 지지했다.[14] 이 글을 쓰고 3년 후 보그트는 미국 가족계획협회Planned Parenthood Association of America 국가 책임자로 임명되었다.

페어필드 오스본의 저서는 개발이라는 명목하에 지구의 천연 자원을 무분별하게 고갈시키고 궁극적으로 파괴하는 행위를 광범위하게 비판했다. 그는 사람들이 여전히 지구의 생물자원이 무제한적이라고 믿지만, 사실은 인구 증가로 인해 전 세계적으로 생물자원이 고갈되고 있다고 개탄했다. 오스본은 멕시코 같은 지역을 사례로 언급했다. "인구 증가로 인한 압력과 토지 침식으로 인해 경작 가능 지역이 점점 줄어 경작에 적합하지 않은 토지를 이용할 수밖에 없고, 기본적인 식량 공급의 상당 부분을 수입 농산물에 의존하게 되었다."[15]

영향력 있는 인물과 조직들이 인구 증가가 사회, 경제, 정치적 위협을 야기할 것이라고 생각해 인구 통제의 필요성을 수긍했다. 마거릿 생어는 제2차 세계대전 이전부터 가족 건강 개선을 위해 피임법 사용에 대한 국제적 지지를 얻고자 했던 노력을 계속했다. 전쟁 후 생어는 다양한 지지자들을 결집해 인구 통제 공동 전선을 꾸리고자 했다. 이를 위해 1948년 영국 첼트넘에서 〈인구와 가족을 위한 세계 자원〉 회의가 열리고, 피임 연구를 지원하는 국제 가족계획 위원회International Committee on Planned Parenthood가 설립되어 인구 증가와 자원 부족 문제를 공론화하고 정부의 피임 사업 지원을 권고했다.

미국 딕시 컵Dixie Cup 사장 휴 모어Hugh Moore는 보그트의 저서를 읽고 인구 통제의 필요성을 믿기 시작했다. 산아제한을 모성, 생식 선택권, 건강한 가족의 관점에서 접근한 생어와 달리, 사업가인 무어는 제3세계 인구가 무한정 늘어나면 빈곤과 사회적 불안이 초래된다고 생각했다. 또한 그런 사회적 불안 때문에 공산주의가 제3세계로 진출하고, 전 세계적으로 자본주의의 확장을 방해할 것이라고 우려했다. 인구 제한의 필요성을 산업계 지도자, 정치인, 나아가 대중에게 확신시켜야 했다. 1953년 무어는 무분별한 인구 증가가 가져올 정치경제적 위험을 설명한《인구 폭탄Population Bomb》이라는 소책자를 출판했다. 처음에는 정치인과 기업 임원들에게 700부를 배포했다. 그 뒤로《후스후Who's Who》 인명사전에 수록된 1만 명에게, 이어서 미국 전역의 고등학교에 무료 배포했다. 결국 20만 부 이상이 배포되었다. 무어의 소책자는 인구 증가를 사회 전략 관련 쟁점으로 부각하는 데 기여했고, 미국 국무부 외교원의 필독서가 되었다.[16] 1968년 폴 에를리히Paul Ralph Ehrlich는 무어의 허가를 받아 소책자 제목 "인구 폭탄"을 베스트셀러가 된 저서에 사용했다. 무어처럼 보그트, 오스본, 에를리히 역시 무분별한 인구 증가가 가져올 끔찍한 결과에 대해 경고했다.[17]

환경 운동가와 인구 통제 활동가들은 대중에게 인구 통제의 필요성을 알리려고 애썼지만, 가족계획이 해외 원조의 주요 사업이 되려면 과학적인 근거를 들어 국내 및 국제 자금 지원 기관을 설득해야 했다. 제2차 세계대전 이전에 확립된 인구학이 이런 측면을 지원했다. 인구학은 인구 문제와 관련된 민간 재단, 특히 록펠러 재단의 재정적 지원에 힘입어 전후에 급속히 확장되었다. 1936년 밀뱅크 펀드의 지원으로 프린스턴 대학에 설립된 인구조사연구소는 록펠러 재단의 지원을 받아 1950년대와 1960년대 인구학의 주요 연구기관이자 전 세계 비슷한 연구기관들이 따르는 모델이 되었다.

인구조사연구소와 인구학은 오랫동안 우생학 운동을 지지했던 존 록펠러 3세가 특히 관심을 가진 분야였다. 1948년 그는 일본, 한국, 홍콩, 대만, 인도네시아의 인구 증가 연구를 위해 극동 지역에 파견된 조사단을 지원했다. 프랭크 노트스타인과 인구학자인 아이린 타우버 Irene Tauber가 초빙되었다. 노트스타인과 인구조사연구소 동료들은 사회경제적 조건이 인구 증가를 결정한다고 믿었다. 직접 개입이 생식 관련 행동을 바꿀 수 없으며, 생식 관련 행동은 오직 산업화의 결과라는 것이었다. 그러나 노트스타인과 타우버는 일본 방문을 통해 이런 가정에 의문을 가졌다.[18]

일본은 이미 1930년대에 산업화를 거쳤지만 인구가 계속 늘었다. 타우버는 인구변천이론의 예측과 달리 일본의 산업화가 생활 조건을 개선하지 못했다고 관찰했다. 생산성 증가에서 얻어진 이익은 산업 성장에 재투자되었다. 일본의 인구는 제2차 세계대전 후에 더욱 증가했다. 일본 주둔 연합군 사령부의 공중보건복지부서를 이끈 크로포드 샘스 Crawford Sams 장군은 인구변천이론을 신봉했다. 그는 더글러스 맥아더에게 산업 성장을 촉진해 인구 증가를 늦추라고 촉구했지만, 일본 정부는 더 직접적인 조치를 제안했다.[19] 일본 국회는 피임 정보와 피임 진료소 설립 제한을 철회하는 법안을 통과시켰다. 피임 기구의 제조 및 유통을 허용하는 새로운 약사법도 국회를 통과했다.

타우버와 노트스타인은 일본과 극동 국가들을 방문한 뒤 이 지역에서는 인구변천이론이 통하지 않으며, 인구 증가 추세를 꺾으려면 산아 제한을 촉진하려는 노력이 필요하다고 확신했다. 그들이 면담한 농부들은 피임법을 쓸 수 있다면 활용하겠다고 했다. 타우버와 노트스타인은 탈콧 파슨스의 이론을 받아들여 생식 패턴을 바꾸기 위해 경제적 변화가 일어나 사회 전체의 문화가 바뀔 때까지 기다릴 필요는 없다고 결론 내렸다. 그들이 면담한 농부들처럼 새로운 행동 양식을 받아들이려는 개인은 언제나 있다.[20] 출산율을 낮출 만큼 사회경제적 발전을 달성하지 못해도 교육을 통해 그런 개인의 숫자를 늘릴 수 있다면 결국 인구 증가 속도를 늦출 수 있을 것이었다. 1950년에 발표된 록펠러 재단 조사단의 최종 보고서는 이런 결론을 제시했으며 미국의 학자, 연방정부 관료, 재단 이사, 고급 장교 사이에서 널리 읽혔다.[21]

1950년대 초 프린스턴 인구조사연구소의 학자들은 여러 국가를 연구했다. 이 연구를 통해 출산 패턴의 변화를 위해 직접 개입을 요구하는 환경 운동가와 인구 운동가들의 주장은 더욱 거세졌다. 특히 프린스턴 연구소의 킹슬리 데이비스는 인구통제정책에 큰 영향을 미쳤다.

그는 무분별한 인구 증가 문제를 공산주의 확장 위협과 연결했다. 1951년 인도와 파키스탄 인구에 관한 논문에서 그는 현재 경로를 따라간다면 전체주의 정부와 완전 계획경제가 나타날 것이라고 비관하면서, 사회 발전을 위한 자유주의적 또는 사회민주주의적 경로에 가족계획사업이 필수적이라고 주장했다.[22] 이후 데이비스는 기술 지원과 경제 원조를 통해 사망률을 줄이려는 노력과 출생률 통제 정책을 병행해야 한다고 제안했다. 이런 정책 조합이 효과적으로 시행되면 "(공산주의의) 침략에 대항하는 끊임없는 투쟁에서 자유 세계를 더 굳건히 할 수" 있었다.[23] 전후에 부상한 기술 지원 및 다른 국제보건 영역처럼, 인구 성장에 대한 우려와 정책 형성 과정에도 냉전의 색채가 덧입혀졌다.[24]

전후 급속한 인구 증가에 따른 위험을 우려한 것은 미국과 유럽의 인구학자와 개발 계획가들만이 아니었다. 일본 외에 새로 독립한 인도와 이집트 정부도 시민의 생식 행동을 개혁해 인구 증가 속도를 낮추려는 노력이 필요하다고 생각했다. 인도는 1943년 벵골 기근에 대한 공식 조사를 통해 식량 생산과 인구 증가 간 격차를 지적하고, 인구 통제 프로그램의 수립을 요청했다. 보어 위원회 보고서도 인구 정책 개발을 촉구했다(5장).[25] 인도 독립 직전에 인도 의회당 국가계획위원회는 인구 문제에 관한 보고서를 요청했다. 보고서는 상류층은 피임법을 활용하지만 빈곤층은 무분별하게 자녀를 낳아 불균형한 인구 증가를 초래하고, 결국 인도의 인종적 우수성이 전반적으로 악화될 것이라고 우려했다. 가난한 사람들에게 피임법을 권장해야 했다. 또한 보고서는 정신질환자나 정신박약자들에게 대대적으로 불임수술을 시행하라고 요구했다. 이후 총리로 취임한 자와할랄 네루가 이끄는 국가계획위원회는 이 보고서를 고려해 우생학 사업의 일환으로 생식 제한과 저렴한 피임법을 요청했다. 1951년 네루는 모자보건과 인구 안정을 위해 산아 제한을 권고하는 기획위원회 의장을 맡았다. 또한 의학적 또는 경제적인 사유로 권고되는 경우 무료 불임수술 및 피임법의 활용도 요청했다.[26] 그러나 인도 정부는 첫 5개년 발전 계획 동안 인구변천이론의 처방대로 경제 성장과 산업화를 통해 출산율을 줄이고자 했다.

1952년 아랍 혁명 이후에 압둘 나세르가 집권한 이집트도 인구 문제를 해결해야 했다. 이집트는 1940년대 인구 증가를 추적한 프린스턴 대학 인구학자들의 핵심 사례였다. 이집트 관리들은 1952년 봄베이와 1955년 도쿄에서 열린 국제가족계획연맹International Planned Parenthood Federation 회의에 참석했다. 인도와 마찬가지로 이집트도 처음에는 경제 발전을 통해 가족 문화를 바꾸고 가족 규모를 줄일 수 있다고 믿었다. 역사가 로라 비어Laura Bier의 지적처럼 가족 재생산을 관리하는 것은 공립학교에서 개인 위생을 교육하고, 냉장고 같은 가전제품의 구매를 지원하며, 마을 조산사를 허가하는 것처럼 국가가 새로운 형태의 가족과 "현대" 사회를 창조하려는 시도였으며, 새로운 시민권 개념을 만들어 나가는 영역이기도 했다. 1962년이 되어서야 나세르 정부는 가족계획을 공식 개발 계획의 일부로 포함하겠다고 천명했으며, 인구 조절 진료소 네트워크를 확대 구축했다.[27]

인구 위기에 대한 대응 – 국제기구의 역할

개발도상국의 인구 증가를 제한해야 한다는 요구가 커졌지만, 국제기구와 서방 공여국들의 대응은 더뎠다. 1946년 유엔은 인구위원회 Population Commission를 설립했다. 그러나 1940년대와 1950년대 초반에 위원회는 인구 통계에만 집중했다. 통계는 인구 증가 문제에 대한 인식 향상에 도움이 되었지만, 위원회가 직접 인구 정책을 제안한 것은 아니었다. 유엔 기구 차원에서 인구 문제를 해결하려는 최초의 적극적인 노력은 유엔 교육과학문화기구UNESCO 사무총장 줄리언 헉슬리Julian Huxley에게서 나왔다. 생물학자이자 우생학자인 헉슬리는 제2차 세계대전 이전에 이미 인구 통제 노력에 참여했으며, 유네스코가 세계적으로 시급한 문제, 특히 가장 중요한 문제인 인구 통제를 다뤄야 한다고 믿었다. 헉슬리는 인구 증가를 우생학과 인종주의적 측면에서 보았다. 유엔 사무총장에게 보낸 서한에서 그는 세계가 이미 맬서스 위기를 맞았으며, 미국과 아프리카 흑인이 백인보다 더 빠르게 늘고 있다고 언급하면서 불균형이 누적되면 "전체 인류에게 재앙적인 영향을 미칠 것"이라고 경고했다. 그는 각국 정부와 언론이 인구 정책을 준비할 수 있도록 세계인구회의의 개최를 요청했다. 유엔 사무총장은 그 인종차별적 의미에 깜짝 놀라 서한을 유엔 인구위원회에 회람하지 않았고, 결국 헉슬리가 제안한 인구 회의는 개최되지 않았다.[28]

1951년 인도 보건부 장관은 국가계획위원회 보고서의 요청에 대응해 국가 가족계획사업 개발에 WHO의 기술 지원을 요청했다. WHO 초대 사무총장 브록 크리스홀름은 적극적인 우생학자였으며 자발적 불임술을 권장했다. 그는 인구 증가가 세계보건을 크게 위협한다고 보았으므로 인도 보건부 장관의 요청을 받아들였다. 크리스홀름은 인도 정부를 지원해 여성들에게 날짜 피임법을 교육하는 방안을 제시했다. 이 제안은 불임수술이나 더 논란이 많은 다른 피임법은 물론 WHO가 어떤 조치를 주도해야 하는지도 언급하지 않았다. 그럼에도 가톨릭 교회와 가톨릭 국가 정부들은 크리스홀름의 제안에 분노했다. 인도 계획을 발표한 바로 그날, 교황은 가톨릭 산부인과의사연맹과 대담하면서 결혼 서약의 개념을 다시 확인했고 부부가 마땅히 누려야 할 특권을 어느 한 쪽이 제한하는 어떤 관행도 비판한다고 말했다. 다만 산아제한에 심각한 의학적, 우생학적, 경제적, 사회적 이유가 있을 수 있다고 인정해 예외적인 사례에 대한 가능성은 열어 두었다. 교황의 경고는 가톨릭 회원국 대표단들이 WHO의 가족계획사업에 찬성하지 못하게 할 정도로 강력했다.[29]

인구 문제는 1952년 제5차 세계보건총회에서 다시 위기를 맞았다. 노르웨이의 칼 에방Karl Evang은 세계보건총회가 인구 문제의 중요성을 인식하고, 곧 있을 세계인구회의에 참여해 "인구 문제의 보건학적 측면을 검토하고 보고서를 제출할" 전문위원회를 설치해야 한다고 주장했다. 벨기에, 코스타리카, 아일랜드 대표단은 에방의 제안에 날 선 반응을 보였다. 아일랜드 대표단은 제안이 채택될 경우 세계보건총회에서 탈퇴할 나라들을 언급했다. 세계보건총회 때문에 WHO 직원들마저 인구 통제 문제를 부정적으로 보게 되었다. 그 후 9년 동안 WHO는 인구 통제에 대한 추가 논의를 조심스럽게 피했다.

가족계획이 어머니와 자녀에 관련되어 있음을 고려할 때, 유니세프가 관심을 가진 것은 자연스러운 일이었다. 그러나 유니세프는 설립 후 15년간 이 문제를 주요 사업으로 삼지 못했다. 여러 유니세프 보고서가 인구의 급속한 증가로 유발되는 경제적 비용을 지적했지만, 집행이사회는 어떠한 조치도 제안하지 않았다. 보건 분야에서 WHO의 리더십을 존중했기 때문이었다. 또한 유니세프도 가톨릭 국가들의 반대에 민감했다. 1959년 스웨덴 대표단은 유니세프가 인구의 급속한 증가로 인한 문제를 인식하고 피임법 지원을 위한 행동을 취해야 한다고 주장하면서 인구 문제를 제기했다. 이 제안에 "유니세프 집행이사회 일부 이사는 반감과 혐오감을" 보였다.[30] 유니세프가 가족계획사업에 뛰어든 것은 1960년대 중반이 되어서였다.

전후 개발 원조의 대부분을 제공했던 유럽과 미국 정부 역시 인구 문제에 느리게 반응했다. 드와이트 아이젠하워 대통령은 윌리엄 드레이퍼William H. Draper 장군에게 제2차 세계대전 후 미국의 군사 및 경제 지원에 대한 검토 작업을 총괄하도록 했다. 드레이퍼 보고서는 개발도상국의 무분별한 인구 증가가 불러올 위협을 강조했다. 1959년 미 상원 청문회에서 드레이퍼는 말했다. "인구 문제는… 미국의 전반적인 경제 원조 프로그램과 세계 발전을 가로막는 가장 큰 장애물입니다."[31] 그러나 아이젠하워는 생식 결정이 개인적인 문제라고 생각했다. 또한 국제적인 가족계획사업에 참여할 경우 미국 내에서 발생할 정치적 반발도 걱정했다.

케네디 행정부도 개발도상국 인구의 급속한 증가로 인한 정치경제적 영향을 걱정했다. 국무장관이자 록펠러 재단 전 회장 딘 러스크Dean Rusk는 출산율과 인구 증가가 정치사회적 영향을 미친다고 믿었다.

1961년 8월 미 국무부는 인구 문제 연구 부서를 설치했다. 러스크는 인구 증가를 우려한 30개 이상의 재단 대표와 회의를 가졌다. 그러나 케네디 대통령은 해외 인구통제사업을 지원하는 문제에 아이젠하워만큼 의욕이 없었다. 민간 재단을 통한 지원을 선호했으며, 1962년에 해외 원조 법안을 약간 수정해 인구 사업 연구에 대한 지원을 허가하는 정도에 그쳤다.[32]

프랑스와 영국도 식민지들이 독립한 후 전후 식민지 보건 복지 사업의 일부나 개발 지원과 연계해 가족계획사업을 느리게 시행했다. 영국이 인구통제정책을 느리게 수용한 이유는 본국에서 출산 장려책을 펴면서 식민지에서는 인구 성장을 제한하려고 한다는 비난을 두려워했기 때문이었다. 프랑스 또한 자국의 출산 장려법 때문에 식민지 인구통제사업을 옹호하기 어려웠다. 알제리에서 무슬림의 높은 출산율이 정치적 불안의 원인으로 여겨졌지만, 섣불리 행동에 나서지 못했다.[33] 1970년대와 1980년대에 개발도상국 가족계획사업 후원을 주도한 스웨덴과 노르웨이는 유엔 기구 차원에서 인구 통제 관련 질의를 제기했지만, 1960년대까지는 몇 번의 예외를 빼고 인구통제사업을 직접 지원하지 않았다.

한편 소련은 인구 과잉 우려가 과장되었다며 강하게 반대했고, 신맬서스주의에도 반대했다. 소련은 동유럽에서 출산 정책을 강화했으며, 세계가 겪는 자원 위기는 개발도상국의 인구 과잉보다 선진국의 과잉 소비 때문이라고 지적했다. 또한 사회주의적 생산체계를 통해 자원 문제를 해결할 수 있다고 주장했다. 소련 대표단은 각국이 인구 문제를 해결해야 한다는 유엔 결의안에도 반대했다.[34]

1950 년대와 1960년대 초에는 주요 공여국과 국제기구들이 인구 문제 해결에 적극적으로 나서지 않았고, 가족계획 분야는 민간 조직과 재단들의 손으로 넘어갔다. 또한 초기에 일부 개발도상국은 자체적인 인구 통제 전략을 수립했다.

록펠러 재단은 이 기간 동안 가족계획사업을 적극 옹호했다. WHO가 가족계획사업에 소극적인 데 실망한 존 록펠러 3세는 1952년에 직접 인구문제회의를 조직했다. 버지니아 주 윌리엄스버그에서 열린 이 회의에는 페어필드 오스본, 윌리엄 보그트 등 미국 가족계획협회를 대표하는 인구 운동가들과 인구학, 발생학, 물리학, 식물학, 경제학 등 다양한 분야의 학자들이 모였고, 정치, 종교, 경제 지도자들도 참석했다. 록펠러는 인구 문제의 효과적인 해결책에 대한 합의가 도출되기를 기대했다. 토론은 광범위했다. 개발도상국, 특히 인도의 통제되지 않는 인구 증가가 선진국(사실은 서구 문명)의 미래를 위협한다는 두려움 섞인 발언이 거듭되었다. '남반구 유색인종의 거대한 무리에 압도당하는 북반구의 지식 및 산업 혁신 중심지'라는 이미지도 반복해 제시되었다. 일부 발언자는 휴 무어와 킹슬리 데이비스가 주장한 공산주의 확장 위협을 강조하면서, 개발도상국 지도자들이 급속한 인구 증가와 빈곤 때문에 발생한 경제 문제를 해결하기 위해 공산주의에 의존할 것이라고 주장했다. 결국 서구 사회의 정치경제적 이익을 위협한다는 논리였다.[35]

회의에서 문제를 해결할 청사진이 나오지는 않았다. 하지만 록펠러는 전 세계에 가족계획의 명분을 전파하기 위해 록펠러 재단이 더 적극적으로 노력해야 한다고 믿게 되었다. 1952년 그는 첫 번째 조치로 인구위원회Population Council를 설립했다. 위원회는 인구학자와 유엔 대표단 및 국제가족계획연맹(International Planned Parenthood Federation, IPPF, 1952년 11월 인도 봄베이에서 국제 인구활동가회의를 마치고 생어와 국제가족계획위원회가 결성한 조직)을 초대해 일련의 회의를 조직했다. 포드 재단과 록펠러 재단, 주요 제약회사 대표단도 회의에 참석했다. 인구 정책 개발을 지속적으로 논의할 공간을 제공한 이 회의들을 통해 록펠러 인구위원회는 즉시 세계 최고의 인구 정책 연구기관이 되었다. 위원회는 록펠러 재단이 전 세계 연구 및 인구 통제 활동을 지원하는 채널로도 기능했다.

또한 록펠러 재단은 프린스턴 대학 인구조사연구소를 모델로 막대한 자금을 투자해 인구학 교육을 확대하고, 학생들이 프린스턴과 다른 인구학 연구소에서 배울 수 있도록 전문가 연수를 제공했다. 1957년까지 인구위원회는 약 10만 달러를 들여 32명의 전문가를 양성했다. 그중 25명은 타국 출신이었다. 훈련된 전문가는 이후 10년간 계속 늘어났다.[36] 포드 재단은 록펠러 재단과 함께 인구위원회를 재정적으로 지원하면서 인구학 교육 훈련 사업을 확대했다. 두 재단은 봄베이(1954년), 산티아고(1957년), 카이로(1963년) 등 개발도상국에도 인구학 연구소를 설립했다.

록펠러 재단과 포드 재단이 전 세계적으로 인구학 분야를 육성한 것은 20세기 초 록펠러 재단이 보건대학원을 설립하고 외국 학생들의 교육 훈련을 지원하면서 세균론의 복음을 전파했던 모습을 보는 듯했다. 활동 목표 역시 비전을 공유하는 학자와 정책 전문가 집단을 만드는 것이었고, 인구 사업의 경우 인구 증가의 원인과 인구통제정책의 필요성에 대한 일치된 이해였다. 더불어 두 재단은 인구학에 대한 미국의 비전을 세계적인 비전으로 만들기 위해 노력했다.[37]

록펠러 재단은 인구 제한을 위한 피임 사업의 효과를 조사하는 연구도 지원했다. 초창기에 수행된 가장 유명한 연구는 1953년부터 1960년까지 하버드 대학 연구원들이 인도 펀자브 지역에서 수행한 칸나Khanna 연구였다. 칸나는 최초로 지식-태도-행동KAP 설문조사법을 사용한 대규모 연구로 가족계획 관련 행동의 정량적 자료를 수집했다. 수집된 대규모 자료는 IBM 컴퓨터로 분석했다.[38] 또한 칸나는 가난한 농촌 국가에서 수행된 최초의 피임 사업 현장 대조군 연구였다. 현지 연구원들은 7년간 총 1만6천 명 이상이 거주하는 11개 마을의 연구 대상 가구를 매달 방문해 표본을 수집했다. 출생, 사망, 이주에 관한 대규모 자료도 수집했다. 그러나 피임기구의 보급으로 출산율을 변화시킬 수 있다는 가설은 입증하지 못했다.

하버드 대학 출신 인류학자 마흐무드 맘다니Mahmood Mamdani는 가족계획사업의 명분을 훼손한 이 연구를 통렬히 비판했다. 그는 저서《인구 통제라는 신화 - 인도 마을의 가족, 카스트, 계급The Myth of Population Control: Family, Caste, and Class in an Indian Village》을 통해 수십 년간 국제적인 가족계획 노력을 괴롭히게 될 문제를 우려했다. 그는 칸나 연구가 종료된 지 10년 후에 연구 대상 마을 중 하나인 마나푸르Manapur를 방문했다. 마을 사람들은 연구원들에게 예의상 거짓말을 했고, 연구 중 받은 피임약에 대해서도 연구원들이 듣고 싶어하는 대로 이야기했다고 털어놓았다. 많은 사람이 출산율이 낮아지면 재정적인 재앙이 된다고 믿어 피임약을 버렸다고 고백했다. 대가족 체계는 마을의 노동에 필수 요소였다. 맘다니는 인도에서 광범위한 사회경제적 변화를 일으키지 않고는 가족계획사업으로 생식 행동을 바꿀 수 없다고 주장했다. 인구변천이론가들의 결론을 반복한 것이다. 제3세계 가족계획사업을 반대하는 사람들에게 맘다니의 책은 경전이 되었으며, 영유아 사망률이 감소하는 데도 출산율이 증가하는 사회경제적 이유를 밝히려는 연구들을 촉발했다.[39]

진보적인 학자들은 맘다니의 비판을 수용했지만, 민간 재단과 국제가족계획연맹 같은 소규모 NGO들은 1950년대와 1960년대에 아시아와 남미에서 피임법을 열심히 장려했다. 1930년대 푸에르토리코에서 가족계획 진료소를 지원했던 클래런스 갬블은 1950 년대와 1960년대에 남미에서 가족계획사업을 더 확대했다. 패스파인더 기금을 설립해 페루, 브라질, 온두라스, 아르헨티나, 칠레, 우루과이, 볼리비아, 도미니카 공화국, 그레나다, 아이티, 자메이카, 터크스 케이커스 제도에서 산아제한 사업을 지원한 것이다. 1930년대 푸에르토리코에서는 진료소를 통해 살정제 크림과 젤을 보급했지만, 1960년대에는 대상 인구를 직접 겨냥해 ① 소책자와 영화를 활용한 가족계획사업 정보 전달, ② 살정제 판매 및 배포, ③ 자궁 내 피임기구 홍보 등 신속 개입 전략에 중점을 두었다. 하지만 지역 의사들은 프로그램을 거부했으며, 여성들을 검사해 자궁 내 피임장치가 적절히 삽입되었는지 판정하는 것도 거부했다. 자궁 내 피임장치 삽입 시 및 삽입 후 부작용이 없는지 추적관찰도 하지 않았다. 결국 패스파인더 기금은 정보와 피임장치 보급을 위해 소규모 개신교 조직인 전국 복음주의 위원회에 소속된 미숙련 현장 직원들을 고용했다.[40]

갬블은 정책 공급자 중심으로 여성들 사이에 피임 기술에 대한 억눌린 수요가 존재하며, 접근성을 향상하는 것만으로도 피임법이 널리 활용되고 전반적인 출산율이 감소할 것이라고 가정했다. 따라서 패스파인더 기금은 지역사회에서 재생산과 관련된 의사 결정이 이루어지는 행태를 이해하려고 하지 않았다. 즉, 각 가정의 실질적인 필요가 무엇인지 전혀 몰랐다. 패스파인더 기금 같은 NGO나 정부 기관이 가족계획 진료소를 설립한 국가들의 초기 가족계획사업은 공급자 중심이라는 특징이 있었다.

NGO와 민간 재단들은 1960년대부터 1980년대까지 개발도상국의 가족계획을 지원했다. 이처럼 가족계획사업을 지속할 수 있었던 것은 공여국과 국제기구에서 상당한 정치적, 재정적 지원을 받았기 때문이다. 미국이 인구 문제에 관해 외교 정책을 바꾼 것은 전 세계적으로 더 많은 국가와 기관이 인구 조절 노력에 동참하는 데 결정적인 역할을 했다. 이런 변화 때문에 세계적으로 가족계획사업을 위한 재정적 지원도 크게 증가했다.

10 국제 가족계획사업의 가속화

Accelerating International Family-Planning Programs

1960년대 중반까지 가족계획사업은 주요 공여국이나 국제기구에서 많은 지원을 받지 못했다. 특히 제2차 대전 이후 모든 미국 행정부는 세계 인구의 급속한 증가를 문제로 인정했지만, 정치적 이유로 가족계획사업을 적극 지원하지 않았다. 이런 관행은 1965년 린든 존슨 행정부가 산아제한을 해외 원조의 중심에 두면서 바뀌었다. 존슨의 결정으로 인구 계획에 대한 국제적 지원이 가속화되었다.

1960년대 초 가족계획의 상황을 바꿨던 여러 사건이 존슨의 입장에 영향을 미쳤다. 가장 중요한 사건은 피임약과 자궁 내 피임장치 등 새롭고 저렴하면서 효과적인 피임법이 개발된 것이었다. 가족계획 전문가들은 이런 방법을 활용해 전 세계 여성, 특히 빈곤한 개발도상국 여성의 출산율을 낮출 수 있었다. 많은 역사가들이 피임약의 개발에 대해 이야기했지만, 이는 식민지적 맥락이 어떻게 국제보건 정책을 형성했는지 잘 보여주기 때문에 다시 검토할 가치가 있다.[1]

1950년 인터내셔널 하베스터International Harvester사*를 상속받은 캐서린 맥코믹Katherine McCormick은 마거릿 생어에게 편지를 보내 자신이 어떻게 인구 문제 해결을 도울 수 있는지 물었다. 오랫동안 피임에 관심을 두었던 맥코믹에게 생어는 "가장 무지하고 빈곤에 시달리는 빈민가, 정글에 사는 사람들"이 사용할 수 있도록 값싸고 효과적인 피임법을 개발하는 것이 세계와 "우리의 문명"을 위해 중요하다고 답했다.[2] 생어의 우생학적 권고에 따라 맥코믹은 에스트로겐과 프로게스틴 기반 알약이라는 새로운 피임법을 개발한 하버드 대학의 해롤드 핀커스Harold Pincus를 지원했다. 덕분에 핀커스는 설Searle 제약사와 함께 푸에르토리코에서 피임약의 임상시험을 계획할 수 있었다.

에스트로겐과 프로게스틴을 조합해 가임력을 조절할 수 있다는 사실은 1940년대부터 알려졌다. 그러나 안전성과 부작용에 대한 우려 때문에 1950년대까지 어떠한 제약회사도 피임약 연구를 진행하지 못했다. 인류학자 로라 브릭스는 미국과 유럽 개발 전문가들이 개발도상국의 무분별한 인구 증가로 인한 정치경제적 충격을 우려했기 때문에 위험한 임상시험이 윤리적으로 정당화되었다고 주장한다. 임상시험에 등록한 수백 명의 여성에게 발생할 수 있는 건강 위험은 임상시험의 성공으로 전 세계 여성이 얻게 될 잠재적인 이점에 의해 무시되었다. 특히 1930년대부터 가족계획 실험실 역할을 해 온 미국의 식민지 푸에르토리코에 거주하는 여성이라면 이런 위험 정도는 감내해야 했다.[3]

1956년과 1957년에 설 제약사는 푸에르토리코에서 호르몬 피임약

* 농기계로 유명한 미국 기업

에 대한 두 건의 대규모 임상시험을 시행했다. 두 시험 결과는 서로 달랐다. 많은 여성이 두통, 메스꺼움, 구토, 생리 주기 중 출혈 등의 부작용 때문에 임상시험에서 탈락했다. 단순히 약 복용을 잊은 사람도 많았다. 피임약의 출산 예방 효과는 제한적이었다. 피임 실패율(임신율)은 100인-년women-year당 14명으로 보고되었다. 그러나 14% 정도면 핀커스와 설 사의 임상시험을 성공으로 선언하고, 피임 실패는 단지 여성들이 피임약을 제대로 복용하지 않았기 때문이라고 비난하기에 충분한 숫자였다. 실패율이 보여준 현제 피임 효과에 대한 우려는 무시되었다.[4] 이듬 해에는 다른 제약회사들도 푸에르토리코에서 피임약과 자궁 내 피임기구 임상시험을 시행했다. 1960년대 초까지 가족계획 분야는 피임약의 효능을 수용했고, 인구 통제 옹호론자들은 가족계획이 개발 촉진에 필수적이며, 이제 실현 가능한 목표라고 주장할 수 있게 되었다. 국제보건계는 새로운 마법의 탄환을 얻은 셈이었다.

그러나 1960년대 초에 산아제한은 여전히 논란의 여지가 있었다. 린든 존슨 대통령은 임기 초에 이 문제를 기피했으며, 록펠러와 드레이퍼를 만나는 것조차 꺼렸다. 그러나 1960년대 초 공중보건 전문가 사이에서 미국이 인구통제사업에 더 큰 역할을 해야 한다는 여론이 커졌다. 미국 국제개발처USAID의 리오나 바움가트너Leona Baum-gartner와 데이비드 벨David Bell은 인구 사업을 추진하려고 노력했다. 동시에 록펠러 인구위원회와 존스 홉킨스 대학, 미시간 대학, 컬럼비아 대학, 노스캐롤라이나 대학, 캘리포니아 대학의 인구학 연구소들은 KAP방법론으로 개발도상국에서 산아제한 지원 방안을 조사한 연구들을 발표하기 시작했다. 1963년 7월부터 이들 대학 연구자들은 인구위원회가 발간하는 학술지 《가족계획연구Studies in Family Planning》에 여성들이 산아제한 중재술을 필요로 한다는 논문들을 발표했다. 논문들은 또한 제3세계 행정가 사이에서도 인구의 급속한 증가가 사회발전을 위협한다는 인식이 커지고 있음을 보여주었다.[5]

산아제한 사업이 약진한 주 요인은 1960년대의 여성해방운동, 특히 미국 여성운동이었다. 여성해방운동은 당시 노동 시장에 점점 더 많이 참여하는 여성이 재생산에 대해 자기 결정권을 가질 필요에 집중했다. 1965년 미국 대법원은 그리스월드 대 코네티컷Griswold v. Connecticut 사건에서 피임약 사용을 금지한 코네티컷 주 법률을 뒤집었다. 이 판결로 가족계획에 대한 지지를 정치적으로 수용할 수 있게 되었다. 그러나 여성운동 자체가 미국 정부의 가족계획 지원에 대한 존슨 대통령의 결정에 큰 영향을 미치지는 않았다. 그는 여성권에 전혀 우호적이지 않았고, 1964년 차별 금지 행정 명령을 확장해 여성을 포함시키는 것도 여론에 떠밀려서 겨우 서명했다.

인구통제사업에 대한 존슨 대통령의 시각에 큰 영향을 미친 것은 경제학자 스티븐 엔크Stephen Enke가 제출한 국제개발처 보고서였다. 엔크는 가족계획에 투자하면 개발도상국의 1인당 국내 총생산이 직접 늘어나는 효과가 있다고 주장했다.[6] 1950년대 말까지 경제학자들은 경제학적 변수로서 인구 증가에 그다지 관심이 없었다. 환경운동가, 인구학자, 인구 사업 옹호론자들만 가족계획의 경제적 이익을 주장했다. 그러나 1960년대 초 여러 경제학자들이 통제되지 않은 인구 증가가 경제 발전을 저해하는 기전을 밝혀내 인구통제사업의 필요성을 강조했다.[7]

나아가 엔크의 보고서는 어떻게 가족계획에 대한 투자가 1인당 소득의 증가를 통해 상당한 이익으로 돌아오는지 보여주었다. 그는 시간 경과에 따라 비용과 이익의 실질적 가치가 감소하는 할인율 개념을 도입해 인구 과잉 국가에서는 15년간의 자녀 양육 비용이 자녀가 성인이 된 후 노동으로 벌어들이는 이익을 초과한다고 주장했다. 그의 계산은 농업 사회에서 15세 미만 어린이가 비생산적이라는 그릇된 가정을 기반으로 했으며, 할인율을 적용해 현재의 자녀 양육비 대비 미래 소득의 가치를 감소시켰다. 엔크는 미래 소득의 가치에 15%의 할인율을 적용하면 자녀 양육에 들어가는 초과 비용은 279달러라고 추정하며 출산을 예방하는 중재술에 투자하자고 주장했다. 예방된 출산 1건당 가치가 279달러라면, 불임수술에 365달러 또는 자궁 내 피임기구 1년 사용에 30달러를 투자하는 것은 경제적으로 합리적이었다. 또한 엔크는 시술 비용이 4달러에 불과한 정관 절제술은 1인당 국민총생산이 1,000달러 정도인 경제 구조에 긍정적인 효과가 있다고 주장했다.[8]

경제학자가 아닌 사람은 할인율을 잘 이해하지 못했고, 앞으로도 그럴 것이다. 더욱이 이런 경제학적 논쟁의 논리는 생명을 구하려는 모든 조치에 반대 논리로 활용될 수 있기 때문에 보건 전문가들은 받아들이기 어려웠다. 그러나 1960년대부터 국제개발 영역에서 경제학자들이 점점 많은 역할을 하면서, 경제학적 주장의 영향력이 커졌다. 이런 추세는 세계은행이 세계보건에 더 많이 관여한 1980년대와 1990년대에 절정을 이루었다(14장). 경제학적 논쟁의 복잡성 또한 경제학자들의 편이었다. 1950년대 말라리아 퇴치에 대한 조지 맥도널드의 수학적 모델처럼 비전문가는 경제학적 논쟁에 대해 반박하기조차 어려웠다.

존슨 대통령이 엔크의 계산까지 완전히 이해했는지는 알 수 없지만,

그는 피임이 경제 발전에 기여할 수 있다는 핵심 주장에 깊은 인상을 받았다. 존슨은 당시까지 미국이 지원했던 국제개발의 제한적인 성과에 비판적이었다. 급속한 인구 증가가 문제이며, 피임에 투자하면 1인당 GDP 증가를 통해 직접적인 혜택을 얻을 수 있다는 생각에 그는 매료되었을 것이다. 존슨은 1965년 1월 연두교서에서 미국 정부의 국제원조 의제에 가족계획을 포함했다. "미국이 가진 지식을 활용해 세계 인구의 폭발적인 증가에 대응할 방안을 모색"하겠다는 대통령의 연설에 이어 미국 국제개발처는 요청하는 모든 국가에 가족계획 기술을 지원하겠다고 발표했다.[9]

미 상원 외교 예산 소위원회 위원장이자 알래스카 주 상원의원 어니스트 그루닝이 소집한 상원 청문회에서도 미국이 가족계획사업에 개입하는 데 대한 지지 의견이 나왔다. 미국 내무부 영토도서국 수석 행정관으로 근무할 당시 그루닝은 연방정부 예산을 지원받아 푸에르토리코 가족계획사업을 총괄했다. 청문회는 이후 3년간 종종 열렸으며 인구학자, 종교 지도자, 공중보건 전문가, 기타 전문가들이 꾸준히 참여했다. 이 청문회를 통해 미 의회는 인구 증가를 문제로 인식했으며, 공개 토론의 주제로 삼기도 했다.[10]

존슨 대통령은 1967년 연두교서에서 가족계획에 대한 약속을 재확인했다. 그는 "인류 공동체에 평화 추구 다음으로 큰 도전은 식량 공급과 인구 증가 사이의 투쟁"이라고 언급하면서 이렇게 결론지었다. "이 투쟁에서… 우리는 패배하고 있습니다." 연설 직후 의회는 인구통제사업 지원에 예산을 배정했다. 이 결정으로 국제 인구 사업에 미국의 막대한 자금이 투입되었다. 존슨 대통령은 가족계획을 미국의 원조와 연결했고, 지미 카터 행정부에서 보건복지교육부 장관을 지낸 조셉 캘리파노Joseph Califano에게 이렇게 말했다. "인구 문제 해결을 거부하는 나라에 해외 원조 예산을 한 푼도 낭비하지 않겠소."[11] 개발도상국 가족계획사업에 대한 미국의 지원은 이후 15년간 계속 늘었다.

국제개발처는 개발도상국 정부에 인구 사업을 장려했고, 인구 사업의 경제적 이익을 입증하는 연구도 지원했다. 이런 노력에도 1968년 의회가 배정한 3,500만 달러의 예산을 다 쓸 수 없었다. 리처드 닉슨 대통령은 미국이 인구 통제를 위해 계속 노력하겠다고 약속하면서 국무부 장관, 재무부 장관, 보건복지교육부 장관, 국제개발처장, 미국 평화봉사단, 미국 공보원United States Information Service에 지시했다. "해외에 근무하는 모든 미국 대표단이 인구통제사업을 적극 지원하도록 요

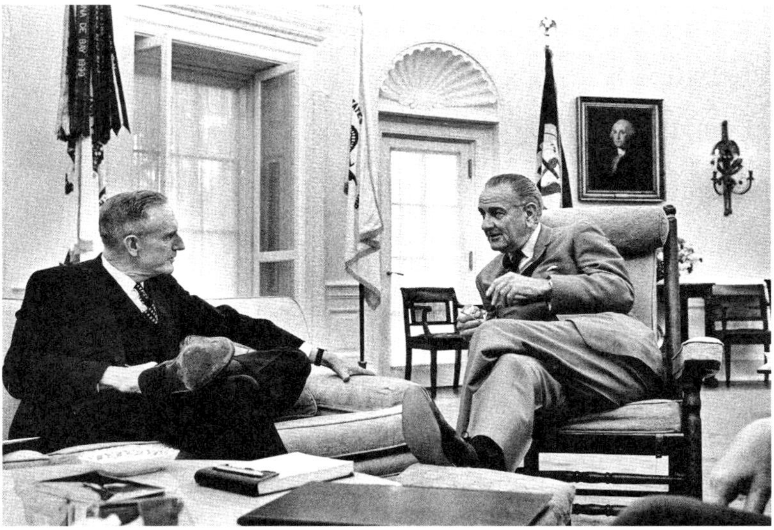

그림 13 1968년 5월 23일 린든 존슨 대통령(오른쪽)과 인구 문제를 논의하는 존 록펠러 3세
출처: 록펠러 아카이브 센터

청하며... 개발도상국들이 무분별한 인구 증가로 인한 위협을 인식하고, 이를 극복할 방안을 마련하도록 장려하고 지원해야 합니다."[12]

해외 인구 사업에 대한 지원을 늘렸지만, 미국 관료들은 인구 사업에 직접 개입하면 국내외에서 정치적 파장을 일으킬 수 있음을 알고 있었다. 미국 내에는 미국이 피임법을 장려해서는 안 된다고 믿는 사람이 여전히 많았다. 특히 가톨릭계가 강력히 반대했다. 더 큰 우려도 있었다. 해외 원조 사업에서 피임약 보급을 금지하는 1948년 법률이 1967년에도 여전히 법전에 남아 있었다. 국제적으로는 미국이 개발도상국 인구를 제한하려 한다는 현지의 우려를 미국 관료들도 민감하게 느꼈다. 일부 개발도상국 정부는 미국 정부가 직접 인구통제사업을 지원하는 것을 불안하게 느꼈다. 이런 우려는 남미, 특히 브라질과 멕시코에서 정치적, 종교적인 이유로 심하게 나타났다. 이를 피하기 위해 미국은 NGO, 지역 및 국제 가족계획협회, 대학, 국제기구 등 중간 역할자를 통해 가족계획 자금을 지원하기 시작했다. 국제개발처가 해외 인구 사업 운영에 필요한 전문 인력이 부족하다는 사실을 인지한 뒤로는 중간 역할자를 더 많이 활용했다.

양자 원조가 아닌 전담 조직을 통해 수원국 정부의 가족계획을 지원하면서 나타난 예상치 못한 결과 중 하나는 국제개발처 예산 프로그램이 지정학적 고려 없이 기능적으로만 운영되었다는 점이다. 이런 접근은 지역의 사회문화적 상황이나 필요에 따른 것이 아니라 일반적인 사업을 추진하도록 권장했기 때문에 아주 중요한 변화였다. 국제개발처 예산을 가족계획 전담 조직에 투입한 것은 또 다른 결과를 불러왔다. 국제개발처 인구 기금은 가족계획 외에 의무교육 확대나 전반적 생활 수준 향상 등 출산 패턴을 바꿀 수 있는 개발 사업에는 사용되지 않았다. 국제개발처 인구국은 다른 부서에 비해 상당히 고립되어 있었다.[13]

1966년부터 1979년까지 국제개발처 인구국장을 지낸 라이머트 레이븐홀트Reimert Ravenholt는 미국 해외 인구 사업 지원의 원동력이었다. 그는 과학 기술로 개발 문제를 해결할 수 있다고 믿었고, 피임법을 사용하기만 하면 세계 인구 증가 속도를 늦출 수 있다고 확신했다. 당시 사람들이 으레 그랬듯, 피임법에 대해 충족되지 않은 수요가 있으며 인구통제사업을 가로막는 장애물은 단지 효과적인 산아제한법에 대한 접근성뿐이라고 생각했다. 인구집단의 행동 패턴을 바꾸는 광범위한 사업의 개발에는 전혀 관심이 없었으며, 지역의 상황에 맞게 가족계획사업을 세심하게 조정해야 할 필요도 느끼지 못했다.

인구 사업 예산을 틀어쥔 레이븐홀트는 비전을 실현할 수 있었다. 더욱이 그는 자신의 접근 방식에 대한 모든 의문에 강하게 반발했다. 역사가 피터 도널드슨Peter Donaldson에 따르면, 레이븐홀트는 키 192센티미터에 몸무게 92킬로그램에 달하는 거구였으며, 자신에게 맞서는 사람에게 격하게 반응했다. 그럼에도 그의 외골수적인 인구 통제 전략에 의문을 제기한 사람이 많았으며, 국제개발처 국가 담당관들은 지역 상황에 맞춰 사업을 홍보하고 예민하게 조정할 필요를 느꼈다. 국제개발처 본부 또한 인구 재생산 행태를 바꾸려면 개발 지원 외에 대안적 방법도 필요하다고 주장했다. 레이븐홀트는 어떤 조언도 듣지 않았다. 당연히 사람들과 사이가 나빴다. 그러나 그는 인구 사업을 성공적으로 구축해 개발도상국에서 피임법을 널리 활용한다는 목표를 달성했다. 그의 지휘 아래 국제개발처는 전 세계에 콘돔, 경구 피임약, 자궁 내 피임기구를 넘치도록 보급했고, 많은 국가에서 불임수술이 가능해졌다. 이 성공으로 레이븐홀트는 자신과 가족계획 비전을 공유하는 민간 재단과 국제기구들은 물론, 의회가 승인한 사업 예산을 모두 사용했는지가 가장 중요한 국제개발처 고위 간부들의 지지를 받았다.[14]

미국이 가족계획을 지원하자 그간 지원을 꺼렸던 국제기구들이 적극적으로 사업에 참여할 길이 열렸다. 1965년에 유엔은 베오그라드에서 열린 대규모 인구 총회를 후원했다. 이듬해 총회는 유엔이 인구 사업을 발전시키려는 국가를 지원하기로 합의했다. 이로 인해 유엔인구기금United Nations Fund for Population Activities, UNFPA이 창설되었다.

UNFPA는 사무총장 직속인 새로운 형태의 유엔기구로 유엔개발계획UN Development Programme 집행이사회의 감독을 받지 않는다. 예산은 자발적 기여금으로 조달하고, 존 록펠러 3세 등 가족계획사업의 선구자로 구성된 이사회가 감독하는 반독립적 조직이다. 일정한 자유를 보장하는 방식은 현재까지도 여러 모로 논란이 되는 UNFPA의 활동으로부터 유엔을 보호하는 측면이 있다.

UNFPA는 초기에 소수의 프로그램만 지원하면서 천천히 발전했다. 그러나 1967년 인구 사업을 지원하기 시작한 세계은행과 사업을 연결하면서 1970년대에는 동력을 얻었다. UNFPA의 가족계획 예산은 1971년 9백만 달러에서 1979년에는 7천8백만 달러로 급증했다.[15] 대부분 국가 사업을 직접 지원했지만, 예산의 1/3은 NGO의 인구 사업을 지원했다. UNFPA 예산의 약 절반이 국제개발처에서 나왔다.

많은 회원국이 인구 사업에 적극적으로 개입하는 데 반대하는 바람에 WHO는 계속 더디게 움직였다. 게다가 사무총장인 마르콜리노 칸다우는 가족계획 지원 기금이 급속히 성장하면 WHO가 설정한 공중보건 우선순위가 위협받는다고 생각했다. 걱정할 만한 이유는 있었다. 국제개발처 국가 담당자들은 1960년대 말에 이미 말라리아 퇴치 예산을 인구 사업에 전용하고 있었던 것이다.[16] 따라서 WHO는 회원국의 가족계획사업을 기존 보건 개발 계획에 통합하는 것만 지지했으며, 기존 사업이 없던 국가에 가족계획을 밀어붙이는 것은 반대했다. 적극적인 참여를 꺼렸기 때문에 가족계획에서 WHO의 역할은 크지 않았다.

유니세프도 조심스러웠다. 유니세프는 천연 자원과 경제 발전에 미치는 영향이라는 측면에서 인구 증가를 문제로 인식하지 않았다. 그러나 반복적인 임신과 출산이 산모와 자녀의 건강에 악영향을 미칠 수 있다는 점은 우려했다. 1966년 5월 유니세프 사무총장 헨리 라부아스Henry Labouisse는 에티오피아 아디스아바바에서 열린 이사회에서 "부모로서 책임 다하기"를 장려하자고 제안했다. 그는 이 계획을 통해 회원국의 전반적인 모자보건을 위해 기존 가족계획 노력을 확대하도록 도울 수 있다고 조심스럽게 강조했다. 유니세프는 피임약 배포에는 적극적으로 관여하지 않았다.

그럼에도 라부아스의 제안은 뜨거운 논쟁을 불러왔다. 인도와 파키스탄은 자국 가족계획사업을 지원받기 위해 유니세프에 제안서를 제출했기 때문에 라부아스의 제안을 강하게 지지했다. 논쟁의 반대편에는 출산을 막는 어떠한 정책도 반대하는 가톨릭 국가들과 인구 문제를 자본주의 선전의 결과물로 보고 국가와 국제기구들이 인구 문제 대신 사회경제적 발전에 초점을 맞춰야 한다고 주장하는 사회주의 국가들이 있었다. 몇몇 아프리카 국가는 인구 위기란 인종주의자들이 날조한 이야기라고 보았으며, 가족계획사업 때문에 여성이 성적으로 문란해질 수 있다고 우려했다.[17] 열띤 토론이 벌어졌고, 세계보건총회에서 비슷한 제안을 철회하기 위해 활용되었던 전략처럼 여러 국가가 UNFPA에서 탈퇴하겠다고 위협했다.

결국 WHO/유니세프 합동 위원회는 추가 논의를 위해 가족계획에 대한 제안을 상정했다. 파키스탄과 인도는 안전한 출산과 신생아 건강을 위한 가족계획사업을 지원받았다. 또한 유니세프는 안전한 출산 간격과 소규모 가족 체계의 장점을 여성들에게 교육하기 위해 자금을 제공했지만 피임기구 사용과는 거리를 두었다. 유니세프는 가족계획을 경제적 발전보다 의학적 측면에서 정의했고, 회원국의 가족계획사업 필요를 충족하기 위해 계속 신중하게 움직였다. 이런 과정을 통해 가족계획 이니셔티브를 어머니와 어린이를 위한 보건의료 서비스 개선 사업으로 서서히 통합했다. 그러나 가족계획사업을 조직의 핵심 임무로 삼지는 않았으며 다른 조직, 특히 UNFPA가 주도하게 했다.[18]

주요 국제기구들이 미적거리자 자연스럽게 국제개발처USAID와 세계은행이 전 세계 가족계획사업 재원의 주 제공자가 되었다. 이들은 1960년대에 아시아와 아프리카에서 산아제한을 적극 추진하도록 지원했다. 인도, 파키스탄, 한국, 대만, 인도네시아, 싱가포르, 실론(지금의 스리랑카), 태국, 이집트, 케냐가 공급자 중심 인구 사업을 시작했으며, 소규모 가족의 가치를 홍보하고, 가족계획 진료소를 통해 피임법을 보급했다.

이 사업의 소통 전략 중에는 소가족과 대가족이 겪는 경험과 미래를 비교하는 포스터가 있었다. 대가족은 한결같이 불행하고 가난한 반면,

소가족은 행복하고 번영하는 모습으로 묘사되었다. 이집트는 이 전략을 변형해 소가족 장려를 "현대적인 이집트 가족"을 만들기 위한 폭넓은 사회공학적 노력과 연관 지었다. 소가족은 나세르가 주장한, 혁명 이후 새로운 이집트 사회를 세우기 위한 필수 요소였다. 더 적은 자녀를 갖는 것은 국가적 의무였다.[19] 결국 같은 이야기였다. 소가족은 좋고, 대가족은 나쁘다.

개발도상국 전역에서 이런 가족계획 홍보 포스터가 거의 수정되지 않은 채 널리 사용된 것을 보면, 당시 사업을 조직한 사람들이 홍보의 역할을 어떻게 생각했는지 알 수 있다. 포스터는 젊은 가족들이 처한 사회경제적 상황과 관계없이 소규모 가족의 장점을 즉시 인식하고 국가에서 제공하는 피임법을 수용할 것이라는 가정 아래 만들어졌다. 이런 홍보 전략은 가족계획 담당자들이 부모가 자녀들을 어떻게 바라보는지, 이런 시각이 시간과 공간에 따라 어떻게 달라질 수 있는지에 무지했음을 보여준다. 일부 도시 가정에서 자녀를 경제적 부담으로 보기 시작했다는 증거가 있다 해도, 대다수의 개발도상국 사람들은 시골 지역에 살았다. 칸나 연구에 대한 맘다니의 비판처럼 농촌 가정은 가족 노동으로 얻는 생산물에 의존했으며, 부모의 경제적 안정에 자녀는 필수 요소였다.

많은 개발도상국의 도시 가정조차 여전히 대가족 체제의 장점에 주목했다. 셰릴 므와리아Cheryl Mwaria가 예로 든 케냐에서 식민지 시기와 식민지 이후 토지 정책에 영향을 받은 토지 분배 형태와 농촌 빈곤 때문에 캄바족Kamba* 가정들은 나이로비 등지의 도심에 있는 가구와 시골에 있는 다른 가구를 부양했다. 도시 가구의 구성원은 공식 또는 비공식 경제 활동을 통해 임금이나 소득을 얻었고, 시골 가구의 구성원은 농작물과 가축을 길렀다. 이런 형태는 가족의 경제적 생존에 필수적이었으며, 대가족 체제를 필요로 했다.[20] 인류학자 댄 스미스의 연구에서 나이지리아 라고스의 고등교육을 받은 아프리카인 부모들은 최근까지도 자녀 부양의 경제적 부담이 크다는 것을 인정하면서도, 여전히 대가족을 유지한다. 개인이 직업, 교육, 영업 면허를 얻는 등 다양한 거래처-고객 네트워크에 참여할 때 대가족 형태가 유리하다고 생각하는 것이다. 현대 나이지리아에서 대가족 형태를 유지하는 것은 경제적으로 부유해지고, 부모와 자녀가 사회적으로 출세하기 위한 필수 요소다.[21]

가족계획 전문가들은 산아제한을 권장하기 위해 단순화된 홍보물을 활용하는 과정에서 이런 지역사회의 현실을 고려하지 않았다. NGO들은 가족계획을 추진하고 KAP조사를 놀랍도록 일관되게 수행했으며 지역의 사회, 문화, 경제적 상황에 맞게 조정하지 않았다. 1960년대와 1970년대에 시행된 수많은 KAP조사는 가족계획에 대한 태도와 종교, 사회경제적 지위, 거주지, 인종 같은 요인이 어떻게 이런 태도에 영향을 주는지에만 관심을 가졌다. 조사자는 연구에 참여한 여성에게 이상적으로 생각하는 자녀 수를 물어보았지만, 왜 자녀를 원하는지는 묻지 않았다. 설문조사는 여성의 생식과 의사 결정을 심층적으로

* 케냐 지역에 사는 반투족

조사하는 데 드는 시간을 절약하기 위한 대안일 뿐이었다. 이 시기 기술 지원 중심 개발 사업에서 으레 시행된 KAP설문조사는 사업 기획자에게 이해하기 쉽고 정량화된 자료를 제공했으며, 복잡한 사회 현상을 숫자로 바꿔 지역간 비교가 가능하고, 피임약 수요를 일반화할 수 있는 결론을 도출하는 데 도움을 주었다. 그러나 KAP설문조사는 가족계획의 발전에 큰 역할을 하지 않았다. 인구 통계 조사에 따르면 1970년대 초까지 세계 인구는 가파르게 늘었다.

하버드 대학 연구원들이 칸나 연구를 수행한 지역에서 가까운 인도 펀자브 지역에서 칼 테일러Carl E. Taylor가 수행한 나랑왈Narangwal 연구는 출산율 감소를 위해 지역사회와의 협력을 중요하게 생각한 몇 안 되는 가족계획사업 중 하나다. 1965~1974년 진행된 이 연구는 가족계획사업과 함께 어린이 사망률과 영양 문제도 줄이려고 했으며, 대조군 마을을 지정해 연구 사업에 미치는 다양한 요소의 영향력을 입증하려고 노력했다. 보건 및 영양 서비스와 가족계획사업을 통합한 덕에 얻어진 이익도 있었다. 아동 생존율이 향상되면서 가족계획사업을 받아들이는 비율도 늘어났다. 가장 중요한 것은 프로그램 기획과 실행 단계에서 마을 지도자와 주민들을 참여시켰다는 것이다. 나랑왈 사업은 1970년대 후반에 성공적으로 수행된 일차보건의료 사업으로 WHO가 강조한 프로젝트 중 하나다.[22] 그러나 이는 예외적인 사례였고, 1970년대 초반에는 인구 조절 사업에 대한 불만이 커졌다.

11 가족계획의 재검토

Rethinking Family Planning

많은 개발도상국에서 공급자 위주의 가족계획 전략이 인구 증가 속도를 의미 있게 낮추지 못하자 사업은 국가적 및 국제적으로 재평가되었다. 가족계획 정책의 재검토에는 여러 가지 형태가 있었다. 몇몇 권위주의 정부는 가족계획사업을 촉진하기 위해 다양한 인센티브와 강압적인 전략을 도입했다. 출산율을 더 빠르게 낮추려는 노력은 약간 성공을 거두었지만 의미 있는 진전이 없었으므로 가족계획 지지자들은 공급자 중심 전략을 재검토했다. 마지막으로 1980년대 초반에는 미국 정부를 포함한 많은 주요 참여자가 인구 사업 지원을 다시 생각하게 되었다.

정부의 강압적인 정책

출산율 감소에 실질적인 진전이 없자 많은 정부는 가족 수를 제한하도록 부모들에게 압력을 가했다. 싱가포르 정부는 1965년 독립 직후에 가족계획사업을 시작했다. 그러나 1969년 두 자녀 또는 세 자녀 출산 장려 정책을 도입하기 전까지는 제대로 시행되지 않았다. 예컨대 정부가 건설한 주택의 취득 자격은 자녀 수와 관련이 있었다.

인도네시아에서는 1970년에 수하르토 정부가 모든 가정이 산아제한 정책을 받아들이도록 강압적인 조치를 시행했다. 시골 여성들은 산아제한의 필요에 대한 강의에 강제 참석해야 했다. 인도네시아의 대규모 인구통제사업은 3만 명의 담당자와 10만 명 이상의 지역사회 지도자를 활용해 각 마을에서 정기적으로 공개 회의를 개최했으며, 남성 가장은 가족의 피임약 복용 여부를 보고하고 복용하지 않는 경우에는 이유를 설명해야 했다. 수집된 결과는 지도에 색깔로 구분해 표시한 후 공개 게시해 지역사회의 피임약 복용 진행률을 파악하고 촉진하는 데 이용했다. 여성들에게 피임약 복용을 상기시키기 위해 매일 북을 치는 마을도 있었다.[1]

인도에서는 1966년 인디라 간디Indira Gandhi가 집권해 보건부의 명칭을 보건가족계획부Ministry of Health and Family Planning로 변경했다. 간디 집권하에 가족계획은 가속화되었다. 의사와 여성 모두 자궁 내 피임장치나 불임수술을 권장받았다. 인도 연방정부는 주 정부에 목표를 분명히 설정하라고 지시했다. 여성은 출산 시에 가족계획 상담을 받았다. 가족계획 홍보에 가장 효과적인 시기로 간주되었기 때문이다. 또한 정부는 자녀가 세 명 이상인 직원은 직장에서 혜택을 주지 않겠다고 선언했다. 그러나 인구는 계속 늘어났다. 1976년에 인도 정부는 "교육과 경제 발전을 통해 출산율이 감소할 때까지 기다리는 것"은 실용적이지 않다고 선언하고 "인구 문제에 대한 전면전"에 돌입했다. 대규모 교육 캠페인을 강화하고 피임약, 자궁 내 피임장치, 남녀 불임수술을 장려했다. 같은 해 간디 총리가 비상사태를 선포하자 가족계획 담당관들은 남성들에게 불임수술을 장려했다. 불임수술 인센티브는 자녀가 둘인 경우 150루피, 셋인 경우 100루피*로 인상했다. 모든 남성은 직업을 얻거나 유지하기 위해 불임수술을 받아야 한다는 압력을 받았고, 공무원들도 불임수술 할당량을 채우라는 강한 압박을 받았다. 주 정부와 지방 당국도 정관 절제술 실적을 보상받았다. 폭발적인 인구 때문에 생긴 델리의 빈민가를 정리하는 사업을 불임수술과 연계해, 자녀가 셋 이상인 빈민가 거주자가 새 주택을 얻으려면 불임수술 증명서를 제시해야 했다. 일부 지방에서는 강제 불임수술이 자행되었고, 인도 전역에서 불임시술소가 우후죽순으로 생겨났다.[2]

미국과 가까운 푸에르토리코에서는 1930년대에 불임수술이 처음 시작되어 1960년대까지 계속되었다. 사회학자 해리엇 프레서Harriet Presser에 따르면 1965년까지 20~49세 산모의 34%가 불임수술을 받았다. 여성에게 불임수술을 시행한 어느 나라보다 높은 비율이다.[3] "그 수술la operación"로 알려진 불임수술은 종종 세 번이나 네 번 정도 출산한 여성에게 시행되었다. 이 사업이 어느 정도로 강압적이었는지는 불

* 2025년 기준 약 5만 원

분명하다. 섬 전역을 대상으로 한 인구통제사업의 일부로 보건당국이 불임술을 권장한 것은 분명하지만, 많은 여성이 생식수명reproductive life을 조절하기 위해 수술을 받았을 가능성이 있다. 로라 브릭스는 푸에르토리코에서 불임수술이 너무 오래 만연해 문화의 일부가 되었다고 주장한다.[4] 반면 사회학자 아이리스 로페즈Iris Lopez는 불리한 사회경제적 조건으로 인해 많은 푸에르토리코 여성이 불임수술을 받을 수밖에 없었다고 주장했다. 또한 로페즈는 여성들이 불임수술을 받을지 결정하는 과정에서 잘못된 정보가 미친 영향을 언급했다. 많은 여성이 불임수술을 받아도 회복할 수 있다고 잘못 생각했고, 나중에는 후회했다.[5]

개발도상국에서 인구 증가 억제를 위한 장려책과 강제적 조치를 사용한 가장 극적인 사례는 중국이다. 1960년대 이전 중국은 대가족 장려 정책을 폈다. 그러나 1970년에 문화대혁명으로 경제가 붕괴하자, 마오쩌둥 총리와 공산당 중앙위원회는 경제 성장에 인구 통제가 필수적이라고 결론 내렸다. 중국 정부는 피임약의 생산과 유통을 늘렸고, 피임을 장려하는 정보를 널리 보급했다. 결혼을 늦추고 자녀 출산에 4~5년 터울을 두라고도 권고했다. 이런 조치로 출산율이 50%가량 감소한 것으로 보고되었다. 마오쩌둥이 사망하고 덩샤오핑이 집권한 후 1979년에 중국은 유명한 '한 자녀 정책'을 시작해 인구 증가 억제 노력을 가속화했다. 부모들을 세뇌시키기 위해 의무적인 대중 집회가 열렸다. 임신한 여성은 반복해서 집단 토론에 참여해야 했으며, 캠페인의 절정기에는 강제적인 낙태와 불임수술이 시행되었다. 중국의 낙태 건수는 1970년대 초에 연간 500만 건에 이르렀고, 1980년부터 1990년까지는 1억 2천만 건 이상이었다. 자궁 내 피임장치 삽입과 자궁관 결찰술 같은 불임수술 건수도 수백만 건에 달했다. 그러나 한 자녀 정책은 여성을 대상으로 했기 때문에, 남성을 대상으로 하는 정관 수술의 역할은 미미했다.[6]

국제기금들은 이런 조치들을 묵인하지 않았지만, 그렇다고 적극적으로 막지도 않았다. 몇몇 사업은 미국의 양자 간 지원이나 국제기구의 자금 지원을 받기도 했다. 인도에서는 비상사태가 선포된 기간 동안 유엔인구기금UNFPA과 포드 재단이 가족계획사업을 계속 지원했다. UNFPA는 세계은행과 함께 인도네시아 사업을, 1970년대에는 국제가족계획연맹과 함께 중국 인구 사업을 지원했다.

국제개발처는 1970년대 남미에서 패스파인더 기금이 진행한 불임수술 사업을 지원했으며, 70개국 이상에서 온 수천 명의 의사들에게 '최소개복술'(자궁관 결찰술)이라는 외과적 여성 불임수술 교육 프로그램을 지원했다. 존스 홉킨스 의과대학에서 두 명의 산부인과 의사가 개발한 이 기술을 통해 외과의사는 환자를 입원시키지 않고도 하루에 최대 90건의 불임수술을 할 수 있었다. 이를 계기로 결성된 존스 홉킨스 국제산부인과 교육프로그램(Johns Hopkins Program for International Education in Gynecology and Obstetrics, Jhpiego)은 산모 관리, 생식보건은 물론 에이즈와 말라리아 퇴치 분야에서 활약하는 주요 국제보건 NGO가 되었다. Jhpiego는 최소개복술을 장려했고, 국제개발처의 지원을 받아 전 세계 프로그램과 의과대학에 약 5,000대의 복강경을 제공했다. 전 세계 의과대학의 90%가 이 장비를 받았다.[7] 또한 국제개발처는 자발적 불임수술협회Association for Voluntary Sterilization에 기금을 제공해 복강경 사용 기술을 지원했다. 역사가 매튜 코널리Matthew Connelly

에 따르면 협회를 통해 지원받은 단체나 개인은 불임술에 관한 자국법을 준수해야 했다. 그러나 "불임수술이 '법적으로 인정되지 않는' 지역에서 지원받는 단체나 개인은 '복부 질환의 진단 및 치료'"라는 완곡한 표현으로 물자를 공급받을 수 있었다.[8]

흔들리는 지원

가족계획사업이 실제로 인구 증가를 억제한다는 증거가 나오지 않자, 주요 지원 단체들은 1970년대 초까지 대부분의 개발도상국에서 가족계획사업의 주류였던 공급자 중심 전략에 대해 다시 생각했다. 인구변천이론의 초기 옹호자이자 인구통제정책을 적극 지지했던 킹슬리 데이비스는 1967년 《사이언스》 지에 가족계획사업을 맹비난하는 논문을 발표했다.[9] 논문은 사업의 기본적인 가정에 의문을 제기했다. 데이비스는 가족계획 전문가들이 여성에게 왜 그렇게 많은 아이를 원하는지 묻지 않았다고 주장했다. 그가 보기에 그들은 인구학적 조사를 기초로 여성들이 가족 규모를 제한하려는 욕구가 있으며, 문제는 가족계획 방법에 대한 접근성이 부족하기 때문이라고 가정했다. 문제는 피임법에 대한 필요가 높은 출산율과 양립할 수 있다는 점이었다. 가족계획사업의 목표는 여성이 스스로 원하는 수의 자녀를 갖도록 유도하는 것이지, 실제로 인구 증가를 억제할 수 있는 자녀 수를 받아들이게 하는 것이 아니었다. 자유로운 선택이 기본적인 전제였기 때문에 그런 목표를 설정하지 못했던 것이다.

가족계획 전문가들은 여성 개개인이 자녀 수를 줄이면 인구가 감소할 것이라고 생각했지만, 여성들이 원하는 자녀 수와 인구가 실제로 감소할 수 있는 자녀 수는 차이가 있었다. 데이비스는 국가별 설문조사를 통해 여성들이 피임법 사용을 원하면서도, 3~4명 이상의 자녀를 원한다고 지적했다. 또한 피임법을 찾는 많은 여성이 이미 여러 자녀를 두고 폐경기에 다다른 사람들이라고 밝혔다. 가족계획이 출생률을 낮출 수는 있지만 자발적 참여를 기반으로 하기 때문에, 여성이 많은 자녀를 갖도록 하는 요인이 존재하는 한 실제로 인구 증가는 억제되지 않았다. 출산을 원하거나 원하지 않게 만드는 요인은 가족계획 담당자가 통제할 수 없었고, 인구 정책을 가족계획에만 의존하는 국가 역시 이를 통제할 수 없었다. 대신 데이비스는 남성과 여성이 이른 나이에 결혼하고 대가족을 형성하는 것을 막는 인센티브와 규칙을 조합해 인구 재생산을 사회적으로 규제하자고 주장했다. 이렇게 하면 대가족을 장려하는 사회적 요인에 실질적으로 대응할 수 있다. 예컨대 선진국에서는 독신자에게 세금 감면 등 경제적 인센티브를 제공하고, 자녀를 갖거나 돌보는 비용의 세금 공제를 없애면 인구 증가를 제한할 수 있었다.

가족계획사업을 열렬히 지지하면서 인구위원회를 설립한 존 록펠러 3세도 사업에 진전이 없어 크게 실망했다. 그는 포드 재단에서 근무했으며 뉴욕 시장 존 린제이John V. Lindsey과 함께 도시 정책을 담당했던 조안 던롭Joan Dunlop을 고용했다. 록펠러는 던롭에게 가족계획사업에 문제가 있음을 느낀다고 털어놓으면서, 가족계획 회의에 참석해 들은 내용을 보고해달라고 부탁했다. 그녀가 듣고 본 것은 가족계획사업이 대부분 여성의 활동에 초점을 맞추고 있음에도, 전적으로 남성들이 사업을 운영하고 여성이 개입할 여지는 거의 없다는 것이었다. 더구나 프로그램을 이끈 것은 평균적인 남성이 아니라 백인 남성이었으며, 그 중 다수가 식민지 행정관으로 경력을 시작했다.[10] 미국 상원의원 중 가장 적극적으로 가족계획을 옹호했던 어니스트 그루닝도 내무부 영토도서국 국장을 역임했다. 국제가족계획연맹 초대 사무총장 콜빌 데버럴Colville Deverell은 영국 식민지에서 30년을 복무한 베테랑이었다. 가족계획사업의 성공은 유색인종 여성에게 달려있지만, 많은 사업 지도자가 그들의 관심사를 이해하지도 공감하지도 못했다. 킹슬리 데이비스의 주장처럼, 이 백인 남성들은 가족계획을 단지 기술 혁신과 보급의 문제로 정의했고, 목표 인구집단이 적절한 기술을 활용할 수만 있다면 문제가 해결된다고 생각했다. 여성이 자녀를 원하는 이유나 그런 결정을 내리기까지 거치는 복잡한 사회경제적 요인들을 이해하려고 노력하지 않았던 것이다.

가족계획사업에 대한 우려는 1974년 루마니아 부쿠레슈티에서 열린 세계인구총회에서 절정에 달했다. 총회에서 미국은 선진국과 개발도상국을 위한 인구 감소 목표가 승인되기를 기대했다. 그러나 이 문제는 합의에 이르지 못했다. 설상가상으로 사업 방향과 개발 영역에서 가족계획이 정말로 중요한지에 대해 진지한 의문이 제기되었다. 우선 총회 구성을 보면 가족계획 운동을 이끄는 사람 중에는 여성이 거의 없었다. 공식 대표단 인원 중 80%가 남성이었으며, 130개 대표단 중 127개의 단장이 남성이었다. 또한 총회에서는 여성에 관해 고작 한 단락이 포함된 세계 인구 행동 계획World Population Plan of Action의 비준을 요청했다. 당시 총회에 참석한 베티 프리단Betty Friedan, 저메인 그리어Germaine Greer, 마거릿 미드Margaret Mead 같은 여성운동 지도자들은 여성에 대한 관심이 부족한 데 대해 항의했다. 생식력에 대한 여성의 자기통제권은 미국 낙태 찬성 운동의 핵심이 되었으며, 더 나아가 1970년대 여성운동의 중요한 원칙이 되었다.

존 록펠러 3세는 부쿠레슈티 총회 연설에서 가족계획사업이 그간 여성을 무시했다고 언급했다. 또한 자신이 가족계획 실행에 대한 생각을 바꾸었고, 인구 통제 운동에 대한 심층적이고 면밀한 재평가를 요청하기 위해 부쿠레슈티 총회에 참석했다고 발언해 가족계획 관계자들을 충격에 빠뜨렸다. 그는 가족계획이 더 이상 출산율 감소만을 위한 것이 아니라 인간의 기본 욕구를 충족하기 위한 보다 광범위한 개발 사업의 일부가 되어야 한다고 주장했다. 그런 사업은 여성의 역할에 시급히 관심을 갖고, 여성의 자기결정권을 인정해야 했다.[11]

록펠러가 언급한 "기본 욕구"는 당시 총재였던 로버트 맥나마라의 지휘 아래 개정된 세계은행 개발 계획의 핵심 요소를 말하는 것이었다(12장). 가족계획을 보다 광범위한 개발 노력에 포함시켜야 한다고 촉구한 것은 초기 인구변천이론주의자들의 주장을 반복한 것이면서, 당시 인구 총회에 참석한 여러 개발도상국 지도자의 우려에 대한 공감이기도 했다. 개발도상국 지도자들은 인구 통제보다 제3세계 국가들의 개발 요구에 대한 관심을 촉구하기 위해 총회에 참석한 터였다. 협소하게 설계된 가족계획사업은 큰 효과가 없었고, 경제 문제 해결을 위한 노력을 방해할 뿐이었다. 게다가 선진국들은 저개발이 인구 증가 탓이라고 주장하면서, 주류 경제 질서의 저변에 있는 진짜 이유들을 무시했다. 6부에서는 일차보건의료 운동의 등장에 중요한 역할을 한 이런 주장과 새로운 국제 경제 질서에 대한 요구를 더 자세히 살펴본다.

이런 주장은 인구통제사업과 그 저변에 깔린 가정에 대한 구조주의적 비판이 점차 고조되면서 비판 논리 중 하나로 자리잡는다. 부쿠레슈티 총회 직후 많은 이들이 인구 과잉 및 자원 고갈과 연관시킨 서아프리카 지역의 극심한 가뭄과 기근에 직면해 정치학자 수전 조지Susan George는 세계 식량 문제와 인구 위기를 통렬하게 비판한《세계의 나머지 절반은 어떻게 죽어가는가How the Other Half Dies》를 출간했다. 이 책에서 조지는 개발도상국의 급속한 인구 증가가 전 세계 식량과 천연 자원 공급에 심각한 영향을 끼친다는 논리에 심각한 결함이 있다고 주장했다. 선진국들이 지구 상 천연 자원의 대부분을 소비하며, 그 속도가 점점 빨라진다는 사실을 쉽게 무시한다는 것이었다. 소련도 종종 이런 주장을 했다. 세계은행 자료에 따르면 당시 미국 인구는 세계 인구의 6%에 불과했지만, 세계 천연자원의 35%를 소비했다. 1인당 소득이 200달러에 불과한 나라들의 10억 명에 달하는 국민이 사용하는 에너지는 미국 국민이 사용하는 에너지의 1% 정도에 불과했다. 인구통제사업이 반드시 필요하다면 가장 많은 자원을 소비하는 인구를 대상으로 해야 하지 않을까? 둘째, 그녀는 인구 증가가 세계 식량 공급에 심각한 위협이라는 논리가 농경지의 상당 부분이 부유층이 선호하는 식단을 제공하기 위해 소와 다른 가축을 사육하는 비효율적 방식으로 활용된다는 사실을 무시한다고 주장했다. 같은 면적의 농경지를 곡물 재배에 활용한다면 식량 위기는 없을 것이다.[12]

인류학자 리차드 프랭크Richard Franke와 사회학자 바바라 채신Barbara

Chasin이 사하라 지역 기근의 원인을 분석한 1980년 저작《기근의 씨앗Seeds of Famine》과 지리학자 마이클 와츠Michael Watts가 나이지리아 북부에서 발생한 영양실조와 기근의 구조적 원인을 분석한 기념비적인 책《무언의 폭력Silent Violence》도 비슷하게 주장했다.[13] 정치학자 티모시 미첼Timothy Mitchell 역시 선진국 국제개발 기관들이 이집트의 저개발이 지리적인 문제와 나일강 범람에 의존하기 때문이라고 몰아가면서 인구통제사업을 권고하는 과정을 통찰력 있게 분석하면서 비슷한 주장을 펼쳤다. 미첼에 따르면 국제개발처와 세계은행이 작성한 문건들은 이집트에서 너무 많은 인구가 나일강에 접한 좁은 땅에 모여 살기 때문에 인구 과잉과 영양실조로 고통받는다고 주장했다. 토지 소유권의 심각한 불평등은 물론 이집트 상류층과 관광객을 위해 광활한 농지를 쇠고기 생산에 사용하는 문제를 무시한 분석이었다.[14]

여러 측면에서 1974년 세계인구총회는 가족계획사업의 역사에서 큰 전환점이었다. 1977년 지미 카터Jimmy Carter 행정부가 들어서면서, 국제개발처의 인구 사업은 분권화되었다. 이제 지역 사무소와 국가 사무소들이 훨씬 큰 권한을 갖고 사업의 계획 및 실행 단계에서 지역 문제를 다루기 시작했다. 국제개발처의 새 지도부는 인구 사업이 공급자 중심 접근에 너무 의존하고, 재생산의 결정요인을 다루지 못한다고 우려하면서 이런 변화를 주도했다. 이미 1970년에 이런 제안이 있었지만 레이븐홀트가 조직적으로 거부했으며, 분권화 제안에도 맞섰다. 레이븐홀트는 1979년에 국제개발처 인구국장 직에서 해임되었다.

부쿠레슈티 총회 이후 포드 재단 역시 가족계획을 재고했다. 재단의 1977년 전략 문서는 질문했다. "서구 사회의 재단으로서 우리가 전통적인 관습과 가치 구조에 깊은 영향을 미치는 활동을 지원하는 것이 적절할까?" 록펠러 재단은 인구위원회의 활동을 우려했다. 인구학자 폴 뎀니Paul Demney 휘하 직원들은 인구 통제, 특히 인구위원회가 지원하는 불임수술에 비판적이었고, 인구위원회가 사업 전체에서 손을 떼야 한다고 생각했다. 1974~1977년에 인구위원회의 직원 숫자는 275명에서 174명으로 줄었다.[15]

세계은행에서는 맥나마라 총재가 가족계획사업을 계속 지원했지만, 동시에 여성 교육 기회 향상, 영아사망률 감소, 영양 개선 등의 활동을 확대하면 출산율도 감소할 것이라고 주장했다. 피임약만 제공할 일이 아니었다. 인도, 파키스탄, 필리핀, 니카라과, 이란 등 많은 개발도상국이 가장 적극적인 형태의 가족계획사업에서 한발짝 물러나고 있었다. 1979년 유엔 관료들은 가족계획 활동 정보를 종합하려고 했으나 설문지를 받은 국가 중 절반 이상이 응답하지 않았다.

더 중요한 움직임은 카터 행정부와 로널드 레이건Ronald Reagan 행정부가 미국 내 생명권 운동의 영향을 받아 가족계획 이니셔티브 지원을 점차 축소했고, 낙태를 옹호하거나 지지하는 단체에 대한 지원도 중단한 것이었다. 미국 대표단은 1984년 멕시코시티에서 열린 인구 총회에서 발표한 새로운 정책은 이런 주장으로 시작했다.[16] "인구 증가 자체는 중립적인 현상입니다. 좋거나 나쁜 것이 아닙니다. 경제 정책, 사회적 제약, 인력 수요 등 다른 요인과 결합할 때 장점 또는 문제가 되는 것입니다. 인구 증가와 경제 발전 간의 관계가 반드시 부정적인 것은 아닙니다. 인구가 많다고 해서 낮은 성장을 의미하지 않습니다. 실제로 많은 국가에서 인구 증가는 경제 발전에 필수적이었습니다."[17] 발표 후 미국은 1950년대부터 가족계획사업의 지원을 위해 내세웠던 여러 가정들을 수용하지 않았고, 인구 통제를 정당화하는 경제적 이유도 배제했다.

미국 대표단은 그간 사망률이 감소하면서 인구가 급속히 증가했고, 전 세계가 이에 대해 과민하게 반응했다고 주장했다. 인구의 폭발적인 증가는 도전이었지만, 반드시 위기는 아니었다. 인구 증가 문제를 더 넓은 맥락에서 볼 때, 신중히 평가되고 잘 조율된 대응이 필요했다. 환경 변화에 적응하는 과정에서 가족과 국가 발전을 가로막는 요인들과 함께 인구가 증가했기 때문에 일부에서 과민하게 반응한 것이었다. 미국 대표단의 발언에 따르면 이런 방해 요인 중 가장 중요한 것은 정부의 경제 규제로, 이는 경제 발전과 물질적 환경의 개선을 막아 각 가정은 더 적은 자녀를 갖게 되었다. "역사적으로 건강한 경제 정책은 삶의 조건을 향상해 출산율 감소를 이끌었지만, 현재 너무 많은 정부들이 이런 경제 정책을 추진하지 않고 인구 통제 조치만 추구했다." 묘하게 인구변천이론을 상기시키면서 미국 대표단은 인구 통제가 아닌 시장 주도 경제 정책과 정부 역할의 축소가 제3세계 개발 문제의 해결책이라고 홍보했다. 미국 대표단의 성명서는 구체적인 정책을 이렇게 주장했다.

"미국은 더 이상 다른 나라에서 가족계획을 위해 낙태 시술을 수행하거나 적극 홍보하는 NGO 단체들을 지원하지 않겠습니다. UNFPA는 미국의 분담금 중 일부라도 낙태 시술을 지원하지 말 것을 촉구합니다. 또한 미국은 UNFPA가 낙태 시술이나 강압적 가족계획사업에 관여하지 않고, 이런 목적으로 재정 지원을 하지 않겠다고 확실히 보장할 것을 요구합니다. 그렇게 하지 못한다면 미국은 기금을 UNFPA

가 아닌 다른 가족계획사업에 지원하겠습니다."

그럼에도 가족계획사업은 전 세계에서 계속되었다. UNFPA와 세계은행은 여전히 가족계획사업을 지원했으며, 이런 사업은 종종 더 상위의 생식보건 또는 모자보건 사업에 통합되었다. 미국은 빌 클린턴 대통령 재임 중 가족계획 분야에 다시 참여했지만, 조지 부시 대통령 때 다시 지원을 줄였다. 1994년 카이로 총회는 생식보건의 중요성을 다시 확인했으며, 여성에 대한 모든 형태의 강압을 거부하면서 생식수명에 대한 자기통제권을 천명했다. 이런 변화로 인해 많은 보건대학원의 인구 프로그램이 모자보건 프로그램으로 바뀌었다. 빌앤멜린다 게이츠 재단은 이런 프로그램의 주요 후원자가 되었다(7부).

NGO는 생식보건 프로그램 지원에 계속 핵심 역할을 했다. 1980년대와 1990년대 사회과학자들은 세계 여러 지역에서 생식에 관한 의사결정과 출산 결정에 영향을 미치는 사회, 경제, 문화적 조건에 대해 더 세밀하게 조율된 연구 결과를 내놓기 시작했다.[18] 그럼에도 가족계획사업은 더 넓은 범위의 보건과 사회경제적 발전을 위한 노력과 동떨어져 있었다. 여러 참여자들이 인구변천이론의 논리를 적용하고 생식 행태에 영향을 미치는 사회경제적 변화를 언급하는 순간이 있었지만 잠깐뿐이었고, 미국이 멕시코시티 총회에서 선언한 것처럼 선진국들의 이기적인 주장일 뿐이었다.

1960년대부터 1980년대까지 전 세계 출산율은 50% 이상 줄었다. 인구 증가율은 1963년 2.2%로 정점을 찍고, 2012년에 1.1%로 감소했다. 인구 증가율 감소의 대부분은 1970년 이후에 나타났다.[19] 인구 증가율이 감소한 원인에 대해서는 여전히 갑론을박 중이다. 중국 등 일부 국가에서 강압적 인구 정책과 강제적 불임수술이 이루어진 것처럼, 가족계획사업은 분명 인구 증가율 감소에 기여했다. 그러나 출산율은 가족계획 캠페인이 집중적으로 진행되지 않은 남미 국가에서도 가족계획사업이 가장 강력하게 진행된 아시아 국가들만큼 크게 감소했다.[20] 게다가 사회경제적 발전, 가장 중요하게는 여성 교육이 인구 재생산 의사 결정을 바꾸는 데 매우 중요한 역할을 했고, 아시아와 남미 많은 지역의 인구 증가율 감소에 기여했다는 근거가 있다.[21] 반면 사하라 이남 아프리카처럼 최빈국에서는 경제 발전과 교육 확대가 없는 경우, 인구 증가율 감소가 제한적이었다. 결국, 인구변천이론이 맞았을지 모른다. 생식 행동을 바꾸려면 더 광범위한 사회경제적 변화가 필요하다.

질병퇴치사업처럼(4부) 1960년대와 1970년대의 가족계획사업도 북반구 선진국 개발 전문가들이 남반구 개발도상국 주민의 삶을 바꾸려 했던 노력의 가장 중요한 특징인 기술 지원 문화가 가져온 결과였다. 개발 전문가들은 위로부터 지시를 받았을 뿐, 사업 기획이나 적용 단계에서 지역사회를 참여시킬 생각을 하지 않았다. 또한 생식 결정 과정의 저변에 있는 근본적인 사회경제적 결정요인을 무시했다. 따라서 필수 보건의료 서비스 구축은 정책적 관심과 재정 지원을 받지 못했다. 대부분의 가족계획사업은 정부가 제공하는 보건의료 서비스와 거의 무관한 수직적 형태로 운영되었다. 국제보건의 수직적 접근은 1970년대 말 일차보건의료 운동이 부상하면서 다시 도전받았지만 완전히 폐기되지 않았다. 사실 21세기 초 세계보건 개념이 대두되면서 수직적 접근의 중요성이 더욱 커졌다.

6부
일차보건의료의 흥망
The Rise and Fall of Primary Health Care

1978년 9월 WHO 각국 대표단은 카자흐스탄의 수도에서 멀리 떨어진 산악 도시 알마아타(현재의 알마티)에 모였다. 회의의 목적은 세계보건의 필수 요소인 일차보건의료의 발전을 도모하는 것이었다. 소련 대표단이 1974년 처음 제안한 이 회의는 오랜 논의 후에 계획 문서가 준비되었으며, 여러 차례 준비 회의를 거친 끝에 개최되었다. 134개국 정부와 67개 국제기구에서 파견된 3,000여 명의 대표단과 함께 많은 NGO가 회의에 참석했다. 알마아타 총회는 일주일간 계속되었고, 마지막 날에는 현재 알마아타 선언으로 알려진 합의문을 발표했다.

알마아타 선언은 모든 시민을 위해 일차보건의료 중심 보건의료체계를 개편할 때 회원국이 지침으로 삼을 원칙을 제시했다. 우선 WHO에서 발표한 "건강이란 단지 질병이 없거나 허약하지 않은 상태가 아니라 신체적, 정신적, 사회적으로 완전히 안녕한 상태"라는 건강의 광범위한 정의를 재확인했다.[1] 건강할 권리가 기본적 인권이며, 각국 정부는 모든 시민의 건강을 보장할 의무가 있음을 분명히 한 것이다. 건강이 경제 발전에 필수적이라고 언급하면서, 건강을 성취하는 데 사회와 경제 발전이 결정적인 역할을 한다고 강조했다. 또한 일차보건의료

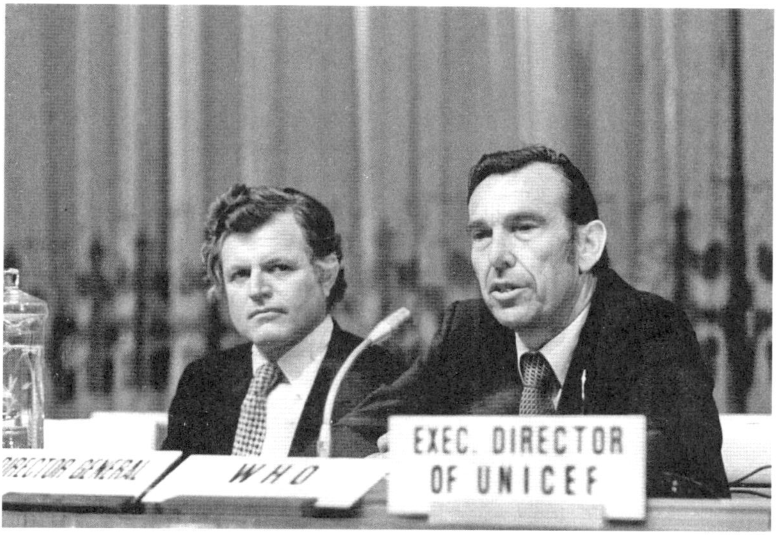

그림 14 1978년 9월 6~12일 소련 알마아타에서 개최된 국제 일차보건의료 회의에 참석한 미국 상원의원 테드 케네디(Ted Kennedy, 왼쪽)와 WHO 사무총장 하프단 말러(Halfdan Mahler, 오른쪽)

출처: WHO

서비스가 지역사회의 요구를 충족해야 하며, 지역사회가 참여해 서비스를 설계 및 구축해야 한다고 주장했다. 마지막으로 1977년 WHO가 설정한 목표인 "2000년까지 모두를 위한 건강"의 달성을 다시 선언했다.

알마아타 선언은 여러 측면에서 건강에 대해 새로운 경로를 보여준 혁명적인 문서였다. 광범위하고 통합적으로 건강에 접근할 것을 촉구했고, 형평성과 지역사회 참여 의지를 천명했으며, 건강의 사회경제적 결정요인도 다뤄야 한다고 확인했다. 기술 지원 중심의 개발 문화는 의료와 과학 기술에 의존하고 의사에 의한 치료 중심 의료 서비스에 기반을 둔 하향식 접근으로 1950년대 이후 국제보건을 주도했지만,

알마아타 선언은 근본적으로 다른 개념을 주창했다. 또한 보건의료 자원과 재정적 자원이 대도시 대형 의료시설이 아니라 농촌 등 변두리에 거주하는 사람에게 집중되어야 한다고 역설했다.

그러나 국제보건의 더 긴 역사에서 본다면, 알마아타 선언은 1930년대 국제연맹 보건기구 사업과 록펠러 재단 중국보건사업의 특징인 보건과 개발에 대한 초기 비전으로 돌아간 셈이다. 이런 비전은 제2차 세계대전 직후에 등장한 보건 및 개발기구들의 목적이기도 했다. 역사학자들의 지적처럼 알마아타 선언은 1937년 자바 반둥에서 개최된 극동국가 간 농촌위생회의의 원칙을 상기시킨다.

그렇다면 1970년대 후반 알마아타 총회에 참석한 WHO와 다른 국제기구들은 왜 보건에 대한 과거 비전으로 방향을 돌렸을까? WHO 의제 형성 과정에서 1973년 사무총장에 취임한 하프단 말러의 역할, 개발도상국의 향상된 보건의료 서비스에 대한 요구, 소련의 로비 등을 이유로 들 수 있다. 모든 요소가 어느 정도 역할을 했다. 그러나 회의에서 벌어진 일을 깊이 이해하려면 더 큰 그림을 봐야 한다. 알마아타 선언은 제2차 세계대전 후 세계 인구의 건강을 개선하려던 노력처럼 그간 국제개발이 운영, 조직된 방식을 근본적으로 재검토한 결과였다. 이런 재검토는 1960년대 후반 다양한 사건, 인물, 사회 운동이 한꺼번에 나타나면서 시작되었다.

일차보건의료는 알마아타 총회 이후 국제보건 또는 세계보건이 달성해야 할 기준이 되었지만, 이 목표를 실현하려는 노력은 채 5년도 가지 못했다. 알마아타의 비전과 일차보건의료를 칭송하는 미사여구 쪽으로 기울었던 시계추는 실제 사업 설계와 실행 단계에서 기술 지원

문화로 돌아갔다. 일차보건의료 운동은 운동 자체가 실패했기 때문에 소멸했지만, 넓게 보면 정치경제적 변화 때문에 희생된 것이기도 하다. 특히 1980년대에 세계 경제 침체, 신자유주의적 경제 정책의 부상, 새로운 국제개발 조직과 새로운 접근법의 등장으로 국제보건의 전반적인 흐름은 다시 협소하고 기술 중심적인 접근으로 되돌아갔다.

12장은 1960년대 후반부터 1970년대 초반까지 세계보건 사업이 대규모 질병 퇴치가 아니라 필수 보건의료 서비스 구축에 집중해야 한다고 주장했던 국제보건 지도자들의 논의에 대해 설명한다. 이런 논의가 진행된 사회적 맥락을 살펴보고, 국제보건의 우선순위 재평가가 개발에 대한 광범위한 비판의 일부였다고 주장한다. 끝으로 1978년 알마아타 일차보건의료 총회로 이어진 협상과 논의를 되짚어본다.

13장은 알마아타 총회 후 일차보건의료 운동이 맞은 운명을 살펴본다. 일차보건의료체계 구축을 방해한 장애물을 밝히고, 일차보건의료에서 벗어나 선택적 보건의료 접근으로 전환하게 만든 정치경제적 요인들을 알아본다.

12 보건 2.0 재고찰: 일차보건의료의 부상

Rethinking Health 2.0: The Rise of Primary Health Care

일차보건의료 운동은 하룻밤에 생겨나지 않았다. 일차보건의료 운동은 WHO 안팎에서 오랫동안 지식과 이념이 변화한 결과 알마아타 선언보다 10년 앞서 일어났다. 일차보건의료 운동이 1970년대 후반에 나타난 이유를 이해하려면 WHO의 가장 큰 실패로 평가되는 세계 말라리아 퇴치사업으로 되돌아가 1969년부터 살펴봐야 한다.

1955년 전 세계에서 말라리아를 퇴치할 수 있다는 희망과 함께 말라리아 사업이 시작되었다(제4부). 세계보건총회에서 많은 참석자들이 WHO가 특정 질병 퇴치사업을 조직할 것이 아니라 전 세계 보건의료 서비스 구축에 역량을 집중해야 한다며 반대했지만, 사업은 승인되었다. 1960년대 중반 말라리아 사업이 흔들리면서 많은 나라가 목표를 달성하기 어려워지자, 반대 진영에서는 WHO에 사업 재평가와 함께 필수 보건의료 서비스의 발전 쪽으로 방향을 전환하라고 촉구했다.

말라리아 퇴치 제안이 통과되었을 때 세계보건총회 회원국이 아니었던 소련은 WHO의 우선순위를 바꾸려고 노력했다. 1969년 소련 대표단은 퇴치 전략 재평가를 요구했다. 말라리아 퇴치라는 궁극적인 목표는 계속 추구해야 하지만, 현재의 한계를 인정하고 통제 전략으로 돌아갈 것을 촉구한 것이다. 또한 말라리아 통제를 기본 보건 서비스에 통합해야 한다고 강조했다. 그러나 많은 지역이 기본 보건 서비스 자체가 존재하지 않거나, 말라리아 통제를 통합할 여력이 없었다. 말라리아 사업을 통합하자는 제안은 그간 퇴치사업에 참여한 사람들이 깨달은 사실에 무게를 두었다. 많은 나라에서 기본 보건 서비스가 부족하고 퇴치 전략에 필수적인 감시체계와 치료를 제공하지 못했기 때문에 퇴치사업은 불안정할 수밖에 없었다. 즉, 질병을 관리하려면 기본적인 보건 서비스가 필요했다.[1]

그간 WHO가 보건의료체계 강화를 무시한 것은 아니었다. 질병퇴치사업이 주류를 차지한 1950년대와 1960년대에도 WHO는 개발도상국 보건의료 서비스 개선 계획을 발전시키려고 상당한 노력을 기울였다. 질병 통제와 가족계획사업에 재정 지원이 집중되는 와중에도, 보건 서비스 발전을 옹호하는 사람들은 개발도상국 보건 서비스 전달체계 개선에 관한 합의를 이끌어내기 위해 여러 총회와 회의를 개최하는 등 활동을 멈추지 않았다.

일차보건의료 또는 보건 서비스 발전이 지역사회의 필수 보건 서비스 제공에 초점을 맞춰야 한다는 생각은 예전부터 있었다. 1953년 WHO 보건행정 전문위원회는 필수 보건 서비스 모델을 제시했다. 이 모델은 모자보건, 감염병 관리, 환경 위생, 보건의료 기록 관리, 보건 교육, 보건간호학 및 의학, 때로는 상급병원 접근성까지 많은 요소를 포

괄했고, 상당수는 이후 일차보건의료 모델에도 포함되었다.[2]

하지만 1960년대까지 이 모델은 거의 실현되지 않았다. 개발도상국 정부, WHO, 협력 기관 모두 필수 보건 서비스를 구축하려는 의지나 투자가 없었다. 더욱이 1950년대와 1960년대에 개발에 관한 개념의 상당 부분을 형성했던 냉전 환경에서 양자 원조를 제공하는 공여국에게 보건소 건립은 대규모 질병퇴치사업보다 매력이 떨어졌다. 보건소는 장기적으로 인구집단의 건강 개선을 위해 다양한 일을 할 수 있지만, 질병퇴치사업처럼 극적인 효과는 없었던 것이다.

이 기간에 양자 원조 공여국들은 현대 의학의 기술적 진보를 보여주는 기념비라 할 수 있는 대형 병원 건설에 투자했다. 병원은 현대성의 상징이면서 지배층의 수요를 충족시켰기 때문에 개발도상국 정치 지도자들도 병원 건설을 선호했다. 소련과 동독도 자국에서는 일차보건의료체계 구축에 막대한 투자를 했지만, 아프리카에서는 사회주의 체제의 과학적 성취를 뽐내기 위해 현대적인 시설을 갖춘 대규모 병원 건설을 지원했다. 공여국 입장에서 개발도상국의 병원 건설은 의료기기와 의약품 유통 시장을 만들어내는 것이기도 했다. 의약품과 의료기기 판매로 더 많은 경제적 이익이 생기기 때문에 일차보건의료에 투자하지 않았다고 주장할 수도 있다.

그렇지 않아도 부족한 개발 자금을 3차 의료시설 건립에 투자하자 다양한 의료 서비스에 지출되는 비용과 의료체계의 각 단계에서 서비스를 받는 사람 수 사이에 역상관관계가 생겼다. 존스 홉킨스 대학 교수 리차드 모로우Richard Morrow가 1970년 가나의 건강 불평등을 설명하기 위해 만든 역피라미드 모델은 이 상관관계를 잘 보여준다. 1972

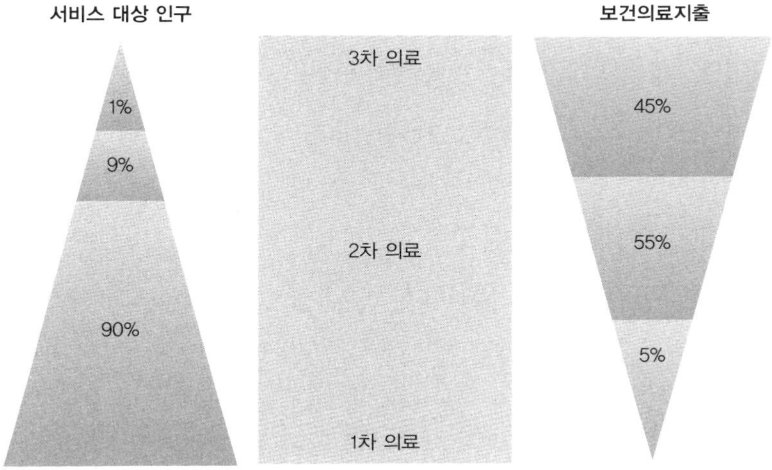

그림 15 가나의 보건 딜레마 – 병원 중심 의료체계
출처: 가나 공화국 보건부, 가나 일차보건의료체계 전략(가나 아크라: 국가 보건 계획 부서, 1978)

년 WHO 집행이사회가 꾸린 실무위원회는 필수 보건 서비스 접근이 목표를 달성하지 못했다고 보고했다. 수원국뿐 아니라 공여국, 국제기금들도 효과적인 보건 서비스 구축을 위한 서비스 체계의 재정립에 투자하려고 하지 않았다.

1973년 하프단 말러는 WHO의 세 번째 사무총장에 취임했다. 말러는 1951년 WHO에 들어가 인도 국립결핵사업 소속 선임 의무관으로 10년간 근무했다. 그 경험을 통해 기본 보건 서비스가 결핵 같은 질병 퇴치에 중요하다고 확신했다. 더 중요한 것은 보건의료 서비스가 지역사회의 요구를 반영하고 지역사회의 참여를 통해 구축되어야 함을 깨달았다는 점이다. 말러는 하향식 계획과 중앙정부가 일방적으로 의료 모델을 제시하는 데 비판적이었다. 또한 일차보건의료의 효과적인 발전에 의료계가 걸림돌이라고 보았다. 한 개발도상국 지도자가 자국 보건의료를 개선하기 위해 무엇을 해야 할지 물었을 때 그는 이렇게 대답했다. "제일 먼저 할 일은 의과대학을 2년간 폐쇄하는 것입니다. 그 뒤에 의과대학의 원래 목표에 대해 논의할 수 있습니다. 왜냐하면 의과대학은 모든 변화에 저항하는 구심점이 되기 때문입니다."[3]

말러는 지역사회의 참여 없이는 효과적인 필수 보건 서비스를 구축하기 어렵다고 믿었기에, WHO 사무총장에 취임하면서 필수 보건 서비스를 위한 참여적 모델을 개발하려고 노력했다. 1973년 임기의 첫 번째 WHO 연례보고서에 그는 이렇게 썼다. "의심할 여지없이 WHO와 회원국이 가장 주목해야 하는 실패는 필수 보건 서비스 발전을 촉진하지 못하고, 보건 서비스의 보장성과 이용을 더 개선하지 못한 것입니다."[4] 그는 회원국들에게 비용 효율적이고 과학적인 지역사회 기반 보건의료체계를 만들기 위해 다시 노력해달라고 요청했다. 동시에 말러는 참고할 만한 성공적인 모델이 거의 없음을 인정하고, 회원국들이 성공적인 보건의료체계 모델을 설계하도록 격려했다.

그 후 2년간 여러 보고서와 회의에서 지역의 삶에 녹아들고, 지역의 자원을 최대한 활용하며, 지역사회가 참여하는 필수 보건 서비스 모델을 구축해야 한다는 권고가 나왔다. 이런 보건 서비스를 제공하려면 지역사회의 필요를 충족하도록 훈련된 새로운 유형의 보건요원이 필요했다. 또한 1차의료는 2차, 3차의료뿐 아니라 다른 지역사회 개발 부문과도 통합되어야 했다. 이런 체계를 구축하기 위해 WHO가 회원국과 협력해야 한다는 결의안이 계속 발표되었고, 1974년 소련은 새로운 일차보건의료 모델의 시행 방법을 모색하는 국제회의 개최를 제안했다. 회의가 실제로 개최되기까지는 4년이 더 걸렸고, 이상적이고 새로운 보건의료 서비스 모델에 대해서도 의견이 엇갈렸다. 그러나 1975년이 되자 일차보건의료 증진은 WHO의 주요 활동이 되었다.

개발에 대한 비판

알마아타 총회 개최를 위한 최종적인 노력과 그 뒤로 이어진 일차보건의료 운동의 역사를 살피기 전에 한걸음 물러서서 큰 그림을 보는 것이 중요하다. WHO와 다른 국제기구 내에서 사고의 전환이 일어나게 된 사회적 흐름의 변화는 1970년대 초 미국과 유럽의 권력 중심과 개발도상국에서 기존 개발 전략에 대한 광범위한 비판이 나온 데서 비롯되었다.

1950년대부터 1960년대까지 세계은행, IMF, 유럽과 미국 정부의 국제개발 기관들은 국민총생산Gross National Product, GNP 증가가 곧 경제 발전이라고 보았다. 1961년 존 F. 케네디 대통령의 뒤를 따라 유엔은 1960년대를 '개발을 위한 10년'으로 선언하고, 1970년까지 개발도상국의 국민총생산을 5% 늘린다는 목표를 세웠다. 개발 목표 달성을 위한 전략은 자본 축적 및 외화 수입 증가와 댐, 발전소 같은 대규모 기반 시설 건설에 초점을 맞췄다. 이런 사업은 당시 매우 영향력이 컸던 월터 로스토우Walter Rostow의 저서 《경제 성장의 제단계The Stages of Economic Growth》에서 제시한 개발 동력 산업을 촉진하기 위해 계획되었다.[5] 세계은행도 양허성 차관으로 수백만 달러를 제공해 원자재 수출을 가속화하기 위한 대규모 농업을 지원했다.

1970년대까지 많은 국가가 국민총생산 5% 증가 목표를 달성했다. 그러나 이런 결과에 대해 많은 우려가 뒤따랐다. 국제노동기구ILO 사무총장은 1970년에 발표된 〈빈곤과 최저 생활 수준 - 국제노동기구의 역할Poverty and Minimum Living Standards: The Role of the ILO〉이라는 보고서에서 이런 우려를 표명했다. "세계 경제적으로 완전한 실패라고 보기는 어렵지만, 지난 20년간 개발을 위해 엄청난 노력을 기울였음에도 세계 인구 대다수의 생활 수준은 눈에 띄게 개선되지 않았다."[6] 결국 10년간의 개발은 실질적 발전이 없는 성장이었다. 국민총생산은 늘었지만 사람들은 여전히 빈곤했다. 댐, 고속도로, 병원, 공장이 건설되었지만 대중의 기본적 수요는 충족되지 못했다.

정책 실패는 1970년대 초부터 시작된 세계적인 경기 침체 때문에 더욱 두드러졌다. 1973년 주요 산유국들이 석유를 감산하면서 유가가 급등했고, 실업률과 인플레이션이 치솟았다. 제2차 세계대전 후 시작되어 세계 각국의 국민총생산을 증가시켰던 장기간의 경제 호황은 막을 내렸다. 개발도상국의 무역 수지와 교역 조건은 악화되었다. 경기 침체 때 으레 그렇듯, 이미 빈곤한 사람은 더 힘든 상황에 처했다. 마지막으로 1970년대 초 서아프리카 사헬 지역을 강타한 대규모 기근으로 수백만 명에 달하는 아프리카인의 생활 수준이 얼마나 취약한지 드러났다.

국제노동기구는 1970년대 초 여러 국가를 대상으로 연구를 수행해 그 결과를 세계고용회의와 1976년에 출판된 보고서 〈고용 성장과 기본 수요 - 세계 공통의 문제Employment Growth and Basic Needs: A One-World Problem〉에 발표했다. 보고서는 당시 개발 전략이 전 세계적으로 빈곤 수준을 낮추지 못했다고 강조하면서, 모든 사람의 기본 수요 충족이라는 분명한 목표를 달성하려면 국가 개발 전략의 방향을 바꿔야 한다고 제안했다. "기본 수요basic needs"란 '모든 가족이 보편적 교육, 건강, 안전한 식수, 위생을 누릴 수 있도록 필수 서비스를 제공하고, 음식, 주거지, 의복 및 기타 필요한 것을 구매할 수 있도록 충분한 수입을 보장하는 것'으로 정의되었다. 또한 "주민에게 영향을 미치는 정책 결정에 주민이 참여하는 것"이 포함되었다. 즉, 기본 수요의 정의는 당시 WHO 내부에서 논의된 일차보건의료의 비전을 반영했다.[7]

1930년대에 설립된 국제노동기구는 노동빈곤층의 경제적, 사회적 필요를 해결하는 정책을 옹호했다. 대공황이 노동자 계급에 미치는 악영향도 강조했다(4장). 국제노동기구만이 아니었다. 다른 국제기구들도 기본 수요에 중점을 둔 개발이라는 새로운 흐름에 동참했는데, 가장 중요한 기관은 세계은행이었다. 세계은행은 1960년대 '개발을 위한 10년' 동안 성장 주도 전략에 많은 자금을 지원했다. 그러나 1973년부터는 개발 정책을 재평가하기 시작했다. 재평가를 주도한 사람은 신임 총재 로버트 맥나마라Robert S. McNamara였다.

하버드 경영대학원을 졸업한 맥나마라는 케네디 대통령이 국방장관으로 임명하기 전까지 포드 사에서 승승장구해 회장까지 되었다. 린든 존슨 행정부에서도 계속 국방장관 직을 수행하면서 당시 베트남에서 계속 늘어나는 미국의 군사적 개입을 총괄했다. 맥나마라는 베트남 전쟁을 겪으면서 제3세계 인구의 빈곤이 미국과 다른 선진국의 안녕에 가장 큰 위협이라고 확신했다. 세계은행 총재 임기 시작 전, 그는 국방부 이임 연설에서 이렇게 말했다. "저는 남반구 전체를 뒤덮은 가난이란 역병을 선진국들이 계속 모른 척한다면 스스로 부유하고 안전한 상태를 유지하기 어렵다는 것을 깨닫기 바랍니다."[8] 개발도상국에서 벌어지는 내전은 빈곤에서 비롯된 사회적 불만이 낳은 결과였다.

맥나마라의 지휘 아래 세계은행은 국민총생산을 늘리기 위한 대규모 기반 시설 건설 사업에서 대중의 기본 수요 충족에 초점을 맞춘 빈곤 구제 사업으로 방향을 전환했다. 첫 번째 세계은행 이사회 연설에서 그는 빈곤 문제를 꺼냈으며, 국민총생산뿐 아니라 빈곤층의 생활 수준을 개선하기 위해 대출에 나설 것을 지시했다. 근본적으로 그는 전임 총재들과 달리 국가가 아닌 개인으로서 가난한 사람들에 대해 이야기했다. 개인의 건강과 안녕을 위해 모든 교육 단계와 필수 영양 섭취에 대한 지원을 늘려야 한다고 촉구했다. 이후 연설에서 맥나마라는 세계은행 차관을 받은 국가들이 부의 공평한 분배를 위한 사회경제 정책을 시행할 것을 요구했다.

맥나마라는 목표 달성을 위해 세계은행의 대출을 두 배로 늘렸다. 그중 상당 부분은 세계은행 산하 국제개발협회International Development Association를 통해 최빈국에 혜택을 주는 사업에 투입되었다. 세계은행은 경기 침체와 인플레이션이 심각한 상황에서 더 많은 자금을 빌려야 했기 때문에 이사회와 임직원의 불만이 커졌다. 맥나마라는 오일 달러가 넘쳐나는 석유수출국기구Organization of the Petroleum Exporting Countries, OPEC 회원국에서 수백만 달러를 빌려 자본을 조달했다. 또한 세계은행의 활동을 세밀하게 통제하기 위해 운영 방식을 계층적으로 바꾸고, 어떤 직원이 "느긋한 완벽주의"라고 표현한 업무 문화를 혁신하려고 노력했다. 은행 직원들은 비교적 소수의 대규모 프로젝트에 집중했으며, 상세하게 따지고 들었으므로 결정을 내리는 데 몇 달씩 걸렸다. 이런 업무 스타일로는 소규모 프로젝트를 많이 지원하거나 빠르게 진행할 수 없었다. 맥나마라 재임 중 세계은행 직원들은 부족한 정보로 짧은 시간 내에 결정을 내려야 했기 때문에 불안을 느꼈다.

맥나마라는 빈곤 구제 전략에 열중했지만, 사실 그조차 어떤 전략이 가장 효과적일지 확신이 없었다. 다른 사람처럼 인구 증가가 경제 발전의 걸림돌이라고 믿었기 때문에, 그와 세계은행 직원들은 인구 증가를 둔화시킬 수 있는 사업을 고려했다. 교육, 건강, 영양 개선 사업도 살펴보았다. 결국 교육, 건강, 영양 분야가 지원할 만하지만, 은행의 전문성과 잘 맞지 않으며 이미 다른 유엔기구들이 참여하고 있다고 결론 내렸다. 따라서 세계은행은 통합적인 농촌 개발 계획에 역량을 집중하고 영세 농민을 지원하기로 했다. 맥나마라 재임 중 세계은행의 대출 정책은 WHO의 건강에 대한 접근처럼 대규모 사업에서 풀뿌리 개발과 개인의 수요에 초점을 맞춘 사업으로 전환했다.

영국도 국제개발 정책을 이런 방향으로 바꾸려고 노력했다. 1975년에 선출된 노동당 정부는 전 세계 최빈곤층을 돕기 위해 기본 수요 중심 접근 방식으로 전환하는 등 해외 원조 사업을 재정립했다. 정책백서 〈영국의 원조 정책 중점의 변화 - 최빈곤층에게 더 많은 지원을The Changing Emphasis of British Aid Policies: More Help for the Poorest〉에서 영국 정부는 원조 사업의 새로운 원칙을 제시했는데, 특히 당시 유가 및 기타 상품 가격 급등으로 심각한 경제적 타격을 받은 최빈국들에 대한 양자 지원과 농촌 개발 등 극빈층 인구를 돕는 사업을 강조했다.[9]

새로운 국제 경제 질서의 탄생

북반구 선진국의 정책 입안자들만 국제개발 정책에 비판적인 것은 아니었다. 남반구 개발도상국들은 개발 정책을 더 강하게 비판했고, 급기야 1970년대 초에는 새로운 국제 경제 질서를 요구했다. 비판 논리 중 하나는 남미에서 등장했다. 1948년 유엔은 칠레 산티아고에 남미 경제위원회Economic Commissions for Latin America를 설립했다. 위원장은 아르헨티나 출신 경제학자 라울 프레비시Raúl Prebisch였다. 프레비시는 1949년 쿠바 아바나에서 열린 경제위원회 회의에서 발표할 남미 경제 상황 보고서를 준비했다. 이 보고서는 유럽의 산업 국가들과 미국이 공산품을 생산해 세계로 수출하고, 남미의 개발도상국은 이런 공산품을 수입하고 농산품과 원자재를 수출하는 국제 분업 체계를 비판적으로 분석했다.

프레비시는 남미가 수출로 얻은 구매력은 국제 분업 체계와 불리한 교역 조건 때문에 낮아지며, 이 두 가지 요소가 저개발의 원인이라고 주장했다. 그리고 해결책으로 수입 대체 산업화 전략Import Substitution Industrialization을 제시했다. 남미에 유럽과 미국에서 수입되는 공산품을 생산하는 산업을 구축하자는 것이었다. 남미가 산업화해야 기술 진보의 혜택을 누릴 수 있다는 논리였다.[10] 남미 경제위원회의 변화를 위한 처방에 남미와 카리브해의 국가들은 열광했다.[11]

남미 경제위원회의 선언은 다른 지역 개발도상국의 학자와 정책 입안자들에게도 영향을 미쳤으며, 1960년대와 1970년대의 소위 구조주의 경제학과 연관되었다. 종속 이론 또는 저개발 이론으로도 알려진 구조주의 이론은 유럽과 미국의 산업 경제와 개발도상국의 원자재 생산 경제 사이에 존재하는 구조적 관계 때문에 개발도상국의 빈곤이 발생한다고 보았다. 이 이론을 옹호한 학자 중 가장 영향력이 컸던 사람은 자메이카의 역사학자 월터 로드니Walter Rodney*로, 그는 1972년 저서《유럽은 어떻게 아프리카를 뒤쳐지게 만들었는가How Europe Underdeveloped Africa》에서 아프리카의 저개발을 유발한 유럽 정책의 오랜 역사에 대해 설명했다.[12]

아프리카에 종속 이론이 받아들여지자 여러 가지 수입 대체 산업화 전략이 나타났다. 가나에서는 콰메 은크루마 행정부가 가장 두드러졌다. 은크루마는 가나가 진정 독립하려면 빠르게 산업화해 외국 자본, 기술, 수입 공산품 의존도를 낮춰야 한다고 생각했다. 그는 가나 남부에 전기를 공급하고 산업 성장을 지원하기 위한 볼타 댐 건설 프로젝트 등 산업 기반 시설에 막대한 투자를 단행했다. 호텔, 공항, 컨벤션 센터도 건설했다. 산업은 성장했지만, 외채는 그보다 더 빨리 늘어 1968년 가나의 국가 부채는 10억 달러**에 달했다. 은크루마 대통령은 외채를 갚기 위해 코코아 농부들에게 더 많은 세금을 부과했다. 1968년 은크루마 정권의 전복에는 세금 인상에 대한 불만도 한몫 했다.[13]

남미에 등장한 개발 정책 비판에 이어 1970년대 초 여러 개발도상국 지도자들은 국제 경제 질서를 새로 세워야 한다고 주장했다. OPEC 국가들이 석유 수출 금지에 성공하자 다른 원자재 수출국도 대담해졌

* 원문에는 월터 로드니가 자메이카의 역사학자로 소개되어 있지만, 남미 가이아나 출신이다. 그는 자메이카의 서인도 제도 대학에서 자메이카 정부에 의해 해고된 후, 결국 추방당했다.

** 2025년 원화 가치로 1.32조 원

다. 이들은 자국 경제 성장에 불리하게 작용하는 무역, 상품, 차관 정책을 바꿔서 선진국과 개발도상국 사이의 경제적 관계를 전환하려고 시도했다. 개발도상국의 요구 중에는 수입 관세 인하와 선진국에게만 유리한 교역 조건의 개선도 있었다. 원자재 수출국들은 자국 경제에 불리하게 작용하는 상품 가격의 주기적 변동을 줄이고 안정된 원자재 가격을 보장하는 교역 메커니즘을 추구했다.

1964년 열린 유엔 무역개발기구UN Conference on Trade and Development 회의에서 이 제안이 상정되고, 라울 프레비시가 무역개발기구 사무총장으로 선출되었다.[14] 많은 개발도상국 지도자들이 받아들인 이 제안은 유엔 총회에서 채택된 새로운 세계 경제 질서 확립을 위한 선언문에 명시되었다. 변화를 위한 청사진에 이견은 있었지만 세계 경제 발전을 위해 변화해야 한다는 데 대해서는 광범위하고 세계적인 합의가 있었던 것이다.

보건의료에 대한 비판

이 기간 동안에 국제개발 정책과 구조만 비판받은 것이 아니었다. 국제보건 정책은 물론 보건 및 보건의료의 다양한 분야가 비판 대상이 되었다. 1970년대 초반에는 현대적 생의학이 점점 많은 관심을 받았으며, 의사만이 인구집단의 건강을 책임진다는 생각에도 의문이 제기되었다. 1970년대 초 생물학자이자 공중보건 전문가 데이비드 워너David Werner는 멕시코 중서부의 외딴 마을 산 이그나시오San Ignacio에서 마을

단위로 장애 어린이를 지원하는 피아스트라 프로젝트Project Piaxtla를 자문했다. 이 프로젝트에 참여한 공중보건 전문가들은 건강 정보를 손으로 일일이 베껴 써서 무의촌 주민들에게 전달했다. 1973년에 워너는 그 문서 뭉치를 책으로 엮어 《의사가 없는 곳에서Donde No Hay Doctor》라는 제목으로 출간했다.[15] 이후 스페인어에서 여러 언어로 번역된 이 책은 300만 부 이상이 판매되어 세계에서 가장 널리 활용되는 공중보건 매뉴얼이 되었다.

어떤 면에서 이 책은 방법을 일러주는 지침서였다. 의사에게 치료받지 못해도 다양한 의학적 문제를 간단하고 쉽게 치료할 수 있는 유용하면서도 필수적인 정보를 제공했다. 마을 보건요원이 역량 있는 교육자이자 보건의료 서비스 제공자로 활동할 수 있는 지침도 제공했다. 동시에 일차보건의료 운동의 핵심인 지역사회 참여 원칙을 제시하면서 전문가 중심 하향식 보건 교육과 보건 서비스 전달 방식에 반대했다. 워너는 말했다. "좋은 교사는 사람의 머리에 억지로 생각을 집어넣지 않습니다. 모름지기 좋은 교사는 자신의 생각을 바탕으로 스스로 새로운 발견을 하도록 돕습니다." 이 책은 지역사회 참여와 자율성 선언문이었다. 바탕에 깔린 주요 메시지는 지역 주민 스스로 건강 문제를 돌보는 데 필요한 지식을 얻도록 지원한다면, 훈련된 의사가 없어도 효과적인 건강 관리가 가능하다는 것이었다. 당연히 이 책은 처음에 의료인들에게 좋은 평가를 받지 못했다.

《의사가 없는 곳에서》는 의료 서비스 제공 방법, 예방법, 건강 교육을 설명하는 수준에 그치지 않고, 지역 주민의 경제 상황을 개선할 필요, 농업 생산량을 늘리는 방법, 주민과 토지 간 균형을 맞춰야 할 필요도 다루었다. 워너는 빈곤층에게 많은 자녀는 재정적으로 필요한 선택이며, 전 세계 여러 지역의 문제는 토지에 비해 인구가 너무 많은 것이 아니라 토지가 불평등하게 분배되는 것이라고 지적했다. 이 모든 것을 통해 워너는 가족계획을 비판했으며, 일차보건의료 운동의 원리가 될 관점을 제시했다.

워너의 책이 의사 없이도 주민들 스스로 건강 문제를 해결할 것을 제안했다면, 다른 사람들은 사회 내에서 의사의 역할을 전면적으로 비판했다. 1975년 이반 일리치Ivan Illich는 《병원이 병을 만든다Medical Nemesis》라는 책에서 의료 행위를 신랄하게 비판했다. 그는 생명, 특히 태어남과 죽음을 의료화하는 것을 힐난했다. 연명치료로 인해 자원이 과도하게 낭비되며 개인의 존엄성도 떨어진다는 것이었다. 또한 일리치는 의료화의 부정적인 결과를 지적하면서 의료행위 때문에 발생하는 신체적 위해를 일컫는 의인성醫因性, iatrogenic 질환 개념을 소개했다. 마지막으로 워너처럼 일반인이 의학적 치료와 기술을 다뤄야 한다고 주장했다.[16]

토머스 매큐언Thomas McKeown의 《현대 사회의 인구 증가The Modern Rise of Population》는 일리치의 보건의료에 대한 비판과 비슷한 시기에 출간되었다. 이 책은 1700년대 후반 이후 산업화 사회의 사망률 감소와 인구 증가에서 의학과 공중보건의 역할에 의문을 제기했다.[17] 경제적 조건의 개선으로 식이와 영양 수준을 비롯한 전반적 생활 수준이 향상되었으며, 이로 인해 인구학적 변화가 일어났다는 것이다. 매큐언은 1950년대부터 《인구학 연구Population Studies》 지에 논문을 발표했지만, 그의 주장은 1976년에 책으로 출간된 후에야 큰 관심을 받았다. 역사가와 인구학자들이 반박에 나섰지만, 1970년대 초에는 의학과 의사의 사회적 역할에 대한 회의론이 점점 커졌기 때문에 매큐언의 저서는 영향력이 있었다. 또한 매큐언의 책은 인구집단의 건강을 개선하기 위해 건강의 사회경제적 결정요인을 해결해야 한다고 믿는 사람들의 주장을 지지했다.

1970년대 초는 기존 의료와 공중보건 행위에 대한 비판이 증가했지만, 극빈층에게 치료를 제공하기 위한 대안적 보건의료 모델에 대한 관심도 커졌다. 1971년 뉴욕 시 몬테피오레 병원 사회의학과 소속 빅터 사이델Victor Sidel은 중국의사협회 초청으로 중화인민공화국을 방문해 중국 의료체계와 '맨발의 의사'로 널리 알려진 보건요원들이 마을에서 어떻게 활동하는지 관찰했다. 그때까지 중국의 실험적 보건의료 서비스는 서양에 거의 알려지지 않았다. 냉전 및 미국과 중국의 적대적 관계 때문에 중국 여행이나 문화적 교류는 매우 드물었다. 중국에 관해 조금이라도 호의적으로 이야기하는 사람은 정치적으로 조사를 받았다.

사이델은 미국 동료들에게 중국 방문과 맨발의 의사 선발, 교육 훈련, 서비스에 대해 설명하는 자리를 중국의 일차의료를 알리고 미국 의료체계의 다양한 측면을 비판하는 기회로 삼았다. 예컨대 "미국에서 의사가 수행하는 많은 업무는 더 적게 훈련받은 의료 인력도 충분히 수행할 수 있다"고 했다.[18] 또한 중국이 의학 수련 기간을 단축한 것을 높이 평가했다. "중국 의료체계는 부적절하고 중복되는 부분을 빼고 이론보다 실무를 강조해 의학 교육 및 수련 시간을 단축하려고 노력했다." 이런 비판은 정치적으로 위험했지만 사이델은 자신이 관찰한 새로운 일차보건의료 모델을 홍보하는 데 열중했다. 1972년 2월 닉슨 대통령이 중국을 방문한 뒤로는 맨발의 의사에 대한 관심과 정보가 더 늘었다. 많은 미국 학자들이 중국을 방문했고, '빨갱이'라는 낙인이 찍힐 것을 두려워하지 않고 중국의 실험적 시도와 맨발의 의사에 대해 이야기했다. 1970년대 초 중국 보건의료체계와 맨발의 의사의 역할을 설명하는 수많은 논문이 발표되었는데, 대다수가 맨발의 의사 프로그램을 칭송했다.

연구자들은 마을보건요원을 활용한 일차보건의료 실험이 영아 사망률 감소와 질병 통제에 도움이 되었다고 알려진 국가들도 방문했다. 쿠바, 탄자니아, 코스타리카, 모잠비크는 마을브건요원과 최소한의 의료 자원을 활용해 영유아 사망률 감소와 전체 인구의 기대여명 연장에 성공했다.

국제보건에 대한 재고 및 지역사회의 요구와 참여를 기반으로 보다 효과적인 보건의료 서비스를 발전시키려는 노력은 1970년대 초 국제개발, 공중보건, 보건의료의 다양한 분야를 더 넓은 차원에서 재평가하는 과정이었다. 한편 1980년대 초에 개발을 근본적으로 재검토한 두 번째 과정은 일차보건의료 운동이 소멸하는 원인으로 작용했다.

알마아타와 일차보건의료 운동의 험난한 시작

1976년까지 국제 일차보건의료 총회는 잘 준비되고 있었다. 1975년에 WHO사무총장은 집행이사회에 제출한 〈보건의료 서비스 증진The Promotion of Health Services〉이라는 보고서에서 이렇게 언급했다. "지역사회 수준의 일차보건의료 서비스만이 보건의료 서비스를 빠르고 효과적으로 발전시킬 수 있는 유일한 방법이라고 생각합니다." 사무총장 보고서는 일차보건의료 발전의 일곱 가지 원칙을 제시했다.

① "인구집단의 생활 행태를 중심으로 한" 일차보건의료 형성
② 지역 주민 참여
③ 비용을 통제하면서 "지역사회 자원을 최대한 활용"
④ "개인 및 지역사회 차원에서 예방, 치료, 건강증진 서비스의 통합적인 접근"
⑤ 최대한 간소하게 훈련받은 인력이 풀뿌리 수준에서 현실적인 서비스를 제공하는 형태의 중재
⑥ 풀뿌리 수준의 건강 요구를 충족할 수 있는 서비스 직책의 기획
⑦ 지역사회 개발을 위한 다른 서비스 영역과 완전히 통합된 일차보건의료[19]

이 보고서는 말러가 WHO의 일차보건의료 의제 개발을 위해 초빙한 케니스 뉴웰Kenneth Newell이 작성했다. WHO/유니세프 합동 보건정책위원회가 의뢰한 〈개발도상국의 기본적 건강 수요 충족을 위한 대안적 접근 연구Alternative Approaches to Meeting Basic Health Needs in Developing Countries〉가 이 보고서의 기반이 되었다.[20]

1975년 WHO 집행이사회에 제출된 이 보고서는 중국, 쿠바, 탄자니아, 베네수엘라, 유고슬라비아 등 여러 나라의 일차보건의료 모델을 검토했다. "WHO와 유니세프는 개발도상국의 인구집단, 특히 농촌과

원격지 주민, 빈민가 거주민, 유목민처럼 현재 보건의료 서비스를 충분히 누리지 못하는 사람들을 위해 일차보건의료를 확대하는 행동 계획을 채택해야 한다."라고 권고했으며, 일차보건의료체계는 WHO사무총장 보고서가 제시한 원칙을 기반으로 해야 한다고 명시했다. 마지막으로 보고서는 WHO와 유니세프가 기존 일차보건의료 사례를 계속 연구하고 "일차보건의료 중심 의료 서비스 체계가 제시한 대로 직무를 수행할 수 있도록" 의료 인력의 교육 훈련도 바꿀 것을 권고했다.

이후 뉴월은 WHO/유니세프 합동위원회가 수행한 〈개발도상국의 기본적인 건강 수요 충족을 위한 대안적 접근 연구〉에 수록된 여러 사례를 재검토하고, 그런 발전에 중요한 역할을 한 인물들의 이야기를 정리한《민중에 의한 건강Health by the People》을 출판했다.[21] 이 책은 달성 가능한 요소와 달성 방법에 대한 긍정적인 사례를 제시해 일차보건의료에 동기를 부여하고자 했다.[22] 칼 테일러Carl Taylor의 나랑왈 프로젝트(10장)도 일차보건의료 운동에 영감을 주었다. 말러의 친구였던 테일러는 알마아타 총회에 필요한 배경 문서를 준비하는 데 중요한 역할을 했다.

한편 WHO의 소련 대표단은 개발도상국 대표단의 여행 경비를 지원하겠다고 제안하면서 국제 일차보건의료 총회를 소련에서 개최하도록 강하게 밀어붙였다. 총회를 통해 고도로 발전된 소련의 의료체계를 자랑하고자 한 것이다. 다른 나라들도 총회 장소를 제안했지만 결국 1978년 9월에 소련 알마아타에서 일차보건의료 총회를 개최하기로 결정되었다.

말러는 이런 과정이 불만족스러웠다. 일차보건의료가 WHO의 세계보건 개선 활동의 핵심이 되어야 한다고 믿었는데, 일차보건의료 총회의 개최 시기와 장소에 큰 의구심을 가졌던 것이다. WHO/유니세프 합동 위원회 보고서와 뉴월의《민중에 의한 건강》이 출판되었지만, 지역사회의 요구를 충족하면서 참여적인 진정한 일차보건의료체계를 구축하기에는 지식과 경험이 부족하다고 느꼈다. 제안된 총회가 너무 성급하게 마련된 발판이 되지 않을까 두려웠다. 무엇이 모범 사례 또는 성공을 가로막는 장애물이 될지 모른 채 어떤 사업을 효과적으로 시작할 수 있을까?

역사학자 소크레이츠 리치오스Socrates Litsios의 지적처럼, 여러 보고서와 연구가 발표되었음에도 일차보건의료가 어떤 형태여야 하는지에 대해서는 합의가 이루어지지 않았다. 소련 보건의료체계는 폭넓게 발달했고 보장성도 높았지만, 말러가 일차보건의료 운동이 성공하는 데 필수적이라고 믿었던 핵심 요소가 부족했다. 중앙 집중식, 하향식으로 고도로 의료화되었으나 지역사회 보건 요구를 반영하거나, 지역사회 보건 자원을 동원하거나, 보건의료체계 설계에 지역사회가 참여하는 데는 거의 노력을 기울이지 않았다. 말러는 자신의 비전과 정반대인 소련의 체계를 일차보건의료의 대안으로 제시하고 싶지 않았다. 의구심은 계속되었고 합의도 도출되지 않았지만, 1976년 WHO 집행이사회는 투표를 통해 1978년 알마아타에서 총회를 개최하기로 결정했다.[23]

이후 2년간 회의 참석자들에게 지침으로 제공할 배경 문서가 준비되었다. 초안은 집행이사회에 제출된 보고서와 뉴월의 책에서 많은 아이디어를 인용했다. 사실 뉴월은 두 가지 초안을 준비했다. 그러나 두 가지 약점이 있었다. 첫째, 배경 문서 초안은 일차보건의료 구현 시 나타날 수 있는 제약과 문제점을 거의 논하지 않았다. 뉴월의 초안은 이런 점을 강조했지만 너무 부정적으로 보인다는 이유로 삭제되었다. 둘째, 각국이 자체적으로 추진하는 데 도움이 될 성공적인 일차보건의료 모델의 개발 필요성을 거의 언급하지 않았다. 이는 1972년 WHO 집행이사회의 입장과 뚜렷하게 다른데, 당시 집행이사회는 수단과 방법이 지역 상황에 적합하고 가용 자원으로 달성할 수 있는지 검증할 시범지역을 설정하고 그 결과를 활용하라고 권고했다. 게다가 배경 문서는 효과적인 일차보건의료체계를 구축하는 데 당시 지식 수준이나 각국의 상황에 비해 지나치게 낙관적이었다.

이런 약점은 1978년 알마아타 총회에 올라온 최종 문서에도 분명히 드러났다. 총회 보고서는 각국이 일차보건의료를 중심으로 효과적인 보건의료체계를 구축할 때 필요한 권고안을 제시했다. 그러나 권고안은 너무 일반적이었으며 어떻게 현지 상황에 적용할지에 대한 정보가 없었다. 사업 실행과 그 영향을 자세히 알려주는 실행 가능한 사례가 없으니 각국 정부는 시행 착오를 거치며 진행할 수밖에 없었다. 더욱이 성공 사례 없이는 공여자들에게 일차보건의료 사업의 가치를 설득할 수 없었다. 또한 최종 문서는 일차보건의료 사업 실행 시 직면하는 다양한 문제나 저항을 극복하는 방법은 아예 논의하지 않았다. 이상적인 비전은 제시했지만, 그 비전은 당면한 문제를 인식하지 못했고 오히려 전 세계적으로 일차보건의료체계를 구축하려는 노력을 방해했다(7부). 결국 악마는 디테일에 있었다.

알마아타 선언의 가치를 반영한 일차보건의료체계 구축 성공 사례가 전혀 없었던 것은 아니다. 가장 성공적인 사례는 존스 홉킨스 보건대학원에서 칼 테일러의 지도하에 보건학 석사 학위를 받은 인도 출신 의사 부부 라지 아롤Raj Arole과 마벨 아롤Mabelle Arole이 알마아타 선언 이전에 잠케드Jamkhed*에서 시작한 사업일 것이다.[24] 잠케드 농촌통합보건사업(Comprehensive Rural Health Project, 잠케드 사업)은 가뭄에 시달리고 가난한 마하라슈트라 주 농촌의 취약 집단을 대상으로 예방 및 치료 서비스를 제공했다. 지역사회를 기반으로 설계되었고 주민의 협력을 통해 시행되었다. 사업 기금은 기독교 의료위원회가 마련했는데, 이들은 알마아타 총회로 이어지는 일차보건의료 논의에도 중요한 역할을 했다.[25]

잠케드 사업은 1970년에 30개의 작은 마을에 거주하는 4만 명의 주민을 진료하는 작은 병원에서 시작되었다. 지역 주민 중 마을보건요원으로 근무할 여성을 모집한 것이 사업의 핵심 요소였다. 마을보건요원은 지역사회와 협력해 보건 문제를 발견하고 해결했다. 비단 영양과 위생 문제에 국한하지 않고, 성 불평등과 여성이 소득 창출 방법을 찾는 등 다양한 필요를 지원했다. 기본 원칙은 건강을 개선하고 유지하려면 지역의 사회경제적인 조건도 개선해야 한다는 것이었다.

비슷한 사업들은 종종 수명이 짧고 지역사회 너머로 "규모를 키워서" 지방 전체나 국가를 포괄하는 수준까지 확대되지 못했지만, 잠케드 사업은 놀랄 만큼 빨리 성장해 2015년 마하라슈트라 주에서 50만 명 이상에게 필수 보건의료 서비스를 제공하는 마을보건요원을 교육할 정도로 확대되었다. 서비스를 제공받은 지역사회의 건강 수준이 크

* 인도 중서부 마하라슈트라 주의 소도시

	연도							
	1971	1976	1986	1993	1996	2004	2011	2004년 인도 평균
영아사망률 (출생아 1,000명당)	176	52	49	19	26	24	8	62
조출생률(인구1,000명당)	40	34	28	20	20	19	24	24
산전관리 보장률	0.5%	80%	82%	82%	96%	99%	99%	64%
안전한 출산 보장률	<0.5%	74%	83%	83%	98%	99%	99.40%	43%
가족 계획	<1%	38%	60%	60%	60%	68%	*	41%
예방접종 보장률	0.50%	81%	91%	91%	92%	99%	*	70%
5세 이하 아동 중 영양결핍 비율	40%	30%	30%	5%	5%	<5%	*	47%
한센병 환자 비율 (인구 1,000명당)	4	2	1	0.1	0.1	<0.1	*	0.24
결핵 환자 비율 (인구 1,000명당)	18	15	11	6	6	2	*	4.1

* 첫 8개월 동안의 통계 자료

표 2 잠케드 농촌통합보건사업의 건강 지표 변화(1971~2011년)
출처: 농촌통합보건사업, 잠케드, "임팩트" www.jamkhed.org/impact/impact

게 향상되었다는 것도 기록으로 입증되었다.[26] 잠케드 사업의 통계는 그 영향력을 보여주었지만, 그것은 예외적인 사례였다. 대부분의 일차보건의료 사업이 통계 근거의 부족으로 선택적 보건 중재술보다 비용효율적이라고 공여자들을 설득할 수 없었다.

초기 일차보건의료 운동에 영감을 준 잠케드 사업은 지역사회 기반 보건의료체계의 모델로 자리잡았다. 수천 명의 현지인과 국제 NGO 직원이 아롤 부부가 개발한 프로그램으로 훈련받았다. 그러나 많은 측면에서 잠케드 사업은 예외적이었고, 더 광범위하게 접근한 일차보건의료 운동은 곧 여러 장애물을 맞닥뜨렸다. 그중 일부는 일차보건의료 운동이 유발했다. 특히 국제보건 분야가 발전하면서 천연두 퇴치처럼 성격이 다른 문제들이 나타났다. 1980년대 초반부터는 정치경제적 환경 변화로 인해 새로운 장애물들이 나타난다. 다음 장에서는 어떤 문제들이 일차보건의료 운동을 가로막았는지 알아본다.

13 일차보건의료에 닥친 도전

Challenges to Primary Health Care

어떤 면에서 알마아타 선언에 나타난 일차보건의료 구축 계획은 알마아타 총회 전에 이미 심각하게 훼손되었다. 일차보건의료를 계획하기 위한 총회가 시기상조라는 말러의 주장은 옳았다. 경험을 공유할 성공적인 사례가 거의 없었던 것이다. 첫째, 당시 존재했던 중국 맨발의 의사 같은 사업은 특정한 역사적 상황이 낳은 결과여서 다른 지역은 따라하기 어려웠다. NGO들과의 협조 속에 실행된 많은 소규모 사업은 가능성을 보여주었지만, 실험적인 규모를 넘어 확대한 경험은 없었다. 특히 외부 공여자의 큰 지원을 받아 수행된 실험은 의미 있는 수준으로 지속하기 어려웠고, 자원 부족 때문에 국가 또는 지역 차원에서 수행할 수 없었다.

둘째, 일차보건의료체계를 구축하려면 대부분의 나라가 보건의료 투자를 근본적으로 바꿔야 했다. 도심에 위치한 2차, 3차 의료기관을 지원하기보다 지역사회와 협력해 시골 지역에 진료소를 짓고 인력을 충원해야 했다. 그러나 국가 보건의료 자원의 상당 부분이 들어가는 대형병원과 민간 의료 부문은 보건의료 자원 할당에 기득권을 갖고 있었고 고급 의료 서비스를 원하는 상류층도 이를 지지했다.

말러는 일차보건의료를 위한 변화가 저항에 부딪히리라 짐작했지만, 그 저항이 얼마나 클지는 미처 예상하지 못했다. 보건의료 자원을 시골 지역으로 돌리는 것은 타이타닉 호의 방향을 바꾸는 것과 같았다. 의사가 시골 지역에서 일하는 데 필요한 기술과 관점을 갖도록 의과대학 교육 과정을 바꾸는 기본적인 일조차 의대생들의 심각한 반발에 부딪혔다. 학생들은 일차보건의료에 의학 교육의 초점을 맞추면 미국이나 유럽에서 일자리 찾기가 어려워질 것을 우려했다. 1970년대 중반 모잠비크에서는 정부가 의학교육 과정을 수립하는 데 대해 의대생들이 항의하기도 했다.[1] 또한 일차보건의료를 구축하려면 의사 결정 권한을 지역사회로 나눠야 했는데, 의료계 기득권 세력이 강하게 저항했다.

일차보건의료의 핵심에는 대중 참여라는 약속이 있었다. 지역 보건 수요를 충족할 계획을 세우려면 지역사회가 적극 참여해야 했다. 중앙에서 지시한다고 그런 필요가 충족될 수는 없었다. 그러나 대중 참여라는 목표는 종종 농촌 공동체가 어떻게 기능하는지 이해한 결과라기보다 일차보건의료 옹호자들의 이념적 성향을 반영한 것이었다. 또한 이런 약속은 농촌 사회가 동질적이고 의사 결정 과정에 참여할 수 있는 권력과 능력에 차이가 없다는 식으로 농촌을 이상적으로 바라본 시각에 기반을 두었다. 현실은 전혀 달랐다. 부와 권위의 불평등한 구조로 인해 지역사회 내에서 민주적인 방식으로 결정이 이루어지는 경우

는 거의 없었다.[2]

지역사회의 일부 구성원은 고된 노동과 시간 부족으로 인해 보건 사업 계획 논의에 참여하지 못하는 경우가 많았다. 특히 지역사회 보건 수요 충족에 중요한 역할을 담당한 여성들은 전반적으로 고강도 노동에 시달려 논의에 참여할 수 없었다. 온종일 논밭에서 일하고 돌아와 가족의 식사를 준비하고 나면 지역사회 회의에 참석할 시간이나 에너지가 없었다. 게다가 많은 경우 가부장적 권위 때문에 여성은 의사 결정에 참여할 수 없었다. 외부에서 마을의 의사 결정 과정을 민주적으로 바꾸려는 노력 또한 종종 저항에 부딪혔고, 이는 오히려 일차보건의료 발전 동력을 약화시켰다. 이런 예는 멕시코의 한 마을에서 미국인 벤자민 폴Benjamin Paul과 윌리엄 더마레스트William Demarest가 외부에서 접근한 지역사회 조직자로서 참여형 농촌 건강 프로그램을 구축하려고 했던 고전적인 연구에서 나타난다. 그들은 지역사회가 기존 계층구조를 이용하는 대신 민주적인 절차를 만들어야 한다고 주장했으나, 아무런 진전도 볼 수 없었다. 이 연구는 대중 참여에 대한 이상적인 비전을 강요한 결과 지역사회 기반 일차보건의료 사업이 오히려 약화되었을 수 있음을 시사한다.[3]

또한 지역사회 기반 보건체계 구축을 위해 노력한 사람들은 지역사회가 명확하게 정의되어 있다고 가정했다. 하지만 많은 지역에서 그런 사회 조직은 존재하지 않았다. 나는 1960년대 말과 1970년대 초 동부 우간다에서 평화봉사단원으로 활동하면서 인구집단을 명확히 구분하는 마을 단위의 공식적인 행정 경계가 현실의 사회적 연결망과 다르다는 것을 분명히 인식했다. 이런 공식적인 경계 내에서만 지역사회 참여를 촉진하려는 시도는 현실에 맞지 않다. 또한 주민들은 가까운 곳에 지역사회에 속한 보건시설이 있어도 멀리 떨어진 보건소를 방문해 치료받는 경우가 많았다. 가까운 시설에는 다른 민족 출신 의료진이 근무하기 때문이었다. 즉, 현실의 지역사회는 일차보건의료 기획자들이 구상한 이상적인 모델처럼 단순하지 않았다.

대중 참여를 기반으로 한 일차보건의료를 구상한 사람들이 시골 생활의 현실을 제대로 이해하지 못했다는 것은 놀랍지 않다. 농촌 지역사회에서 일한 경험이 많은 사람이 일차보건의료를 계획한 경우는 거의 없었다. 주디스 저스티스Judith Justice가 선구적인 문화기술지 분석을 통해 보여주었듯 1970년대 후반 네팔에서 수행된 일차보건의료 사업에서 외국인 의료인은 수도 카트만두를 벗어난 적이 없었고, 카트만두 협곡 너머의 마을은 거의 방문하지 않는 네팔 현지인 동료들의 지식에 기댔다. 외국인 구호 활동가들이 시골 지역을 방문할 때는 주요 도로 근처에 위치한 시범 마을만 보았을 뿐, 대부분의 농촌 인구가 거주하는 외딴 지역까지 파고들지는 못했다.[4]

더 일반화하면 국제보건 자문관이 한 국가에서 오랜 시간을 보내는 경우는 거의 없었다. 자문관들은 특정 환경에서 일하기보다 특정 업무를 수행하도록 훈련받았으며, 종종 고용 계약 지원 자금의 방향에 따라 한 프로젝트에서 다른 프로젝트로 이동했다. 당연히 자기가 일하는 국가, 그곳의 언어, 그들이 돕고자 하는 사람들이 실제로 무엇을 필요로 하는지 깊이 이해할 여유가 없었다. 자문관이 지역 상황을 제대로 모르는 것은 국제 지원 자금의 작동 구조 때문에 생긴 시스템의 문제였다. 학생들에게 자신이 일할 곳의 언어와 문화를 배울 기회를 거의 제공하지 않는 공중보건 교육체계의 문제이기도 했다. 학생들은 특정 분야 전문가가 되려고 교육받았지만, 임무를 수행하기 위해 현장에 가서야 지역 현실을 배울 수 있었다.[5] 불행하게도 이런 교육 환경은 오늘날까지 계속된다.

일차보건의료 사업에 전통 치료사와 조산사를 통합하려는 노력도 크게 보면 거의 성공을 거두지 못했다. 농촌 보건 서비스를 계획한 사람들이 지역사회에서 전통 치료사가 수행하는 역할을 제대로 인식하지 못했기 때문이다. 일차보건의료에 전통 치료사를 통합하려는 동기는 첫째가 인력 문제 해결, 둘째가 지역사회와 문화적 환경에 대한 보건의료 서비스의 적응이었다. 두 가지 동기는 본질적으로 상충했다. 전통 치료사와 조산사를 생의학 체계로 끌어오려면 지역사회 내에서 그들의 역할을 다시 정의해야 했다. 스테이시 피그Stacey Pigg가 연구한 네팔의 사례를 보면, 일차보건의료 전문가들은 전통 치료사와 조산사를 일차보건의료로 통합하는 과정에서 그들의 기능을 구분해 흡수하려고 했다. 즉, 전통 치료사의 지역 의료에 대한 지식과 질병의 정신적 측면을 해결하는 역할처럼 기능적이면서 생의학을 보완하는 요소와 지역 주민의 관점에서 전통 치료사의 정체성이자 의료적 권위의 원천이었던 종교적, 문화적 행위를 구분했다.[6] 요컨대 전통 치료사와 조산사는 보건의료의 생의학적 체계에서 의료 보조원으로 편입되었고, 결국 이전에 존재하지 않던 새로운 직종이 되었다. 이런 통합은 일차보건의료 사업에 필요한 인력 수요를 충족했을지 몰라도, 지역사회가 문화의 일부로 일차보건의료를 흡수하는 데는 거의 도움이 되지 못했다.

린다 스톤Linda Stone은 네팔에서 수행한 연구에서 일차보건의료 운동이 지역사회의 관심과 필요를 고려하지 않은 채 전통 치료사를 동원했다고 주장했다. 일차보건의료 사업은 전통 치료사들을 보건 교육자로 훈련시켰지만, 주민들은 그들로부터 보건 교육이 아니라 치료를 받고 싶어 했다.[7] 또한 일차보건의료를 계획한 사람들은 주민들이 전통 치료사를 존중하고 그들의 조언에 따른다고만 생각했을 뿐, 양쪽 모두 치료 의사 결정에 참여하는 상호 관계를 제대로 평가하지 못했다.

마지막으로 알마아타 총회에 모인 대표단은 위생 개선, 깨끗한 식수 접근성, 전반적 경제 복지 등 건강의 광범위한 사회경제적 결정요인을 다루겠다고 약속했지만, 실제로 이런 문제를 다룰 능력이나 의지가 있는 국가는 소수에 불과했다. 많은 개발도상국에서 빈곤층의 사회경제적 지위를 개선하려면 토지 소유권, 교육 접근성, 권력과 관련된 심각한 불평등을 해결해야 했다. 개발도상국 정부들이 이런 불평등을 바로잡으려면 지지 기반인 부유층을 공격해야 했다. 물론 그런 정부는 거의 없었다. 이런 차원에서 1970년대와 1980년대 일차보건의료를 계획한 사람들이 직면한 도전은 1930년대 중국과 자바에서 록펠러 재단 국제보건부가 직면한 문제와 같았다고 볼 수 있다.

경제와 정치 변화가 일차보건의료 운동에 미친 영향

알마아타 총회의 제안을 현실에서 구현하기 어려웠던 것은 일차보건의료가 직면한 많은 문제 중 하나에 불과했다. 알마아타 총회 이후 벌어진 여러 사건과 정치경제적 변화 때문에 총회가 미처 끝나기도 전

에 일차보건의료 운동은 약화되기 시작했다.[8]

1977년 10월 소말리아 지역 병원에 근무하는 요리사 알리 마오 마슬린Ali Maow Maslin은 천연두 진단을 받았다. 특이한 점은 없었다. 수세기 동안 천연두는 아프리카 대륙 북동부의 풍토병이었다. 그러나 마슬린은 전 세계에서 자연 감염된 마지막 천연두 사례였다는 점에서 특별했다. 그의 완치는 천연두 퇴치 캠페인의 성공적인 완수를 의미했다.[9] 1979년 12월 전 세계 보건당국은 천연두가 퇴치되었다고 판단했고, 1980년에 이 사실을 공표했다.

천연두 퇴치는 WHO가 성취한 가장 큰 승리였다(4부). 또한 복잡하지 않은 의료 기술을 대중에게 적용하는 수직적 방식의 공중보건 접근법이 효과적임을 입증한 셈이었다. 말라리아 퇴치사업의 실패로 국제보건의 많은 영역에서 이런 수직적 사업은 신뢰를 잃었고, 1970년대 초에는 국제보건 우선순위를 재평가하기에 이르렀다. 질병퇴치사업에 대한 재평가는 일차보건의료 운동의 발판을 놓는 데 도움이 되었지만, 천연두 퇴치사업의 성공은 질병퇴치사업의 재평가에 방해가 되었다.

천연두 퇴치를 선언하기 전부터, 퇴치 성공을 기반으로 특정 보건 문제를 해결하기 위해 백신과 기타 생의학적 기술을 확대 적용하려는 노력이 진행되고 있었다. 1979년 4월 존 놀스John Knowles 록펠러 재단 회장은 이탈리아 북부 코모 호수 기슭 벨라지오에 있는 록펠러 재단 회의장에서 개발도상국 인구와 보건을 논의하기 위해 소규모 회의를 열었다. 벨라지오와 다른 휴양 도시에서 개최된 여러 회의는 알마아타 선언이 정의한 일차보건의료 개념의 타당성에 의문을 제기하고, 선택적 일차보건의료라는 새로운 접근을 제안했는데, 이 회의가 첫 번째였다. 벨라지오 회의에는 세계은행 총재 로버트 맥나마라를 비롯해 캐나다 국제개발연구센터Canadian International Development and Research Center 센터장 모리스 스트롱Maurice Strong, 포드 재단 부사장 데이비드 벨David Bell, 국제개발처USAID 임원 존 질리언John Gillian 등 주요 국제기구 및 양자기구의 수장들이 참석했다.

벨라지오 회의의 핵심 주제는 그해 초 주디스 월쉬Judith Walsh와 케니스 워런Kenneth Warren이 《뉴잉글랜드 의학저널》에 발표한 논문이었다. 워런은 록펠러 재단 보건과학부 책임자였다. 그들이 발표한 〈선택적 일차보건의료 - 개발도상국의 질병 통제를 위한 과도기적 전략Selective Primary Health Care: An Interim Strategy for Disease Control in Developing Countries〉은 일차보건의료 발전을 위한 초기 단계에서 선택적 일차보건의료 사업을 채택해야 한다고 주장한 최초의 논문으로 자주 인용된다.[10] 이 논문은 자세히 살펴볼 필요가 있다. 우선 일차보건의료 목표를 극찬하면서 시작하지만, 막대한 비용과 인력 문제 때문에 이런 목표를 달성할 수 없다고 지적하면서 의문을 제기한다.[11] "그렇다면 2000년이 되기 전, 자원 감소의 시대에 어떻게 사회경제 구조의 밑바닥에 갇힌 사람들의 건강과 안녕을 최대한 보장할 수 있을까?" 이 의문에 답하기 위해 월쉬와 워런은 특정 질병이 사망률에 미치는 영향, 질병 통제의 실현 가능성, 통제 비용을 종합해 어떤 질병이 최우선인지 결정하는 기준을 제시했다. 이후 이런 질병들을 퇴치하기 위해 전반적 일차보건의료, 필수 일차보건의료, 매개체 전파 질병의 통제 및 영양 사업, 범주형 질병 통제 등 다양한 전략을 비교했다.

월쉬와 워런은 "선택적 일차보건의료"라고 명명한 범주형 질병 통제 전략이 세계 대부분의 지역에서 가장 성공 가능성이 높고 효율적이라고 결론 내렸다. 예컨대 생후 6개월 미만 어린이를 위한 홍역과 DPT(디프테리아, 백일해, 파상풍) 예방접종 사업, 임산부를 위한 파상풍 톡소이드 접종, 모유 수유 장려, 말라리아 유행 지역에서 3세 미만 발열 환아의 클로로퀸 복용, 설사 치료를 위한 경구 수분 보충 세트 및 치료 지침 같은 사업이었다. 이런 보건의료 서비스는 4~6개월에 한 번씩 방문하는 이동식 진료소나 고정적인 시설에서 제공할 수 있다. 월쉬와 워런은 범주형, 즉 선택적 접근을 통한 어린이 사망 예방에 건당 200~250달러가 든다고 추정했다. 알마아타 총회에서 제안된 일차보건의료체계 구축 비용보다 훨씬 적었다. 이런 방식이 현실에서 시도된 적이 없기 때문에 결론을 뒷받침할 실제 자료는 없다고 인정하면서도 월쉬와 워런은 이렇게 결론 내렸다. "모두에게 포괄적인 일차보건의료 서비스를 제공하게 되기 전까지 가장 중요한 몇 가지 질병을 대상으로 하는 서비스가 가장 많은 사람의 건강을 개선하는 효과적인 수단일 수 있다."

이런 결론에는 월쉬와 워런도 인정한 두 가지 약점이 있다. 첫째, 그들은 예방된 사망 1건당 비용을 측정해 비용 효율성 측면에서 효과를 계산했다. 예방된 질병과 장애 등 사망 외에 측정 가능한 다른 형태의 건강 이익, 다양한 형태의 보건 사업으로 달성할 수 있는 2차적 이익은 고려하지 않았다. 예컨대 말라리아를 줄이기 위해 모기 퇴치사업을 벌이면 같은 매개체로 전파되는 사상충증과 리슈만편모충증도 줄일 수 있다. 영양 보충제는 가족 구성원 모두에게 보급해 전반적인 건강을 개선할 수 있다. 집에서 가까운 곳에 식수원이 있으면 건강에 도움이 되는 생산적인 일을 할 시간을 여성에게 제공할 수 있다. 선택적 일차보건의료 전략의 추종자들은 종종 이런 약점을 간과했다.

둘째, 월쉬와 워런은 사망 예방 비용에만 초점을 맞추느라 포괄적인 보건의료 서비스나 깨끗한 식수와 위생 시설을 제공해 얻을 수 있는 다양한 건강상 이점을 무시했다. 결국 이 논문은 1980년대의 변화된 정치경제적 환경 속에서 큰 신뢰를 얻은 보건의료에 대한 협소한 계량경제학적 관점을 반영했다.

알마아타 선언이 제시한 것처럼, 적어도 일차보건의료 옹호론자들에게 비용효과성과 사망률 감소에 기반한 이런 주장은 일차보건의료가 단지 사망 예방 이상을 의미한다는 점을 모르고 하는 소리였다. 일차보건의료의 비전은 지역사회를 움직이고 참여시키며, 지역 주민에게 의사 결정 권한과 자원을 돌려주는 것이다. 즉, 지역사회 역량 강화가 핵심이다. 그러나 많은 사람에게 일차보건의료는 정치적 문제였다. 선택적 일차보건의료 사업은 지역사회의 건강 상태를 어떻게 개선할지 광범위하게 논의하는 것은 고사하고 사업 설계 단계에서부터 지역사회 참여를 위해 노력하지 않았으며, 보건 중재술을 하나의 사업으로 만들어 위로부터 실행하는 수직적 공중보건 사업을 지속했다.

또한 선택적 일차보건의료 서비스는 간헐적 혹은 캠페인 방식의 사업을 통해 제공되었으며, 보건의료 서비스를 제공하는 영구적 기반 시설 개발에도 거의 도움이 되지 않았다. 일차보건의료 옹호론자들은 선택적 일차보건의료 전략이 더 넓은 차원의 건강의 사회적 결정요인을 완전히 무시했기 때문에 부적절하다고 생각했다. 그들이 보기에 선택적 전략은 원인을 치료하기보다 증상만 경감시키는 미봉책이었다. 경구 수분 보충은 설사병을 앓는 아이의 생명을 구할 수 있다. 하지만 이런 접근법은 설사 질환의 진짜 원인인 깨끗한 식수과 위생 문제를 제대로 다루지 못했다.[12]

벨라지오 회의에 참석한 많은 이들이 이런 점을 지적했다. 게다가 특정 의료적 개입의 비용효과성이 높다는 주장의 통계적 근거에 의문을 제기하는 두 편의 논문이 발표되었다.[13] 선택적 일차보건의료 전략을 다른 접근법보다 우선 추구해야 한다는 데 대해 발표자들 사이에 의견이 일치할 리 없었다. 그럼에도 벨라지오 회의에서 주요 국제보건기관들은 선택적 보건의료 전략을 논의하기 시작했고, 결국 이 전략을 지지했다. 이런 논의와 선택적 일차보건의료 운동의 중심에는 1980년 유니세프 사무총장이 된 짐 그랜트Jim Grant가 있었다.

그랜트의 이력과 초기 경력을 생각할 때 그가 선택적 일차보건의료를 옹호한 것은 다소 놀랍다. 그의 할아버지와 아버지는 중국에서 활동한 선교사였다. 아버지 존 그랜트는 록펠러 재단의 중국 북부 농촌 재건 프로그램(4장)에 핵심적으로 관여한 의료 책임자이기도 했다. 또한 중국 일차보건의료 분야를 개척했으며 간단한 검사 장비와 몇 명의 훈련된 의료 인력으로 시골 보건소들을 설립했다. 그는 모든 사람을 위한 보건의료체계 구축에 헌신했다. 당시 농민이 감당할 수 있는 최대 의료비가 연간 1인당 1달러였으므로 건강 증진, 위생, 영양 개선을 위한 텃밭 가꾸기, 예방접종 등에 중점을 두었다. 짐 그랜트는 어려서 아버지와 함께 중국 시골을 여행했고, 건강 문제가 의학보다 사회경제적 문제임을 이해했다. 아마 그 때문에 의학 대신 경제학과 법학을 전공하고 초기 경력을 국제개발에 바쳤을 것이다. 그는 1943년 버클리 캘리포니아 주립대학에서 경제학 학위를 받은 뒤 중국으로 돌아가 1949년 공산주의 혁명이 일어나기 전까지 유엔 구제부흥사업국UNRRA에서 일했다.[14]

그랜트는 학교로 다시 돌아가 1951년에 하버드 대학교에서 법학 학위를 받았다. 국제협력국에 취직했으며, 그 뒤로 국제협력국을 이은 국제개발처USAID에서 일했다. 그는 실론과 튀르키예에서 USAID 국가 사무소장으로 일하면서 영세 농민의 자립을 보장하고 역량을 강화하기 위해 녹색혁명을 육성했다. 사람들의 삶을 바꾸는 기술의 적용과 잠재력에 매료된 것이다. 이후 USAID를 떠나 미국의 국제개발 정책을 돕는 NGO 해외개발위원회Overseas Development Council를 설립했다. 여기서 그는 영아 사망률, 기대 여명, 문해율을 조합해 경제 성장만이 아니라 사회적 발전을 측정하는 지표인 물질적 삶의 질 지수와 격차 감소율을 개발해 홍보했다. 이런 식으로 그는 1970년대 초 국제개발을 재고하려는 움직임에 영향을 미쳤다.[15]

그런 이력 덕분에 그랜트는 자연스럽게 1979년 유니세프 총재로 임명되었다. 당시 유니세프는 매우 분권화된 조직으로 기본 수요와 적정 기술 제공을 목표로 하는 소규모 지역사회 사업을 지원했다. 지역사회 사업은 교육, 식수 공급 및 위생, 주택, 거리의 어린이 지원 등 광범위했고, 그간 그랜트가 지지했던 통합적 개발과 지역사회 참여를 이상으로 했다. 또한 유니세프는 알마아타 총회의 기획 파트너로 일차보건의료 운동을 후원했다. 그랜트가 유니세프 총재가 된 지 2년 만에 조직을 완전히 다른 방향으로 이끌 것이라고 예측한 사람은 아무도 없었다.

15년간 유니세프 세계 어린이 현황 보고서를 작성한 피터 애덤슨

Peter Adamson에 따르면, 유니세프에 대한 그랜트의 비전은 영국 버밍엄에서 개최된 회의에서 존 엘리엇 로드Jon Eliot Rhode가 발표한 논문에서 큰 영향을 받았다. 로드는 록펠러 재단 소속으로 인도네시아와 방글라데시에서, 보건관리과학Management Science for Health이라는 NGO 이사로 아이티에서 근무한 의사 겸 공중보건 전문가였다. 그의 논문은 간단명료하지만 놀라운 점을 지적했다. 이제 비교적 구현하기 쉽고 저렴한 기술들이 있기 때문에 개발도상국 어린이 사망과 질병의 절반 이상을 예방할 수 있다는 것이다. 백신을 사용하면 매년 400만~500만 명의 어린이를 홍역, 백일해, 파상풍, 소아마비로 인한 사망에서 보호할 수 있다. 그러나 빈곤국 어린이 중 15%만이 예방접종을 받았다. 저렴한 경구 수분 보충 요법은 매년 설사병으로 죽어가는 300만 명 이상의 어린이를 구할 수 있었다. 예방이나 치료법은 사용 가능하고, 검증되었으며, 비용도 저렴했지만 정작 필요한 사람에게 전달되지 않았다. 실제로 로드의 논문은 1979년 워런과 월쉬가 벨라지오 회의에서 발표한 주장을 보강했다.[16]

1982년 9월 그랜트는 뉴욕 유니세프 본부에서 전 직원 회의를 소집해 세계 모든 어린이가 이런 간단한 기술을 사용할 수 있도록 유니세프의 활동 방향을 바꾸길 원한다고 발표했다. 그는 전 세계적인 아동생존혁명을 출범하고자 했다. 당시 개발도상국에서 이루어진 유니세프 사업은 대개 도시와 소도시 지역에 거주하는 어린이 수백 명 정도를 대상으로 했다. 수천 명을 대상으로 한 사업도 많지 않았다. 하지만 그랜트는 4억~5억 명의 개발도상국 어린이와 매년 태어나는 1억 명의 신생아에게 예방접종, 경구 수분 보충 세트를 공급하고, 수많은 생명

을 구하는 비용 효율적이면서 적절한 보건 사업을 추가하고 싶었다.[17]

그랜트는 알마아타 총회를 조직하는 데 참여하지 않았지만, 일차보건의료에 반대하지는 않았다. 그는 어린 시절과 초기 경력을 통해 일차보건의료 기반 원칙의 가치를 배웠다. 그러나 그는 인내심이 없었다. 효과적인 일차보건의료체계를 구축하는 동안 수백만 명의 어린이가 예방 가능한 원인으로 죽어가는 모습을 그냥 지켜볼 수 없었다. 워런과 맥나마라처럼 그 역시 1980년대의 경제 환경에서 알마아타의 일차보건의료 비전을 구현하기 위해 기금을 모으기가 어려울 것이라고 걱정했다. "경제적 자원이 늘어나지 않는 상황에서 어떻게 인간이 계속 진보할 수 있을까?"[18]

1982년 가을 유니세프는 수백만 어린이에 대한 지원을 목표로 아동생존혁명Child-Survival Revolution을 출범했다. 초기에 이 사업은 성장 관찰Growth monitoring, 경구 수분 보충Oral rehydration, 모유 수유Breastfeeding, 예방접종Immunization 등 네 가지 보건중재에 중점을 두고 영문 머리글자를 따서 GOBI라는 약어로 지칭했다. 유니세프 내에서는 그랜트가 이끈 정책 변화에 의문을 제기하는 사람이 많았다. 비판적인 사람은 많은 어린이에게 영향을 미칠 가능성뿐 아니라 GOBI가 유니세프의 문화를 어떻게 바꿀지도 걱정했다. 유니세프는 다양한 영역에서 어린이들의 삶을 개선하기 위해 혁신적인 지역사회 기반 사업을 지원해왔으나, 아동생존혁명 뒤로는 특정 기술을 보급하기 위해 고도로 중앙화·수직화되었다. 유니세프 외부에는 아동생존혁명에 반대하는 사람이 더 많았다.

그랜트는 자신의 방식대로 추진했고 프로그램을 지원할 파트너를 찾았다. 그는 기본 수요 충족을 위해 적정 기술 기반 사업에 공감하는 세계은행 총재 로버트 맥나마라와 그랜트가 제안하는 종류의 보건 중재술을 지지했던 록펠러 재단의 켄 워런에게 기댔다. 조나스 소크Jonas Salk는 소아마비 백신 등 백신 개발 경험이 있기 때문에 이 대열에 합류했다. 네 사람은 1983년 5월 뉴욕에서 맥나마라에 이어 세계은행 총재가 된 로버트 클라우센Robert Clausen을 만났다. 맥나마라는 GOBI에 포함된 네 가지 보건 중재술을 동시에 시작하기보다 측정 가능하고 최단 시간에 가장 많은 생명을 구할 수 있는 예방접종 사업에 집중해야 한다고 주장했다. WHO가 이미 9년 전에 예방접종 확대 사업을 시작해 양질의 서비스를 제공했지만, 전 세계의 감염병에 취약한 어린이 중 10~15%만 혜택을 보았고 사업 확대도 매우 느렸다. 예방접종 사업은 더 빨리 진행해야 했다. 모두 동의하자 맥나마라는 1984년 이탈리아 벨라지오에서 대규모 회의를 개최해 예방접종 캠페인을 계획하자고 제안했다. WHO를 비롯해 백신 접종 사업을 시행하는 여러 보건기관 대표단과 지원기관 대표단이 개발도상국에서 태어나는 모든 어린이에게 예방접종을 시행할 전략을 수립하기 위해 초대받았다.[19]

유니세프의 정책 변화 소식은 제네바의 WHO 사무총장 말러에게 전해졌다. 말러는 분노했다. 그랜트가 뉴욕에서 아동생존혁명을 지지한 바로 그때, 말러는 세계보건총회 연설에서 일차보건의료를 지원한다고 하면서 실제로는 일차보건의료의 기본 원칙을 파괴하고 위협하는 사업들을 조심해야 한다고 경고했다.

집단적으로 합의한 계획에 따라 더 빠르고, 더 좋은 행동으로 이어진다면 저도 앉아서 기다릴 이유는 없습니다. 하지만 위로부터 분열된 행동이 강요된다면 전적으로 반대합니다. 제가 말하는 것은 소위 선진국 전문가들이 개발도상국에서 몇 가지 동떨어진 일차보건의료 요소들을 선택해 실행하는 계획입니다. 개발도상국 주민의 예방접종을 위해 상명하달식으로 외국인 직원을 파견하거나, 설사 질환을 통제하기 위해 한 가지 측면에만 집중하고 다른 측면은 고려하지 않는 데 대해 반대합니다. 그런 계획들은 우리를 목표에서 벗어나게 하고 핵심 쟁점을 흐리는 물타기일 뿐입니다.[20]

말러의 연설로 인해, 두 가지 뚜렷한 비전 사이에 투쟁 전선이 형성되었다. 한쪽은 상명하달식으로 비용 효과적인 보건 중재술을 신속하게 활용하는 전략, 반대측은 광범위한 상향식 보건 서비스 기반을 구축해 건강의 사회적 결정요인과 지역사회의 필요를 다루는 전략이었다. 두 전략 간의 투쟁은 20세기 내내 국제보건을 지배했다.

말러는 결국 WHO가 유니세프 및 그 강력한 동맹인 록펠러 재단, 세계은행과 협력할 수밖에 없음을 인정했고, 벨라지오 회의 참가에도 동의했다. 그러나 사무총장 재임 동안 그는 GOBI의 기본 원칙에 계속 반대했고, 알마아타 선언에 영감을 준 일차보건의료의 기존 개념을 옹호했다. 일차보건의료 초기 노력이 목표 달성에 실패했고, 1980년대의 변화된 정치경제적 상황 속에서 그랜트가 제시한 국제보건의 비전이 큰 지지를 얻었기 때문에 투쟁은 패배할 수밖에 없었다. 아동생존혁명과 선택적 일차보건의료의 실행 노력을 살펴보기 전에 변화된 정치경제적 상황을 좀 더 알아볼 필요가 있다.

일차보건의료, 세계 경기 침체, 신자유주의의 도전

1980년대의 대규모 경기 불황 때문에 각국 정부는 경제 개발이나 불평등 해소에 광범위하게 투자하기가 어려웠다. 1970년대 초 인플레이션과 급격한 유가 상승의 충격으로 시작된 불황은 1980년대 초 선진국에서 산업 생산이 감소하면서 더욱 심해졌다. 이로 인해 아프리카, 아시아, 남미의 개발도상국이 외화를 벌어들이던 수단인 농산물과 기타 원자재 수요가 감소했다.

불황의 영향은 특히 남미의 많은 개발도상국이 경제 개발을 위해 외국 정부와 국제 은행에서 받은 막대한 차관 때문에 더욱 심화되었다. 1975년부터 1982년까지 남미 국가들이 상업 은행에서 빌린 차관은 연간 누적 비율로 20.4%씩 증가했다. 한편 부채는 1975년 750억 달러에서 1983년 3,150억 달러 이상으로 네 배 넘게 증가해, 남미 지역 국민총생산GNP의 절반에 달했다. 국제 은행들은 OPEC 국가에서 유치한 예금이 엄청났기 때문에 개발도상국에 돈을 빌려주고 싶었다. 예금에 이자를 지불하려면 어디선가 돈을 벌어와야 했다. 한 가지 방법은 현금이 부족한 개발도상국에 돈을 빌려주는 것이었다. 물론 은행들은 대출금 상환 능력과 경제 성장 패턴을 참고했지만, 상환 가능성이 아주 낮아도 계속 대출해주었다. 그리고 원금을 회수하는 것보다 계속 이자를 받는 데 신경을 썼다.[21]

1970년대 인플레이션이 선진국 경제에 타격을 주자 개발도상국 수출품에 대한 수요가 감소했다. 많은 돈을 빌린 국가들의 상환 능력도 떨어졌다. 1982년에 멕시코 정부는 일방적인 모라토리엄을 선언했다.

사실상 국가 채무를 상환하지 않겠다는 말이었다. 국제 은행들은 충격에 빠졌다. 다른 국가들의 채무 불이행 가능성에 직면한 은행들은 대차대조표에서 개발도상국에 내준 대출을 손실 처리할 수밖에 없었다. 은행들이 대출을 줄이자 국제적인 부채 위기가 시작되었다. 부채가 많은 국가는 기존 대출을 차환하기가 어려워졌다. 은행들이 잠재적 손실을 막기 위해 대출 이율을 올리자 자금 조달 비용이 치솟았다. 많은 국가의 부채 상환액이 급격히 증가해 정부 재정에서 점점 큰 비중을 차지했다. 사하라 이남 아프리카의 수출 품목 및 서비스 대비 총 부채 비율은 1980년 10.9%에서 1990년 20.5%로 급증했다. 저소득 국가는 개발에 투자할 자금이 부족해졌고, 해외 자금을 확보하기도 어려웠다. 이에 따라 보건의료 기반 시설 구축과 건강의 사회경제적 결정요인을 해결하기가 점점 불가능해졌다.

1980년대의 부채 위기와 경기 침체는 세계 빈곤층의 건강 개선과 필수 보건의료 서비스 발전에 장기적인 영향을 미쳤다. 점점 많은 국가가 채무를 상환하기 어려워져 채무 불이행 가능성이 커지자 국제 금융 안정을 담당하는 국제통화기금IMF은 세계 금융 위기를 막기 위해 세계은행과 함께 단기 차관을 시행했다. 개입 목표는 무엇보다 은행과 선진국 정부가 내준 대출을 유지하는 것이었다. 따라서 IMF는 경제 안정과 대출 상환 능력 유지를 위해 자신들이 제안하는 금융 정책을 채택할 것을 차입국에 요구했다. 소위 구조조정정책이다. 분명히 해 둘 것이 있다. 첫째, 구조조정정책은 무엇보다 국제 금융 체제를 안정시키고 차관을 내준 국가와 은행의 이익을 지키기 위한 것이었다. 둘째, 구조조정정책은 개발도상국의 경제 체제를 공여국의 경제적 이익에 부합하는 자유 시장 경제로 바꾸기 위한 것이었다. 냉소적이지만 마지막 이유는 채무국 경제 발전을 촉진하는 것이었다.

구조조정정책은 1979년 영국의 마거릿 대처와 1980년 미국의 로널드 레이건이 선거에서 승리한 이후 세계은행과 IMF 요직을 차지한 신자유주의 경제학파의 이념을 반영했다. 이들은 시카고 대학의 경제학자 밀턴 프리드먼과 프리드리히 하이에크가 발전시킨 신자유주의 이론을 신봉했다.

제2차 세계대전 후 국제개발에 관해 많은 경제학 이론이 주창되었다. 이 이론들은 존 메이너드 케인스John Maynard Keynes의 영향을 받았으며, 정부 지출을 통한 경제 성장 촉진에 초점을 맞췄다. 프리드먼과 하이에크는 정확히 그 반대, 즉 오직 자유 시장만이 사회가 가진 자원을 최적으로 분배할 수 있다고 주장했다. 세계은행과 IMF를 장악한 신자유주의 경제학자들은 정부 지출과 자유 시장을 규제하는 정책에 반대했다. 예컨대 지역 산업 보호를 위한 관세 부과, 미국에서도 수십 년간 존재해 온 영세농을 위한 농산물 가격지원정책 등이 자유 시장 질서를 왜곡하고 자유 무역을 방해한다고 보았다. 식량 보조금이나 빈곤층을 위한 의료 등 사회 서비스를 위한 국가의 지출에도 반대했다. 이런 지출 때문에 세출이 늘면 정부는 세금을 걷어 국가 재정을 늘릴 수밖에 없으며, 더 많은 세금을 걷으면 민간 부문 투자가 줄어 경제 성장이 제한된다는 것이었다.

신자유주의 경제학자들이 세계은행과 IMF를 장악하고, 개발도상국 경제는 붕괴되자 신자유주의적 세계 질서가 열렸다. 개발도상국이 자국의 이익에 부합하는 세계 경제 질서를 만들고자 했던 희망은 산산조

각났다. IMF와 세계은행이 새로운 국제 경제 질서를 좌우했다. 잔인할 정도로 역설적인 사실은 1970년대에 OPEC가 석유 수출 금지에 성공하면서 남반구 원자재 생산국들은 한껏 고취되어 새로운 국제 경제 질서를 창출하려고 노력했으나, 궁극적으로 선진국의 이익을 위한 경제적 의존과 종속은 더욱 심해졌다는 점이다.

IMF 관료들은 채무 불이행에 직면한 정부에 시장 자유화와 정부 긴축 조치를 요구했다. 수출 비용을 낮추고 경쟁력을 높이며 지출과 외화 손실을 줄이기 위한 통화 평가절하 정책도 포함되었다. 자유 무역을 장려하기 위해 관세와 보조금도 철폐되었다. 마지막으로 정부 지출을 줄여야 했다. 공무원 급여를 깎고 정부 자금 지원 사업도 줄여야 했다. 어떤 사업을 중단할지는 IMF와 차관을 받는 정부의 관료들이 비공개 협상을 통해 결정했다. 많은 경우 보건의료 서비스를 포함한 사회서비스 사업이 중단되었다. 어쩌면 정부 관료들이 권력 유지에 필요한 군대 등을 구조 조정에서 보호하고 싶었기 때문일지도 모른다. 그러나 IMF는 특히 보건 서비스처럼 정부가 지원하는 사회 사업에 반대했으며, 신자유주의에 따라 보건 서비스도 상품으로 시장에서 거래해야 한다고 생각했다. 알마아타 선언에서 보건 서비스를 권리라고 선언한 것과 정반대였다. 구조조정정책은 지역 주민에게 심각한 영향을 미쳤다. 농민은 농작물 가격이 하락하는 반면, 비료와 살충제 같은 비용은 상승하는 것을 목격했다. 도시 근로자는 임금 하락과 생필품 비용 상승에 직면했다. 많은 국가에서 구조조정정책은 정치적 시위와 파업을 초래했다.

구조조정정책이 보건의료 서비스에 미친 영향은 특히 아프리카에서 극적으로 나타났다. 구리 산업의 수입으로 국가 경제를 확장했던 잠비아가 대표적이다. 1970년대 후반 구리 가격이 하락하자 잠비아의 세수가 크게 줄었다. 경제 성장을 유지하고 다양한 정부 지원 사업을 유지하기 위해 부채가 증가했다. 1981년이 되자 대외 부채가 두 배 이상 늘어 20억 달러가 넘었다. 부채 상환금이 폭증하고 경기 침체가 시작되자 잠비아 정부는 IMF 및 세계은행과 국가 부채 협상을 시작했다.

세계은행은 잠비아 경제를 시장친화적으로 만들기 위해 수입 보조금 철폐, 금리 인상, 통화 평가절하, 식량과 비료 보조금 등 정부 지출 삭감, 임금 동결 같은 구조조정을 요구했다. 그 결과 1990년대 잠비아에서는 공공 의료 서비스가 약화되었다. 세계은행이 요구하는 융자 조건에 따라 국가 지출을 줄이려면 임금 상한선을 정해야 했다. 낮은 임금과 임금 체불 때문에 많은 의료 종사자가 잠비아를 떠났다. 숙련된 의료인은 남아프리카공화국이나 해외에서 더 많은 급여를 받는 일자리를 찾았다. 1993년에는 총 9,000명의 훈련된 간호사 중 3,444명이 해외 취업에 지원했다.[22] 의료인 수가 줄자 정부는 의료 시설을 폐쇄할 수밖에 없었다. 특히 농촌에는 말라리아 치료제를 비롯한 기본 물품과 의료 서비스가 제공되지 않았다. 오지는 의료 접근성이 더 악화되었다. 1990년대 후반 잠비아 서부 루암풍구Luampungu 마을에서 가장 가까운 보건소는 45킬로미터 떨어져 있었다. 2005년 WHO는 잠비아의 모든 농촌 가구 중 절반만이 의료 시설에서 5 킬로미터 이내에 있다고 추정했다.[23]

세계은행은 잠비아와 다른 국가의 의료 서비스 감소에 본인부담금을 부과하고 건강을 상품화하는 방식으로 대응했다. 본인부담금 제도를 통해 의료 영역에 필요한 재원을 마련하고, 환자들은 저렴한 일차 보건의료를 더 많이 이용하도록 장려하며, 값비싼 병원 이용과 공공 의료 서비스 남용을 줄일 수 있다는 것이었다. 그러나 세계은행의 핵심 주장인 본인부담금은 보건의료의 시장주의적 접근 방법 중 하나로 정부의 의료비 부담을 개인에게 떠넘기는 것이었다. 1987년 말리의 수도 바마코에서 열린 회의에서 세계은행의 압력으로 아프리카 여러 나라가 본인부담금 정책을 채택했다.

정책입안자들이 본인부담금 부과를 통해 의료 과소비를 줄이고자 했다면 분명 목표를 달성했다. 가구 소득이 감소하고 본인부담금까지 내야 하는 상황에서 환자들은 병원 방문을 줄였다. 세계은행 보고에 따르면 잠비아에 본인부담금 부과 정책이 도입된 1993년 이후 수도 루사카에서 보건소 외래 방문 건수는 60퍼센트, 분만 이용 건수는 20퍼센트 감소했다.[24] 엄마들은 자녀의 예방접종까지 줄였다. 취약계층에게는 지역사회 건강 면제 제도를 통해 진료 보조금을 지급했지만, 본인부담금 때문에 농촌 보건소 방문이 감소한 것을 상쇄하기는 어려웠다.[25]

본인부담금 정책은 보건의료 위기를 해결하지 못했다. 더욱이 보건의료 재정의 접근법으로서 본인부담금은 인구집단을 보호하기 위한 공중보건 사업 비용을 충당할 수 없었다. 보건 교육, 질병 역학 자료의 생산 및 유지, 위생, 심지어 말라리아 예방을 위한 일상적 살충제 살포 같은 활동까지 비용을 지불하지 않았다는 이유로 거부되거나 진행되지 않았다. 경기 침체와 구조조정정책이 잠비아의 공중보건에 미친 전반적 영향은 예방접종 감소와 결핵 및 말라리아의 증가로 나타났다.

잠비아 전역에서 보고된 연간 말라리아 발생률은 1976년 1,000명당 121건에서 2000년 376건으로 꾸준히 증가했다.[26] 설상가상으로 5세 미만 어린이의 연간 말라리아 발생률은 1,000명당 900명이 넘었다. 1990~2005년에 결핵 발생률은 10만 명당 300명에서 600명으로 증가했다.

구조조정정책 때문에 아프리카 전역의 보건의료 서비스가 붕괴했다. 보건의료체계의 기반 시설은 약화되었고, 생명을 구하는 필수 의약품조차 가끔씩만 사용되었다. 진료보조원 급여는 비정기적으로 지급되거나 삭감되었다. 진료보조원들은 먹고 살기 위해 개인 진료소를 운영했고, 당연히 공공 진료소 출근 횟수는 줄었다. 점점 많은 지역에서 비정부기구, 특히 종교단체가 운영하는 의료시설이 보건의료 서비스를 제공했다. 그러나 이런 서비스는 농촌의 건강 요구를 충족하기에 터무니없이 적고 분산되어 있었다. 구조조정정책은 보건의료 서비스의 국가 개입을 줄이는 데 성공했지만, 사람들은 건강을 대가로 치러야 했다. 1980년대 중반부터 1990년대 초까지 아프리카 보건의료체계가 약화되는 와중에 HIV/AIDS 유행은 비극적으로 확산되었다. 국제보건 분야가 HIV/AIDS 유행에 중점을 두고 대응하던 시기에(7부), 아프리카의 보건 서비스는 에이즈 예방 및 치료 프로그램을 받아들이고 시행할 역량이 크게 부족했다.

이런 환경에서는 건강의 근본적인 사회적 결정요인을 개선하는 것은 물론, 알마아타 총회가 제시한 일차보건의료체계를 구축하는 것도 거의 가망이 없었다. 신자유주의 정책은 21세기에도 계속 세계보건 전략을 좌우했다(14장). 국가들은 1980년대와 1990년대의 급변하는 정치경제적 상황 속에서 효과적인 일차보건의료를 구축하기 어려웠지만 그랜트, 맥나마라, 워런이 발전시킨 선택적 보건의료 전략을 지지했다. 사람 중심의 보건의료에 투자되는 자원이 줄더라도 수백만 명의 아이들을 구할 수 있었기 때문이다.

선택적 일차보건의료 전략의 실행

그랜트가 제시한 아동생존혁명은 1984년 이탈리아 벨라지오의 록펠러 재단 회의장을 시작으로 일련의 회의들을 거치면서 전 세계 어린이 백신접종사업으로 전환되었다. 벨라지오 회의 참가자는 주로 보건 분야 지도자들로 대부분 남성이었으며, 천연두 퇴치사업에 큰 역할을 한 인물들과 보건의료 기술을 기반으로 전 세계적 질병 예방 및 퇴치에 나서야 한다고 믿는 사람들이 포진해 있었다. 다수가 1990년대와 2000년대에 세계보건 분야에서 중요한 역할을 했다(8장). 회의 장소와 참가자 구성을 보면 국제보건 정책이 형성되는 곳과 그 대상인 개발도상국 사이는 여전히 멀기만 했다. 그랜트가 주장한 목표는 벨라지오 회의에서 승인되었다. 1990년까지 전 세계 어린이의 80%가 6대 주요 감염병에 대해 예방접종을 받아야 한다는 목표를 달성하려면 막대한 재정 자원, 세계 오지로 백신을 수송할 때 역가를 유지하기 위한 콜드체인(온도 제어 공급망) 체계 개발, 신규 및 기존 백신의 완성도를 높이는 연구, 백신 사업을 지원하는 전 세계 정부 기관 지도자들의 정치적 의지, 취약 지역 주민에게 백신을 접종할 수 있도록 협상을 통한 내전의 일시적 중지 등이 필요했다. 궁극적으로 아동 생존 프로그램을 이끈 윌리엄 페이기가 외교적 기술을 발휘해 여러 기관, 특히 보건에 대한 비전과 관리 방식이 상충했던 WHO와 유니세프의 협력을 얻어야 했다.[27]

결국 유니세프와 동맹들은 목표를 달성했다. 백신 접종의 성공에 더불어 GOBI의 다른 요소인 성장 모니터링, 경구 수분 보충, 모유 수유가 확대되면서 1990년까지 개발도상국 어린이 사망률은 크게 감소했다. 사하라 이남 아프리카 10여 개국에서만 5세 미만 어린이 사망률이 1,000명당 175명 이상인 상태로 남아있었는데, 많은 수가 아직 백신이 개발되지 않은 말라리아 때문이었다. 실로 놀라운 성과였다. 그러나 개발도상국의 보건 서비스 강화 노력과 예방접종만으로 해결할 수 없는 다양한 보건 문제를 해결하기 위한 노력을 대가로 치르고 얻은 성과이기도 했다. 다양한 보건 문제란 급성 호흡기 감염, 말라리아, 결핵, 성매개 감염병, 모성 사망, 영양 결핍 질환, 심혈관 질환, 다양한 암 등이었다. 더 광범위한 건강의 결정요인에도 충분한 관심을 두지 못했다. WHO는 1990년에 세계 인구의 40퍼센트가 적절한 위생 시설이 부족하고, 25퍼센트는 깨끗한 식수 공급을 받지 못한다고 추정했다.[28] 콜레라와 페스트는 많은 개발도상국에서 반복되는 보건 위협으로 남아 있었다. 많은 나라에서 감염병이 유행하면 이미 자원이 부족한 보건의료체계를 압도해 더 넓은 지역으로 빠르게 전파될 수 있었다. 마지막으로 예방접종 사업은 빈곤, 교육 기회 부족, 열악한 거주 환경, 실업 문제를 해결할 수 없었다. 가족이 질병에 걸리지 않고 건강을 유지하는 데 필요한 최소한의 자원을 구해주지 못했으며, 이미 병에 걸린 환자들이 필요한 의료 서비스를 받게 하지도 못했다. 이런 폭넓은 요구를 해결하지 못했다고 아동생존혁명을 이끈 인물들을 비난할 수는 없다. 이런 요구는 그들의 목표가 아니었고, 그들의 책임도 아니었다. 그러나 이렇게 광범위한 개선 없이는 전 세계 인구가 질병과 장애로부터 자유로운 상태를 성취하거나 유지할 수 없다는 것 또한 사실이다.

20세기가 끝나갈 무렵, 여전히 세계 인구 대다수가 질병에 취약하다는 사실이 분명해졌다. HIV/AIDS가 출현해 전 세계에 퍼졌으며, 다른 감염병들도 유행하기 시작했다. 국제보건 지도자들은 이렇게 새로운 위협들을 간신히 막아내면서 보건에 대한 포괄적인 접근에서 점점 멀어졌으며, 의료화된 선별적인 접근은 유지하거나 가속화했다. 21세기 세계보건을 정의하는 이념과 실천을 만들어낸 것은 바로 그들이다.

7부
미래로 돌아가다

Back to the Future

2007년 10월 아프리카 국가의 보건장관들, 주요 NGO 대표들, 민간 재단 수장들, 유니세프, WHO, 세계은행이 시애틀에서 만났다. 새로운 말라리아 퇴치 방법을 모색하기 위해서였다. 1960년대에 WHO가 주도한 퇴치사업이 종료되자 말라리아는 다시 유행했다. 아프리카에서는 1980년대 말까지 매년 약 100만 명의 어린이가 말라리아로 사망했다. 1992년 전 세계 보건장관들은 위기에 대응해 다시 한 번 말라리아 퇴치 노력을 강화하기 위해 암스테르담에서 회의를 열었다. 그 후 1998년에 롤백말라리아 파트너십Roll Back Malaria Partnership이 설립되고 살충제 처리 모기장 등 보건 중재술이 널리 채택되자 말라리아 이환율과 사망률은 서서히 감소했다. 시애틀 회의는 그간의 성과를 평가하고 진전을 더 가속할 방법을 찾기 위해 개최된 것이었다.

시애틀 회의는 1990년대 초부터 크게 변한 국제보건 환경을 반영했다는 점에서 중요했다. 과거 여러 차례의 국제 말라리아 회의처럼 말라리아가 창궐하는 현장에서 멀리 떨어진 곳에서 열렸지만, 그곳이 스위스 제네바의 WHO 본부가 아니라 미국 시애틀에 위치한 빌앤멜린다 게이츠 재단 본부라는 점에서 특별한 의미가 있었다. 게이츠 재단은 2000년에 2억 달러가 넘는 자산으로 출범했다. 핵심 임무 중 하나는 국제보건을 개선할 방법을 찾는 것이었으며, 단기간에 세계보건 사업을 지원하는 주요 공여자가 되었다. 말라리아 회의가 시애틀에서 열렸다는 사실은 국제보건에서 게이츠 재단의 영향력이 커졌을 뿐 아니라, 그 주도권이 WHO에서 게이츠 재단, 세계은행, 그리고 새로 출범한 에이즈 · 결핵 · 말라리아 퇴치를 위한 글로벌 펀드(Global Fund to Fight AIDS, Tuberculosis and Malaria, 이하 글로벌 펀드) 같은 강력한 기관으로 이동했다는 것을 상징했다.

시애틀 회의 구성을 보면 국제보건에 나타난 변화를 감지할 수 있다. 세 명의 아프리카 보건장관이 참석했지만, 자국의 말라리아 통제 사업이 게이츠 재단의 지원을 받았기 때문이었지 국가를 대표하는 자격은 아니었다. 시애틀 회의는 세계보건총회처럼 민주적으로 운영하려는 의도도 없었다. 시간이 갈수록 회원국의 합의를 대변하지 않는 조직들이 세계보건 개선 전략을 결정했다. 결국 21세기 초 국제보건을 결정하는 장소는 지원 대상 지역과 사람에게서 더욱 멀어졌다.

말라리아 백신 및 치료제를 개발하는 신생 공공-민간 협력체 수장들과 노바티스, 스미토모 화학, 사노피 아벤티스, 바스프 등 제약 및 화학회사 대표들도 회의에 참석했다.[1] 국제보건 영역에서 민간 부문이 담당하는 새로운 역할, 즉 연구 개발과 생명공학 기술을 활용해 세계적인 보건 문제를 해결하는 데 대해 관심이 커졌음을 보여주는 풍경이었다. 세계은행, 글로벌 펀드, 엑손 모빌, 게이츠 재단이 참석한 것은 국제보건에 투입되는 기금이 확대되고 다양해졌다는 뜻이었다. 보건장관 대신 NGO 대표들이 참석한 것은 새로운 국제보건 투자가 종종 국가와 정부를 우회하고 있음을 나타냈다. 국가 사이에 체결되는 양자 간 원조 협정은 계속되었지만 점점 많은 자금이 NGO를 통해 흘러갔다.

말라리아 포럼의 구성은 또 다른 의미에서도 중요했다. 회의에는 당시 국제보건 기관들을 이끄는 여성들이 대거 참가했다. 멜린다 게이츠가 기조 연설을 했고, WHO 사무총장 마거릿 챈Margaret Chan, 유니세프 사무총장 앤 베너먼Ann Veneman, 게이츠 재단 감염병 사업 개발이사 레지나 라비노비치Regina Rabinovich, 세계은행 인력개발네트워크 부사장 조이 푸마피Joy Phumaphi, 롤백말라리아 파트너십 총재 아와 마리 콜-섹Awa Marie Coll-Seck이 회의장에 앉아 있었다.

여성은 언제나 세계인의 건강 개선 노력에 동참했다(서론). 그러나 마사 메이 엘리엇이나(3장) 생식보건 운동가인 마거릿 생어 등 예외적인 몇몇을 제외하고, 20세기 대부분의 기간 동안 여성은 국제보건 기관 고위층까지 올라가지 못했다. 여성이 가족계획사업에서 더 많은 역할을 하기 시작한 1970년 이전까지 국제보건은 남성이 주도했다. 그러나 1980년대부터 점점 많은 여성이 공중보건 분야에 진출하면서 분위기가 달라졌다. 1970년대의 보건대학원은 남학생이 대부분이었지만, 1990년대 초에는 남녀가 같은 비율로 입학했다. 이후 10년 동안 점점 많은 여성이 국제보건 및 국제개발 조직의 지도자가 되었다. 21세기 초에도 국제보건의 많은 구성 요소가 여성이 주도적인 역할을 하기 전과 비슷했기 때문에 이런 변화가 가져온 영향을 가늠하기는 어려웠지만,[2] 지도층 수준에서 여성의 역할이 커진 것만은 분명했다.

2007년 말라리아 포럼은 빌 게이츠와 멜린다 게이츠가 개최 연설에서 전 세계 말라리아 퇴치를 촉구했기 때문에 더욱 의미가 컸다. 퇴치가 불가능하다는 말라리아학자들의 공통적인 견해와 다른 대담한 제안이었다. 게이츠 부부는 새로운 기술, 조직 구조, 정치적 지지, 재정 지원을 통해 말라리아 퇴치가 가능하다고 주장했다. 이런 지원 덕분에 국제보건 분야는 말라리아를 퇴치할 수 있다고 낙관하기 시작했다. 동시에 게이츠 부부의 대담한 제안은 20세기 초 록펠러 재단과 1950년대부터 1970년대까지 국제보건 기구 사업의 특징이었던 질병 퇴치 전략으로 돌아간다는 것을 의미했다.

말라리아 포럼에서는 필수 보건의료 서비스와 보건인력을 위한 노력이 필요하다는 것도 인정되긴 했지만 상대적으로 주목받지 못했다. 여성 교육 향상, 교육과 말라리아 관리의 통합, 경제적 기회 증대 및 빈곤 감소 등 말라리아 감소를 위한 다면적 접근의 중요성도 전혀 언급되지 않았다. 요컨대 말라리아의 사회경제적 결정요인을 논의하지 않았다. 그런 상황에서 롤백말라리아 파트너십이 글로벌 계획에서 말라리아 통제 사업을 광범위한 개발 노력과 통합해야 한다고 촉구한 것은 주목할 만하다.[3] 이 목표는 거의 진전이 없었지만 적어도 권장되었다.

시애틀 회의에서 광범위한 개발 문제를 해결할 필요가 언급되지 않았다는 것은 게이츠 재단이 세계보건 영역에서 스스로의 역할에 대해 정의한 경계를 분명히 보여준다. 게이츠 재단은 스스로 인류 건강을 위한 생의학 기술 개발을 지원하는 기관으로 규정하고, 더 광범위한 개발에 대한 논의는 피하고자 했다. 넓게 보면 이런 논의가 없다는 것 자체가 21세기 첫 10년 동안 세계보건의 특징이라고 할 수 있다. 알마아타 총회의 특징이었던 건강의 구조적 결정요인에 대한 강조는 세계보건의 담론 중 하나로 남긴 했지만, 큰 관심이나 재정적 지원은 거의 받지 못했다. 2005년에 출범한 WHO 건강의 사회적 결정요인 위원회 Commission on the Social Determinants of Health는 사회경제적 요인과 관련된 건강 불평등을 해결하기 위해 격차를 좁히고 사회적 관심을 다시 불러일으키려고 노력했다. 그러나 이런 접근이 세계보건 기관들의 관심을 끌었다는 근거는 별로 없다.

국제보건의 오랜 역사에 비추어 2007년 말라리아 포럼은 변화와 연속성을 동시에 보여주었다. 포럼 개최 장소, 세계보건 의사 결정 과정에서 국가를 대표하지 않는 조직의 중요성 증가, 질병 퇴치를 위한 새로운 접근과 재정 조달 방식, 여성을 포함한 국제회의 참가 조직 및 단체의 다양성 확대, NGO와 민간 부문의 부상 등은 모두 알마아타 총회 이후 국제보건 영역에서 나타난 변화다. 한편 말라리아 발생과 관련된 구조적 요인과 필수 보건의료 서비스 구축 필요성을 언급하지 않고, 생의학 기술에 기반해 질병을 순차적으로 퇴치하자는 전략은 과거 국제보건의 요소였다. 현재와 과거가 뒤섞인 것은 1990년대와 21세기 초 세계보건의 특징이 되었다. 미래로 되돌아갔다고나 할까?

14장은 세계보건을 구성하는 새로운 이념, 조직, 행위가 등장한 상황을 설명한다. 1990년 초부터 새롭게 발생한 전 세계의 보건 위기, 특히 HIV/AIDS에 대한 우려가 커지는 와중에 어떻게 세계은행처럼 새로운 조직과 재원이 나타났는지 살펴본다.

15장은 이런 흐름이 어떻게 HIV 치료제 개발을 촉진했는지 설명한다. 전 세계 에이즈 활동가들과 공중보건 지도자들 사이에서 어떤 논쟁이 있었는지, 이를 통해 어떻게 공여국들이 세계보건에 수억 달러의 지원을 약속했는지 알아본다. 또한 미국 대통령 에이즈 긴급구호계획과 에이즈·결핵·말라리아 퇴치를 위한 글로벌 펀드 같은 새로운 기구의 창설을 소개한다. 새로운 조직들은 세계보건의 활동 자금을 크게 늘리는 동시에 세계보건을 어떻게 실천해야 하는지 강조했다. 이런 활동은 세계보건 중재술의 지형을 바꾸었다.

16장은 근거중심의학evidence-based medicine과 무작위 대조군 시험randomized control trial의 역할이 중요해지고, 세계보건 중재술의 책임성에 대한 요구가 대두되면서 세계보건이 생의학적 기술 사용에 점점 더 의존하게 된 과정을 설명한다. 21세기가 되면서 세계보건은 여러 측면에서 과거로 되돌아갔고, 전 세계 보건 문제를 해결하기 위해 신기술 개발과 적용에 몰두했다.

14 에이즈와 세계보건의 탄생

AIDS and the Birth of Global Health

세계보건은 1990년대 초 전 세계가 새로운 질병에 의해 위협받으면서 이념, 구성, 실천이 하나로 묶인 체계로 등장했다. 새로운 질병 위협 중 가장 중요한 것은 HIV/AIDS였다. 1980년대 초부터 1990년대까지 에이즈는 유럽과 미국 남성 동성애자 집단의 희귀한 소모성 질환으로 나타났다가 사하라 이남 아프리카에서 더 많은 주민들에게, 나아가 전 인류에게 엄청난 충격을 주는 질병으로 발전했다. 전 세계 보건의료체계가 결핵 환자를 적절하게 치료하지 못해 발생한 다제내성결핵은 처음에 별 관련이 없었지만, 에이즈 유행과 함께 확산하기 시작했다. 1990년대 초 이후로는 에이즈와 다제내성결핵 유행에 동반되어 신종 감염병들이 전 세계적으로 급속히 확산되었다. 뎅기 출혈열, 중증 급성 호흡기증후군severe acute respiratory Syndrome, SARS, 인플루엔자의 치명적 변종들이 세계화의 산물인 교통 경로를 따라 이동했다. 전 세계 인구는 세계화를 통해 지구적이고 단일한 경제 체제로 빠르게 통합되었다.

이런 사건들로 인해 미국 볼티모어와 시카고 시민의 건강과 질병이 케냐 나이로비와 인도 델리 주민의 건강과 연결되었고, 결국 전 인류의 건강이 연결되어 있다는 새로운 인식이 싹텄다. 감염병은 더 이상 개발도상국만의 문제가 아니었다. 2003년 SARS 유행에 대해《타임》지는 이렇게 썼다. "아시아에서 일어나는 일이 분명 전 세계를 위협할 수 있다. 역학자들은 전 지구적으로 빠르게 전파될 수 있고 전염성이 높은 치명적 질병에 대해 오랫동안 우려해 왔으며, 결국 SARS를 통해 가장 두려워했던 것을 확인했다. 이제 미생물은 비행기가 가는 곳이면 어디든 갈 수 있으므로 SARS의 가공할 능력은 아직 다 나타나지 않았을 가능성이 매우 높다."[1]

2001년 뉴욕 시 세계무역센터에 대한 테러 공격과 워싱턴 D.C.에서 발생한 탄저균 살포 사건 때문에 두려움은 더욱 고조되었다. 테러리스트들이 생물학 무기로 미국을 공격할 수 있다는 두려움 때문에 미생물 이동에 대한 우려가 커졌으며, 전 세계 보건 감시체계 및 대응의 개선이 필요해졌다. 감염병 관련 재난에 대처할 비상 상황 대비 및 대응 예산도 크게 늘었다. 예컨대 미국 질병통제예방센터의 연간 예산은 1998년 21억 달러에서 2002년 77억 달러로 급증했다. 또한 이런 두려움으로 인해 감염병 발생 예방을 위한 개발도상국 보건 사업도 새롭게 지원되었다. 세계보건 활동을 위한 총 재원은 1990년 58억 달러에서 2011년 277억 달러, 2013년 300억 달러 이상으로 증가했다.

감염병에 대한 두려움과 세계에서 감염병을 근절하려는 노력은 이전부터 있었다. 넓게 보면 황열이 미국 남부로 전파되는 것을 막기 위한 노력은 19세기 미국의 쿠바 침공을 촉발했다(1장).《타임》지 기사에서 전 세계로 미생물을 실어 나르는 항공기를 보여준 것은 1932년 케이프타운 회의에서 제시된 항공 지도와 황열의 세계적 확산에 대한 우려를 상기시킨다. 하지만 SARS의 확산에서 보듯 미생물 전파 속도는 1932년에 비해 엄청나게 빨라졌다. 2003년 2월 15일 첫 번째 사례가 중국에서 보고되었는데, 한 달도 안 되는 3월 5일에 캐나다 토론토에서 다른 환자가 SARS로 사망했던 것이다.

감염병에 대한 두려움은 정보 전파 속도에 비례해 커졌다. 2010년 브라질 리우데자네이루에서 대규모 뎅기열 유행이 발생하자 수천 개의 트위터 메시지를 통해 시민 개개인의 경험이 전 세계로 전파되었다. 나는 미국 볼티모어 집에 앉아서 수천 킬로미터 떨어진 곳에 사는 사람들이 느끼는 불안과 걱정, 그리고 가끔 이런 유머 감각도 접할 수 있었다. "뭔가가 당신을 뜨겁게 만들고 침대로 이끈다면, 그것은 사랑이 아니라 뎅기열이다." 싱가포르 정부의 지원으로 개발된 뎅기-엑스 Dengue X 앱을 이용해 핸드폰으로 싱가포르에서 발생한 뎅기열 사례 보고서도 실시간으로 볼 수 있었다.

세계적인 감염병 확산에 대한 두려움은 1990년대 초반 세계보건을 정의한 요인 중 하나에 불과했다. 두 번째 요인은 국제공여기관과 정부기관들이 에이즈와 말라리아 같은 감염병 때문에 개발도상국 경제에 큰 피해가 생길 것이라고 확신하게 되었다는 점이다. 질병 때문에 개발이 저해된다는 주장은 새롭지 않다. 이는 20세기 초와 그 이전부터 공중보건 당국이 보건 투자를 정당화할 때 사용한 핵심 주장이었다. 하지만 1990년대에 이런 주장이 널리 받아들여진 이유는 세계은행 소속 경제학자들과 2000년에 설립된 WHO 거시경제와 건강위원

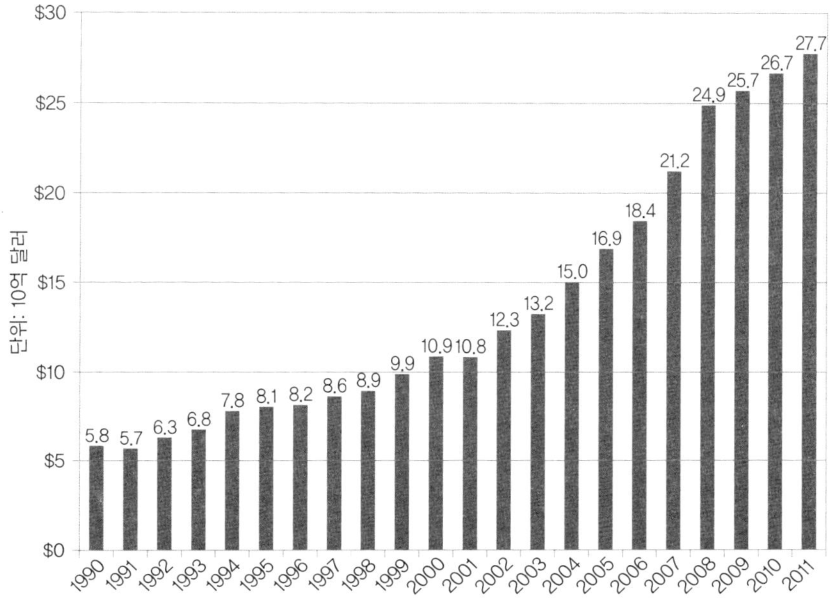

그림 16 세계보건 자금의 성장

출처: 워싱턴 대학교 보건계량평가연구소, 〈세계보건의 재정 2012: 황금기가 끝나가는가?〉 (시애틀, 워싱턴 대학교, 2012), 13.

회Commission on Macroeconomics and Health가 건강을 경제적 변수로 인식했기 때문이다.

1990년대와 2000년대 초반에는 세계보건 예산에 주로 기여하는 조직들이 설정한 대출 또는 지원 조건에 따라 세계보건 상황이 정해졌다. 이런 조건들은 보건 분야 개발 지원이 비효율적이고 효과가 낮다고 보았던 북반구 공여국과 기관들의 우려를 보여주었다. 미국을 포함해 보건 원조를 비판한 쪽은 너무 많은 원조 자금이 효과가 적은 사업에 낭비되었다고 주장했다. 다른 쪽은 정부의 비대하고 부패한 관료 체계 때문에 자원이 낭비된다고 보았다. 관료 체계는 자원을 적재적소에 효과적으로 분배하지 못하거나, 심하면 횡령했다. 시민에게 보건의료 서비스를 제공할 때 정부의 역할을 줄여야 한다고 주장한 신자유주의 경제학자와 정치인들도 원조 자금의 사용 방식에 비판적이었다(13장). 신자유주의자들은 민영화된 보건의료체계를 통해 환자들이 의료비의 더 많은 부분을 부담해야 하며, 개발 지원도 NGO를 통해 제공해야 한다고 주장했다. 레이건과 대처 시대의 주류였던 신자유주의 사상은 1990년대 들어 훨씬 큰 영향력을 행사했다. 1980년대 후반 자본주의와 자유 시장 이데올로기에 균형추 역할을 했던 소련이 붕괴하고 사회주의도 몰락하자 신자유주의 정책은 정당화되는 것처럼 보였으며, 개발도상국 지원의 대안적 재원이었던 사회주의 국가들의 양자 원조도 없어졌다.[2] 신자유주의는 세계 개발 분야에서 주도권을 강화해 나갔다.[3]

보건 분야에서 정부의 역할을 줄이고 비효율적인 정부에는 지원하지 않으려는 신자유주의적 노력에 따라 1990년대에는 지역 기반 NGO와 국제 NGO들이 폭발적으로 성장했다. UNESCO에 따르면 1980년에 UN 기구와 연계된 NGO 수는 9,000개를 조금 넘었는데, 1990년에는 17,419개, 2006년에는 약 28,000개로 증가했다.[4] 그조차 빙산의 일각이었다. 세계 각지에서 민간이 운영하는 수많은 지역사회 기반 영세 NGO를 포함하지 않았기 때문이다. 2005년 기준 남아프리카공화국에는 약 10만 개, 브라질에는 30만 개, 인도에는 1백만 개가 넘는 NGO가 있다고 추산되었다.[5]

온갖 분야에서 NGO들이 등장했다. 파트너스인헬스Partners In Health와 국경없는의사회Médecins Sans Frontières 같은 NGO는 개발도상국 주민의 건강을 개선하기 위해 독립적으로 활동했지만 운영 형태는 매우 달랐다(결론). 보건 중재술이나 보건연구기금을 모으기 위해 노력하는 NGO도 있었다. 에티오피아 대기근이 발생했던 1980년대 중반부터는 특히 심각한 피해를 입은 남반구를 돕기 위해 자선 기부금을 모금하는 NGO가 크게 늘었다. 지역 이해관계자 조직 등 여전히 많은 NGO들은 양자 및 다자 기구가 설계한 정책을 지역에서 실행하기 위해 협력했다.

NGO는 개발도상국의 공공 부문이 적절히 제공하지 못하는 보건의료 서비스를 보완하고, 때로는 대체하면서 혁신적인 풀뿌리 사업을 발전시키는 창의성의 원천이었다. 아프리카의 많은 시골 지역에서는 NGO가 제공하는 보건 서비스가 유일한 서비스였다. 하지만 NGO가 보건 사업을 운영해도 잘 발달된 공공 보건의료 서비스는 여전히 필요했다. NGO의 보건 사업은 특정 건강 문제만 다루는 경우가 많았으며, 보건의료체계 유지에 필요한 기본적인 기반 시설과 의료 인력은 제공하지 않았다. 감염병이 통제를 벗어나 퍼지는 것을 막기 위해 필요한 감시와 사례 보고 기능도 제공하지 못했다. 마지막으로 NGO 사업은 외부 지원에 의존하기 때문에 운영 자금이 줄거나 완전히 사라질 수 있었다. 요컨대 NGO의 보건 사업에 의존하는 형태는 장단점이 확실했다.

기존 유엔 기관, 특히 WHO가 세계보건 기금을 제대로 관리하지 못한다는 공여자들의 우려도 1990년대 세계보건의 특징이다. 세계보건 관련 사업의 기획과 실행에 참여한 이들은 관료주의적 비효율성과 내부 정치로 얼룩진 WHO가 해결책이 아니라 문제의 일부라고 보았다. 좋은 아이디어도 WHO에 들어가면 사라진다고 생각했다. 인류의 건강 향상을 위해 막대한 금액을 투자한다면, 재원을 분배하는 기구를 따로 만들어야 했다. 이렇게 해서 글로벌 펀드, 민관협력 조직인 세계백신면역연합GAVI, 빌앤멜린다 게이츠 재단 같은 민간 재단이 탄생했다. 이들은 책임성을 강조했다. 재정 지원을 받은 사업은 자금 사용을 자세히 보고하고 현장에서 영향력을 보여줘야 했다.

한편 신자유주의 바람에 시달린 WHO는 변화된 시대에 적응했다. 경제 성장을 촉진하는 사업을 장려하고, 일차보건의료에서 특정 질병에 대한 보건 중재술로 중심을 옮겼으며, 정책 채택을 돕기 위해 비용효과성을 분석하고 시장 주도적인 해결책도 지지했다. WHO의 사업 중 다수는 민간 재단 및 다국적 기업 협력 사업으로 지정되었다. WHO는 보편주의와 빈곤층의 기본 수요를 충족하는 책임에도 충실하려고 노력했다. 또한 다른 세계보건 조직이 거의 관심을 두지 않는 심혈관질환과 정신질환 같은 만성질환에 많은 관심을 보였다. 흡연과 분유 수유 반대 캠페인도 시작했다. 그러나 WHO는 재정이 부족해 세계은행, 글로벌 펀드, 주요 양자 원조 기관들이 촉진한 신자유주의적 접근에 균형추 역할을 충분히 하지 못했다.[6]

마지막으로 책임성에 대한 요구가 커지면서 근거 기반 중재술에 더 많이 의존하게 되었다. 오랫동안 제약업계에서 약물 효능을 측정하는 표준적 연구 방법론으로 사용된 무작위 대조군 시험은 세계보건 중재술의 효과를 평가하는 주요 도구가 되었다. 새로운 백신, 비타민 보충제, 살충제 처리 모기장, 결핵약 등의 중재술을 시험하기는 비교적 쉬웠다. 그러나 지역사회 기반 일차보건의료체계, 안전한 식수나 위생 시설의 이익을 평가하는 시험을 계획하기는 매우 어려웠다. 따라서 정량화할 수 있는 결과를 강조하는 추세는 기술 보급과 활용에 중심을 둔 접근을 우대했으며, 결국 세계보건이 빠르게 상품화·의료화하는 데 기여했다.

이 장의 나머지 부분은 이런 경향의 초기 역사를 돌아보면서 21세기로 넘어가는 시기에 이런 경향이 어떻게 세계보건을 형성했고 타인의 삶에 개입하는 보건 중재술이 형성 및 활용되는 방식을 바꾸었는지 살펴본다.

에이즈 유행과 세계보건 재정 증가

에이즈의 출현이 세계보건은 물론 세계 많은 지역의 경제 성장과 정치적 안정도 위협했다는 점은 의심할 여지가 없다. 또한 에이즈는 세계보건에 투입되는 재정을 급격히 늘렸다.[7] 에이즈에 제대로 대응하기까지는 시간이 걸렸다. 양자 기구와 다국적 기구들이 에이즈 지원을 최우선순위에 놓기까지 전 세계 지역 활동가 단체들은 전례 없이 노력했다. 또한 과거의 질병 위협과 달리, 환자들의 관심과 행동은 세계적인 HIV/AIDS 대응에 큰 영향을 미쳤다.

유럽과 미국 밖에서 발생하는 에이즈 문제에 대해 세계보건 지도자들은 바로 관심을 갖지 않았다. 많은 개발도상국, 특히 아프리카는 역학 역량과 필수 보건의료 서비스가 제대로 갖춰지지 않아 에이즈 유행이 오래도록 발견되지 않은 채 지역사회에 스며들었다. 중앙 아프리카의 첫 번째 에이즈 환자가 아프리카가 아닌 벨기에의 검사소에서 확진

됐다는 점은 그리 놀랍지 않다. 또한 각국 정부가 에이즈는 문제가 아니라고 주장했기 때문에 지역사회는 빠르게 늘어나는 환자에 충분히 대처할 수 없었다. 아프리카는 더욱 그랬다. 초기에 과학계와 언론이 에이즈는 아프리카에서 시작되었다고 주장하자, 아프리카 지도자들은 서방이 아프리카를 희생양으로 삼으려 한다고 반발했다. 일부는 에이즈가 전적으로 유럽과 미국 동성애자들에게 발생하는 문제라고 주장했다. 그들의 논리에 따르면 아프리카에는 동성애가 없으니 에이즈도 없었다. 즉, 에이즈에 대한 오해가 비극이었다.[8]

그러나 1980년대 중반 우간다와 시에라리온 등 몇몇 아프리카 국가는 에이즈 통제를 위해 WHO에 지원을 요청했다. 초기에 WHO는 요청을 묵살했다. 사무총장이었던 말러는 HIV/AIDS 통제를 위해 자원을 동원한다면 WHO의 일차보건의료체계 구축 노력에 방해가 된다고 생각했다. 또한 말러는 말라리아 같은 질병에 비해 에이즈가 그리 중요하지 않다고 주장했다.[9] 그러나 아프리카 및 다른 지역 개발도상국의 이성애자에게까지 빠르게 확산하자, 1986년 WHO는 에이즈 특별 프로젝트를 설립했다. 이 프로젝트는 이후 세계에이즈프로그램Global Programme on AIDS, GPA이 된다.

세계에이즈프로그램의 초대 국장은 조너선 맨Jonathan Mann이었다. 맨은 콩코 킨샤사에서 HIV 유병률에 관해 많은 초기 연구를 수행한 SIDA프로젝트*에서 일했다. 보건과 인권을 열성적으로 옹호했던 보

* SIDA(AIDS의 프랑스어 syndrome d'immunodéficience acquise의 두문자어) 프로젝트는 1984년부터 1991년까지 중앙 아프리카 지역 콩고에서 미국, 벨기에, 콩고 과학자들이 수행한 에이즈 연구 활동이다.

건운동가 맨은 외부 재원을 유치하는 데 성공해 세계에이즈프로그램의 기금을 1987년 3천만 달러에서 1990년에는 9천만 달러로 늘렸다. 결국 세계에이즈프로그램은 WHO 역사상 가장 큰 규모의 단일 사업이 되었다. 맨은 안전한 혈액 공급, 에이즈 환자 관리 및 HIV 양성자 상담을 위한 의료진 교육, 안전한 성생활을 위한 대중 교육, 에이즈 환자 차별 방지를 위한 에이즈 프로그램의 설립을 위해 155개국과 협정을 맺었다. 그러나 세계에이즈프로그램의 협소한 목표와 WHO 내부 문제 때문에 사하라 이남 아프리카 지역에서 HIV 확산 속도가 줄지는 않았다.

1990년이 되자 일부 WHO 직원은 에이즈 사업이 너무 커져 꼬리가 몸통을 흔드는 격이라고 느꼈다. 세계에이즈프로그램의 예산 규모는 WHO가 직면한 더 큰 문제를 상징했다. WHO는 돈이 부족했다. WHO 가 받는 재정 지원은 일반 기금이 아닌 특정 사업에 점점 많이 사용되었다.[10] 1990년대 초에는 특별 기금이 일반 예산보다 2,100만 달러 많았다.[11] 특별 기금 때문에 WHO 사무총장과 집행이사회는 자체 사업을 개발하거나 세계보건에서 WHO의 리더십을 유지하기 힘들었다.

1988년에 말러에 이어 사무총장이 된 나카지마 히로시가 이런 상황에 분개한 것도 그리 놀랍지 않다. 나카지마는 WHO 예산이 에이즈 분야에 너무 많이 쓰이며, 말라리아, 결핵, 설사 등의 보건 문제는 예산을 충분히 지원받지 못한다고 느꼈다. 세계에이즈프로그램은 외부에서 예산을 조달했기 때문에 나카지마가 통제할 수 있는 부분은 제한적이었다. 대신 그는 WHO 내에서 맨의 독립적인 결정을 제한하고, 세계에이즈프로그램 기금을 다른 사업에 전용하려고 했다. 또한 WHO 지역사무소로 인력과 자원을 옮겨 세계에이즈프로그램을 분산하려고 했다. 맨은 프로그램이 분산되면 계속 변하는 에이즈 유행에 신속하고 단호하게 대응할 수 없다고 믿었기 때문에 이 조치에 반대했다.[12] 결국 WHO 조직 내에서 일하기 어려워진 맨은 1990년 3월 세계에이즈프로그램 국장직을 사임했다.

아프리카에서 발생한 에이즈에 대해 이해가 부족한 것도 진전이 거의 없었던 이유다. 에이즈 유행 초기에 선진국 에이즈 연구자들은 아프리카 이성애자들에게 에이즈가 유행하는 것은 아프리카인의 행동 때문이라고 보았다. 매춘부와 트럭 운전사 간에 발생한 HIV감염을 조사한 연구들은 여러 파트너와 성관계를 갖는 아프리카인의 행동이 문제라고 지적했다. 그렇다면 유행을 통제하는 가장 좋은 방법은 성교육과 콘돔 배포였다. 초기 에이즈 연구는 아프리카의 성 행태와 문화적 관행에 집중한 탓에 에이즈 유행에 기여하는 광범위한 사회경제적 조건을 검토하지 못했다. HIV 확산을 막기 위한 행동 전략을 개발하기 위해 초빙된 인류학자들도 이런 접근법이나 아프리카인에 대한 성 고정관념sexual stereotype 강화에 어느 정도 책임이 있다.[13] 그러나 행동교육 사업은 특히 여성과 어린이가 취약해지는 구조적 조건을 해결하지 못했기 때문에 아프리카에서 성공하지 못했다.[14] 우간다의 "방목 금지"* 같은 캠페인은 여러 사람과 성관계할 때 발생하는 위험에 대한 인식을 높였지만, 성 행태의 근본적인 결정요인은 해결하지 못했다.

* 방목 금지 에이즈 캠페인(zero grazing). 가축이 축사에 있듯이 남성도 가정에만 충실할 것을 제안하는 캠페인. 우간다의 우세베니 대통령 정부에서 대대적으로 홍보했다.

이런 면에서 세계에이즈프로그램이 유행에 대응한 방식은 초기 가족계획에서 왜 여성이 여러 자녀를 갖고 싶어하는지 고민하지 않고, 단지 산아제한 기술을 보급해 생식력을 줄이려 했던 것과 비슷했다. 가족계획처럼 사하라 이남 아프리카에서 시행된 초기 AIDS 캠페인은 성 행태를 거의 바꾸지 못했다.

그러나 1980년대 후반부터 개인과 집단이 사회적으로 에이즈 감염에 취약해질 때 빈곤, 경제적 착취, 젠더 권력, 성적 억압, 인종주의가 차지하는 역할을 분석한 연구들이 발표되었다.[15] 브룩 쇼프Brooke Schoepf는 성적 억압과 취약성 문제를 탐색하고, 이를 1980년대 아프리카에서 심화된 경제 위기와 연결한 최초의 인류학자 중 하나다. 쇼프는 농촌에서 경제적 기회가 줄어든 탓에 여성이 킨샤사 같은 도시에 나가 일자리를 구할 수밖에 없는 상황을 강조했다. 도시에서 여성은 교육을 받거나, 상업 허가를 받거나, 거주할 집을 얻기 위해 경제적 발판을 마련해야 했고, 이를 위해 매춘을 할 수밖에 없었다. 이 과정에서 HIV 감염 위험에 노출된다.

또한 쇼프는 여성이 남편을 포함해 남성과 안전한 성관계에 대해 협상할 때 겪는 어려움도 조사했다. 남성들은 성적 쾌락을 방해하기 때문에, 정액이 아내의 생식력과 태아의 건강에 좋다고 믿기 때문에, 또는 아이를 가질 목적으로 콘돔을 기피했다. 하지만 쇼프는 금세 이런 문화적 신념이 문제의 원인이 아님을 깨달았다. 남성과 관련해 여성이 직면한 문제는 의존성이었다. 기혼 여성은 배우자 중 한쪽이 HIV 양성임을 알아도 성관계를 갖지 않으면 이혼당할 것을 두려워했다. 심각한 경제 위기 속에서 이혼은 여성의 생존을 위협했다. 쇼프에 따르면 교육받고 경제적 기회를 얻은 여성은 역량이 커져서 성생활을 더 잘 통제하고 HIV에 감염될 확률도 낮았다.[16]

1990년대 초반에 AIDS는 빈곤의 질병이 되었다. 약 97%의 환자가 저소득 국가에서 발생했으며, 사하라 이남 아프리카가 가장 큰 비중을 차지했다. 에이즈와 빈곤은 복잡하게 연결되어 있어 교육과 홍보만으로는 효과가 부족했다. 에이즈 관련 단체 사람들은 에이즈가 보건학적 개입만으로 해결할 수 없는 다층적 문제라고 인식하게 되었다. 그러나 WHO의 세계에이즈프로그램은 여전히 행동 변화와 콘돔 사용에만 집중했다.

1989년 공여 단체들은 세계에이즈프로그램의 성과에 대한 검토를 요청했다. 보고서는 1992년에 발표되었다. 보고서는 프로그램이 세계적으로 AIDS 문제에 대한 인식을 높이고 예방 프로그램을 개발하는 등 크게 기여했다고 칭찬했다. 그러나 서로 다른 유엔 기관의 활동을 효율적으로 조정하지 못했다고 비판하면서, 이들 기관이 체계적으로 정보를 공유하지 않았으며 에이즈 정책 및 프로그램 개발도 조정하지 못했다고 지적했다. 여러 기관이 중복된 사업을 추진하고, 같은 분야에서 경쟁하는 것 또한 에이즈 대응을 약화시킬 수 있었다. 보고서는 일부 UN기관이 세계에이즈프로그램 및 다른 기관에서 개발한 사업과 활동을 똑같이 따라했다고 밝혔다. 에이즈의 통제를 위해 다양한 유엔 전문 기구 간에 통합적, 다부문적 접근법을 만들 필요성이 제기되어, UNAIDS로 알려진 새로운 유엔 합동 HIV/AIDS프로그램의 설립이 결정되었다. 프로젝트SIDA에서 맨과 함께 일했던 벨기에 출신 에이즈 연구자 피터 피오Peter Piot가 초대 총재로 임명되었다. UNAIDS는

1995년 12월 공식 출범했다.[17]

세계에이즈프로그램과 달리 UNAIDS는 국가 에이즈 사업에 직접 재정 지원을 하지 않고, 다른 기관에서 들어오는 재원을 조정하는 역할을 맡았다. 한편 UNAIDS 때문에 세계에이즈프로그램에 유입되는 재정 지원은 빠르게 고갈되었다. AIDS 기금에 빈틈이 생기자 세계에이즈프로그램의 지원을 받았던 회원국의 에이즈 사업은 예산이 부족해졌다. 바로 이때 세계은행이 에이즈 사업을 적극적으로 지원하기 시작했다.

세계은행, 등장하다

WHO처럼 세계은행도 에이즈와의 전쟁에 늦게 참전했다. 1970년대에 세계은행 총재였던 로버트 맥나마라가 서아프리카를 방문해 회선사상충증이 서아프리카 지역 농업 개발에 걸림돌이 된다고 확신하기 전까지 보건 사업 지원은 세계은행의 우선순위가 아니었다.[18] 하지만 맥나마라의 서아프리카 방문 후 회선사상충증 캠페인 지원을 결정했다. 그럼에도 세계은행 경제학자들은 건강 개선이 직접 경제적 이익으로 돌아온다는 주장을 완전히 믿지 않았다. 보건중재로 인해 인구가 증가하면 장기적인 개발이 저해된다고 생각한 것이다(9장). 1986년 세계은행은 미시간 대학의 경제학자 로빈 발로우Robin Barlow와 리사 그로바Lisa M. Grobar의 보고서를 발표했다. 말라리아 관리 사업이 스리랑카의 경제 성장에 미친 영향을 조사한 그 보고서는 말라리아 관리 사업을 경제학적으로 정당화할 수 있는지 의문을 제기했다. "말라리아 관리 사업이 인구학적 측면에서 강력한 효과가 있다고 볼 때, 말라리아가 통제되면 인구가 증가하고 이는 생산 증가를 뛰어넘어 경제 위기로 이어질 가능성이 매우 높다."[19] 세계은행은 1960년대부터 통제되지 않은 인구 증가로 인한 부정적 영향을 우려했기 때문에 가족계획사업에 막대한 투자를 했다.

그럼에도 1993년 세계은행은 세계 경제 성장 촉진과 빈곤 감소를 위한 더 큰 임무의 하나로 보건 사업도 새롭게 지원한다고 발표했다. 1993년 발간된 세계개발보고서 〈건강에 대한 투자Investing in Health〉는 세계은행의 새로운 접근을 설명하면서 이렇게 주장했다. "모든 사람이 경험을 통해 알듯 건강은 행복의 중요한 요소이며, 건강에 대한 투자는 순수한 경제적 관점에서도 정당화될 수 있다."[20] 세계개발보고서는 보건 투자가 경제적 혜택으로 돌아온 스리랑카의 경험을 인용했다. 1993년에 세계은행 경제학자들은 왜 생각을 바꾸었을까?

세계은행이 건강을 경제학적 변수로 인식한 데는 하버드 대학 출신 경제학자 크리스토퍼 머레이Christopher Murray의 역할이 크다. 머레이와 동료들은 "질병 부담burden of disease"을 측정하는 새로운 척도로 장애보정생존년disability adjusted life years, DALYs을 개발했다. DALYs는 질병이나 다른 원인 때문에 발생한 신체 및 정신적 장애로 인한 손실을 의미한다. 하지만 애초에 DALYs는 질병 발생에 따른 경제적 비용을 측정하는 지표가 아니었다. DALYs를 계산할 때는 연령 가중치를 부여하는데, 이는 개개인이 서로 다른 생애 주기에 있을 때 건강 장애의 사회적 가치를 차별적으로 적용하는 것이다. 즉, 가장 생산적인 연령일 때 가장 높은 가치를 부여한다. 이를 통해 DALYs는 건강에 대한 계량경제학적 관점과 암묵적으로 연결되었으며, 세계은행 경제학자들은 이런 논리를 이해할 수 있었다.

DALYs의 또다른 장점은 개발을 위해 한정된 예산을 분배할 때 경제학적으로 신뢰할 수 있는 척도를 제공한다는 것이었다. DALYs를 가장 많이 감소시키는 건강 문제나 장애, DALYs를 최대로 지킬 수 있는 보건 중재술이 높은 우선순위를 받았다. 하지만 현실에서 DALYs는 이런 식으로 거의 사용되지 않았다. 건강 우선순위는 대개 정치적인 이유로 결정되었다. 더욱이 건강에 대한 계량경제학적 관점은 장애 예방으로 얻은 이익을 예방 활동에 투입된 비용과 비교해야 한다고 보았다. 세계은행의 사고방식에서 비용 효율성은 가장 중요한 요소였다. DALYs는 비용 효율성을 제시할 수 없지만, 세계은행 경제학자들은 DALYs를 활용해 보건 사업 지원 확대를 측정하고 정당화했다. 당연히 손실 혹은 예방된 장애보정생존년 계산치는 〈건강에 대한 투자〉 보고서 전체에 걸쳐 등장한다.[21]

〈건강에 대한 투자〉는 세계보건 재정 지원의 역사에서 기념비적인 보고서로 자세히 살펴볼 필요가 있다. 광범위한 보건 전략을 지지하는 입장과 의료 서비스 전달에 비용 효율적으로 접근하려는 입장 사이에 균형을 맞추려고 한 점에 특히 주목해야 한다. 이런 식으로 보고서는 20세기 초부터 국제보건이 오갔던 양극단을 보여주었다. 한편 건강의 사회적 결정요인에 동의했으며, 세계보건을 개선하는 주요 전략으로 빈곤 감소와 교육 강화 사업에 폭넓게 투자할 것을 촉구했다. 예방접종 같은 공중보건 서비스 투자도 지지했다. 마지막으로 3차 의료에 들어가는 보건의료 자원을 1차 의료로 재분배할 것을 요구했다.

한편 보고서는 저소득 및 중소득 국가의 보건의료 재정 및 서비스 전달 체계를 비판했다. 본인부담금 같은 방식으로 보건의료 재정에 대한 개인의 책임을 늘리고 NGO와 민간 부문 의존도를 높여서 보건의료체계를 민영화해야 한다고 주장했다. 또한 보건의료 서비스 제공에 경쟁을 도입할 것을 촉구했다. 보고서는 정부가 시민의 건강 필요에 효과적으로 대응할 수 없으며, 그렇게 해서도 안 된다고 주장했다. 세계은행이 민영화와 본인부담금을 옹호한 것은 새로운 이야기가 아니었다. 그것은 1980년대 부채 위기 이후 채무국에게 새로운 차관의 대가로 요구했던 긴급 대책의 일부였다(13장).

또한 세계은행 보고서는 보건의료 투자가 소위 "필수 의료 서비스" 제공에 집중해야 한다고 주장했다. 이는 특정 보건 문제를 위한 사업 패키지를 의미한 것으로, 알마아타 일차보건의료 총회에서 제안된 포괄적 보건 서비스와 배치되었다. 보고서가 제시한 저소득, 중소득 국가를 위한 사업 패키지에는 다음 서비스가 포함된다.

① 결핵 단기 화학요법

② 어린이 질병 관리

③ 산전 및 분만 관리

④ 가족계획

⑤ 성매개 감염병 치료

⑥ 통증, 감염, 경미한 외상 치료 등의 한정된 의료 서비스.[22]

필수 의료 서비스를 중심으로 한 접근은 1984년 벨라지오 회의 이후 세계은행이 지원했던 선택적 일차보건의료의 변형이었다. 1993년 보고서의 사업 패키지에서 에이즈를 직접 언급하지 않은 것은 주목할 만하다. 이는 곧 바뀌게 된다.

전반적으로 〈건강에 대한 투자〉 보고서는 건강의 사회적 결정요인을 인정했지만, 비정부기구 및 비정부 활동가들을 통해 선택적, 비용 효율적으로 보건 분야에 접근하겠다는 선언이었다. 세계보건에 재정 지원을 늘리겠다고 했지만, 이는 계량경제학적, 신자유주의적 접근을 반영한 방식이었다. 보건 투자 계획을 제시하면서 세계은행은 보건·영양·인구Health, Nutrition and Population, HNP 사업에 대출, 보조금, 신용 제공을 늘렸다. 1970년에 세계은행의 보건·영양·인구 관련 대출은 단 한 건뿐이었지만, 1997년에는 진행 중인 사업 154개, 완료된 사업 94개로 늘어났다. 세계은행의 투자 중 보건·영양·인구 사업이 차지하는 비율은 1987년 1%에서 1997년에는 24%(총액 50억 달러)로 증가했다.[23] 21세기 초 세계은행은 세계보건 사업에 가장 재정 지원을 많이 하는 기관이 되었다. 이에 따라 보건 사업 담당 직원의 숫자도 늘었다. 그러나 세계은행 관료들은 국가 보건 정책에 대해 조언하거나 새로운 세계보건 계획 개발에 필요한 전문 지식이 부족하다는 점을 인정했다. 따라서 WHO와 유니세프, 이후에는 UNAIDS 등 다른 기구들과 협력했다.

그러나 보건에 대한 세계은행의 접근 방식이 협력 기구들의 비전, 목표와 항상 일치하지는 않았기 때문에 어쩔 수 없이 긴장이 조성되었다. 특히 WHO와의 관계가 그랬다. 세계은행 관료들은 WHO가 보건 사업을 효과적으로 관리하지 못한다고 비판했다. 회원국 사이의 정치적 경쟁에 끌려 다니고, 지도부 선출 과정의 정치적 특성 때문에 부패했다고 여겼다. 조직 자체가 개별 회원국 대표단으로 구성되었기 때문에 WHO의 사업은 각국 정부를 통할 수밖에 없었지만, 세계은행은 이런 방식이 비효율적이라고 보았다. 세계은행과 WHO 사이의 긴장은 1990년대 초 새로운 어린이 백신 계획Children's Vaccine Initiative을 개발할 때 분명히 드러났다. 어린이 백신 계획의 목표는 시간이 지나면서 변경되었지만, 주요 목표는 흔한 어린이 질환을 모두 예방할 수 있는 효과적인 백신을 개발 및 보급하는 것이었다. 궁극적 목표는 일회 접종으로 충분한 다가 백신multivalent vaccine이었다. 어린이 백신 계획은 여러 국제기구, 민간 부문과 산업계의 협력을 통해 지원받았지만, 기관끼리 주도권 경쟁을 벌이고 미국과 유럽 사이에 긴장이 발생해 어려움을 겪었다. 긴장의 중심에는 WHO의 주도권에 대한 세계은행의 불신이 있었다. 결국 세계은행은 WHO의 어린이 백신 계획 통제권을 빼앗으려고 했다.[24]

전반적으로 세계은행은 지원 사업이 자신들의 비전에 부합할 것을 고집했다. 이에 따라 2005년까지 전 세계 말라리아 발병률을 50% 포인트 낮추기 위해 1998년에 설립된 롤백말라리아 파트너십(Roll Back Malaria Partnership, 이하 롤백말라리아)을 다른 다국적 기구 및 양자 기구들과 함께 지원했다. 말라리아의 질병 부담을 줄이기 위한 롤백말라리아의 세계 전략은 살충제 처리 모기장 사용, 어린이 발열 환자의 신속하고 효과적인 치료, 임신 중 말라리아 감염 예방, 말라리아 유행에 대한 신속한 대응 등에 중점을 두었다. 세계은행은 롤백말라리아의 세계 전략 실행 계획을 수립한 국가에 신용을 제공하고 대출해주었다. 또한 말라리아 퇴치사업에 지출을 늘리도록 재무장관들을 설득하고, 직접 협력했다. 그러나 롤백말라리아 초기에 세계은행은 가장 중요한 전략인 살충제 처리 모기장을 주민들에게 무료로 배포하지 않고 판매할 것을 고집했다. 세계은행 입장에서 살충제 처리 모기장의 보급은 아주 이상적인 신자유주의적 보건 중재술이었다. 말라리아 위험에 처한 사람에게 판매할 수 있고, 국가가 아니라 개인이 보건의료 비용을 책임지는 상품을 상징했던 것이다. 또한 세계은행은 채무국이 새로운 형태의 책임을 지도록 압박했다.[25] 마지막으로 세계은행 대출 부서는 지원 국가가 정부 지출을 제한하도록 했다. 세계은행이 추진한 구조 조정 사업의 일부였지만, 일부 아프리카 국가에게 이는 공여 기관이 보건의료인 고용 예산을 지원하고 싶어도 정부가 고용할 수 없음을 의미했다.[26] 이런 제한 때문에 우간다 재무장관은 2003년 우간다 에이즈 사업을 지원하기 위한 글로벌 펀드 기금 3,600만 달러를 거절할 수밖에 없었다. 세계은행 및 국제통화기금IMF과 맺은 구조 조정 협정 중 정부 지출 제한 조항을 위반하지 않기 위해서였다.[27]

세계은행이 제시한 대출 조건은 1990년대부터 세계보건 재정의 특징이 되었다. 세계보건 사업에 수억 달러를 지원하는 새로운 재원은 점점 더 선택적 공중보건 전략을 권장하는 조건을 요구했다. 각국 정부보다 NGO의 역할을 선호했고, 민간 부문의 역할을 늘렸으며, 새로운 형태의 책임성 또는 근거 기반 공중보건을 요구했다.

세계은행 보건 기금의 상당 부분은 장애보정생존년 측면에서 손실의 주요 원인이었던 에이즈의 예방과 치료에 사용되었다. 1986년에서

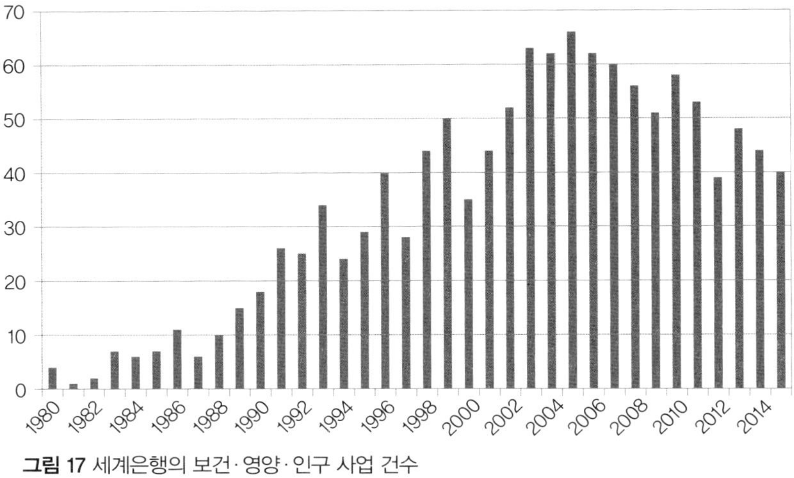

그림 17 세계은행의 보건·영양·인구 사업 건수

출처: 세계은행, "세계은행 보건 · 영양 · 인구 대출", 보건 · 영양 · 인구 데이터 및 통계 http://datatopics.worldbank.org/hnp/worldbanklending/.

1997년까지 세계은행은 전 세계의 독립적인 사업과 국가 에이즈 사업의 지원을 위해 5억 달러에 이르는 대출과 신용을 약정했다. 2000년에는 아프리카 다국가 에이즈 사업Multicountry AIDS Program in Africa, Africa MAP을 출범하면서 10억 달러를 제공했다.[28] 이 자금은 국가 기반 에이즈 전략을 지원하기 위해 대출과 신용으로 제공되었다. 하지만 NGO들과 협력하겠다는 세계은행의 약속에 따라 Africa MAP는 이 기금을 NGO 및 지역사회 기반 조직을 통해서만 사용하도록 규정했다. 2013년까지 세계은행은 사하라 이남 아프리카에서 6만5천 개의 시민 사회 단체에 자금을 지원했다고 주장했다.[29] 또한 세계은행의 대출 정책에 따라 Africa MAP는 사업 성과 모니터링과 평가 및 재정과 실행 절차의 간소화를 강조했다.

2013년까지 세계은행은 HIV/AIDS 관련 활동에 46억 달러를 지원했다. 가능한 경우에는 UNAIDS와의 협력 차원에서 자금을 통합했다. 머지않아 세계은행은 에이즈 사업에 열성적으로 재정을 지원하고, 치료법 중심의 대응이 에이즈와 다른 감염병 유행 시 보여준 희망과 도전에 고취된 새로운 조직들과도 협력한다. 빌앤멜린다 게이츠 재단, 미국 대통령 에이즈 긴급구호계획, 에이즈·결핵·말라리아 퇴치를 위한 글로벌 펀드 같은 조직은 21세기 초 세계보건을 형성하는 데 중요한 역할을 했다.

15 글로벌 펀드, 에이즈 긴급구호계획, 그리고 세계보건의 변신

The Global Fund, PEPFAR, and the Transformation of Global Health

1990년대에는 에이즈 유행 때문에 세계보건 재원이 늘었지만, 기금 규모가 상상하기 어려운 수준으로 커진 것은 에이즈의 경과를 바꾸는 항레트로바이러스제antiretroviral drug, ARV가 개발된 덕이었다. 신약이 개발되자 세계보건에 투자할 필요가 커졌으며, 새로운 재정 지원 체계가 탄생했다. 특히 에이즈·결핵·말라리아 퇴치를 위한 글로벌 펀드(이하 글로벌 펀드)와 미국 대통령 에이즈 긴급구호계획이 중요하다. 이 기관들은 전 세계 주요 질병과 싸우는 데 수십억 달러를 제공했다. 그 자금 지원 조건은 세계보건의 새로운 환경을 형성했다.

1995년 미국 식품의약국US Food and Drug Administration, FDA은 항레트로바이러스제 중 단백질분해효소 억제제protease inhibitor에 속하는 첫 번째 신약으로 사퀴나비르saquinavir를 에이즈 치료 목적에 승인했다. 1996년에는 다른 유형의 항레트로바이러스제인 비뉴클레오시드 역전사효소 억제제non-nucleoside reverse transcriptase inhibitor 중 첫 번째로 네

비라프린neviraprine이 승인되었다. 1996년 말 캐나다 밴쿠버에서 열린 국제 에이즈 회의에서 연구자들은 두 종류 이상의 항레트로바이러스제 세 가지를 조합한 화학 요법을 시행한 결과 에이즈 바이러스를 억제하고 환자의 면역계를 회복시킬 수 있었다고 발표했다.[1]

고활성 항레트로바이러스 요법Highly Active Antiretroviral Therapy, HAART으로 알려진 이 약물 요법은 에이즈 치료를 완전히 바꾸었다. HAART는 잠재적인 특효약으로 세계보건 위기에 대한 기술적 해결책이었다. 유일한 문제는 비용이 환자당 연간 1만~1만 5천 달러가 들어 세계 대부분의 지역에서 널리 사용할 수 없다는 것이었다. 에이즈 약물 요법의 비용 때문에 의학 기술의 지역적 불평등이 빠르게 악화되었다. 약을 구매할 수 있는 부유한 국가 사람, 보험으로 약값을 지원받는 사람, 가난한 나라의 상류층에게 에이즈는 관리 가능한 만성 질환이 되었다. 미국에서는 HAART 치료가 진행을 늦추는 정도의 효과에 그치는 1차 치료제 아지도티미딘(azidothymidine, 상품명 Zidovudine)을 대체했다. 이후 미국의 에이즈 사망률은 1996~1997년에 46%, 1997~1998년에는 다시 18%가 줄었다. 그러나 아프리카와 카리브해 지역에서 에이즈 사망률은 계속 상승했다.[2]

이런 지역간 격차 때문에 세계 어디서든 HAART 치료를 받을 수 있어야 한다고 주장하는 국제 에이즈 활동가들과 HAART가 비용 효과적이지 않으며 아프리카의 에이즈 사업은 계속 예방에 집중해야 한다고 반박하는 공중보건 및 개발 관료들 사이에 싸움이 시작되었다.[3] 아프리카에 HAART 제공을 반대한 측은 보건의료 기반 시설이 부족하고 시간에 맞춰 여러 약물을 투약해야 하는 복잡한 요법을 아프리카인들이 실행할 수 없다고 지적했다. 국제개발처장 앤드류 나티오스 Andrew Natios는 미 하원에서 이렇게 증언했다. "지금 당장 항레트로바이러스제가 있다고 해도 바로 보급할 수 없습니다. 의사도, 도로도, 저온 유통 체계도 없기 때문에 치료 사업을 시작할 수 없습니다. 제 말이 너무 지엽적이라고 느낄 수 있겠지만, 아프리카 시골 지역을 가본 분은 알 겁니다. 비난이 아니고, 아프리카는 그냥 다른 세계입니다. 그 지역 사람들은 손목시계와 괘종시계의 차이도 모릅니다. 서양식 시간체계를 사용하지도 않습니다."[4]

아프리카인은 시계도 볼 줄 모르기 때문에 에이즈 치료제를 사용할 수 없다는 생각은 서구 사회가 아프리카의 에이즈 문제를 바라본 관점이자, 1990년대 국제 에이즈 정책을 형성한 문화적 고정관념 중 하나일 뿐이다. 아프리카인이 시간에 맞춰 투약할 수 없다고 주장한 사람들은 아프리카에 항레트로바이러스제를 도입하면 "무정부적인 상황에서 치료하는 것"으로, 약물 내성이 생겨 세계 모든 지역에서 약물 효과가 떨어질 것이라고 걱정했다. 아이티에서 파트너스인헬스 소속으로 일했던 폴 파머와 동료들은 빈곤국(아이티)에서 항레트로바이러스제를 사용해 효과적으로 에이즈 환자들을 치료함으로써 "그런 뻔뻔한 주장"이 거짓임을 입증했다. 국경없는의사회도 남아프리카 케이프타운 외곽 칼리차의 흑인 거주 구역에서 항레트로바이러스제로 환자들을 치료해 비슷한 성공을 거두었다.

그러나 가난한 사람들은 항레트로바이러스제의 가격 때문에 여전히 치료받기 어려웠다. 해결책은 항레트로바이러스제 가격을 낮추려고 노력한 남반구 개발도상국에서 나왔다. 1990년대 중반 인도와 브라질의 공공 연구소들이 민간 제약회사와 협력해 복제약을 생산하기 시작하자 약값이 70% 떨어졌다. 다른 나라들도 뒤를 따랐다. 1997년 남아프리카공화국 의회는 의약품 및 관련 물질 관리법을 개정해 국가 의료 비상 사태 시에는 특허권자의 허가 없이도 특허 의약품의 복제약을 생산하고 병행 수입하도록 허용했다.

법안은 통과되자마자 지식재산권과 충돌했다. 지식재산권은 1995년에 설립된 세계무역기구World Trade Organization, WTO가 무역을 규제하고 무역 장벽과 관세를 없애 "모두에게 이익이 되는 개방 무역"을 실현하기 위해 시행하는 제도다. 비판자들은 WTO가 원자재 생산 개발도상국을 희생해 선진국의 경제적 이익을 꾀한다고 주장했다. WTO는 주로 선진국이 보유한 엔터테인먼트, 제약업, 소프트웨어 기업의 지식재산권을 방어하는 데 활용되었다. 지식재산권 때문에 인도, 브라질, 남아프리카, 태국, 중국의 기업들은 의약품이 절실히 필요한 개발도상국을 위해 저렴한 의약품을 생산하고 판매할 수 없었다.[5]

선진국 제약회사들은 격렬하게 항의했다. 또한 남아프리카공화국 정부가 지식재산권을 침해했다고 공동 소송을 제기했다. 미국 정부는 경제 제재를 시행하겠다고 위협하면서 소송을 지지했다. 2000년 남아프리카공화국 더반에서 열린 국제 에이즈 회의에서 치료 행동 캠페인Treatment Action Campaign 등 에이즈 활동가들은 미국, 유럽, 제약회사, WTO가 생명을 구하는 에이즈 치료제를 저렴하게 생산하고 세계적으로 사용하도록 행동하지 않는다고 거세게 항의했다. 얼마 후 활동가들과 미 의회 흑인의원총회Congressional Black Caucus의 압력을 받은 클린턴 행정부는 입장을 번복해 남아프리카공화국의 의약품 및 관련 물질 관리 개정법을 지지한다고 발표했다. 소송은 2001년 4월 기각되었고, WTO 역시 이 법에 의해 시행된 긴급 조치는 무역 관련 지식재산권 협정Trade-Related Aspects of Intellectual-Property Rights, TRIPS에 저촉되지 않는다고 확인했다. 항레트로바이러스제 치료 비용은 1990년대 중반 연간 10,000~15,000달러에서 2002년에 300달러, 2007년에는 87달러로 급격히 감소했다.[6]

한편 에이즈가 인간 면역결핍 바이러스Human Immunodeficiency Virus, HIV 때문이 아니라 가난과 아파르트헤이트 때문에 발생한다고 믿는 타보 음베키Thabo Mbeki 대통령의 영향으로 남아프리카공화국 보건부는 에이즈 치료제 보급 사업에 대한 정부 지원을 계속 반대했다. 항레트로바이러스제가 필요한 사람은 민간 의료기관에서 구하거나 임상시험에 등록해야 했다. 음베키 대통령이 에이즈와 관련해 역사와 아파르트헤이트를 언급한 것이 전혀 의미가 없지는 않다. 이런 관점은 에이즈 유행을 유발한 취약성과 공통 요인들을 형성한 정치 경제적 조건을 강조했다. 그러나 HIV가 에이즈의 직접적 원인임을 인정하지 않았기 때문에, 많은 에이즈 활동가가 음베키 대통령의 조치에 반대했다. 에이즈 발생과 관련된 광범위한 구조적 조건을 언급하는 사람은 누구든 "에이즈 부정주의자"라고 비난받았다. 당시 항레트로바이러스제 접근권을 중심으로 생명에 관한 논쟁이 벌어졌음을 생각할 때, 이런 반응은 이해할 만했다. 그럼에도 이런 반응은 에이즈 유행에 기여하는 비의학적 요인은 무시하고 생의학적 해결책만 강조했다.

약값이 떨어지면서 수백만 명에 달하는 아프리카 및 다른 빈곤 지역 에이즈 환자들이 치료받을 수 있을 가능성이 높아졌다. 그러나 21세기 들어 약값이 인하되었다고 해도 집단 치료 프로그램에 들어가는 비용은 여전히 엄청났다. 선진국과 개발도상국 에이즈 활동가, 학자, 정치가들은 복제약 생산과 홍보를 막으려는 제약업계에 맞서 싸우면서, 항레트로바이러스의 보편적 사용을 위한 기금을 제공하라고 공여국 정부와 국제기구를 압박했다. 1997년 G8 국가(프랑스, 미국, 영국, 러시아, 독일, 일본, 이탈리아, 캐나다) 정상은 미국 덴버에서 만나 에이즈 대응을 강화하도록 기금 제공을 약속했다. G8 정상은 2000년 일본 오키나와에서 회의를 갖고 기금 사용 범위를 넓혀 결핵과 말라리아를 포함시켰다. 2001년 1월 경제학자 제프리 삭스Jeffrey Sachs는 아미르 아트란Amir Attran과 함께 전 세계적으로 HIV/AIDS 통제에 필요한 금액을 계산한 결과, 매년 75억 달러가 필요하다고 발표했다. 하지만 1990~1998년에 전 세계적으로 에이즈 유행을 막기 위해 조달된 해외 개발 기금은 연간 1억 4,400만 달러를 넘은 적이 없었다.[7]

2001년 5월 초 유엔 사무총장 코피 아난은 유엔 본부에서 열린 특별회기 연설에서 당시 지출 수준에 70~100억 달러를 추가해 에이즈, 결핵, 말라리아 관리 기금을 설치하자고 촉구했다. 2002년 7월 이탈리아 제노바에서 개최된 연례 회의에서 G8 정상은 기금 설치를 승인했다. 마침내 2002년에 에이즈·결핵·말라리아 퇴치를 위한 글로벌 펀드(Global Fund to Fight AIDS, Tuberculosis and Malaria, 이하 글로벌 펀드)가 설치되었다.

세계보건 형성 과정에서 글로벌 펀드의 역할

초창기부터 글로벌 펀드는 완전히 다른 유형의 기금 체계로 만들어졌다.[8] 1990년대에 세계은행이 밀어붙였던 것처럼 글로벌 펀드는 재정 지원을 받은 정부와 기관에 책임을 요구함으로써 기존 자금 조달 방법의 한계를 극복하고자 했다. 게이츠 재단은 세계백신면역연합GAVI 사업에 수십억 달러를 투자하면서 성과 기반 재정 지원 모델을 개발했다. 즉, 기금을 받는 기관이 성과를 입증하면, 그 성과에 따라 후속 기금을 분할 지급tranche했다. 게이츠 재단은 이 모델을 적용하기 위해 개발 현장 불시 점검 같은 감사 체계를 시행했다. G8오키나와 회의에 참석한 대표들은 "개발에 투입한 자원을 책임있고 투명하게 관리해 자국민 복지 개선 노력을 보여준" 국가의 정부를 지원하기로 약속했다.

글로벌 펀드는 기금 사용 책임을 확실히 하고 간결한 성과 측정 방법을 바탕으로 대출을 제공해야 했다. 하지만 글로벌 펀드 설립 참여자 중 누구도 기존 유엔 기구를 통해 기금을 지원하면 기대한 만큼 효율성, 투명성, 책임성을 달성할 수 있다고 보지 않았던 것 같다.[9] 이런 우려 때문에 글로벌 펀드는 유엔 기구들과 분리된 독립 자금조달기관으로 설립되었다.

글로벌 펀드의 임무는 각국의 에이즈, 결핵, 말라리아 관리 사업에 필요한 의약품과 물품 조달 재원을 마련하는 것이었다. 에이즈, 결핵, 말라리아 관리 사업을 기획하거나 실행하는 것은 글로벌 펀드의 역할이 아니었다. 글로벌 펀드는 기금을 지원받는 사업에 대한 국가의 주인의식을 높이 평가했으며, 주인의식은 현지 정부의 참여 이상을 의미했다. 정부 기관, NGO, 시민사회단체 대표를 포함해 국가 내 이해 관계자의 연대가 발전해 질병 관리 사업을 설계, 조정하는 국가조정기전 country coordinating mechanism, CCM에 참여해야 한다고 주장했던 것이다. CCM을 권장한 것은 풀뿌리 조직을 참여시키려는 노력인 동시에 각국 정부에 대한 불신을 의미했다.

2002년 글로벌 펀드는 빠르고 추진력 있게 기금 사업을 출범했다. 자연재해에 대응하는 구호기관의 행동만큼 빨랐다. 실제로 글로벌 펀드를 운영한 사람들은 세계보건 위기에 대응한다고 생각했다. 기본 문서는 의결권 행사, 검토 절차, CCM 구성, 협력기관과의 관계 등 글로벌 펀드 관리 방식에 대해 매우 포괄적인 내용을 규정했다. 빨리 업무를 시작하려는 욕구가 조직의 발전 계획보다 앞섰기에 글로벌 펀드는 제네바 사무국이 조직과 인력을 갖추기 전부터 기금 제안서를 받기 시작했다.[10]

기금을 집행하려는 속도가 너무 빨라서 국가들이 제안서를 제출할 수 있는 시간은 약 한 달밖에 없었다. 그럼에도 지원 프로젝트 목록은 급속히 늘었다. 2002년 말까지 총 5억 6,700만 달러에 달하는 37개국의 제안서 56건을 승인한 뒤, 약정서에 서명하고 기금을 집행하기 시작했다. 1년 후, 글로벌 펀드는 121개국이 제출한 224개의 프로젝트를 승인했다. 총 21억 달러 규모였다. 2004년 말 127개국에서 295개 프로젝트가 진행되었으며 지원 금액은 31억 달러에 달했다. 집행 속도는 느려졌다가, 2004년부터 다시 급격히 빨라졌다. 2013년 6월까지 누적 지출액은 거의 1,350억 달러로 치솟았다. 이 지출 기금은 각국 정부가 자발적으로 지원한 돈이었다.

글로벌 펀드가 각국의 주인의식을 강조한 것은 원칙적으로 높은 평가를 받았지만, 다양한 이유로 문제가 나타났다. 첫째, 글로벌 펀드는 CCM이 모든 이해 관계자를 대표해야 한다고 했지만, 어떻게 구성되고 누가 포함되어야 하는지 명확히 정의하지 않았다. 둘째, 많은 경우 첫 번째 제안서 제출 기한이 너무 촉박해 조직이 급조된 탓에 제대로 운영되지 않았다. 국가 에이즈 위원회나 NGO처럼 과거부터 있었고 외부 자금을 지원받기도 했던 조직과 CCM의 관계는 불분명했으며, 불편한 경우도 있었다. 현지 관계자들은 CCM을 그저 글로벌 펀드가 강요하는 조건 정도로 보기도 했다.

글로벌 펀드는 처음에 CCM을 통하지 않고 NGO를 직접 지원했기 때문에 상황은 더욱 복잡했다. 현장에서는 혼란이 생겼고, CCM의 역할에 대해서도 의문을 가졌다. 글로벌 펀드가 처음 지원한 사업 중 하나는 남아프리카공화국 콰줄루-나탈 주의 혁신적인 에이즈 환자 지원 사업이었다. 남아프리카공화국 보건장관은 이 사업을 발표하기 직전에 이미 국가 에이즈 위원회가 CCM으로 지정되었고, 남아프리카공화국에서 에이즈 사업을 총괄해왔으므로 글로벌 펀드의 기금을 지원받아야 한다고 주장했다. 더 나아가 글로벌 펀드가 기금 지급 과정에서 민주적으로 선출된 남아프리카공화국 정부를 건너뛰려 했다고 비난했다. 보건장관이 남아프리카공화국의 에이즈 위기에 대처한 방식에 논란이 있었기 때문에 더 날을 세웠을지도 모른다. 하지만 전혀 터무니없는 주장은 아니었다. 글로벌 펀드는 정부 기관 지원을 꺼렸다. 어떤 기관이 합법적으로 외부의 질병 통제 기금을 받을 수 있는지에 대해 글로벌 펀드와 남아프리카공화국 정부의 의견이 달랐기 때문에 지급은 2004년으로 연기되었다. 이후 글로벌 펀드는 CCM의 역할과 구성을 명확히 하기 위해 각 국가들과 협력했다.

초기 개발 원조 모델에서 공여 기관이 자신들의 접근법을 수원국에게 강요하는 데 반대한 글로벌 펀드는 각국이 주인의식을 가지고 개발사업을 진행할 것을 권장했다. 하지만 정작 글로벌 펀드의 제안서 검토나 사업 성과 평가 과정은 여러 면에서 주인의식을 약화시키는 경향이 있었다. 첫째, 글로벌 펀드의 제안서 검토위원회가 요구하는 기술적 수준을 충족하는 제안서를 만들기 위해 많은 국가, 특히 아프리카 국가들은 주로 WHO나 유니세프 같은 외부 기관에 도움을 요청했다. 결국 현지 수준에 맞게 준비된 사업 제안서는 외부 기관의 조언에 따라 다시 씌어졌다. 둘째, 글로벌 펀드의 제안서 검토위원회는 전문가들로 채워졌지만, 제안서 제출국의 현지 상황에 대한 이해가 부족했다. 따라서 현지 상황에 대한 적절성보다 외부에서 정한 기술적 기준을 충족하는지에 따라 사업 평가와 수정 요청이 이루어졌다. 마지막으로 확실한 재정적 책임을 위해 글로벌 펀드는 각국에 사업 재정을 관리할 현지 기금 관리인fund agent을 둘 것을 요구했다. 설립 초기에 글로벌 펀드를 운영했던 이행 그룹transition group은 현지 기금 관리인에 대해 다양한 선택지를 논의했지만, 결국 다양한 국제 회계법인을 고용하기로 했다. 글로벌 펀드의 활동을 검토한 결과, 이미 국가마다 존재하는 성과 평가 구조를 사용하지 못했으며 현지 기금 관리인으로 임명된 국제 회계법인들은 담당 국가에 전문성이 부족한 것으로 나타났다. 현지 기금 관리인 제도는 국가 자율성 원칙을 훼손했을 뿐 아니라 세계보건 의사 결정 과정에서 외부 효과를 더 크게 만들었다.

또 다른 문제도 있었다. 글로벌 펀드에서 승인한 보조금은 대부분 에이즈, 결핵, 말라리아 퇴치사업을 지원하고 필요한 물품을 구매하는 데 사용되었다. 그러나 글로벌 펀드는 처음부터 사업이 성공하려면 물품을 현지에서 조달하고 유통할 체계가 있어야 함을 알고 있었다. 수원국은 대개 보건의료 인력, 기반 시설, 행정 역량이 부족했기 때문에 사업이 잘 진행되지 않았다. 회계연도마다 보건의료체계를 어떻게 강화할 것인가, 심지어 보건의료체계 강화를 지원할 것인가라는 질문이 끊임없이 제기되었다. 기금을 지원받는 사업은 글로벌 펀드의 원칙에 따라 에이즈, 결핵, 말라리아 퇴치를 명시적인 목표로 삼아 각 재정 주기마다 측정된 결과를 보여주어야 했지만, 이런 목표를 달성하려면 장기적으로 보건의료체계를 강화해야 했다. 원칙과 현실 사이에 피할 수 없는 갈등이 있었던 것이다.

글로벌 펀드도 기금 일부를 보건의료체계 강화 목적에 배정해 문제를 해결하려고 노력했다. 그러나 처음 일곱 번의 자금 조달 주기 동안 보건의료체계 강화와 관련된 제안서는 검토를 통과할 확률이 낮았다.[11] 글로벌 펀드 제안서 검토위원회도 보건의료체계 강화 제안서와 관련된 문제를 점검하면서 이렇게 인정했다. "현재 글로벌 펀드는 보건의료체계 강화를 위해 유망한 제안서를 개발하거나 평가할 준비가 안 되어 있다." 2002~2013년 글로벌 펀드의 전체 보조금 중 3%만이 보건의료체계 강화 사업에 사용되었다. 그나마 대부분 특정 질병 통제를 위한 보건 중재술의 전달을 개선하는 데 사용되었으며, 특히 정부가 운영하는 보건의료 서비스가 아닌 NGO를 지원했다. 글로벌 펀드는 세계적으로 AIDS, 결핵, 말라리아의 질병 부담을 줄이기 위한 모금 활동에서 놀랄만한 성과를 거두었다. 그러나 세계은행의 재정 지원이 그랬던 것처럼 글로벌 펀드의 재정 지원도 부수적인 효과를 가져왔다. 첫째, 보건의료체계 개발, 기반 시설 구축, 위생, 안전한 식수, 보건 교육 및 훈련 등은 대체로 지원하지 않았고, 모기장, 약품 같은 생의학 물품 구매에 사용했기 때문에 글로벌 펀드가 세계보건이 의료화, 상품화되는 데 어느 정도 기여했다고 할 수 있다.

둘째, 글로벌 펀드의 정책 때문에 보건 사업을 제공하고 방향을 설정하는 국가의 역할은 더욱 줄었다. 글로벌 펀드는 국가조정기전CCM을 통해 분권화된 사업에 자금을 지원했으며, 많은 경우 사업은 지역의 이해 관계자와 NGO가 함께 설계하고 운영했다. 또한 글로벌 펀드는 다양한 형태의 외부 평가 및 사업 성과 평가를 고집하면서 성과 기반 대출 방식을 지지했지만, 동시에 국가 보건 부처가 보건 사업을 시작하고 관리하는 능력은 더욱 약화시켰다. 책임성을 강조한 나머지 국제 원조를 받는 국가의 부족한 행정력에 새로운 부담으로 더한 것이다. 늘어난 회계 처리는 현지 인력에 부담이 되었으며, 보건 인력은 사업 계획과 실행보다 사업 보고에 더 많은 시간을 쓸 수밖에 없었다.

마지막으로 글로벌 펀드는 에이즈, 결핵, 말라리아 퇴치를 목표로 하면서 세계보건 활동 지원 자금의 상당 부분을 소모해버렸다. 세 가지 질병을 우선으로 한 것은 여러 근거로 정당화할 수 있지만, 글로벌 펀드 때문에 다른 보건 사업은 필요한 자원을 얻기가 어려워졌다. 필수 보건의료 서비스를 구축하는 노력도 마찬가지였다. 저소득 국가 아동 사망 중 높은 비율을 차지한 호흡기 감염과 위장관 감염 예방 사업과 모성 사망 예방 노력은 자금이 늘기는커녕 유지조차 어려웠다.

WHO가 "소외열대질환neglected tropical diseases"이라고 이름 붙인 원생동물, 세균, 바이러스, 기생충 감염병 퇴치사업도 자금이 부족했다. 세계적으로 주혈흡충증, 회선사상충증, 뎅기열을 비롯한 소외열대질환을 겪는 사람은 약 14억 명이 이르렀다. "세 가지 주요 질병"에만 집중하다 보니 개발도상국에서 다양한 암, 정신질환 등 만성질환의 유행이 더 심각해졌지만 관심은 오히려 줄었다.

WHO는 2012년에 새로 발생한 암환자가 1,400만 명, 암 관련 사망은 820만 건이라고 보고했다. 매년 새로 발생하는 암환자의 60%는 아프리카, 아시아, 중남미에 산다.[12] 그러나 많은 저소득 국가가 기반 시설이 부족하고 치료 접근성이 떨어지며 체계적으로 훈련받은 암 전문의가 없기 때문에 암 서비스는 매우 열악하다.[13] 정신질환은 2011년 세계적으로 장애보정생존년 손실의 주요 원인이었으며, 만성질환으로 손실된 건강 수명의 37%를 차지했다. 단일 질환으로는 우울증이 정신질환의 1/3을 차지했다. 만성질환은 막대한 재정적 피해를 초래한다. 세계경제포럼 보고서는 2010년 정신질환으로 인한 전 세계적인 비용을 거의 2.5조 달러로 추산하면서(2/3가 간접 비용), 2030년에는 이 비용이 6조 달러에 이를 것으로 전망했다.[14] 2010년 심혈관질환, 만성호흡기 질환, 암, 당뇨, 정신질환 등 모든 만성질환의 총 비용은 47조 달러로 추정했다.[15] 그러나 손쉬운 기술적 해결책이 없는 이런 보건 문제는 에이즈, 결핵, 말라리아에 비해 극히 적은 자금만 지원받았다.

글로벌 펀드가 지원하지 않는 보건 사업을 지원해야 할 필요성을 인식한 세계은행은 글로벌 재정기구Global Financing Facility, GFF를 설립해 어린이와 여성의 예방 가능한 질병과 사망에 대처하는 데 필요한 자금

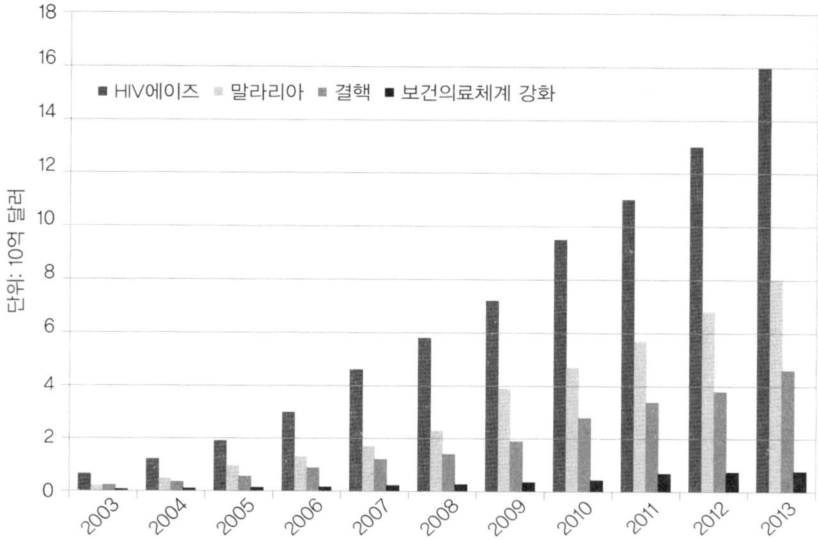

그림 18 글로벌 펀드 약정액(2002~2013)

에이즈·결핵·말라리아 퇴치를 위한 글로벌 펀드, 질병별 누적 기금, 2013, 예산 및 지출

출처: www.theglobalfund.org/en/about/funding/spending/

부족 문제를 해결하자고 제안했다. 세계은행은 2015년 7월에 출범한 글로벌 재정기구의 목표 금액을 330억 달러로 설정했다. 활동 목표는 향후 15년간 약 380만 건의 산모 사망, 1억 100만 건의 어린이 사망, 2,100만 건의 사산을 예방하는 것이었다.[16]

에이즈, 결핵, 말라리아가 중요하지 않다거나, 세계보건 차원에서 이들 질환의 우선순위에 의문을 제기하는 것은 아니다. 내 주장의 요점은 1990년대부터 급증한 세계보건 자금이 고르게 분포되지 않았으며, 공여국들의 기부를 받아 많은 돈을 유치한 글로벌 펀드가 증가하는 세계보건 재정의 영향력 불균형을 더욱 심화시켰다는 것이다. 글로벌 펀드의 이런 행동은 세계보건의 지형을 형성했다.

미국 대통령 에이즈 긴급구호계획, 양자 원조, 세계보건의 정치학

2003년 조지 부시George W. Bush 대통령은 5년간 150억 달러를 제공해 아프리카 에이즈 예방 사업과 환자 치료를 지원하고, 에이즈로 인해 고아가 된 어린이를 돌보자고 제안했다. 미국 대통령 에이즈 긴급구호계획President's Emergency Plan for AIDS Relief의 약정 금액은 에이즈 사업을 지원하는 기존 양자 프로그램에 50억 달러, 글로벌 펀드에 연간 2억 달러씩 총 10억 달러, 아프리카와 카리브해 지역 14개국에서 새로 출범하는 사업에 90억 달러가 배정되었다.[17] 부시 행정부는 다자 기구의 비효율성을 우려했고 에이즈 지원 사업을 자국의 전략적 이익에 맞춰 조정하고 싶어했기 때문에, 새로 설립된 글로벌 펀드에 추가 자금을 제공하는 대신 에이즈를 위한 양자 사업을 만들기로 결정했다.[18]

에이즈 자금을 에이즈 긴급구호계획을 통해서 보낸 것도 미국의 경제적 이익을 보호하기 위해서였다. 클린턴 행정부가 에이즈 복제약 사용을 승인하고 WHO가 복제약 품질 인증prequalification을 수행했지만, 미국은 에이즈 기금으로 복제약 구매를 금지했다. 분명 미국 제약회사에 도움이 되는 정책이었다. 약값을 인상하면 당연히 치료받는 사람 수가 제한된다. 부시 대통령이 에이즈 사업 관리 경험이 전무한 거대 제약회사 일라이 릴리의 전 회장 랜들 토비어스Randall Tobias를 미국의 세계 에이즈 조정관으로 임명한 것은 우연이 아니다. 결국 에이즈 활동가 단체와 유럽 연합이 반발해 미국은 에이즈 긴급구호계획 자금으로 복제약 구매를 금지한다는 입장을 철회했다.[19]

세계은행과 글로벌 펀드의 재정 지원처럼, 에이즈 긴급구호계획 자금은 세계보건을 지원하는 새로운 환경을 형성했다. 공화당이 다수인 미 의회는 에이즈 긴급구호계획에 대한 재정 지원을 승인하면서 에이즈 예방 자금의 3분의 1 이상을 금욕 장려 사업에 사용해야 하며, 교회 기반 사업에 콘돔 배포를 강요하지 말라고 요구했다. 금욕 장려 전략은 1990년대 우간다에서 에이즈 유행을 감소시킨 것으로 알려진 ABC 전략, 즉 "금욕하고, 한 사람에 충실하며, 콘돔을 사용하자Abstinence, Be faithful, and use a Condom" 전략의 일부였다. 그러나 전 세계 많은 에이즈 관련 단체는 에이즈 예방을 위해 금욕을 강조하는 것은 비현실적이라고 비판했으며, 본질적으로 미국 보수 기독교 단체가 주도하는 구호라고 믿었다. 2004~2007년에 에이즈 긴급구호계획이 지원한 원조 사업 이용자 6,100만 명 중 4,000만 명 이상이 금욕 또는 신실성을 권장하는 프로그램에 참여했다. 2015년에 발표된 연구에 따르면 이런 사업들은 아프리카에서 에이즈 확산을 늦추는 데 거의 효과가 없었다.[20]

세계은행과 글로벌 펀드처럼 에이즈 긴급구호계획은 아프리카 국가들의 공중보건체계와 협력하기보다 NGO를 통한 사업을 선호했다. 이 결정은 여러 가지 결과로 이어졌다. NGO에 의존해 사업을 개발하고 실행하면 확실히 프로젝트 진행 속도가 빨랐다. 이는 긴급 상황 지원이라는 에이즈 긴급구호계획의 의무와도 일치했다. 이 정책을 지지한 사람들은 이런 방식이 더 큰 책임성을 보장할 수 있으며, 지역의 정치 관료들과 협력하면 시간도 오래 걸리고 자금 관리도 더 어려울 것이라고 주장했다. 이런 의견이 사실이든 아니든 지원을 받은 프로젝트는 엄청난 속도로 진행되었다.

처음 2년간 에이즈 긴급구호계획은 80만 명 이상의 성인과 어린이에게 항레트로바이러스 치료제를, 약 1,900만 명에게 HIV 검사를 제공했다. 또한 여성에게 HIV의 모자간 수직감염 예방 서비스를, 약 450만 명의 성인, 고아 및 취약 계층 어린이에게 돌봄과 지원을 제공했다.[21] 에이즈 긴급구호계획에 따르면 기금 사업은 여성과 소녀들이 처할 위험을 줄이기 위한 여러 서비스도 지원했다. 이런 노력은 성평등을 강화하고, 남성 위주의 규범 체계에서 발생하는 문제에 대처하며, 폭력과 성적 억압을 줄일 뿐 아니라 여성과 소녀들이 소득을 창출하도록 돕고, 법적으로 보호받으며 재산권도 보장하는 데 중점을 두었다. 2007년 말 에이즈 긴급구호계획은 사하라 이남 아프리카의 12개 중점 국가에서 HIV 관리, 예방, 치료에 60억 달러 이상을 지출했다. 한 추계에 따르면 그 덕분에 120만 명의 죽음을 막을 수 있었다.[22]

그러나 NGO에 의존하는 방식 때문에 생기는 문제도 있었다. 많은 지역에서 에이즈 긴급구호계획의 지원을 받은 NGO들은 공공 부문과 유기적으로 연결되지 않아 중복된 보건의료 구조를 만들어냈다. 에이즈 긴급구호계획 또한 매우 수직적으로 접근해 HIV 서비스의 확장만 중시했을 뿐, 각국 보건의료체계의 전반적인 문제점은 모르는 체했다. 이 때문에 HIV 관리를 위한 의료 물자 공급, 자료 수집, 관리 체계가 불필요하게 중복되었다. 이런 수직적 접근 때문에 모잠비크에서는 기존 도시 공공 보건의료체계 내에서 파편화된 일차보건의료 시설 옆에 항레트로바이러스제 투여를 위한 23개의 "낮병원"이 새롭게 세워졌다.[23] 항레트로바이러스제 사업의 확장은 원칙적으로 국가 보건의료체계의 공공 부문으로 통합되어야 했다. 하지만 지역에서 사업 확장 임무를 맡은 NGO들은 보건부와의 협력, 진료소 직원 배치, 데이터 수집, 핵심 지역 선택, 서비스 제공 등에서 다른 접근 방식을 택했다. 그 결과 에이즈 긴급구호계획은 아프리카 전역에서 매우 분절화된 방식으로 사업을 진행했다.

우간다의 에이즈 사업도 파편화되었다. 수전 화이트Susan Whyte 연구팀은 항레트로바이러스제가 우간다에 진출한 여러 경로를 설명했다. 첫 번째 경로는 에이즈 긴급구호계획과 다른 공여자들의 재정 지원을 받은 소규모 또는 중간 규모 임상시험이었다. 임상시험은 특정 기준에 맞는 사람에게만 무료로 제공되었으며, 종료된 후에도 항레트로바이러스제 치료를 지속할 수 있을지 확실하지 않았다. 두 번째 경로는 에이즈 치료시설로 지정된 의료기관들이었다. 이들은 치료를 제공했으나 주로 행위별 수가제를 적용했다. 사하라 이남 아프리카에서 가장 크고 오래된 의료시설로 에이즈 긴급구호계획의 지원을 받은 합동임상연구센터Joint Clinical Research Center도 여기 해당했다. 세 번째 경로는 민간 의사들이었다. 항레트로바이러스제를 취급하는 민간 의료기관의 실제 숫자는 알 수 없지만 우간다의 수도 캄팔라에만 약 40개소가 있었다. 네 번째 경로는 유통체계에서 약품이 유출되는 것이었다. 예컨대 항레트로바이러스제를 취급하는 노동자가 가족이나 친지를 위해 약품을 불법적으로 빼돌릴 수 있었다. 이렇게 다양한 경로 사이에 약품의 원활한 공급을 위한 조정은 거의 이루어지지 않았다.[24]

일각에서는 아프리카에서 에이즈 긴급구호계획 지원 사업이 분절화되는 것을 긍정적으로 생각했다. 항레트로바이러스제 보급 사업의 초기 단계에서 최선의 서비스 제공에 대해 배워야 할 것이 많았기 때문이다. 지역적 상황에 맞게 조정하느라 이런 변화가 있었다고 주장할 수도 있겠다. 다른 질병 관리 사업처럼 모든 경우에 맞는 한 가지 방법은 없었다. 그러나 에이즈 사업을 국가보건의료 서비스에 통합시킬 수 없었기 때문에 국가 에이즈 정책은 발전하고 실행될 수 없었다. 에이즈 긴급구호계획은 붕괴하는 공중보건 서비스 옆에 독립적으로 존재하면서 외부 자금에 의존하는, 말하자면 섬과 같은 자율적 치료시설들을 탄생시켰다. NGO들이 운영하는 민간 에이즈 치료소가 더 나은 보상과 근무 조건을 제공했기 때문에 보건의료 종사자들은 공공 진료소와 병원을 떠나 이들 치료소에 취직했고, 공공 의료기관은 더 쇠퇴했다.

에이즈 긴급구호계획이 2008년 뒤로도 사업이 지속되도록 에이즈 사업을 국가보건체계에 통합시킬 것을 요구하자, 그간 공중보건 서비스가 악화되는 것을 외면한 채 독립적 에이즈 치료 사업을 구축한 결과 어떤 대가를 치를 것인지가 명확해졌다. 1970년대에 말라리아 관리 사업을 필수 보건의료 서비스에 통합하려고 했을 때처럼, 에이즈 사업 기획자들도 대부분의 국가에서 공중보건의료가 열악한 수준에 머물러 있어 통합하기 어렵다는 것을 깨달았다.[25] 결국 다시 보건의료체계 강화를 강조하게 되었고, 이는 다음 10년간 세계보건 분야의 유행어가 되었다. 그러나 보건의료체계 강화는 상당 부분 활동 기획, 조정, 분석에 초점을 맞추었고, 사업 구축과는 관련이 없었다. 2014년 에이즈 긴급구호계획이 세운 보건의료체계 강화 5개년 계획의 목표는 다음과 같다.[26]

1~2년차

- 국가와 협력해 HIV/AIDS 사업이 보건의료체계 강화에 기여할 수 있는 방법을 모색
- 본부 및 국가사무소를 지원해 보건의료체계 강화 관점에서 사업을 수행하며, 협력 국가의 보건의료체계 강화 역량을 증진하기 위한 기술적 지원 제공
- 보건의료체계 강화와 관련해 HIV/AIDS 활동을 달성하기 위한 다자간 협력 증진
- 국제적으로 인정된 보건의료체계 강화 관련 지표 달성 여부를 지속적으로 확인
- 협력체계에 정의된 보건의료체계 목표 달성에 필요한 정책 변화 지원

3~5년차

- 에이즈 긴급구호계획 사업 계획의 보건의료체계 강화 지표 모니터링
- 보건의료체계 강화를 위한 노력을 확대 및 조정하며 필요한 경우 다자간 협력도 조정
- 국가의 주인의식 및 지속성 관련 목표를 달성할 수 있도록 보건의료체계 거버넌스와 재정 강화

이는 "국제개발 스타일 말하기"의 전형적인 예다. 의료 기반 시설 구축이나 의료인 교육 훈련 비용을 얼마나 지원할 것인지 전혀 언급이 없다. 폴 파머가 제시한 소위 보건의료체계의 네 가지 요소, 즉 보건의료인, 물자, 공간, 체계Staff, Stuff, Space, Systems와 관련된 계량적 지표가 없었던 것이다.

마지막으로 비판자들은 에이즈 긴급구호계획이 실질적인 결과 측정보다 사업의 영향력을 보여주는 통계 수치를 생산하는 데 더 관심이 있다고 주장했다. 에이즈 긴급구호계획 기금을 지원받는 사람이 몇 명이나 되는지는 프로그램의 실질적인 영향력을 반영하지 않는다는 것이다. 특히 우려스러운 점은 치료 도중에 환자들이 탈락하는 문제였다. 에이즈 환자가 계속 치료받지 않는 것은 사하라 이남 아프리카의 항레트로바이러스제 사업에서 나타난 주요 문제점이었다. 아프리카 항레트로바이러스제 사업을 연구한 2009년 논문은 치료 시작 3년 후에 전체 환자의 약 35%가 사라졌다고 보고했다.[27] 아프리카에서 항레트로바이러스제 사용에 반대하는 사람들은 높은 치료 포기율을 아프리카인이 치료제를 관리할 수 없다는 증거라고 주장했다. 사하라 이남 아프리카에서 약제 내성 에이즈로 이어지는 '에이즈 치료의 무정부적 상태'가 발생할 가능성이 높다는 것이었다.

하지만 치료 포기율은 환자 순응도의 문제가 아니라 약품 가격이 여전히 높기 때문이었다. 예컨대 2003년에 항레트로바이러스제 가격이 크게 낮아졌지만 그래도 우간다에서는 한 달치 약값이 미화 28달러에 이르렀다. 우간다 국민들에게는 턱없이 비싼 가격이었다. 기금 지원을 받는 임상시험에 등록되어 있지 않다면, 약품을 자비로 구매할 수밖에 없었다. 한 환자를 치료하기 위해 가족 모두가 나서서 돈을 마련한다고 해도, 그런 값비싼 치료를 몇 년간 지속하는 것은 엄청난 경제적 부담이었다. 가족들은 제한된 소득을 한 사람의 생명을 살리는 데 쓸 것인지, 생활비로 쓸 것인지 결정해야 하는 어려운 상황에 놓였다. 가족 중 여러 명이 감염된 경우도 종종 있었기 때문에 때로는 누구를 살려야 할지 선택해야 했다. 가족에게 의존하는 HIV 감염자들은 치료를 받기 위해 다른 가족들이 희생한다는 것을 알고 죄책감을 느꼈다. 수전 화이트의 연구는 에이즈에 걸린 한 우간다 남성의 이야기를 전한다. 그의 부인도 치료가 필요한 HIV 양성자였다. 결국 그는 가족이 누구를 치료할지, 누구를 살릴지 고민하지 않도록 나일강에 뛰어들어 스스로 목숨을 끊었다. 이처럼 환자들이 치료를 중도 포기하는 이유는 고가의 에이즈 치료제와 경제적 부담 때문이었다.[28] 치료 사업에 등록한 환자 수를 기록하는 것은 암울한 현실을 보여주지 않았다. 일부 사업은 환자 유지 문제를 우려했으나, 등록 환자 수를 늘리는 방식은 지속 가능한 치료 프로그램 개발에 역행했다. 롤백말라리아 사업에서도 비슷한 문제가 살충제 모기장 배포를 방해했다. 2005년까지 5세 이하 어린이의 60%가 모기장 안에서 잠을 자야 한다는 목표 때문에, 모기장의 적절한 사용을 돕는 소통 전략 개발 노력은 턱없이 부족했다.

에이즈 긴급구호계획, 글로벌 펀드, 세계은행은 세계보건에 위협이 되는 주요 질병을 퇴치하기 위해 어마어마한 기금을 제공했다. 수많은 사람이 혜택을 본 것도 사실이다. 그러나 이들은 NGO 중심의 분절적인 체계를 통해 특정 문제에만 집중하는 세계보건 형태를 만들어냈으며, 개발도상국의 필수 보건의료 서비스는 낙후된 상태로 남았다.[29] 다음 장에서 보듯, 이들은 세계보건의 의료화에도 큰 책임이 있다.

16 세계보건의 의료화

Medicalizing Global Health

아프리카 지역과 개발도상국에서 점점 많은 환자가 항레트로바이러스 치료제를 사용하면서 에이즈도 다른 감염병처럼 생의학 기술로 예방 및 퇴치할 가능성이 높아졌다. 에이즈 예방을 위한 의학 기술의 개발은 21세기 초 세계보건 중재술이 점점 더 의료화되어 "약품 중심의 접근"을 취하게 된 계기 중 하나였다.[1] 무작위 대조군 시험을 통해 검증된 생의학 기술은 세계보건의 표준 중재술이 되었다. 점점 많은 공여 조직이 근거 기반 중재술과 책임성을 요구하면서 이런 경향은 더욱 심해졌다. 빌앤멜린다 게이츠 재단이 세계보건 분야에 막대한 투자에 나선 것도 이런 상황을 가속화했다.

2009년부터 항레트로바이러스제는 에이즈 치료뿐 아니라 예방에도 매우 효과적이라고 평가받았다. 항레트로바이러스제의 에이즈 예방 가능성은 2009년 랜싯Lancet에 발표된 연구 논문에서 처음 제기되었다. 논문의 저자는 약물이 바이러스의 감염력을 낮춰 시간이 지나면

HIV 전파를 완전 차단할 수 있다고 주장했다. 2년 뒤에는 커플 중 한 명이 HIV 양성인 경우 항레트로바이러스제를 써서 파트너의 감염을 96%까지 예방했다는 결과가 발표되었다. 2012년 《뉴잉글랜드 의학저널》에 발표된 연구는 한 단계 더 나아가 HIV 음성인 사람에게 항레트로바이러스제를 투여하면 감염을 예방할 수 있음을 입증했다. 이런 결과들을 근거로 미국 질병통제예방센터는 HIV 예방을 위한 항레트로바이러스제의 노출 전 투여를 허가했다. 에이즈 긴급구호계획 역시 노출 전 예방요법을 채택했다.[2]

노출 전 예방요법은 획기적인 발전이었다. 하지만 곧 고려해야 할 문제가 뒤따랐다. 많은 에이즈 환자가 항레트로바이러스제 치료를 받지 못하는 상황에서 치료제의 예방적 사용이 정당한가? 많은 나라에서 사회경제적 요인과 여성 취약성 해결 등 안전하지 않은 성교의 근본 원인을 해결하려는 사업을 개발해왔는데, 항레트로바이러스제의 예방적 사용은 이를 얼마나 약화시킬까? 과연 노출 전 예방요법은 에이즈의 모든 문제를 깨끗이 해결해줄까? 투약 교육, 순응도와 질병 진행 정도를 모니터링하는 노력 없이도 노출 전 예방요법이 가능할까? 치료를 중단하면 생명이 위험하다는 사실을 알아도, HIV 감염자를 치료 프로그램에 붙잡아 두기는 결코 쉽지 않았다. 하물며 HIV에 감염되지 않은 사람에게 노출 전 예방요법 프로그램을 유지하기는 훨씬 더 어려운 일이었다. 마지막으로 항레트로바이러스제의 예방적 사용이 에이즈 환자의 치료 효과를 감소시킨다면?

포경수술을 적게 시행하고 HIV 전파가 흔한 지역에서 남성 포경수술을 통해 HIV 감염 위험을 효과적으로 낮출 수 있다고 주장한 연구들이 발표되자 에이즈 예방은 더욱 의료화되었다. 남성 포경수술과 낮은 HIV 감염률 사이의 관련성은 1980년대에 처음 제안되었으며, 이후 관찰 연구들을 통해 더 많은 근거가 제시되었다. 하지만 교란 요인이 연구 결과에 얼마나 영향을 미쳤는지는 알 수 없었다. 이 문제를 해결하기 위해 2000년대 초 남아프리카, 케냐, 우간다에서 여러 무작위 대조군 시험이 수행되었다. 남아프리카의 임상시험 결과는 2005년에 보고되었는데 포경수술을 받은 남성이 HIV에 감염될 위험이 상당히 낮으며, 포경수술이 "효과적인 백신과 같은 수준으로" HIV 감염을 예방한다고 결론 내렸다. 우간다와 케냐의 임상시험 결과도 비슷했지만, 포경수술을 받지 않은 대조군이 훨씬 큰 위험을 감수해야 한다는 윤리적인 문제 때문에 중단되었다. 2007년 WHO와 UNAIDS는 연구 결과를 검토하고 남성 포경수술이 HIV 전파 감소에 효과적이라고 결론 내렸다. 그러나 동시에 WHO는 "남성 포경수술이 효과적이라고 알려진 다른 예방법을 대체할 수 없으며, 남성 및 여성용 콘돔의 정확하고 일관된 사용, 성적 파트너의 최소화, 성 관계 시작 연령 지연, HIV 검사 및 상담 등 포괄적인 예방법의 하나로만 고려"할 것을 권고했다.[3]

이와 비슷하게 2009년 남성 포경수술의 HIV 예방에 미치는 영향과 비용 모델링에 관한 전문가 그룹Expert Group on Modeling the Impact and Cost of Male Circumcision for HIV Prevention은 HIV 유병률이 높고 포경수술 시행률이 낮은 지역에서 남성 포경수술이 10년 동안 HIV 발병률을 30~50% 감소시킬 수 있다고 예측했으며, 예방 건당 150~900달러가 든다고 보고했다. 그러나 이 보고서는 위험 보상 행동*에 따라 포경수술을 받은 남성에게 오히려 안전하지 않은 성생활을 조장해 이점이 감소할 수 있다고 지적했다. 보고서는 이렇게 결론 내렸다 "위험 행동이 늘어나는 것을 막기 위해 전체 인구를 대상으로 사회 변화를 위한 집중적인 소통 전략이 반드시 필요하다."[4]

이런 연구 결과를 해석할 때 주의할 점은 남성 포경수술이 HIV 감염 예방에 효과적일 수 있지만, 행동 변화와 교육에 집중하는 전략을 대체하지는 못한다는 것이다. 하지만 옹호자들은 마법의 특효약인 것처럼 권장했으며, 즉시 재정적 지원이 시작되었다. 2007년 에이즈 긴급구호계획은 남성 포경수술에 약 1,600만 달러를 지원했다. 2008년도에는 지원금이 약 2,600만 달러로 늘었다. 이 기금은 보츠와나, 에티오피아, 케냐, 레소토, 말라위, 모잠비크, 나미비아, 르완다, 남아프리카공화국, 스와질란드, 탄자니아, 우간다, 잠비아를 향했다.[5] 2013년 에이즈 긴급구호계획은 협력 기관들이 동아프리카와 남부 아프리카에서만 약 470만 명의 남성에게 포경수술을 제공할 것으로 추산했다. 에이즈 예방 사업의 의료화에 한몫한 노출 전 예방요법과 남성 포경수술은 세계보건의 의사 결정에서 무작위 대조군 시험의 역할이 커지는 양상을 보여주었다.

* 위험 보상 행동(risk compensation behavior)은 위험을 줄이기 위한 안전조치가 오히려 안전하지 않은 행동을 유발한다는 위험 이론이다. 어떤 문제를 임시적인 조치로 처리하면 위험요인이 해결되었다고 생각하고 근본적인 조치를 취하지 않아 문제가 더 커질 수 있다고 주장한다.

세계보건의 무작위배정

무작위 대조군 시험randomized controlled trial으로 보건 중재술의 효과를 입증하는 것은 21세기 초 세계보건의 큰 특징이 되었다. 연구기관들은 다자기구, 공여국, 제약업체, 의료기 업체의 재정 지원을 받으며 빠르게 성장했고 무작위 대조군 시험을 더 많이 활용했다. 미국에서는 점차 늘어나는 세계보건 연구자들이 국제개발처USAID, 질병통제예방센터, 국방부, 국립보건원을 통한 정부 자금과 게이츠 재단 등 자선단체의 지원을 받아 남반구에서 다양한 생의학 기술의 무작위 대조군 시험을 수행했다. 무작위 대조군 시험에 집중하는 NGO들이 개발 조직과 협력해 계획된 중재술을 평가했다. 이런 NGO 중 가장 큰 조직인 '빈곤 퇴치를 위한 혁신Innovations for Poverty Action'은 웹사이트에 "어떤 방법이 효과가 있고 어떤 방법이 효과가 없는지 가장 수준 높고 신뢰할 만한 답변을 제공하기 때문에" 무작위 대조군 시험을 수행한다고 자랑스럽게 소개한다.[6]

연구 방법론은 오래 전부터 공중보건 중재술을 평가하기 위해 사용되었다. 1950~1970년대에는 결핵 치료제, 살충제, 피임 장치, 백신에 대한 임상시험이 세계보건 중재술 발전에 크게 기여했다. 그러나 21세기 초 과학이 발전하고 새로운 공여 기관(게이츠 재단, 글로벌 펀드, 에이즈 긴급구호계획 등)이 무작위 대조군 시험으로 검증된 근거 기반 중재술을 점점 많이 요구하면서 임상시험의 규모는 극적으로 커졌다. 대상 집단의 건강 개선을 보여주는 것만으로는 더 이상 충분하지 않았다. 중재술의 실질적인 효과를 입증하기 위해 중재술이 적용되지 않은 대조군과 비교해야 했다.

보건대학원들이 현지 연구를 위해 외부 기관에 연구비를 의존하면서 세계보건 연구도 확대되었다. 1976년 밀뱅크 기금Milbank Fund이 펴낸 보고서 〈공중보건 고등교육Higher Education for Public Health〉은 보건대학원들이 미국 연방정부가 제공하는 연구기금에 너무 의존적이어서 "정책과 사업이 예산에 의해 결정되며 보건대학원이 직접 결정할 수 있는 것이 거의 없다"고 우려했다.[7] 1990년대부터 교수 급여 중 연구기금 지원 비중이 더욱 커졌으며, 보건대학원의 전체 예산은 점점 더 연구기금에서 나오는 간접비에 의존하게 되었다. 의학 연구자의 경력에서 중요한 지표인 미 국립보건원 연구기금은 공중보건학계에서도 점차 같은 의미를 갖게 되었다. 이에 따라 세계보건 연구는 공중보건 중재술의 개발과 실행이 아니라 무작위 대조군 시험을 통해 생의학적 중재술을 시험하고 평가하는 데 우선순위를 두었다. 미국 최상위권 보건대학원들은 사업 구축과 유지보다 연구 수행 방법을 교육했다.[8]

세계보건 연구는 개발도상국 연구자들과의 협력을 통해 수행되었다. 협력 관계는 종종 불평등했다. 상대적으로 연구기관과 자원이 강력한 브라질과 인도의 연구자들은 연구 주제 형성에 중요한 역할을 했으나, 아프리카에서는 에이즈, 말라리아, 기타 질병의 임상시험에 막대한 자금이 쓰였음에도 빈곤국 연구자들의 영향력이 미미했다. 아프리카 연구자들은 연구 프로젝트에 중요한 기여를 했고 연구 논문도 발표했다. 현지 기관생명윤리위원회Institutional Review Board의 승인도 받았다. 그럼에도 선진국 연구자와 기관들은 연구 재정을 통제하고 연구의 전반적인 계획과 방향, 그리고 연구 대상 보건 중재술 결정을 좌지우지했다. 게다가 1980년대와 1990년대에 세계보건 연구 사업이 수행된 많은 국가에서 기관생명윤리위원회는 더디게 발전했다. 이미 유럽과 미국에서 변형된 형태의 저렴한 에이즈 치료제가 HIV 바이러스의 모자간 수직전파를 감소시키는 것이 확인되었는데도, 서아프리카 임상시험에서 대조군에게 위약을 사용하면서 윤리적 논란이 발생했다. 이에 따라 아프리카에서 무작위 대조군 시험을 수행할 때 현지 감독의 필요성이 대두되었다. 그러나 외국인 연구자가 임상시험에 가져오는 재정적 지원 때문에 현지 감독 기능은 종종 약해졌다.[9]

아프리카에서 진행된 에이즈 백신의 초기 임상시험은 생의학 연구 주제가 어떻게 결정되는지 잘 보여준다. 조해너 크레인Johanna Crane의 연구 등 에이즈 백신의 안전성을 검증하는 초기 1상 임상시험은 1999년 우간다에서 현지 연구원들과 협력해 수행되었다. 임상시험 대상 백신은 HIV 아형Bsubtype B 예방을 위해 개발되었다. 아형B는 HIV-1의 주요 아형 11개 중 하나로 가장 흔하며 고병원성이다. 각 아형은 지리적 영역이 있다. 아형B는 유럽, 아메리카, 일본, 태국, 호주 지역에서 우세하다. 반면 동아프리카에서는 아형D가 우세하다. 즉, 우간다에서 시행된 초기 1상 시험은 현지에서 거의 발견되지 않는 바이러스에 대한 백신을 검증한 것이었다. 개발자들이 백신 생산과 구매력이 높은 잠재적 시장 지역을 염두에 두고 아형B를 시험했기에 우간다인들은 자신에게 도움이 되지 않는 백신의 안전성을 검증하기 위해 실험용 쥐 노릇을 한 것이다. 결국 윤리적 문제와 항의가 이어졌고 HIV의 다른 아형에 대한 백신으로도 연구가 확장되었다. 크레인은 아프리카에서 사용된 초기 항레트로바이러스제도 아형B에 대한 연구를 기반으로 했

다고 언급했다. 다행히 이런 치료제들은 HIV의 다른 아형에도 효과가 있었던 것으로 보인다.[10]

아프리카에서 수행된 임상시험 절차나 시험에 사용된 치료제와 백신이 다른 지역 인구집단의 요구에 맞게 설계되었다고 해서, 이런 시험들이 아프리카인에게 크게 도움이 되지 않았다고 볼 것은 아니다. 에이즈 백신 1상 시험에 참여한 우간다 연구원이 말했듯, 이런 임상시험은 연구 기반 시설을 만들고 현지 과학자를 훈련시킬 기회를 제공했다. 그러나 그런 기회는 외부 자금이 지원하는 연구 사업에 참여하는 동안만 주어졌다.[11] 마리사 미카Marissa Mika가 연구한 우간다 국립 암 연구소의 역사를 보면, 연구소 자산과 치료 환자 규모는 외부 자금의 유무에 따라 극명하게 달라졌다.[12]

환자들은 임상시험을 통해 생명을 유지해주는 치료제와 백신을 이용할 수 있었을 뿐 아니라, 많은 경우 기존 보건의료 서비스를 통해 받지 못했던 치료도 받을 수 있었다. 식량 보조와 어린이를 위한 서비스 등 다른 프로그램도 이용할 수 있었다. 인류학자 응우옌 빈-킴Nguyen Vinh-Kim의 주장처럼, 서아프리카에서 진행된 에이즈 임상시험은 일종의 치료받을 수 있는 시민권을 창조한 셈이었다. 운 좋게 임상시험이나 치료 사업에 등록된 사람은 선진국에서 시행하는 사회보장 서비스처럼 다양한 혜택과 보장 사업을 이용할 수 있었다. 사회보장을 제공하지 못하는 아프리카 정부들을 임상시험과 치료 프로그램이 대신했던 것이다.

그러나 빈-킴은 치료 시민권이 CD4* 수치(면역 혈액 검사)가 특정 기

* 도움 T세포 등의 표면에 있는 항원으로 HIV가 도움 T세포 안으로 들어갈 때 사용하는 수용체 역할을 한다.

준을 충족하고, 임상시험이나 NGO에 의한 치료 사업이 진행되는 지역에 거주하는 사람에게만 한정된다고 언급했다. 사업 지역에 거주하지 않거나 연구 선정기준에 맞지 않는 사람은 제외되었다. 항레트로바이러스제 임상시험과 치료 사업에 참여할 기회는 제한적이었으며, 치료 시민권은 환자 분류와 관련되었다. 2000년 이후 항레트로바이러스제로 치료받는 환자 수는 크게 증가했지만, 에이즈 유행은 치료 자원을 동원하는 속도보다 훨씬 빨리 커졌다.[13]

마지막으로 환자들이 임상시험 중 받은 혜택은 시험이 지속될 때까지만 유효했다. 에이드리애나 페트리나Adrianna Petryna는 동유럽과 남미에서 약물 임상시험이 끝난 뒤 참여한 환자들이 더 이상 치료제를 사용할 수 없었던 경우를 소개했다.[14] 아프리카와 다른 지역에서 에이즈 치료제 임상시험과 치료 사업에 참여한 사람들이 동유럽과 남미의 임상시험 참여자들과 비슷한 운명에 처할지 아직은 알기 어렵다. 치료를 받을 수 없다면 에이즈는 사형선고와 다름없다.

근거 기반 세계보건과 무작위 대조군 시험의 영향력이 점차 커지면서 부차적인 영향도 발생했다. 첫째, 특정 중재술이 다른 중재술보다 우선했다. 1980년대 초 세계은행 총재 맥나마라가 유니세프 총재 짐 그랜트에게 말한 것처럼, 무작위 대조군 시험은 생의학 기반 중재술의 효능을 검증하도록 설계되었으므로 당연히 쉽게 계량화할 수 있는 중재술이 더 유리했다. 근거 기반 세계보건과 무작위 대조군 시험은 인류학자 빈컨 아담스Vincanne Adams가 세계보건의 "감사audit 문화"라고 일컬은 부분에도 기여했다. 무작위 대조군 시험 지지자들은 실험적 연구 방법론을 이용해 모든 중재술을 연구할 수 있다고 주장했다. 하지만 아담스는 이렇게 지적했다. "세계 대부분 지역의 현실과 건강의 결정요인을 고려할 때 무작위 대조군 시험은 장벽이 너무 높다. 무작위 대조군 시험을 위해 모든 것을 계량화하기는 불가능하며, 계량화한다고 해도 실제로 건강에 미치는 영향력이 왜곡될 것이다." 근거 기반 공중보건이 투약한 약의 개수, 투여한 백신, 제공한 영양보충제 등 계량 가능한 요인을 우선하면서 보건 문제에 대해 생의학적 해결책을 탐구하자 세계보건은 더욱 의료화되었다.[15]

무작위 대조군 시험이 다양한 보건 교육 관련 중재술, 보험제도, 소액 대출 사업이 건강에 미치는 영향과 지역사회 기반 여성 조직이 건강 결과에 미치는 영향을 측정하는 데 활용되었다는 점도 주목해야 한다. 예컨대 네팔, 인도, 방글라데시, 말라위에서 여성 참여 조직이 산모 및 주산기 사망률과 신생아 및 영아 사망률 감소에 미치는 영향을 평가하는 여러 연구에도 무작위 대조군 시험이 활용되었다.[16] 생의학적 중재술이 아닌 연구를 평가하는 데도 사용되었다는 것은 무작위 대조군 시험이 세계보건의 강력한 도구가 되었다는 뜻이다. 하지만 모든 것을 계량화할 수는 없다. 중재술이 광범위하고 분산될수록 변수를 정의하고 교란 요인의 역할을 설명하기가 어렵다. 또한 지역사회 기반 건강관리 사업 같은 중재술의 영향력은 단지 사망률을 줄이는 데서 그치는 것이 아니라, 지역사회 역량을 강화하고 사망률만으로 측정할 수 없는 방식으로 건강을 전반적으로 개선한다.

빌 게이츠, 등장하다

빌앤멜린다 게이츠 재단은 개발도상국 인구집단의 건강 문제를 해결하기 위해 새로운 생의학 기술의 개발을 적극 장려했다. 2000년 설립 시부터 게이츠 재단은 백신 및 치료제 개발, 모자보건, 가족계획, 질병 통제 및 퇴치에 이르기까지 다양한 세계보건 사업을 지원했다. 마이크로소프트의 창립자이자 CEO였던 빌 게이츠에게 세계 모든 사람이 기대한 것처럼, 게이츠 재단은 세계보건 문제 해결을 위한 생의학 기술 개발에 큰 관심을 가졌다. 보건 중재술에 막대한 자금을 투자했고, 인류 건강 향상의 중요성에 대한 인식 제고 등 다양한 활동을 통해 세계보건에 큰 영향을 미쳤다. 하지만 세계은행, 글로벌 펀드, 에이즈 긴급구호계획처럼 게이츠 재단 역시 근거 기반 기술적 해결책을 통한 보건 문제 해결을 장려해 21세기 초 세계보건의 모습을 형성하는 과정에서 필수 보건의료를 발전시키고 건강의 사회적 결정요인을 해결하는 데는 크게 신경을 쓰지 않았다.

게이츠 재단은 새로운 생의학 기술 개발을 위해 민간 산업 자원을 활용해 연구 개발하는 공공-민간 사업의 출범을 지원했다. 가장 성공적인 것이 세계백신면역연합Global Alliance for Vaccines and Immunizations, GAVI이었다. GAVI는 게이츠 재단이 처음으로 세계보건 영역에 투자한 사업이었다. 개발도상국은 돈을 내고 백신을 살 수 없었다. 연구 자금이 부족했을 뿐 아니라 제약회사들도 시장성 없는 일에 뛰어들려고 하지 않았기 때문에 남반구 개발도상국을 위한 백신은 좀처럼 개발되지 않았다. 세계보건 전문가들의 비판이 이어지자 이런 상황에 대처하기

위해 GAVI가 만들어졌다.[17]

백신 개발을 가로막는 장벽을 허물기 위해 게이츠 재단은 7억 5천만 달러의 투자를 약속했다. 당시 세계보건의 재정으로 볼 때 천문학적 금액이었다. GAVI는 따로 떨어져 있던 세 집단을 한데 모았다. 국립보건원 등 정부 기관이나 대학에서 일하는 기초과학 연구자, 과학적 발견을 대량 생산 상품으로 바꾸는 기업의 제품 개발자, 생산된 백신을 어린이에게 접종할 수 있도록 전달하는 현지 의약품 유통업자였다. 게이츠 재단은 기초과학자들이 새로운 백신 후보 물질을 찾도록 기금을 제공하고, 제약회사가 유망한 백신을 출시하도록 보조금을 지급했으며, 백신 유통 체계를 개선하려고 노력했다. 예방접종 사업 담당자를 불러 모아 어떤 질병에 우선순위를 둘 것인지도 논의했다. 서로 불신하는 대형 제약회사와 WHO를 한 자리에 모은다는 것은 실로 대단한 일이었다. 윌리엄 머레스킨William Muraskin은 이렇게 말했다. "WHO 사람들은 제약업계 관계자들을 생명보다 이익을 중시하는 죽음의 상인으로 보았으며…. 반대로 제약업계 사람들은 WHO가 '정당한 이익'을 통한 진보라는 개념을 이해하지 못하는 '미친 사회주의자 집단'이라고 생각했다."[18]

게이츠 재단은 GAVI가 주요 어린이 질환에 백신을 제공해 수백만 명의 어린이를 살렸다고 주장했다. 이런 주장을 검증하기는 어렵다. 우선 GAVI는 초기에 백신 유통 체계 구축보다 새로운 백신 개발을 훨씬 효과적으로 수행했다. 결국 백신 전달에 어려움을 겪었다. 게이츠 재단은 항상 보건의료체계 강화를 불편하게 생각했다. 또한 대부분의 개발도상국에서 어린이 사망률 자료를 수집하고 제대로 해석하기는 매우 어렵다. 어린이는 다양한 원인으로 사망할 수 있으며, 어떤 보건 중재술이 생명을 구했는지 확인하기는 결코 쉽지 않다. 백신으로 생명을 구한 사람이 다른 질병 때문에 사망했을 가능성도 있다.

게이츠 재단은 아프리카에서 발생하는 수막구균성 뇌수막염의 80%를 차지하는 A형 수막구균 백신 개발을 지원했지만, 그 과정에서 백신 중심 접근이 가진 한계가 여실히 드러났다. 이 백신은 2010년 WHO, 게이츠 재단, 그리고 시애틀 소재 첨단 의학 기술 단체인 패스PATH에 의해 도입되었다. 백신은 A형 뇌수막염이 주기적으로 유행하는 서아프리카 지역 주민의 건강에 즉각적인 영향을 나타냈다. 인도혈청연구소Serum Institute of India가 개당 0.5달러에 공급한 A형 뇌수막염 백신이 총 2억 2천만 명에게 접종되자 아프리카 지역에서 A형 뇌수막염 위협은 사실상 사라졌다. 하지만 이제 서아프리카 지역은 다른 유형의 수막구균성 뇌수막염에 의해 위협받고 있다. 게이츠 재단이 지원한 백신으로 뇌수막염을 예방한 사람도 여전히 다른 유형의 뇌수막염에 대한 공포를 느낀다.[19] 뇌수막염이 계절적으로 유행하는 근본 원인인 열악한 생활 조건이 향상되지 않는 한 서아프리카에는 여러 유형의 뇌수막염 유행이 지속될 가능성이 높다.

신약과 백신을 성공적으로 생산한 게이츠 재단을 폄하하려는 것이 아니다. 백신은 질병을 예방하는 강력한 도구이지만, 만병통치약이 아니라고 지적할 뿐이다. 모든 백신을 접종받은 어린이도 특효약이 없거나 단지 필수 보건의료 서비스가 없다는 이유로 이른 나이에 죽음을 맞을 수 있다.

게이츠 재단이 세계보건에 미친 더 큰 영향은 세계보건 기금의 주요 제공자가 된 후로 우선순위 설정에 큰 영향력을 갖게 되었다는 데 있다. 선진국 연구자들과 국제개발 NGO들은 기금을 받기 위해 게이츠 재단의 핵심 사명에 따라 개발된 기술적인 지표에 연구나 사업을 끼워 맞추게 되었다. 이는 새로운 생의학 기술의 개발과 실행이 최우선순위를 차지하며, 세계보건이 더욱 의료화된다는 것을 의미했다. 시애틀, 볼티모어, 케임브리지, 런던의 보건대학원 교수와 학생들은 아프리카를 위한 "혁신", "플랫폼", "거대한 도전"을 말하면서 신속진단검사, 전달체계, 백신, 건강 관리를 위한 모바일 기술, 전자의무기록 같은 신기술을 논한다.[20] 건강의 사회적 결정요인에 대한 논의는 고사하고, 보건의료인의 교육 훈련, 현지에 절실히 필요한 진료소와 병원의 건설과 운용을 이야기하는 사람은 많지 않다.[21]

소아마비를 뒤쫓다

빌앤멜린다 게이츠 재단은 말라리아와 소아마비 등 감염병을 퇴치하기 위한 중재술에도 막대한 투자를 했다. 소아마비 퇴치는 게이츠 재단의 최우선 과제였다. 1988년에 시작된 글로벌 소아마비퇴치계획(Global Polio Eradication Initiative, 이하 소아마비퇴치계획)은 백신을 전달하기 위해 설립되었다. 비교적 간단한 생의학 기술을 활용해 인류 건강을 개선하려는 노력이었다. 게이츠 재단은 이런 목표에 매력을 느꼈다.[22] 천연두 퇴치 성공 후 나타난 낙관주의에 힘입어 소아마비퇴치계획은 2000년까지 전 세계 소아마비 퇴치라는 목표를 세웠다. 목표가 달성되지 않자 기한을 2005년으로 변경했다. 2005년에도 소아마비가 퇴치되지 않자 새로운 목표를 정하지는 않았지만, WHO는 소아마비가 곧 퇴치될 것이라고 주장했다. 게이츠 재단은 소아마비 퇴치사업에 1억 달러를 기부하면서 2007년 사업을 격려했다. 2009년에는 게이츠 재단 기부금이 3억 5,500만 달러로 늘었다.[23] 인류학자 스베아 클로서Svea Closer의 말을 빌리자면 소아마비퇴치계획은 여전히 "소아마비를 뒤쫓고 있다."[24]

소아마비퇴치계획의 역사를 살펴보면 질병 퇴치 전략의 타당성과 세계보건에 대한 의학적 해결의 한계에 대해 여러 가지 의문이 생긴다. 또한 질병 퇴치에 있어 생물학이 얼마나 중요한지 새삼 느끼게 된다. 소아마비 퇴치를 옹호한 사람들은 폴리오 바이러스가 동물 보유숙주가 없고 효과적인 백신으로 어린이를 보호할 수 있기 때문에 좋은 목표가 된다고 주장했다. 실제로 소크Salk 불활성화 백신과 세이빈Sabin 경구용 백신 등 두 가지 소아마비 백신이 아동생존혁명과 WHO 예방접종 확대 사업에 들어가 있어 널리 사용 가능했다. 백신은 1980년대 초반까지 남미, 특히 브라질에서 소아마비 환자 수를 크게 감소시켰다. 이 성공에 힘입어 브라질의 시루 드 쿠아드루스Ciro de Quadros는 남반구 전체의 소아마비 퇴치를 추진했다. 소아마비 퇴치 사업을 통해 어린이 예방접종을 촉진할 수 있다고 유니세프의 짐 그랜트를 설득해, 1984년에는 유니세프도 사업에 참여했다. 같은 해 앨버트 세이빈Albert Sabin은 1970년대부터 어린이 예방접종을 지원해 온 국제로타리가 미주 소아마비 사업에 1억 2천만 달러를 기부하도록 설득했다. 국제로터리는 이후 2억 달러 이상을 모금했다.

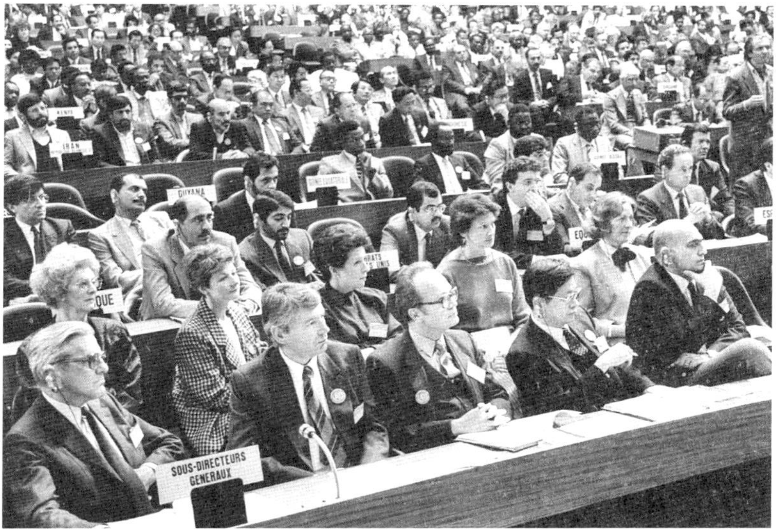

그림 19 1988년 166개 회원국 대표로 구성된 제41차 세계보건총회는 전 세계 소아마비 퇴치 결의안을 채택했다. 참석자 중 압도적 다수가 남성이다.
출처: WHO

소아마비 퇴치 캠페인의 초기 결과는 긍정적이었다. 1997년 미주 대륙은 소아마비 퇴치를 선언했다. 1990년대에는 오세아니아와 아프리카에서도 진전이 있었다. 그러나 소아마비 발생의 75퍼센트를 차지하는 남아시아는 큰 변화가 없었다. 캠페인이 시작될 때 남아시아에는 소아마비 감시체계나 전국민 예방접종 사업을 시행하는 국가가 없었으며, 2000년이 되어도 여전히 22개국은 소아마비 사례를 보고했다. 하지만 이후 3년간 사업 지원이 강화되자 소아마비가 풍토병인 국가는 6개로 줄었으며, 모두 합쳐 약 700건의 소아마비를 보고했다. 퇴치가 가능해 보였지만, 착각이었다. 모든 퇴치사업이 그렇듯 마지막 몇몇 사례가 가장 퇴치하기 어렵고 비용이 많이 들었다.

소아마비 퇴치에는 본질적인 문제가 있다. 소아마비는 천연두와 다르고, 소아마비 백신은 천연두 백신이 아니다. 천연두는 증상이 명확해 환자 발견, 감시, 격리가 쉬웠다. 하지만 소아마비는 미처 알아차리기 전에 전파된다. 소아마비를 일으키는 엔테로바이러스는 사람의 장에서 증식해 대변을 통해 퍼진다. 따라서 위생이 열악한 국가에서 대변-구강 경로를 통해 쉽게 전파된다. 마비는 감염자 100~200명당 1명꼴로 일어나므로 대부분의 환자는 무증상이거나, 증상만으로 진단하기 어렵다. 발견되지 않은 환자는 수년간 바이러스를 퍼뜨릴 수 있다. 따라서 바이러스의 전파를 차단하려면 인구집단이 매우 높은 비율(80~86%)로 예방접종을 받아야 한다. 이런 이유로 천연두 캠페인에서 성공적이었던 봉쇄 전략은 소아마비에 적용하기 어려웠다. 또한 감염자 대부분이 무증상이기 때문에 오랜 기간 동안 발견되지 않은 채 유행을 일으킬 수 있다.[25]

백신도 문제였다. 소아마비 캠페인은 미국, 유럽에서 널리 사용되는 소크 주사 백신보다 투여하기 쉽고 저렴한 세이빈 경구 백신을 사용했다. 하지만 경구용 소아마비 백신은 몇 가지 문제가 있었다. 우선 1회 접종으로 95~98%가 면역력을 획득하는 천연두 백신과 달리 한 달 간격으로 3회 이상 접종해야 했다. 인구집단이 영양 실조와 여러 감염병으로 면역이 약해진 경우에는 최대 10회 접종이 필요했다. 예방접종 인력이 오랜 기간 어린이들을 추적하고 접종해야 한다는 뜻이다. 경구용 백신을 여러 차례 접종할 때는 정치적, 문화적인 이유로 예방접종을 꺼리거나 전쟁이나 정치적 불안 때문에 유행 위험에 처한 인구집단과 접촉하기 어려운 등의 문제가 발생했다. 인구집단과 접촉을 유지하거나 협력하기는 더욱 어려웠다. 반면 천연두 캠페인은 한 번만 백신 접종을 설득하거나 강요하면 되었다. 대상 집단과 접촉이 제한돼도 접종이 가능했기 때문에 접종에 대한 반대와 분쟁 속에서도 성공할 수 있었다(8장). 경구용 백신은 또 다른 문제가 있었다. 드물지만 약독화된 바이러스가 전염성을 획득해 유행을 일으켰던 것이다. 2013년 파키스탄에서는 경구용 백신 때문에 발생한 소아마비 사례가 44건이나 있었다.

소아마비는 퇴치 캠페인이 시작되기 7년 전인 1981년 세계보건포럼에서 발표된 페레즈 예쿠티엘의 질병 퇴치 기준 중 처음 두 가지를

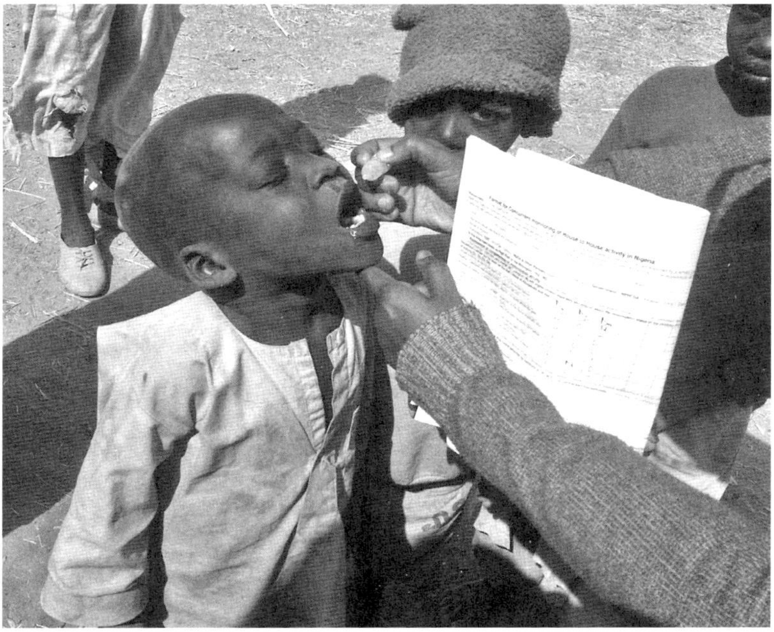

그림 20 2013년 1월 나이지리아 북부 카노 주에서 수행된 소아마비 퇴치 캠페인
출처: 미국 질병통제예방센터, 나이지리아 빈타 바코 술래(Binta Bako Sule) 박사

충족하지 못했다(8장). 즉, 퇴치 프로그램 진행 단계에서 사례를 효과적으로 확인 및 감시할 수 있는 역학적 특성이 없었으며, 전파를 완전히 차단할 통제 수단도 없었다. 경구용 백신은 3개월에 걸쳐 백신을 3회 투여할 수 있고 예방접종에 대해 광범위한 반대나 정치적 혼란이 없는 곳에서만 효과가 있었다. 나이지리아 북부, 파키스탄, 아프가니스탄처럼 백신을 8~10회 투여해야 하거나, 백신 반대와 정치적 혼란이 있는 곳에서는 통하지 않았다. 미국 중앙정보국CIA이 파키스탄에서 오사마 빈 라덴을 추적하는 데 예방접종 인력을 활용한 것도 캠페인에 도움이 되지 않았다.

이런 제한에도 불구하고 2013년 소아마비가 풍토병인 국가는 나이지리아, 파키스탄, 아프가니스탄 등 3개국으로 줄었다. 하지만 이들 국가에서 소아마비 퇴치를 선언한 나라로 바이러스가 재유입되는 사례가 계속 발생해 더 넓은 지역으로 전파될 가능성은 더욱 높아졌다. 2014년에 WHO는 소아마비 재확산을 국제적 공중보건 비상사태로 선포했다. 점점 많은 세계보건 전문가들이 소아마비 근절 가능성에 의문을 제기했다. 천연두 퇴치 캠페인을 이끈 도널드 헨더슨은 초기부터 소아마비 퇴치 목표에 적극 반대했다. 목표를 달성하기 어려운 사업에 막대한 돈을 쏟아부을 가치가 있는지 의문을 제기하는 사람도 있었다. 1988년에는 2000년까지 소아마비 퇴치에 1억 5천만 달러가 소요될 것으로 추산했다. 그러나 2011년까지 90억 달러가 지출되었으며, 이후로도 매년 10억 달러씩 비용이 늘고 있다.[26]

비판자들은 그 정도의 재원을 보건의료체계 강화에 투자하는 것이 더 효과적이 아니었을지, 소아마비 백신을 기본 예방접종 사업에 포함하는 것이 더 비용 효율적이지 않았을지 묻기 시작했다.[27] 반대로 지지자들은 소아마비 사업이 감염병 감시 능력을 제공하고, 예방접종 사업을 촉진하며, 검사 시설을 제공해 보건의료체계를 강화했다고 응수했다. 사실 이런 주장은 1950년대 이후 질병 퇴치 캠페인과 관련해 계속 제기되었다. 2014년 나이지리아 에볼라 유행의 경험은 이런 주장을 뒷받침한다. 나이지리아 소아마비 퇴치팀은 에볼라 감시체계 네트워크를 제공해 에볼라 전파를 차단하고 더 큰 유행으로 번지는 것을 차단하는 데 기여했다. 반면 1997년 칼 테일러Carl Taylor가 주장한 것처럼 예방접종 사업 지원을 위해 보건의료 인프라 일부를 늘려도 지역사회의 건강 요구를 충족하기에는 부족했다. "급성 소아마비 조사 인력을 훈련하고 지원해도 다양한 연령대의 인구집단을 위해 여러 전략으로 지역사회와 협력하고 보건 수요를 충족하기에는 부족했다."[28]

비판자들은 사업에 참여한 많은 국가에서 소아마비가 실제로 우선순위인지에도 의문을 제기했다. 퇴치사업이 시작된 1988년에는 전 세계적으로 35만 건의 소아마비가 발생했다. 같은 해에 말라리아는 약 2억 5천만 건 발생했고, 말라리아로 인해 1백만 명이 사망했다. 결핵은 수십만 명의 생명을 앗아갔다. 호흡기 질환과 설사병은 매년 수백만 명의 개발도상국 어린이를 괴롭히고 생명을 위협했다. 일부에서는 국가들에게 선택권이 있다면 귀중한 의료 자원을 소아마비 퇴치에 쏟아붓지 않을 것이라고 주장했다. 지지자들은 소아마비 사업 재정은 소아마비 퇴치에 관심을 가진 민간 재단들이 제공한 것으로 일반 보건 사업에 활용할 수 없었던 새로운 자금이라고 반박했다.[29] 소아마비 퇴치라는 목표가 남아있는 한 퇴치 계획에 대한 비판은 늘어날 것이다. 비판자들은 상반되는 세계보건 개선 전략 사이에서 지속되는 논쟁을 반영하는 중요한 질문들을 던진 셈이다.

비타민 A – 한 번 투여로 수백만 명의 생명을 구하다

세계보건의 의료화이기는 하지만, 복잡한 공중보건 문제에 생의학 기술을 적용해 가장 놀라운 성공을 거둔 사례는 비타민 A 보충제를 투여해 어린이 사망률을 크게 낮춘 정책일 것이다. 비타민 A는 많은 식품에 자연적으로 함유되어 있다. 그러나 세계 여러 지역 어린이들은 질 낮은 식단 때문에 비타민 A를 충분히 섭취하지 못한다. 공중보건 관료들은 오래 전부터 비타민 A 결핍 때문에 생기는 건강 문제를 잘 알고 있었다. 영국의 영양학자 윌리스 애크로이드는 1930년대 초 뉴펀들랜드에서 비타민 A 결핍과 야맹증에 대한 연구를 시작했다(3장). 1960년대에는 남반구 여러 국가에서 야맹증과 각막 연화증을 퇴치하기 위해 비타민 A 보충 사업이 수립되었다. 비타민 A 결핍이 어린이 건강에 전반적인 영향을 미친다는 근거도 이미 있었다.

존스 홉킨스 대학 안과 전문의 알프레드 소머 연구팀이 경증 안구건조증(야맹증, 비토 반점)을 겪는 인도네시아 어린이가 안구건조증이 없는 또래 어린이보다 사망률이 훨씬 높다는 관찰 연구를 발표한 후, 비타민 A 결핍의 전신적 영향에 대해 관심이 높아졌다. 이후 소머 박사는

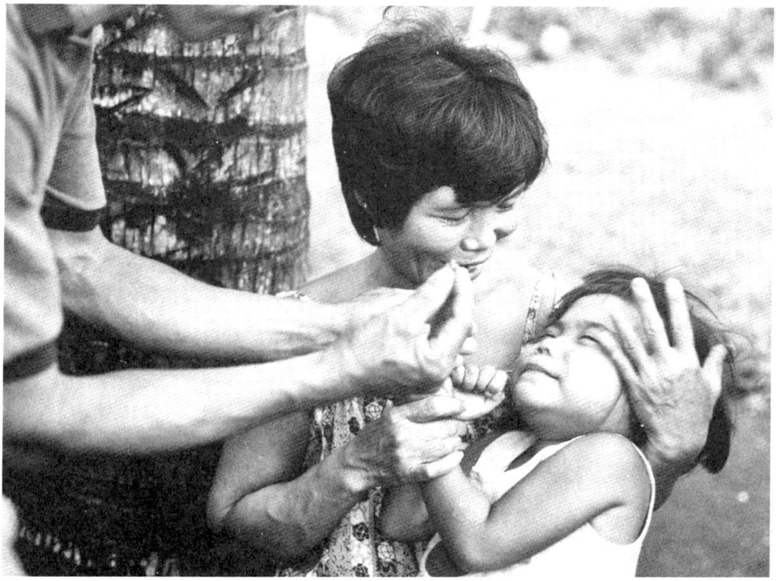

그림 21 인도네시아의 비타민 A 보충제 보급
출처: 조앤 카츠(Joanne Katz)

인도네시아 아체에서 비타민 A 보충제와 어린이 사망률 간의 관계를 연구해 6개월마다 20만 IU의 비타민 A를 투여받은 1~5세 어린이에서 사망률이 34% 감소했다고 보고했다. 비타민 A를 보충하는 중재술은 홍역과 설사병으로 인한 사망률 감소에 특히 효과적이었다. 이 연구는 방법론 때문에 비판받았지만 존스 홉킨스 대학 및 다른 나라 연구자들의 후속 연구를 자극했다. 비타민 A의 어린이 사망률 감소 효과는 후속 연구에서도 확인되었다. 유니세프와 WHO는 체내 비타민 수치가 낮은 지역에서는 홍역에 걸린 어린이에게 비타민 A 투여를 권장했다. 이 정책은 나중에 비타민 A 결핍이 있는 나라의 모든 5세 미만 어린이에게 확대되었다.[30] 이후 유니세프는 5세 미만 어린이 사망률을 66퍼센트 줄이는 유엔 새천년 개발 목표를 달성하려면 비타민 A 캡슐 보급이 필수라고 주장했다. 오늘날 개발도상국에서는 생후 60개월 미만 어린이의 약 80%가 주기적으로 비타민 A캡슐을 투여받는다. 그야말로 어린이의 생명을 구하는 현대판 마법의 총알이다.

사실 비타민 A 이야기는 단순한 성공담보다 더 복잡하다. 비타민 A 보충제 개발과 활용을 자세히 보면 특정 보건 기술의 활용, 세계보건에서 무작위 대조군 시험의 역할, 복잡한 보건 문제를 해결하기 위해 기술적, 생의학적 방법에 의존할 때 편익과 맹점이 발생하는 과정에 대해 많은 것을 알 수 있다.

처음부터 모든 사람이 비타민 A 보충제의 어린이 사망률 감소 효과를 확신한 것은 아니다. 비타민 A 보충제가 5세 미만 어린이 사망률을 감소시킨 이유는 명확하지 않았다. 최선의 추측은 홍역과 설사로 인한 사망을 줄인다는 것이었다. 중요한 점은 비타민 A 보충제 효과를 밝힌 연구들이 비타민 A 결핍률 및 홍역 발생률이 높은 나라에서 수행되었다는 것이다. 일각에서는 홍역 예방접종 후 사망률 감소에 비타민 A 보충제의 기여도가 어느 정도인지 묻기도 했다.[31] 두 번째 질문은 비타민 A캡슐 보급이 비타민 A 결핍 문제 해결에 이상적인 방법이냐는 것이었다. 1987년 유엔 영양 상설위원회 보고서에 따르면 비타민 A 결핍 문제 해결을 위해 비타민 A 캡슐, 식품 강화, 텃밭 가꾸기 및 공중보건 조치 등 세 가지 접근 방식이 있었다. 보고서는 비타민 A캡슐과 식품 강화가 비타민 A 결핍 문제만 해결하는 반면, 텃밭 가꾸기와 공중보건적 중재는 건강과 영양에 더 많은 이익이 있다고 언급했다. 보충제 보급은 단기적 해결책으로만 인식되었다.[32]

1992년 FAO와 WHO는 로마에서 국제 영양 총회를 소집했다. 총회 보고서는 이렇게 권고했다.

> 비타민 A와 철분이 부족한 인구집단에서는 지역에서 얻을 수 있는 식품과 지역의 식품 섭취 습관을 고려해 지속 가능한 식량 기반 전략에 가장 높은 우선순위를 둘 것을 강조한다. 비타민 A, 요오드, 철분 보충제는 심각하게 결핍된 인구집단의 식이 강화를 위해 일차보건의료를 통해 단기간 활용할 수 있다. 미량영양소가 풍부한 식품 기반 전략으로 미량영양소를 충분하게 섭취할 수 있게 되면 보충제 전략은 단계적으로 중단해야 한다.[33]

다시 말해 비타민 A 보충제는 임시방편이었다. 1975년에 설립되어 국제개발처USAID의 지원을 받은 국제 비타민 A 자문 위원회는 1993년에 단기적이며 보편적인 비타민 캡슐 보급을 지원하는 공여자들이 간단한 식이 평가 체계와 연계해 상호 보완적인 식품 기반 사업도 지원할 것을 요청했다. 식이 평가 체계를 통해 비타민 보충제가 더 이상 필요하지 않은 시기를 결정할 수 있었던 것이다.[34]

비타민 A 섭취 개선을 위해 다양한 접근법을 개발하라는 권고에도 불구하고 비타민 A캡슐 보급 사업은 많은 나라에서 비타민 A 결핍을 개선하고 다른 영양 전략을 대체하는 표준이 되었다. 이런 발전에 중요한 역할을 한 것은 캐나다 국제개발청의 지원을 받아 10건의 비타민 A 보충 사업 임상시험 결과를 분석해 1993년에 발표된 메타 연구였다. 영양학 분야에서 저명한 토론토 대학의 조지 비턴George H. Beaton 연구팀이 연구를 수행했다. 메타 분석을 통해 비타민 A 보충제가 5세 미만 어린이 집단에서 전반적 사망률을 23%(상대위험도* 0.77) 감소시킨다는 결론이 나왔다. 비타민 A 보충제를 옹호한 사람들의 주장을 뒷받침할 뿐 아니라 공여자들의 비타민 A 보충 사업도 장려하는 결론이었다. 세계은행, 유니세프, 캐나다 국제개발청, 국제개발처 모두 이 결과를 받아들여 어린이 사망률이 높은 국가에서 생후 6개월~60개월 어린이에게 비타민 A 보충제를 보편적으로 제공하는 국가 사업을 지원하기로 합의했다.

그러나 비턴 보고서에는 비타민 A 캡슐 보급 사업으로 달성할 수 있는 이익에 의문을 제기하는 주의 사항도 들어 있었다. 첫째, 비타민 A 캡슐 보급의 전반적 효과는 사망률 23% 감소(상대위험도 0.77)였는데, 설사 질환(상대위험도 0.71)과 홍역(상대위험도 0.47) 사망률은 뚜렷이 감소했지만 호흡기 질환이나 말라리아 사망률은 감소 효과가 거의 없거나 매우 적었다(상대위험도 0.94). 즉, 비타민 A 보충제의 이점은 인구집단의 설사 질환과 홍역 발생 수준에 따라 달라질 수 있었다.[35] 둘째, 연구팀은 임상적으로 비타민 A 결핍 소견이 없지만, 혈액 검사상 비타민 A가 부족한 인구집단도 비타민 A 보충에 반응할 것인지 밝히지 못했다. 연구팀은 "우리는 '그럴 것'이라고 생각하지만 확실한 증거는 부족하다."라고 결론지었다.[36]

* 상대위험도는 질병 발생의 역학적 개념으로 특정 요인에 노출된 집단과 노출되지 않은 집단에서 질병의 발생 비율을 비교한다. 비턴 연구팀의 메타 분석은 비타민 A 보충제를 투여한 어린이 집단과 투여하지 않은 어린이 집단에서 특정 기간 동안 총사망률을 비교해 0.77로 계산했다. 비타민 A 보충제를 투여한 집단의 사망률이 투여하지 않은 집단의 사망률의 77퍼센트(23퍼센트 감소)였다는 뜻이다.

결국 보고서의 결론은 비타민 A 보충제가 어린이 사망률을 줄이는 특효약은 아니지만, 설사 질환과 홍역이 주요 사망 원인인 지역과 비타민 A 결핍의 임상 증상을 보이는 어린이 집단에서 사망률 감소에 효과적이라는 것이었다. 따라서 이 범주에 속하지 않는 어린이 집단의 사망률 감소에는 영향이 크지 않을 것으로 예상할 수 있다. 또한 보고서는 시간이 지나 사망의 기저 원인이 바뀌면 비타민 A 보충제의 효과가 줄어들 수 있다고 고찰했다. "공중보건 조치로 어린이 사망률이 상당히 감소하면, 비타민 A 사망률 감소 효과도 줄어들 것이라고 추정하는 것도 무리가 아니다."[37] 마찬가지로 보충제와 관계없이 비타민 A 결핍의 임상 증상이 없어질 정도로 비타민 A 상태가 개선되면 비타민 A 보충제의 사망률에 대한 영향도 감소하거나 사라진다고 볼 수 있었다.

이런 가능성은 생의학적 중재술의 장기적 효과에 중요한 질문을 제기했다. 효과적으로 보이는 중재술의 가치를 어느 시점에 재평가할 수 있을까? 세계보건 영역은 성공적인 사업을 계속 지원하는 경향이 있다. 성공적인 사업에 왜 의문을 갖겠는가? 하지만 시간이 지나면 중재술을 재평가해야 할 수 있다. 비용을 생각하면 더욱 그랬다. 2007년에만 약 5억 캡슐의 비타민 A 보충제가 보급되었다. 권고된 정책안은 비타민 A 보충제를 캡슐 1개당 0.1 달러로 가정했다. 그러나 한 연구에 의하면 캡슐 보급에 들어가는 실제 비용은 국가마다 다르지만 인건비, 홍보, 교육, 행정 관리를 포함해 평균 1달러 정도였다. 비타민 A 보충에만 매년 5억 달러를 지출한다는 것은 전혀 무시할 수준이 아니다.[38]

이런 경고에 주의를 기울인 사람은 거의 없었다. 옹호자들은 어린이 사망률이 23% 감소한다는 보고서의 전반적 결과만 내세웠다. 비타민

A 보충 사업을 채택하는 기준은 비타민 A 결핍 수준이나 홍역과 설사 질환 여부가 아니라 전반적인 5세 미만 사망률뿐이었다. 어린이 전체 사망률이 1,000명당 100명인 국가가 사업 대상이었다. 이후 기준은 1,000명당 70명으로 낮아졌다.[39] 즉, 비타민 A 보충제는 어린이 사망률을 감소시키는 보편적 기술로 홍보되었다.[40]

비턴 연구팀이 제기한 의문은 미해결 상태로 남아 있었으며, 일각에서는 그 때문에 간헐적 고용량 비타민 A 복용의 가치를 의심했다. 2014년 국제 역학회지International Journal of Epidemiology에 발표된 논문에서 툴레인 대학의 영양학자 존 메이슨John Mason은 1980년대와 1990년대 초반에 수행된 연구 뒤로 어떤 후속 연구도 어린이 사망률 감소를 보여주지 못했다고 언급했다.[41] 반대로 전반적 사망률을 23퍼센트 줄였다고 발표한 1993년 비턴 연구팀의 메타 분석 뒤로 비타민 A 보충제의 효과는 현저히 낮아졌다. 메이슨의 연구는 1999년~2004년에 인도에서 시행된 대규모 구충 및 비타민 A 강화 연구(Deworming and Enhanced Vitamin A, DEVTA) 결과를 포함했으며, 비타민 A의 사망률에 대한 상대위험도는 0.94 내지 전혀 영향이 없었다고 보고했다. 메이슨은 이렇게 결론 내렸다. "영유아 사망률에 대한 비타민 A 보충제의 전반적인 효과는 감소하고 있으며, 2000년대 들어서는 미미한 수준으로 볼 수 있다." 효과 감소에 대해 메이슨 연구팀은 비턴 보고서가 제기한 의문을 상기시키며, 홍역 백신이 보급된 덕분에 홍역이라는 비타민 A의 사망률 감소 기전이 예방되고 경구 수분 보충법과 위생 개선으로 설사 질환의 중증도가 줄었기 때문이라고 설명했다.

메이슨 연구팀은 무증상 비타민 A 결핍증을 의미하는 낮은 혈중 레티놀 수치는 건강에 악영향을 줄 수 있지만, 비타민 A 보충제 사업을 통한 간헐적 고용량 비타민 A 보급을 통해 충분히 예방되지 않을 수 있다고 주장했다. 비타민 A 가 풍부한 자연 식품이나 비타민 A 강화 식품을 섭취해 주기적으로 보충하는 것이 혈중 레티놀 수치 유지나 비타민 A 결핍 해결에 훨씬 효과적이다. 연구팀은 비타민 A 보충제 보급에 모든 자원을 집중하는 현재의 정책 대신 다양한 중재술을 지원하는 정책을 제안했다. 사실 이런 권고 사항은 전혀 새로운 것이 아니며, 이미 1980년대와 1990년대 초 국제 영양위원회의 입장과 같았다. 지지자들도 비타민 A가 풍부한 식품이나 건강보조제의 소비 증가로 혈중 비타민 A 수치 상승 여부를 확인하기 위한 모니터링이 필요하다는 것은 인정했다. 혈중 레티놀 수치가 상승했다면 비타민 A 보충 사업을 줄이거나 중단해야 했다. 하지만 지지자들은 사업 조기 중단이 초래할 위험에 대해 경고했다.[42]

마지막으로 메이슨 연구팀의 논문은 또 다른 중요한 문제를 제기했다. 비타민 A 보충의 효능은 널리 수용되었지만 사업의 영향력impact을 측정한 대규모 연구는 없었다고 언급한 것이다. 연구팀은 이런 문제가 영양 분야에서 계속 나타난다고 지적했다. 무작위 대조군 시험 기반 사업들의 공통적인 문제이기도 했다. 영향력은 효능과 다르다. 많은 사람이 그 차이를 이해했지만, 지역사회에서 대규모 중재술을 시행한 후 그 효과를 측정하기 위해 영향력 연구를 수행한 경우는 거의 없었다. 이런 연구는 수행하기 어려웠고, 종종 윤리적 이유 때문에 권고하기도 어려웠다. 누가 효능이 입증된 보건 중재술에 대한 임상시험을 수행하기 위해 인구집단의 일부를 대조군으로 설정해 중재술을 사용하지 못하도록 막을 수 있을까? 유럽과 미국에서 HIV 수직 전파를 크게 감소시킨다고 확인된 지도부딘zidovudine의 아프리카 임상시험은 대조군 여성에게 약물을 제공하지 않아 윤리적 비판을 받았다.[43] 비타민 A 보충제로 생명을 구할 수 있다면, 임상시험을 위해 취약한 어린이 집단에게 비타민 A 보충제를 주지 않는 것을 정당화할 수 있을까? 제도적 제한도 있었다. 이런 연구는 새로운 과학적 데이터를 생산하지 않기 때문에 자금 지원을 받기 어려웠다. 또한 이미 널리 수용되고 상당한 지원을 받았으며, 제약업체와 의료기 업체들에게 어쩌면 상당한 이익이 될 수 있는 중재술에 의문을 제기해야 하는 위험을 무릅써야 했다. 연구자의 전문적인 평판까지 위험해질 수 있었던 것이다.

특정 보건 중재술이 실제 현장에서는 잘 통제된 임상시험과 같은 결과를 낼 수 없다는 근거가 있어도 영향력 연구는 수행하기 어려웠다. 예를 들어 살충제 처리 모기장 사업 초기에 현실 조건에서 실제 사용 패턴 때문에 모기장 사용의 영향력이 기대보다 줄었다는 근거가 많았다. 하지만 2011년까지 영향력 연구는 수행되지 않았다.[44]

이런 점에서 DEVTA 연구를 다시 살펴볼 필요가 있다. DEVTA는 비타민 A 보충제의 가치에 직접 의문을 제기했을 뿐 아니라, 기존 비타민 A 보충제 연구보다 훨씬 많은 어린이를 등록해 연구 규모가 컸다. 이는 비타민 A 보충제 효과가 줄어들 수 있음을 의미했기 때문에 옹호론자들에게 큰 문제였다. 존스 홉킨스 대학 연구원들은 DEVTA 연구에 방법론적 문제가 있다고 발빠르게 비난하고 나섰다. 랜싯에 출판된 논문에서 알프레드 소머, 키스 웨스트Keith West, 에모리 대학의 영양학자 레이날도 마토렐Reynaldo Martorell은 "DEVTA 연구가 비타민

A 보충제의 효능 시험을 엄격하게 수행했다고 보기 어렵다."라고 주장했다. "연구 대상 어린이 수도 잘 맞지 않고, 동의도 제대로 받지 않았으며, 적절하게 등록되었다고 보기도 어렵다. 또한 연구 대상자의 생애 과정을 신중하게 추적 관찰하지 않았다…. 연구 대상자의 범위는 과중한 업무를 담당하는 정부 소속 마을보건요원들이 작성한 장부를 기반으로 했고, 수집한 정보는 소수의 관리자가 마을보건요원을 무작위로 선택해 검증했을 뿐이다. 마을보건요원의 자체 보고서와 검증 과정은 오류 가능성이 높으며, 실제 연구 대상자 범위를 부풀렸을 가능성도 높다." 또한 그들은 이렇게 주장했다. "18명의 연구 모니터는 각자 463명의 마을보건요원과 5만 5천 명의 어린이 상태를 확인할 책임이 있었다. DEVTA 연구팀이 주장하는 연구 대상자 범위는 엄격히 수행된 비타민 A 보충제 효능 연구의 대상자 수와 비슷하거나 많지만, 연구비는 1백만 달러에 훨씬 못 미친다. 1백만 달러로 5년간 1백만 명의 어린이를 대상으로 연구를 수행했다면 매년 어린이 한 명당 0.2달러의 현장 연구 비용이 들었다고 할 수 있다. 이는 엄격하게 수행된 현장 효능 시험 비용의 약 1천분의 1 수준이다. 물론 연구 비용이 연구의 질을 보장하는 것은 아니지만, 충분한 비용을 들이지 않은 연구는 그 타당성에 심각한 의문을 제기할 수밖에 없다."[45]

소머 연구팀이 볼 때 DEVTA 연구는 잘 수행된 효능 시험이 갖추어야 할 필수 조건을 충족하지 못했다. DEVTA 연구는 연구 대상자 범위와 연구 규정을 지키기 위해 연구에 포함된 인구집단을 적절히 모니터할 재정이 부족했다. 소머 연구팀 중 한 명이 내게 설명했듯, 이런 시험은 시작 비용이 많이 든다. 이런 약점 때문에 효능이 저하된 것처럼 보이는 오류가 발생했을 가능성이 높다. 여러 반대 때문에 DEVTA 연구는 발표가 지연되었고, 완료된 지 거의 10년이 지난 2013년에야 랜싯에 게재되었다.[46]

소머 연구팀의 비판은 DEVTA 시험 결과의 타당성에 대한 이의 제기였지만, 세계보건의 지식 생산에 대해서도 의문을 제기한 셈이다. 연구 결과의 타당성을 인정받기 위해 재정 지원을 넉넉히 받아야 한다는 필요조건은 세계보건 연구 분야의 불평등 문제를 명확히 보여주었다. 이런 조건은 개발도상국 연구자보다 선진국 연구자의 연구에 더욱 특혜를 주었기 때문이다. 사실상 세계보건에 관한 의사 결정에서 무작위 대조군 시험의 역할이 점점 커지면서 실제로 수행되는 국가의 외부에서 중재술이 개발되는 경향은 더욱 심화되었다. 그러나 소머 연구팀의 이의 제기는 DEVTA 연구 결과가 비타민 A 보충제 전략의 평가에 거의 가치가 없음을 의미하는 것일까? DEVTA를 주관한 연구팀은 전혀 그렇지 않으며, 연구 방법론도 타당하다고 주장했다.[47] 그러나 노출군의 순응도 준수를 보장하지 못한 것이나 부족한 재정으로 임상시험을 운영하면서 겪은 어려움, 업무 부담이 과중한 마을보건요원에 대한 높은 의존 등 방법론적 문제가 있었다고 해도, DEVTA 연구는 비타민 A 효능 시험이 아니라 현실에서 비타민 A 보충제 사업의 현실적인 영향력을 평가했다는 차원에서 가치가 있을 것이다.

소머 연구팀이 방법론적 결함이라고 주장한 조건은 바로 비타민 A 보충제 사업이 수행된 현실 세계의 상황이었다. 과중한 업무에 시달리는 보건요원은 비타민 A 캡슐의 내용물과 불순물을 시험할 자원이 없었다. 보충제가 매번 정해진 시간에 배달되고 적절하게 복용되는지 챙길 수도 없었다. 달리 말하면, DEVTA 연구는 기존 보건 자원을 활용해 위험 환경에 처한 대규모 인구집단에 비타민 A 보충제를 투여했을 때 어떤 효과가 나오는지 시험한 것이다. 그 결과는 사업 반대자들을 지지하는 것일 수도 있지만, 이는 비타민 A 보충제가 사망률 감소에 효과가 없었기 때문이 아니라 보충제 사업이 현실 세계에서 기대했던 만큼 영향력을 보여주지 못했기 때문이라고 보아야 한다.

비타민 A 보충제 사용에 가장 강하게 반대한 이들은 콜루투르 고팔란Coluthur Gopalan을 중심으로 한 사회적으로 영향력 있는 영양학자 단체였다. 인도는 어린이 야맹증을 예방하기 위해 최초로 국가 비타민 A 보충제 사업을 시행했다. 하지만 고팔란과 동료들은 5세 미만 어린이의 사망을 예방하기 위해 보충제 사업을 확대하는 데 강력히 반대했다. 비타민 A 보충제의 영향이 적거나 아예 없다고 나온 연구들을 지적하면서 과학적 근거에 의문을 제기했고, 보충제가 모든 사람에게 이익이 되지는 않으며 다양한 인구집단에 서로 다른 영향을 미친다고 주장했다. 비타민 A 보충제는 현지 상황에 맞게 임상시험을 해야 했지만, 보충제에 반대하는 영양학자들은 DEVTA 연구를 비롯해 비타민 A 보충제가 인도에서 거의 효과를 보이지 못한 연구들을 짚었다. 또한 비타민 A 보충제를 생산하는 제약회사들이 사업을 후원한다고 주장했다.

사라 월리스Sarah Wallace가 지적한 것처럼 고팔란에게는 더 중요한 일이 있었다.[48] 비타민 A 보충제의 보편적 사용과 관련된 논쟁은 세계보건 영역에서 단기적인 미봉책에 의존하는 경향이 커지면서 필수 보건의료 서비스 구축과 비타민이 풍부한 식품을 충분히 공급할 수 있는 농업 체계를 발전시킬 필요성을 무시하는 것과 관련이 있었다. 사실상 고팔란과 동료 영양학자들은 점점 심해지는 세계보건의 의료화에 반대한 것이다. 이는 1950년대 인도에서 제기된 BCG 백신 임상시험에 대한 비판을 상기시킨다(3장). 인도 보건의료체계의 비참한 수준과 인도 내 위생 시설의 엄청난 부족, 열악한 식품 생산 체계를 생각할 때 고팔란의 우려는 충분히 이해할 수 있다.

과학 기술의 단순한 적용은 단기적 효과가 있다고 해도 장기적인 해결책이 되지 못한다. 구조적 문제를 해결하기 위한 진지한 노력이 함께 이루어져야 한다.[49] 비타민 A 보충제 사업 지지자들도 이를 부인하지 않았다. 그들은 식품 강화와 함께 농업을 개선하면 비타민 A 보충제 사업을 지속할 필요가 없을 것이라고 인정했다. 필리핀, 네팔, 과테말라 등지에서 비타민 A의 대체 공급원을 개발하려는 노력이 진행되었고, 비타민 A 보충제 연구자들은 보충제 사용 중단 시기를 결정하기 위한 계획서를 작성하고 있었다.[50] 문제는 비타민 A 보충제의 광범위한 사용과 의존이 장기적으로 식량 공급을 개선하려는 다양한 노력을 방해하는지에 있었다.[51]

비타민 A 보충제, 살충제 처리 모기장, 항레트로바이러스제, 남성 포경수술, 어린이 예방접종, 소아마비 예방접종은 모두 인류 건강을 향상시킬 수 있는 효과적인 보건 중재술이다. 한 번에 수백만 명의 생명을 구할 수 있다. 하지만 이런 기술이 궁극적인 해결책이라거나, 효과적인 보건의료체계 구축과 질병 발생의 근본적, 구조적 원인을 해결할 수 있다고 생각해서는 안 된다. 그러나 21세기 들어 보건 중재술을 궁극적인 해결책으로 생각하는 경향이 나타났다. 영향력 측정 사업을 원하는 공여 기관의 압력, 건강을 상품화하는 신자유주의적 경제 전략, 공중보건 훈련 환경의 변화, 과학 발전 기금에 대한 의존 때문에 세계보건은 과학 기술의 개발, 보급, 영향력 측정에 집중하게 되었다. 20세기에 질병 퇴치를 위한 협소한 기술 중심적 접근과 건강의 근본적, 구조적 원인의 해결 및 보건의료체계 구축을 위한 광범위한 노력 사이에서 흔들리던 시계추는 분명히 전자 쪽으로 기울었다. 이런 변화의 결과는 2014년 라이베리아, 시에라리온, 기니의 마을과 도시 빈민가에서 나타났다.

에볼라 대응

2013년 기니에서 시작된 에볼라 유행과 당시 세계보건 지원 상황을 설명하면서 이 책을 시작했다. 다시 서아프리카로 돌아가 책을 마무리하고자 한다. 에볼라 유행에 대한 국제적 대응은 세계보건사에 남겨진 많은 도전과 상충하는 비전을 보여주었다.

서아프리카 에볼라 유행은 2015년 1월까지 8천 명 이상의 목숨을 앗아갔지만 세계의 대응은 더디기만 했다. 2014년 3월 국경없는의사회 소속 의사들이 기니에서 에볼라 출혈열 발생을 확인했다. 그해 4월에는 에볼라가 기니 국경을 넘어 퍼졌지만, 그때까지도 WHO는 유행 선언을 꺼렸다. 2014년 4월 제네바에서 열린 기자회견에서 WHO 대변인 그레고리 하틀Gregory Hartl은 유행의 심각성을 축소했다. "에볼라에 대해 충분히 우려하고 있으나, 현재 상황에서 산발적 발병 사례를 유행으로 규정하는 것은 매우 신중해야 한다."[1] WHO 사무총장 마거릿 챈은 경보 발동을 주저했다. 2009년 H1N1 바이러스 위협에 경보를 발동했다가 많은 비판을 받은 데다, 과거 아프리카와 중앙아프리카에서 발생한 에볼라 유행이 성공적으로 통제되었기 때문이었다.

에볼라 확인 직후 서아프리카에 인력을 파견해 진료소와 응급 병원을 연 국경없는의사회는 결정에 강력히 반대하면서 전 세계에 훨씬 강력히 대응할 것을 촉구했다. "지금 우리는 전례 없이 널리 퍼지는 에볼라 유행에 직면했다."[2] 그러나 WHO는 2014년 8월 9일까지도 국제 공중보건 위기상황Public Health Emergency of International Concern을 선언하지 않았고, 10월에야 가장 큰 피해를 입은 라이베리아, 시에라리온, 기니 3개국을 추가 지원했다. 전 세계적인 대응이 지연되면서 에볼라 유행이 더욱 확산되고 심각해졌다는 것은 의심의 여지가 없다.

2014년 9월 미국에서 첫 에볼라 환자가 발생하자, 에볼라 유행은 갑자기 국제 공중보건 위기상황이 되었다. 단 한 건의 증례로 수천 명의 미군을 파견해 물류를 지원하는 것을 비롯해 서아프리카 에볼라 대응을 돕기 위한 미국의 지원이 확대되었다. 미 의회는 46억 달러의 예산을 요청받았다. 대부분 미국 내 감염병 대응, 전 세계 감염병 감시, 백신, 의약품 개발 등을 강화하기 위한 목적이었다. 민간 재단들은 서아프리카 에볼라 유행 통제를 지원하기 위해 1억 달러 이상을 약속했다. 원조가 쏟아질 무렵 미국은 예산과 2,400명의 군대를 라이베리아로 보냈고, 영국과 프랑스는 각각 시에라리온과 기니 내 과거 식민지였던 지역을 지원했다. 원조는 에볼라 유행의 지역적 특성 및 국경을 넘어 구호 활동을 조정할 필요성을 무시한 채 진행되었다.

현지에 도착한 수십 개의 국제 NGO는 상황을 안정시키기 위해 최선을 다했다. 그러나 다양한 단체 사이의 조정 기능은 거의 없었고, 조정 책임자 역할을 맡은 사람도 없었다. WHO는 조정 역할을 할 여력이 없었다. 2008년 금융 위기 후 WHO 예산은 약 20억 달러로 삭감되어 미국 대형 상급병원보다 적은 수준이었다. 외부 지원은 대부분 소아마비 퇴치 등 특정 영역에 집중되었다. WHO 비상 대응 부서는 기존 예산의 51%까지 삭감되었다. 챈 사무총장은 다시 한번 지역 내 조정 필요성을 축소하면서 각국이 국경 내에서 대응 활동을 조정하는 방식을 옹호했다. 하지만, 에볼라 유행으로 가장 큰 피해를 본 세 나라는 구호 활동을 동원하거나 조정할 능력이 부족했다.

누구도 대응 활동을 조정하지 않은 탓에 NGO들은 서로 다른 절차로 중복된 노력을 하는 경우가 많았으며, 때로 너무 많은 시설을 만들어 침상들이 텅 비기도 했다. 초기의 해외 지원 덕에 에볼라 환자 관리 센터들이 설치되었지만, 운영을 훈련받은 직원은 없었다.[3] 미국 정부에서 가장 많은 지원을 받은 라이베리아는 거의 모든 자원을 수도 몬로비아에 환자 관리 시설을 설치하는 데 사용했다. 많은 환자가 발생한 농촌 지역은 거의 관심을 받지 못했다. 국제 단체들은 급변하는 상황에 적응하지 못했고, 상황에 맞지 않는 활동에 자원이 흘러 들어갔다. 몬로비아는 이미 격리 능력이 충분한 데다 환자가 급격히 줄었지만, 계속 환자 관리 시설이 건설되었다. 미군이 건설한 11개 시설에서 치료받은 환자는 28명에 불과했다.[4] 유행 통제를 감독해야 할 미국 질병통제예방센터 관리들은 2주마다 몬로비아로 들어오고 나갔다. 지역 보건 담당자들은 새로 부임한 질병통제예방센터 직원들이 신속하게 상황을 파악하도록 돕는 데 귀중한 시간을 써야 했다.[5] 여러 측면에서 NGO의 대응은 21세기 세계보건의 특징인 분절화된 보건 사업을 상징했다.

마지막으로 과거 많은 국제보건 노력에서 보았듯, 구호 담당자들은 지역 주민들을 해결책이 아니라 문제의 일부로 생각했다. 현지의 지식, 자조 능력, 공동체, 지역사회 내 돌봄 능력은 무시되거나 과소평가되었고, 기껏해야 늦게 인식되었다. 라이베리아에서는 보건의료체계를 압도하는 수준으로 환자가 늘어나 국가 전체가 동요했지만, 국제 원조가 들어오면서 유행과 맞서 싸울 수 있는 시점에 주민들이 나서기 시작했다.《뉴욕 타임스》기자가 관찰했듯, 몬로비아 여러 지역에서 자원봉사자로 구성된 에볼라 발생 감시단이 나타났다.[6] 감시단은 대개 지역사회 원로들이 감독하고, 교육받은 젊은이들이 이끌었다. 이들은 전쟁, 빈곤, 정부의 방치 속에서 살아남기 위해 만들어진 지역사회의 오랜 전통에 의존했다.

초기 몇 달간 외부 도움을 거의 받지 못한 상황에서 감시단은 신종 질병인 에볼라에 대해 서아프리카 지역사회를 교육했고 자금을 모아 주요 장소에 손 씻기 시설을 설치했다. 감시단은 환자와 사망자 기록을 유지 보관했다. 집들을 격리하고 외부인 출입을 제한했다. 병상 부족으로 치료소에 들어가지 못하고 외면당하는 환자가 늘자, 주민들은 비닐 쇼핑백으로 팔을 감싸는 등 자신을 보호하면서 환자를 자기 집에서 돌보았다. '라이베리아식 개인보호장구'로 알려진 이 장비는 이후 보건의료인의 불침투성 보호장구를 설계할 때도 참고가 되었다. 에볼라 감시단은 유행을 늦추는 데 기여했지만, 국제 언론의 주목을 거의 받지 못했다. 그들의 활동에 대해 침묵한 국제 언론의 전형적인 사례는 CBS 기자 로라 로건Laura Logan이 진행한 〈60분〉의 라이베리아 에볼라 유행 보도였다.[7] 이 보도는 외국인 구호 요원의 역할에 전적으로 초점을 맞췄고, 단 한 명의 라이베리아인도 인터뷰하지 않았다.

국제 구호 활동의 단기 목표는 교육, 물품, 기반 시설을 제공해 에볼라 확산을 늦추는 것이었다. 그러나 장기적 해결책 및 예방책은 세 나라의 망가진 보건의료체계를 재건하는 것이라는 데 폭넓은 합의가 있었다. 구호 노력은 이런 목표 달성에 얼마나 기여했을까? 그리고 에볼라의 세계적인 전파를 막기 위해 어느 정도나 임시 방편에 의존했을까?

이런 질문에 답하기에는 아직 이르다. 그러나 에볼라 유행은 물론 다른 세계보건 위기 대응에 중요한 역할을 했으며 가장 눈에 띄는 두 인도주의 보건 단체의 활동을 돌아보면 부분적으로 답을 얻을 수 있을 것이다. 국경없는의사회와 파트너스인헬스Partners In Health는 모두 진료소를 짓고 의료 서비스를 제공하고 의료진을 교육하면서 적극적으로 에볼라 퇴치에 나섰다. 하지만 서아프리카 및 다른 지역에서 두 단체는 매우 다른 방식으로 운영되었다. 그 차이는 20세기 초부터 세계보건을 나눈 단층선을 잘 보여준다.

국경없는의사회

국경없는의사회는 1971년 나이지리아 비아프라 내전 시 보건 구호 활동에 참여한 프랑스 의사들이 설립했다. 긴급 의료 구호가 필요한 곳이면 어디든 서비스를 제공하려고 노력하며, 인류의 고통과 고통을 만들어내는 상황을 증언하려고 한다. 1972년 니카라과의 마나과 지진, 2010년 인도네시아의 쓰나미와 아이티 지진 등 자연재해로 인해 다치고 아픈 사람들을 도왔다. 또한 1990년대 코소보와 1983년부터 2005년까지 남수단 등 전쟁으로 폐허가 된 지역의 난민에게 의료 지원을 제공했으며, 2010년 아이티의 콜레라 유행과 2014년 이전 중앙아프리카와 서아프리카에서 발생한 에볼라 유행에도 대응했다. 국경없는의사회 지도부와 회원들은 빈곤층을 위한 저렴한 의약품 제공도 옹호해왔으며, 남아프리카와 다른 지역에서 에이즈 복제의약품 접근권 관련 논쟁에도 참여했다. 당연히 의료 서비스가 없거나 부족한 곳에서 활동하는 경우가 많다.

국경없는의사회는 오랜 세월에 걸쳐 규모가 커지고 분리되기도 했으며, 의료 구호 활동 관련 물류 지원, 운송, 관리뿐 아니라 질병 역학 서비스, 길거리 아동, 정신건강, 성폭력 트라우마 등 다양한 문제를 다루기 위한 운영 프로그램 등 특화 부서가 생기면서 사업 역량이 상당히 커졌다. 현재는 브뤼셀, 암스테르담, 파리, 바르셀로나, 제네바 등 선진국 주요 도시에 본부를 두고 여러 국가에 지부가 있다. 국경없는의사회는 위기 상황에서 24시간 내에 현장에 출동할 수 있다고 주장할 정도로 긴급 구호 동원에 능숙하지만, 때로는 수십 년 동안 지속되는 장기적인 임무에도 참여했다.

이 모든 과정에서 이 조직은 기본 원칙을 유지했다. 명백히 비정치적이며, 정치적 분쟁에서 한 쪽을 지지하지 않는다. 옹호 활동은 하지만, 당파적이지는 않다. 남아프리카공화국의 의약품 및 관련 물질 관리법 개정을 지지했으며, 제약회사들이 복제 의약품 사용을 막으려고 제기한 소송에서 남아프리카공화국을 지원했다. 그러나 회원들은 관련 청원에 서명하거나 소송에 참여하지 않았다. 국경없는의사회는 필요한 곳에 의료 서비스를 제공할 권리를 주장한다. 지방 정부와 가능한 한 협력하려고 노력하지만, 활동의 필수 요소는 아니며 종종 독립적으로 움직인다. 국경없는의사회의 목표는 의료 지원 제공뿐 아니라 의료 지원이 필요한 상황에 대한 국제적 관심 환기다. 그렇게 해서 다른 이들도 필요한 곳에 지원하도록 장려하고, 상황을 바꾸도록 국제사회의 압력을 이끌어낸다.

많은 경우 국경없는의사회는 정부가 취약한 국가에서 활동하기 때문에 국가가 해야 할 역할을 떠맡아야 하는 상황에 놓인다. 인류학자 피터 레드필드Peter Redfield가 "움직이는 자주권"이라고 비유한 이런 기능은 토요타 랜드크루저*, 위성전화, 노트북 컴퓨터를 통해 수행된다.[8] 하지만 역량은 약할 수밖에 없으며, 주권국가를 대신할 수도 없다. 위생 시설, 안전한 식수 제공 등 공중보건 개선을 위한 광범위한 노력은 국경없는의사회의 임무가 아니다. 돕고자 하는 사람들의 건강에 분명 도움이 되는 광범위한 개발 원조도 마찬가지다. 국경없는의사회는 긴급 의료 서비스를 제공하는 단체다.

국경없는의사회는 지속 가능한 보건의료체계의 구축보다 신속 대응을 촉진하는 데 초점을 맞춘다. 현지 지원 인력을 고용하지만, 신속하게 동원된 선진국 출신 자원봉사 의료인이 대부분의 업무를 감독한다. 대응팀은 현지 상황에 맞춘 복잡한 중재술보다 다양한 개발도상국 환경에서 활용할 수 있는 비교적 간단한 의료기술과 의약품을 사용한다. 이런 방식을 통해 즉시 활동을 시작할 수 있다.

국경없는의사회는 오랫동안 임무를 수행해왔지만, 조직이 운영하는 자원은 부족하고 미래의 보건 위기에도 대비해야 한다. 따라서 어

* 국제기구 및 국제 NGO들이 개발도상국에서 흔히 사용하는 자동차 모델

떤 임무도 영구적일 수 없다. 국경없는의사회는 조직의 독립성, 자체 파견 능력, 전 세계적 지원이라는 원칙을 반드시 지킨다. 장기적인 목표를 지향하지 않는다. 국경없는의사회 소속으로 우간다에서 활동한 레드필드는 말했다. "현지에서 사업할 때는 일을 해낸 뒤에 떠날 것으로 생각합니다. 우리는 지속가능성을 믿지 않습니다."[9] 국경없는의사회는 완료된 사업을 장기적으로 운영할 수 있는 국가 기관이나 조직에게 인계한다. 하지만 현실적으로 많은 지역에서 이런 전환이 불가능하며, 결국 사업은 무너진다. 예컨대 국경없는의사회는 라이베리아 내전 후에도 20년 넘게 활동하면서 여러 진료소를 운영하다가 에볼라 유행 발생 직전인 2012년에 철수했다. 라이베리아에 넘겨준 진료소는 에볼라 유행을 통제하는 데 필요한 장비와 인력이 부족했다.

국경없는의사회는 임무를 매우 잘 수행한다. 에볼라 유행에도 신속 대응했다. 전에 중앙아프리카에서 에볼라 유행에 대응했기 때문에, 무엇을 해야 할지 잘 알았다. 게다가 시에라리온에 이미 팀을 두고 있었다. 다른 조직과 달리 국경없는의사회는 6개의 에볼라 환자 관리 센터를 설치하고 격리 병상 600개와 2개의 전원 시설transit center을 제공하는 등 에볼라 유행으로 피해를 입은 3개국을 모두 지원했다. 활동에는 300명의 국제 구호 활동가와 3,000명 넘는 현지 직원이 함께했다. 활동을 시작한 2014년 3월부터 2015년 1월까지 4,400명의 에볼라 환자를 포함해 7천 명의 환자를 입원 치료했으며, 그중 1,900명이 살아남았다.[10]

국경없는의사회가 서아프리카에 얼마나 오래 머물지는 알 수 없다. 에볼라 유행으로 지역 보건의료 서비스가 붕괴되었음을 감안하면, 앞으로 몇 년간 남아있을 것이다. 하지만 전례에 비추어 보면 결국 다른 보건 위기에 대응하기 위해 움직일 것이다. 국경없는의사회는 전 세계에서 가장 도움이 필요한 사람들을 결정하는 일종의 응급 환자 분류를 계속한다. 그들이 떠나면 감염병 통제 훈련을 받은 상당수 현지 직원과 의료 시설이 남는다. 그러나 보건의료인을 훈련, 배치하며 물자를 지원하는 등 보건의료자원의 유지는 다른 사람들에게 달려 있다. 누가 그 일을 할지는 불분명하다. 의료체계 강화를 위해 상당한 원조가 뒤따르지 않으면, 국경없는의사회가 해낸 일들은 점차 사라질 것이다.

파트너스인헬스

파트너스인헬스는 국경없는의사회와 사뭇 다른 임무를 수행한다. 국경없는의사회 자원봉사자와 임원들처럼 자신을 내세우지 않으며, 세계 어디서나 긴급 의료 서비스를 신속히 제공하지도 않는다. 파트너스인헬스는 느리지만 신중하게 지원 대상을 선택한다. 임무를 시작하면 그 지역에 장기간 머문다. 목표는 의료 서비스가 없거나 부족한 지역에 좋은 의료 서비스를 제공할 수 있는 체계를 구축하는 것이다. 회원들은 보건의료가 인권이라고 믿으며 빈곤층은 기초 예방접종, 비타민 A 보충제, 경구 수분 보충 등 최소한의 보건의료 서비스를 받아야 한다는 식의 접근에 반대한다. 마지막으로 파트너스인헬스는 서비스를 제공받는 사람의 사회경제적 요구를 충족하기 위해 의료 서비스가 더 광범위한 노력을 해야 한다고 믿는다.

파트너스인헬스는 1987년 폴 파머Paul Farmer와 김용Jim Yong Kim 등 두 명의 의사와 보건운동가인 오필리아 달Ophelia Dahl이 시작했다. 조직은 에이즈 출현 초기에 아이티에서 일했던 의사이자 인류학자 파머의 경험을 기반으로 성장했다. 의료인류학의 고전적 연구로 남은《에이즈와 고발AIDS and Accusation》에서 파머는 댐 건설로 땅과 생계를 박탈당한 농민 공동체에 일어난 일을 설명했다. 책은 아이티와 카리브해 지역의 오랜 정치경제적 역사의 맥락에서 HIV가 어떻게 지역사회로 전파되었는지 추적한다. 또한 파머는 아이티가 북반구로 HIV를 확산시킨 매개체 역할을 했다는 주장도 반박했다.[11] 파머가 꿈꿨던 지역사회 건강 요구에 대한 비전과 그런 요구를 발생시키는 사회구조적 조건은 파트너스인헬스의 비전을 형성하는 데 중요한 영향을 미쳤다.

파머와 동료들은 파머가 연구했던 아이티의 깡주Cange 마을로 돌아가 잔미 라산테(Zanmi Lasante, 아이티 크레올어로 파트너스인헬스, 건강 동반자)라는 지역사회 기반 보건 프로젝트를 설립했다. 이 프로젝트는 향후 파트너스인헬스의 사업 모델이 되었다. 잔미 라산테는 아이티 보건부 및 NGO들과 함께 설립되었다. 이 사업은 질병 예방, 지역 주민의 의학적, 사회경제적 요구 발굴, 결핵과 HIV 감염 등 만성 질환자를 위한 양질의 보건의료 서비스 제공 등을 목표로 마을보건요원들을 고용하고 훈련시켰다. 마을보건요원은 보건의료 서비스의 효과적 전달에 도움이 될 뿐 아니라, 지역에 절실히 필요한 고용도 창출했다. 파트너스인헬스는 1930년대의 농촌 위생과 알마아타 일차보건의료 선언의 전통 위에서 폭넓은 관점으로 보건에 접근하면서, 환자와 지역사회의 전반적인 안녕에 관심을 가졌다. 그러나 깡주 같은 지역에 빈곤을 유발하는 정치경제적 구조를 직접 다루지는 않았다. 껑주에는 댐이 건설된 탓에 농부들의 고향인 골짜기가 물에 잠겼다. 그러나 파트너스인헬스는 이 사업을 지원한 세계은행(폴 파머의 친구이자 파트너스인헬스의 공동 설립자인 김용이 총재였다)을 노골적으로 비난하기보다 빈곤, 위생 문제, 일자리 문제 등 건강과 직접적으로 연관된 사회적 결정요인의 해결 필요성 정도를 언급하면서 부드럽게 환기시키는 수준에 그쳤다. 파트너스인헬스의 가장 중요한 임무는 보건의료 서비스를 받을 수 있는 기회를 제공하는 것이다. 다만 1930년대의 농촌 위생 실험처럼 근본적인 사회경제적 향상을 이루기 위한 파트너스인헬스의 노력은 충분하지 않았다.

잔미 라산테는 몇 년에 걸쳐 소규모 진료소에서 일류 병원으로 성장해 4,000명 이상의 직원을 두었다. 대부분 아이티인 의사, 간호사, 마을보건요원이다. 현재 104병상 규모의 종합병원으로 2개의 수술실, 성인 및 소아 병동, 감염병 센터, 외래 진료소, 여성 건강 진료소, 안과 및 일반 진료소, 검사실, 약품 창고, 적십자 혈액 은행, 방사선 촬영, 12개의 학교까지 갖추고 있다. 아이티 보건부와 협력해 병원 운영을 확대해왔으며, 아이티 중부 고원 전역에 폐쇄되거나 폐허로 변한 진료소들을 다시 짓고 보수해 숫자를 늘리고, 더 많은 보건의료인을 교육하고 있다. 2015년에는 지역 주민 260만 명에게 보건의료 및 사회 서비스를 제공했다. 또한 2010년 아이티 지진으로 의료 시설이 대부분 파괴된 수도 포르토프랭스의 빈민들을 돕기 위해 병원을 세웠다. 이 병원은 18만 5천 명에게 의료 서비스를 제공했고, 아이티 간호사, 의대생, 전공의들에게 의학 교육과 훈련을 제공했다. 파트너스인헬스는 현재 30년 동안 아이티에서 일하고 있다. 단지 응급환자 진료가 아니라 지역사회를 위한 헌신이다.

파트너스인헬스는 다른 나라에서도 잔미 라산테 비슷한 사업을 시작했다. 특히 르완다에서는 보건부 및 다른 NGO들과 협력해 많은 지역에서 지역사회 기반 보건의료 네트워크를 운영한다. 이 과정에서 파트너스인헬스는 국제보건 조직들이 개발도상국 환경에서 "말도 안 되는 일"이라고 주장한 일부 사업을 실현했다. 예컨대 건강을 잘 챙길 수 없다고 간주된 사람들이 복잡한 항레트로바이러스 약물요법을 스스로 사용할 수 있음을 입증했다(15장). 페루와 러시아의 가난한 지역사회에서 다제내성결핵을 효과적으로 치료할 수 있다는 것도 입증했다.

파트너스인헬스 모델은 매우 성공적이다. 그러나 지속할 수 있을지는 확실치 않다. 파트너스인헬스와 폴 파머는 수억 달러를 모금했다. 이 정도 자금을 조달하지 않고는 파트너스인헬스 모델을 구현할 수 없다. 더 중요한 것은 아이티와 르완다에서 성공적으로 사업을 확대했지만, 필수 보건의료 서비스가 부족한 지역에서 이런 모델이 성공하려면 현재 세계보건 지출이 늘어나는 것보다 훨씬 많은 자원이 필요하다는 점이다. 파머와 동료들은 이런 추정을 근본적으로 반박하며, 필요한 자원이 훨씬 커지긴 했지만 선진국들이 군사적 지원에 할당한 금액 일부를 보건 분야로 돌린다면 달성 가능하다고 주장했다. 예컨대 미국은 2014년 다른 나라의 군사 지원에 약 60억 달러를 지출했다.

파트너스인헬스가 아이티, 르완다 및 다른 곳에서 펼친 사업의 원칙과 경험은 서아프리카 에볼라 유행의 대응에도 큰 도움이 되었다. 파트너스인헬스는 긴급 지원을 서두르지 않았다.[12] 2014년 9월 중순이 되어서야 파머는 조직의 봉사단을 이끌고 라이베리아와 시에라리온 시골 지역으로 가서 상황을 평가했고, 에볼라 환자 관리에 투입되는 현지 보건 요원들을 교육하는 등 긴급 지원을 펼쳤다. 파트너스인헬스는 에볼라 유행 통제를 라이베리아와 시에라리온 농촌 보건의료체계 재건을 위한 장기 계획의 첫 단계로 보았다. 이를 위해 라이베리아에서는 현지 NGO 라스트마일헬스Last Mile Health와, 시에라리온에서는 웰바디얼라이언스Wellbody Alliance와 협력했다. 라스트마일헬스는 시에라리온에서 자랐지만 내전 중 미국으로 이주해 하버드에서 의학을 배운 폴 파머의 제자 라즈 판자비Raj Panjabi가 에볼라 유행이 시작되기 전에 결성한 단체로, 보건의료 서비스를 받기 위해 먼 거리를 이동해야 하는 오지 주민에게 의료 서비스를 제공하는 것이 목표였다.

파트너스인헬스/라스트마일헬스/웰바디얼라이언스 연합은 라이베리아와 시에라리온에 있는 47개 보건소에 500명의 보건 인력을 배치할 계획을 세웠다. 또한 보건교육, 질병감시 및 모니터링을 수행할 800명의 마을보건요원을 추가적으로 훈련시킬 것이었다. 세 단체는 각국 보건부가 더 강력한 체계로 전환해 에볼라 유행에 대응하도록 돕기로 했다. 판자비는 말했다. "에볼라는 열대우림에서 시작되었지만, 강력한 보건의료체계가 있다면 열대우림에 묶어 놓을 수 있다."[13] 두 나라에서 파트너스인헬스가 얼마나 성공을 거둘지 평가하기는 아직 이르다. 그러나 계속 약속을 지켜왔으므로, 파트너스인헬스는 앞으로 수십 년 동안 자리를 지킬 가능성이 높다.

국경없는의사회와 파트너스인헬스의 대조적인 접근은 여러 측면에서 남반구 개발도상국 주민의 건강 개선을 위한 선진국과 국제 조직들의 상충되는 전략을 반영한다. 20세기와 21세기 초반 대부분의 기간 동안 세계보건은 천연두, 말라리아, 십이지장충, 영양실조 같은 특정 보건 문제를 예방 및 치료하기 위해 백신, 약물, 모기장, 비타민 A 보충제, 피임 장치, 경구 수분 보충 세트 등 간단한 의료 기술을 제공해 단기간에 수백만의 생명을 구했다. 이런 보건 중재술은 기획이나 적용 단계에 지역 주민이 참여할 필요가 없고, 상대적으로 적용하기 쉬우며, 신속히 제공할 수 있기 때문에 선호된다. 인도주의적, 정치적 차원에서도 즉각적인 효과가 있다. 또한 많은 사람이 비용 효율적이고, 측정 가능하며, 보건 문제와 관련된 복잡한 사회경제적 요인을 다루지 않고도 건강을 개선할 수 있는 방법으로 생각한다. 시간, 인력, 재정을 장기간 투자할 필요가 없고, 현장에 대한 깊은 지식 없이도 활용할 수 있다고 생각하는 것이다. 위기적 사고방식은 세계보건의 큰 특징이다. "우리는 빠르게 행동해야 하며, 장기적이고 근본적인 변화를 기다릴 수 없다." 이런 사고방식은 보건 중재술 사용을 조장한 면이 있다. 국경없는의사회는 이런 방식으로 세계보건에 접근한 대표적인 사례다.

파트너스인헬스는 보건에 대한 대안적 접근을 옹호했다. 광범위한 보건 문제를 해결하기 위해 보건의료체계 구축에 집중한다. 단지 질병에 걸리지 않은 상태가 아니라 인구집단의 전반적 안녕 개념을 강조하는 이런 접근은 근본적인 건강의 사회경제적 요인에 관심을 가지며, 광범위한 개발 노력에 보건의료를 통합하려고 한다. 또한 보건 중재술의 계획과 적용 단계에서 지역 주민의 참여를 중요하게 여긴다. 대안적 접근은 장기적인 노력이다. 무엇보다 건강을 기본적 인권으로 인식한다.

이런 비전은 논의되었고, 때로 적용되기도 했지만, 여러 이유로 더 큰 지지를 받지 못했다. 많은 사람이 보기에 이런 비전을 구현하려면 너무 많은 비용이 들기 때문일 것이다. 결과를 계량화하기도 어렵다. 세계보건에 대한 대안적 접근을 실천하려면 복잡한 사회경제적 조건을 해결해야 하지만, 이는 국내외 정치적 이해 관계와 깊이 얽혀 있다. 대안적 관점은 변화를 열망하는 사람과 전혀 다른 각도에서 건강을 바라보는 사람이나 국가도 변화에 참여해야 하고, 이들과 권한을 나눠야 한다고 말한다. 세상을 다른 방식으로 바라보는 전문 분야 간 협업도 필요하다. 의사와 보건당국은 엔지니어, 경제학자, 인류학자들이 어떤 말을 하는지 귀 기울여야 하며, 그 반대도 마찬가지다. 그간 의과대학과 보건대학원들은 이런 전략의 실천에 거의 노력을 기울이지 않았다. 마지막으로 대안적 비전은 여러 시기에 정치적 혐의를 받기도 했다. 1950년대 미국 정치인들은 이런 비전과 실천 전략이 사회주의와 같다고 보았다. 최근 신자유주의 경제학자들과 정치인들은 건강이 개인의 책임이라고 주장하면서 보건의료 서비스를 받을 권리가 인권이라는 주장을 거부할 뿐 아니라, 이런 전략이 효율적이지도 않고 비용 효과적이지도 않다고 폄하한다.

오늘날 세계보건은 두 가지 비전이 혼재되어 있지만, 20세기 초 식민의학에서 기원한 기술 중심 접근에 심각하게 기울어 있다. NGO들이 운영하며 특정 보건 문제만 다루는 수직적 사업이 많지만, 전 세계 빈곤층이 기본적 보건 수요를 충족할 수 있는 서비스는 여전히 제공하지 못한다.

국경없는의사회의 가치나 접근을 폄하하는 것은 아니다. 그들은 약물, 백신, 살충제 처리 모기장 같은 간단한 기술로 수백만 명의 생명을 구했다. 하지만 필수 보건의료 서비스 없이는 기존 보건 문제와 새롭게 나타날 문제들이 해결되지 못한 채 방치될 것이다. 잘 작동하는 지역사회 기반 보건체계는 필요한 기술을 이용하는 플랫폼 역할을 한다. 지역사회와 연결고리를 만들고 의사소통을 촉진하며 보건 정보를 신속히 공유한다. 지역사회 기반 보건체계가 잘 작동했다면 에볼라 유행이 통제되었을 것이고, 미래의 유행도 억제할 수 있을 것이다.

많은 사람이 건강을 악화시키는 구조적 요인의 해결은 고사하고 건강한 보건의료체계를 구축하는 데만도 너무 많은 비용이 들기 때문에 부족한 자원을 잘 활용해서 비용 효율적인 방법으로 생명을 살려야 한다고 주장할 것이다. 재정적 자원의 한계가 어디인지 다시 생각해야 한다는 파머와 동료들의 간곡한 제안에 동의하지 않더라도, 에볼라 유행을 보면 "너무 비싸다"는 논리와 비용 효율성 주장의 오류를 다시 생각하게 된다.

에볼라 유행이 종식된 후 정산해보면 밝혀질 일이지만, 유행 대처 비용은 유행국 보건의료체계 강화에 필요한 비용보다 훨씬 클 것이다. 2014년 12월 말에 세계은행이 추산한 에볼라 유행 통제 비용은 약 30~40억 달러였다.[14] 게다가 유행국 경제는 추가적으로 수백억 달러의 비용을 치러야 했으며, 공여국들은 더 많이 지원해야 했다. 보건의료체계 구축에 선제적으로 투자했다면 이런 비용 지출을 피할 수 있었음은 물론, 그 밖의 다양한 보건 문제에도 긍정적이었을 것이다.

파트너스인헬스의 보건의료 모델을 대규모로 구현하기 어려울 수 있다. 이 모델이 정답인 것도 아니다. 이 모델도 개발에 대해 미사여구를 썼다. 여러 측면에서 의학적 접근 중심이며, 광범위하고 다양한 부문에 보건의료를 통합해 사회를 전반적으로 향상하고 인구집단의 안녕을 도모하려는 노력을 기울였다고 하기는 어렵다. 어떤 면에서 인도의 잠케드 프로젝트(12장)가 보건과 개발을 위한 지역사회 중심의 광범위한 접근에 가장 가깝다고 할 수 있으나, 역시 NGO 운영 사업이어서 인도 보건의료체계와 연계가 부족했다. 그럼에도 파트너스인헬스는 생명을 구했지만 세계 인구 다수의 기본적 보건 수요를 충족하는 서비스를 제공하지 못한 수직적 사업에 대안적 전략을 제시했다.

최근 지역사회 기반 보건의료체계의 구축과 마을보건요원 사업에 대한 관심이 늘고 있다. 게이츠 재단은 지역사회 보건의료 서비스 전달을 장려하는 사업들을 지원한다. 그러나 지금까지는 보건의료 서비스 보장 범위의 확대보다 보건의료체계 성과 향상을 위한 기술 제공에 집중했다. 예컨대 게이츠 재단은 인도의 비하르Bihar 주가 운영하는 일차보건의료체계 성과 관리 향상에 투자해왔다. 이 사업에서 재단은 마을보건요원을 위한 이동형 훈련도구, 의무기록과 가족계획 및 예방접종을 위한 전자 시스템, 전자 지불 시스템을 제공했다. 즉, 성과 향상 기술을 제공한 것이다.[15] WHO 거시경제와 건강 위원회 의장을 맡았던 경제학자 제프리 삭스는 사하라 이남 아프리카에서 마을보건요원 1백만 명을 모집해 훈련시키자고 제안했다.[16] 김용 총재가 이끄는 세계은행은 보편적 건강 보장 실현에 기여하겠다고 약속했다. 2015년 9월 하버드 대학의 로렌스 서머스를 비롯한 44개국 267명의 경제학자가 〈보편적 건강 보장에 관한 경제학자 선언Economists Declaration on Universal Health Coverage〉에 서명했다. 이 선언은 전 세계 정책 결정자들이 지속 가능한 발전의 한 부분으로 보편적 건강 보장을 구현할 때 빈곤층을 위한 방법을 우선하라고 요청했다.[17] 지역사회 기반 일차보건의료 구축에는 아직 많이 부족하지만, 이 선언은 적어도 전 세계 빈곤층의 기본적 보건 수요에 집중해야 한다는 인식을 공유한다.

여러 아프리카 국가에서 보편적 건강 보장 달성에 진전이 있었다. 에디오피아에서는 2003년부터 농촌 지역에 일차보건의료를 제공하기 위한 보건 확대 사업을 통해 3만 8천 명 이상의 보건요원을 훈련하고 배치했다. 가나에서는 세금 기반 국민건강보험을 수립해 의료비로 인한 경제적 파탄에서 가정을 보호하고, 보장성을 강화해 흔한 질병의 95퍼센트까지 보장한다. 르완다와 파트너스인헬스가 협력하는 보건의료 강화 사업은 2003년에 비해 어린이 사망률을 2/3로 줄였고, 10년 전보다 평균 여명을 10년 늘렸다. 우리는 이보다 더 나아갈 수 있다. 그러나 이런 성과를 이어가려면 국제 공여자들과 정부 기관들의 더 많은 노력이 필요하다.[18]

역설적이지만 에볼라 백신의 개발로 인해 라이베리아, 기니, 시에라리온의 일차보건의료 강화 사업 성공 가능성은 더 낮아지는 것 같다. 역사에서 배울 수 있는 사실은 백신을 개발하면 생명을 구할 수 있지만, 보건체계 구축과 질병의 구조적 원인 해결은 지연된다는 점이다. WHO 사무총장 마거릿 챈은 에볼라 백신이 효과가 있다는 뉴스에 주의를 당부했다. "질병 감시 능력을 갖추고, 강력하면서 탄력적이고 좋은 보건의료체계를 대체할 수 있는 것은 없습니다."[19] 에볼라 유행을 거치면서 우리는 생명을 구하는 백신을 개발하더라도, 초기에 에볼라 유행을 발생한 상황을 해결하지 못한다면 결국 그런 조건들이 또 다른 세계보건 위기로 이어질 가능성에 대해 깊이 생각해봐야 한다.

감사의 말

이 책에 국제보건 및 세계보건의 역사에 관해 방대한 문헌을 인용했다. 이런 연구를 수행한 역사가, 사회학자, 정치학자, 인류학자들에게 큰 빚을 졌다.

이 책의 착안과 핵심 주장은 에모리 대학 롤린스 보건대학원과 2003년부터 존스 홉킨스 대학 블룸버그 보건대학원에서 국제보건과 개발의 역사를 강의할 때 세미나에 참석한 학생들과 토론을 하면서 발전했다. 많은 학생이 대학원 입학 전에 세계보건 분야에서 일한 경험이 있었기에 깊이 있는 토론이 가능했고, 나도 그들의 경험에서 배울 수 있었다.

에모리 대학, 존스 홉킨스 대학, 미국 질병통제예방센터, 애틀랜타 카터 센터에 근무하는 동료들과 소통하면서 세계보건의 역사에 대한 이해를 더욱 넓힐 수 있었다. 그중 많은 사람이 타인의 건강을 향상하는 데 삶의 대부분을 바쳤다. 세미나와 컨퍼런스에서, 또는 맥주를 마시며 나눈 대화에서 세계보건에 관해 귀중한 통찰을 얻었다. 켄트 캠벨, 스탠리 포스터, 프랭크 리차드, 릭 스테케티, 버나드 날렌, 짐 세처, 클라우디아 피시먼, 짐 쿠란, 피터 브라운, 마르시아 인혼, 뎁 맥팔랜드,

루스 버클먼, 하워드 프럼킨, 존 맥고원, 제니퍼 허쉬, 바수 프로틱, 피터 윈치, 알 소머, 로리 레너드는 지식과 경험을 기꺼이 나누어 주었다. 세계보건을 위한 노력이 어떻게 이루어져야 하는지에 대해 의견이 항상 일치하진 않았지만, 그들이 이 책의 분석을 타당하다고 느끼기 바란다.

국제보건과 개발에 관한 강의를 출판하는 데 대해 오래 전부터 생각했지만, 늘 개인 연구와 과제가 있었기 때문에 책 쓰기를 계속 미뤘다. 존스 홉킨스 대학 출판부의 재키 웨뮬러가 격려해준 덕에 쓰기 시작할 수 있었다. 또한 재키는 말라리아 역사서인 〈열대 질환의 탄생The Making of Tropical Disease〉을 쓰도록 나를 여러 차례 설득했다. 훌륭한 편집자이자 동료인 그녀가 내 글을 비판적으로 읽고 강점과 약점을 정직하게 지적해 준 덕에 이 책이 나올 수 있었다. 이 책은 재키가 상상했던 것이 아닐지도 모르지만, 그녀의 편집 덕분에 더욱 단단해졌다.

이 책의 대부분을 2013년 안식년 동안에 썼다. 존스 홉킨스 의과대학에서 안식년을 가지기란 쉽지 않다. 안식년 요청을 허가해준 의과대학 학장 폴 로스먼에게 감사를 전한다.

제러미 그린, 줄리 리빙스턴, 조앤 카츠, 헨리 페리, 새라 베리, 캐서린 아너, 줄리아 커미스키, 커스틴 무어-쉴리, 로티 메이너트 등 많은 사람이 원고의 일부 또는 전부를 읽고 의견을 주었다. 책의 3부는 존스 홉킨스 블룸버그 보건대학원에서 열린 〈위태로운 세계보건 세미나Critical Global Health Seminar〉에서, 4부는 펜실베이니아 대학교에서 진행된 〈과학의 역사와 사회학 세미나History and Sociology of Science Seminar〉에서, 7부는 스텔렌보쉬 대학교 인류학 세미나에서 발표되었다. 또한 나는 2015

년 봄에 개최된 〈세계보건과 개발의 역사History of Global Health and Development〉 세미나에서 학생들에게 각 장의 초안을 주었다. 많은 학생, 특히 나오코 가즈키와 하이디 모어필드가 큰 도움이 된 의견을 주었다. 원고를 읽어준 모든 이의 의견을 반영하려고 최선을 다했다.

WHO에서 오래 일했으며, 책의 뒷부분에 설명한 사건들을 기록한 소크레이츠 리치오스에게 깊이 감사드린다. 그 역시 국제보건의 역사에 관한 많은 논문, 단행본과 함께 WHO 공식 역사서 두 권을 저술한 역사학자다. 그는 오랜 세월에 걸쳐 출판된 논문, 출판되지 않은 글들, 다양한 주제에 대한 자료를 흔쾌히 공유했다. 친구이자 동료 학자인 그에게 큰 빚을 졌다.

마지막으로 이 책과 다른 책들을 쓸 수 있게 도와준 아내이자 평생의 동반자 캐롤린에게 감사의 말을 전한다.

참고문헌

들어가며 – 에볼라

1 이 이야기는 기니 남동부에서 에볼라 유행의 시작을 설명하는 뉴스 기사들을 기반으로 했다. 아직도 에볼라 유행 초기에 무슨 일이 일어났는지 정확히 알지 못한다. 내가 아는 한 이 기사가 실제로 발생한 사건과 가장 가깝다. Holly Yan and Esprit Smith, "Ebola: Who Is Patient Zero? Disease Traced Back to 2-Year-Old in Guinea," CNN, updated January 21, 2015, www.cnn.com/2014/10/28/ health/ebola-patient-zero/index.html; Childby Bahar Gholipour, "Ebola 'Patient Zero': How Outbreak Started from Single Child," Live Science, October 30, 2014, www.livescience.com/48527-ebola-toddler-patientzero.html; Jeffrey E. Stern, "Hell in the Hot Zone," Vanity Fair, October 2014, www.vanityfair.com/politics/2014/10/ebola-virus-epidemiccontainment/.

2 Centers for Disease Control and Prevention, "Initial Announcement," March 25, 2014, www.cdc.gov/vhf/ebola/outbreaks/2014-west-africa/ previous-updates.html.

3 Michael McGovern, "Bushmeat and the Politics of Disgust," Cultural Anthropology Online, Ebola in Perspective series, October 7, 2014, http:// culanth.org/fieldsights/588-bushmeat-and-the-politics-of-disgust/.

4 Sharon Alane Abramowitz, "How the Liberia Health Sector Became a Vector for Ebola," Cultural Anthropology Online, Ebola in Perspective series, October 7, 2014, http://culanth.org/fieldsights/598-how-the-liberianhealth-sector-became-a-vector-for-ebola/. 아브라모비츠는 기니 정부가 국가 GDP의 단 1.8%를 보건의료에 투자했다고 지적했다. 라이베리아에는 에볼라 위기 전에도 공중보건이 사실상 존재하지 않았다. 보건의료 서비스는 국가를 대신해 공공의료시설의 75퍼센트를 운영하는 NGO가 제공했다. 한 국가의 보건의료체계를 특정 NGO에 의존하는 실상은 2006~2007년 국경없는의사회가 라이베리아에서 철수해 긴급 구호가 더 필요하다고 판단되는 지역으로 옮기면서 드러났다. 이때 라이베리아 주요 지역과 도시의 병원들이 폐쇄되었고, 수도 몬로비아에 있던 월드비전 진료소 30개도 갑자기 폐쇄되었다.

5 Joseph D. Forrester, Satish K. Pillai, Karlyn D. Beer, Adam Bjork, John Neatherlin, Moses Massaquoi, Tolbert G. Nyenswah, Joel M. Montgomery, and Kevin De Cock, "Assessment of Ebola Virus Disease, Health Care Infrastructure, and Preparedness—Four Counties, Southeastern Liberia, August · 2014," Morbidity and Mortality Weekly Report 63, 40

(2014): 891–900.

6 Anthony Fauci, "Lessons from the Outbreak," Atlantic, December 17, 2014.

7 한 연구에 따르면 농촌 지역 민간 의료 종사자의 54%가 비공식적 교육 수련을 받았으며, 인정되지 않는 자격증을 갖고 있거나 의사 면허가 없는 것으로 나타났다. Rashmi Kumar, Vijay Jaiswal, Sandeep Tripathi, Akshay Kumar, and M. Z. Idris, "Inequity in Health Care Delivery in India: The Problem of Rural Medical Practitioners," Health Care Analysis: An International Journal of Health Care Philosophy and Policy 15, 3 (2007): 223–233.

8 표준화된 환자를 적절히 진단하고 치료하는 능력 면에서 수련받은 의료인과 공식 수련을 받지 않은 의료 서비스 제공자 간 차이는 미미했다. 두 경우 모두 높은 비율로 정확한 진단을 내리지 못했고, 잘못된 치료를 했다. Jishnu Das, Alaka Holla, Veena Das, Manoj Mohanan, Diana Tabak, and Brian Chan, "In Urban and Rural India, a Standardized Patient Study Showed Low Levels of Provider Training and Huge Quality Gaps," Health Affairs (Project Hope) 31, 12 (2012): 2774–2784.

9 Parthajit Dasgupta, "The Shameful Frailty of the Rural Healthcare System in India," Future Challenges, February 2, 2013, https:// futurechallenges.org/local/the-frailty-of-rural-healthcare-system-inindia/.

10 Paul Farmer, Arthur Kleinman, Jim Yong Kim, and Matthew Basilico, Reimagining Global Health: An Introduction (Berkeley: University of California Press, 2013).

11 Randall M. Packard, The Making of a Tropical Disease: A Short History of Malaria (Baltimore: Johns Hopkins University Press, 2007).

12 1992년 터프츠 대학은 프랑스 탈르와르 호반에 위치한 캠퍼스에서 여름 대학 프로그램을 열었다. 그때 나는 처음 이 과정을 가르쳤다. 여름 프로그램의 모든 과정은 탈르와르와 연결되어야 했다. 그래서 강의 첫날, 학생들을 호수가 내려다보이는 테라스로 데려가 아시아, 아프리카, 남미 개발도상국의 건강과 영양을 개선하려는 노력을 알아보는 강의가 어떻게 이 지역과 관련이 있는지 물었다. 학생들의 대답은 탈르와르가 1980년대 아동생존혁명 시작과 관련된 중요한 회의들이 개최된 장소라는 것이었다. 이를 일반화하면, 이탈리아 벨라지오의 코모 호수 근처에 위치한 록펠러 컨퍼런스 센터나 스위스의 제네바 호수 가까이 위치한 WHO 본부처럼 탈르와르는 100년 넘게 남반구 주민의 건강에 영향을 미친 주요 결정이 내려진 장소였다. 말하자면 이런 지역에서 타인의 생명에 대한 개입이 계획되었다.

13 이 분야에 대한 최근 연구로 다음 저작들이 있다. Warwick Anderson, Colonial Pathologies: American Tropical Medicine, Race, and Hygiene in the Philippines (Durham, NC: Duke University Press, 2006); Richard Keller, Colonial Madness: Psychiatry in French North Africa (Chicago: University of Chicago Press, 2007); Mariola Espinosa, Epidemic Invasions: Yellow Fever and the Limits of Cuban Independence, 1878-1930 (Chicago: University of Chicago Press, 2009); John Farley, To Cast Out Disease: A History of the International Health Division of the Rockefeller Foundation (1913-1951) (Oxford: Oxford University Press, 2004); Iris Borowy, Uneasy Encounters: The Politics of Medicine and Health in China, 1900-1937 (New York: Peter Lang, 2009); Iris Borowy, Coming to Terms with World Health: The League of Nations Health Organization, 1921–1946 (New York: Peter Lang, 2009); John Farley, Brock

Chisholm, the World Health Organization, and the Cold War (Vancouver: University of British Columbia Press, 2008); Socrates Litsios, The Third Ten Years of the World Health Organization, 1968-1977 (Geneva: World Health Organization, 2008); Marcos Cueto, The Value of Health: A History of the Pan American Health Organization (Washington, DC: Pan American Health Organization, 2007); Steven Palmer, Launching Global Health: The Caribbean Odyssey of the Rockefeller Foundation (Ann Arbor: University of Michigan Press, 2010); William Muraskin, The Politics of International Health (Albany: State University of New York Press, 1998); Sanjoy Bhattacharya, Expunging Variola: The Control and Eradication of Smallpox in India, 1947-1977, New Perspectives in South Asian History 14 (New Delhi: Orient Longman, 2006); Packard, Making of a Tropical Disease; Marcos Cueto, Cold War, Deadly Fevers: Malaria Eradication in Mexico, 1955-1975 (Baltimore: Johns Hopkins University Press, 2007); Ka-che Yip, Disease, Colonialism, and the State (Hong Kong: Hong Kong University Press, 2009); Sunil S. Amrith, Decolonizing International Health: India and Southeast Asia, 1930-65 (Cambridge: Cambridge University Press, 2006); Matthew James Connelly, Fatal Misconception: The Struggle to Control World Population (Cambridge, MA: Belknap Press of Harvard University Press, 2008); Nitsan Chorev, The World Health Organization between North and South (Ithaca, NY: Cornell University Press, 2012).

14 Farmer et al., Reimagining Global Health.

1부 식민지와 얽히다

1 "The Cape Town Conference: Report of the International Conference of Representatives of the Health Services of Certain African Territories and British India, Held in Cape Town, November 15th to 25th, 1932," Quarterly Bulletin of the Health Organization of the League of Nations 2 (1933): 3-115.

2 국제보건과 식민의학이 서로 얼마나 관련이 있는지, 그 기간은 어느 정도인지에 대해 현재까지 역사학자들은 일부만 살펴보았을 뿐이다. 역사가들은 두 개념의 상호작용을 인정했지만, 하나의 역사에 담아낼 수 있는지는 밝히지 못했다. 이런 실패는 역사학계의 분업화 때문일 것이다. 식민의학의 역사는 주로 지역적 맥락을 연구하는 학자들이 다루었다. 이들은 학문적 수련을 통해 아프리카, 남아시아, 제국주의 역사를 다루는 학자가 되었다. 반면 국제보건 기구의 역사는 식민지 역사에 거의 관심이 없는 공중보건, 국제기구, 의학, 과학의 역사를 좇는 학자들의 영역이었다. 물론 예외는 있다. 헬렌 틸리(Helen Tilley)의 위대한 연구는 국제적 과학 연구와 아프리카 식민의학의 교차점을 탐구한다. Africa as a Living Laboratory: Empire, Development, and the Problem of Scientific Knowledge, 1870-1950 (Chicago: University of Chicago Press, 2011). 데보라 닐(Deborah Neill)은 국제적인 연구 활동이 식민의료 사업과 국제 지식 공동체의 출현을 어떻게 연결했는지 보여준다. Networks of Tropical Medicine: Internationalism, Colonialism, and the Rise of a Medical Specialty (Stanford, CA: Stanford University Press, 2012). 수닐 암리스(Sunil Amrith)는 국제보건 활동과 기구의 역사를 인도와 동남아시아의 식민주의 발전과 연결했다. Decolonizing International Health: India and Southeast Asia, 1930-65 (New York: Palgrave Macmillan, 2006). 낸시 스테판

(Nancy Stepan)은 소독 전략의 기원이 명확히 식민지 환경에 있었음을 보여준다. Eradication: Ridding the World of Diseases Forever? (London: Reaktion Books, 2011). 또한 다음 연구도 참고하기 바란다. Warwick Anderson, Colonial Pathologies: American Tropical Medicine, Race, and Hygiene in the Philippines(Durham, NC: Duke University Press, 2006); Warwick Anderson, The Collectors of Lost Souls: Turning Kuru Scientists into Whitemen(Baltimore: Johns Hopkins University Press, 2008); Steven Paul Palmer, Launching Global Health: The Caribbean Odyssey of the Rockefeller Foundation(Ann Arbor: University of Michigan Press, 2010). 이 장은 두 개의 문헌을 통합해 20세기 전반 타인의 건강에 대한 개입의 역사에 관한 논의를 재구성한다.

3 나는 20세기 초 초기 국제보건 기구의 활동이 식민지 의학과 어떻게 얽히고 형성되었는지 서술하면서 이야기를 시작하기로 했다. 19세기 국제위생회의(International Sanitary Conference) 등 보건 문제를 둘러싼 국제 협력의 초기 노력은 기술하지 않았다. 이런 초기 활동은 전 세계 빈곤 지역에 사는 사람들의 건강에 직접 개입하려는 시도가 아니었기 때문이다. 19세기에 이루어진 보건 문제에 대한 국제 협력은 향상된 소통과 검역 조치를 통해 감염병 확산을 막는 것이 목표였다.

1장 식민지 훈련소

1 식민의학의 역사에 관해서는 많은 저서가 있다. 최근 저서는 다음을 참고한다. Warwick Anderson, Colonial Pathologies: American Tropical Medicine, Race, and Hygiene in the Philippines (Durham, NC: Duke University Press, 2006); John Farley, Bilharzia: A History of Imperial Tropical Medicine (Cambridge: Cambridge University Press, 1991); Mark Harrison, Public Health in British India: Anglo-Indian Preventive Medicine, 1859-1914 (New York: Cambridge University Press, 1994); Maryinez Lyons, The Colonial Disease: A Social History of Sleeping Sickness in Northern Zaire, 1900-1940 (New York: Cambridge University Press, 1992); David Arnold, Colonizing the Body: State Medicine and Epidemic Disease in Nineteenth-Century India (Berkeley: University of California Press, 1993); Randall M. Packard, White Plague, Black Labor: Tuberculosis and the Political Economy of Health and Disease in South Africa (Berkeley: University of California Press, 1989); Myron Echenberg, Black Death, White Medicine: Bubonic Plague and the Politics of Public Health in Colonial Senegal (Portsmouth, NH: Heinemann, 1992); Jonathan Sadowsky, Imperial Bedlam: Institutions of Madness in Colonial Southwest Nigeria (Berkeley: University of California Press, 1999); Meagan Vaughn, Curing Their Ills: Colonial Power and African Illness (Stanford, CA: Stanford University Press, 1991).

2 Mariola Espinoza, Epidemic Invasions, Yellow Fever, and the Limits of Cuban Independence, 1878 – 1930 (Chicago: University of Chicago Press, 2008), 41.

3 Ibid., 11-30.

4 윌리엄 고거스의 부하들은 거리에서 가장 눈에 띄는 오물을 먼저 처리했다. 죽은 동물의 사체는 다른 곳에 매장했다. 스페인군이 막사로 사용하려고 징발한 병원에서 추방된 환자들이 공원과 광장에 노숙하는 모습은 더 이상 볼 수 없었다. 고거스 팀은 더 먼 지역으로 나아갔다. 개인 주택에 사는 사람들은 고거스 팀원과 검사관들을 자주 보게 되었다. 그들은 뒷마당과 쓰레기 더미까지 꼼꼼하게 조사했다. 사업장도 면밀히 검사하고 깨끗이 유지하라고 지시했다. 고거스의 전기를 쓴 작가는

"아마 아바나만큼 도시의 내외부가 철저히 청소된 곳은 없을 것"이라고 결론지었다. John M. Gibson, Physician to the World: The Life of General William C. Gorgas (Tuscaloosa: University of Alabama Press, 1989), 58-59.

5 Espinoza, Epidemic Invasions, 15.

6 Ibid., 34-45.

7 두 가지 작업 모두 수고스러웠다. 집을 연막 소독하려면 먼저 공기가 빠져나가지 않게 틈새를 봉해야 했다. 이 작업이 완료되면 집 한가운데 철제 솥을 놓고 황과 소량의 알코올을 채운 후 3~4시간 동안 태워 연기를 피웠다. 이런 과정을 통해 주거지의 모기는 거의 모두 죽였지만, 가구와 직물에 얼룩이 남아 특히 부유층에게 인기가 없었다. 이들을 고려해 고거스는 황과 알코올 대신 피레트룸(pyrethrum)을 사용했다. 피레트룸은 얼룩을 남기지 않았지만 모기를 중독시키기만 했기 때문에 시간과 노력이 훨씬 더 들었다. 연막 작업 후 모기들을 쓸어 모아 태워야 했다는 뜻이다. 또한 연막 소독은 황열 사례를 모두 통보하는 중앙집중식 보고 체계에 의존했다. 사례가 신고되면 위생 담당자가 방문해 확인했다.

8 보건 공무원은 벌금을 부과할 권한이 있었다. 법원이 벌금을 수납했고, 수익금은 쿠바 재무부가 관리했다. 벌금은 5달러였으며, 문제 행위가 해결되면 돌려주었다. 첫 번째 경고장 후 벌금을 내지 않거나 사건이 각하되지 않으면 법원이 가구주를 처벌했다. 1901년 9개월간 부과된 2,500건의 벌금 중 50건만이 징수되어 재무부에 보관되었다.

9 Gregorio M. Guitéras, "The Yellow Fever Epidemic of 1903 at Laredo, Texas," Journal of the American Medical Association 43, 2 (1904): 115-121.

10 William Crawford Gorgas, Sanitation in Panama (New York: D. Appleton, 1918), 182-205.

11 1905년 고거스는 미 육군 의무감에게 보낸 편지에 이렇게 썼다. "제가 다방면에 걸친 위생 조직을 위원회에 제안했지만, 모기 방제 사업을 지속하고 감염병에 대한 공식 보고체계가 있는 한 이런 위생 조직이 길거리 청소, 쓰레기 수거, 분변 청소보다 중요하지는 않을 것입니다." 고거스는 유명한 위생학자인 찰스 V. 채핀에게 보낸 편지에서도 파나마 운하 법안이 파나마 시티와 콜론에 상수도와 하수도 체계를 제공한 데 대해 언급했지만, "주요 질병은 황열과 말라리아이며," 환자 치료와 모기의 퇴치가 "파나마의 건강에 가장 중요하다고 하는 상수도와 하수도 체계를 제공하는 것보다 더 큰 영향을 미칠 것"이라고 덧붙였다. "그러나 위생 이론이 대중에게 확고하게 인식되었기 때문에 사람들은 여기에 수백만 달러를 쓰는 데 동의하면서, 실제로 필수적이고 중요한 위생에 대해서는 언급조차 하지 않습니다."

12 당연히 19세기 유럽과 미국에는 다양한 수준의 강압을 이용한 공중보건 캠페인들이 있었다.

13 Steven Palmer, Launching Global Health: The Caribbean Odyssey of the Rockefeller Foundation (Ann Arbor: University of Michigan Press, 2010).

14 아바나 황열 환자들의 집에서 모기 성충을 제거하기 위해 유황 연기를 사용하는 과정의 어려움을 언급하면서 고거스는 "무지한 사람들을 작업에 많이 투입하므로 화재가 발생하지 않도록 주의를 늦출 수 없습니다."라고 말했다. William Gorgas, Sanitation in Panama, 54.

15 고거스의 동료 중 몇몇은 더 인종차별적인 의견을 피력했다. 1914년 미국 공중보건국 소속으로 파나마에 파견된 J. C. 페리(J. C. Perry)는 콜론의 원주민 지역을 이렇게 묘사했다. "도시의 세 번째 구역에는 … 주민 대부분이 거주하는 주거지와 상점들이 있다. … 거주지는 심각하게 더러워서, 어떻게 그런 환경에서 사람들이 건강한 척 살아가는지 알 수 없다. 백인들은 그럴 수 없겠지만, 이

구역에 사는 흑인들은 크게 아프지 않은 것 같다." J. C. Perry, "Preliminary Report on Sanitary Condition of Colón and Panama, and the Isthmus between These Points," Public Health Reports (1896-1970) 19, 10 (1904): 351-357.

16 고거스는 저서《파나마의 위생(Sanitation in Panama)》결론부에서 인간이 질병을 피하기 위해 열대 지역에서 탈출해 온대 지역에 위대한 문명을 세웠다고 주장했다. 수세기 동안, 백인에게 열대 지역은 거주할 수 없는 곳으로 남아 있었다. 그러나 최근 열대질환을 정복하자, 백인들은 다시 열대 지역을 점령할 수 있었다. 고거스는 결국 "문명인"들이 지상의 가장 풍부한 식물 중 일부를 사용할 수 있으리라 예상하면서, 파나마 운하도 위대한 성취이지만 장차 위생학적 성취를 더 중요하게 여길 것이라고 주장했다. 그는 책을 이렇게 마무리했다: "백인의 역사에서 아메리카 대륙의 발견은 중요한 이정표였으며, 그 덕에 풍요롭고 건강한 지역에 정착할 수 있었다. 파나마에서 입증했듯, 백인이 열대에서 건강한 삶을 산다는 것은 인류 역사에서 (아메리카 대륙의 발견과) 똑같이 중요한 이정표가 될 것이다."

17 파나마에서 고거스의 황열 퇴치사업을 연구한 알렉산드라 스턴(Alexandra Stern)은 고거스가 운하 건설에 투입된 노동자의 대부분을 차지하는 서인도 제도 출신 흑인의 건강보다 백인 노동자의 건강에 더 신경을 썼다고 기술했다. 스턴은 운하 지역에서 "금(백인)"과 "은(유색인)" 노동자 사이에 존재했던 의료 및 예방 서비스 접근권의 불균형을 지적한다. 예상대로 유색인 노동자의 사망률이 훨씬 높았다. 가장 흔한 사망 원인은 폐렴이었다. 스턴에 따르면 1904년부터 1910년까지 폐렴으로 인한 사망은 총 사망의 25% 이상을 차지했고, 주로 자메이카, 바베이도스, 콜롬비아 출신 유색인 노동자에서 발생했다. Alexandra Minna Stern, "Yellow Fever Crusade: US Colonialism, Tropical Medicine, and the International Politics of Mosquito Control, 1900-1920," in Medicine at the Border: Disease, Globalization, and Security, 1850 to the Present, ed. Alison Bashford (Houndmills, Basingstoke, Hampshire, UK: Palgrave Macmillan, 2006), 41-59. Also see Julie Greene, The Canal Builders: Making America's Empire at the Panama Canal (New York: Penguin, 2009).

18 Letter from Ronald Ross to Colonel Gorgas, June 10. 1904, William Crawford Gorgas Papers, University of Alabama Archives, Tuscaloosa.

19 고거스는 이렇게 언급했다. "운하 노동자들은 비가 와도 계속 일했고, 밤에는 완전히 젖어서 집에 돌아갔다. 대다수가 옷을 살 돈이 없어서 젖은 옷을 그대로 입고 자야 했다." William Gorgas, "Recommendation as to Sanitation Concerning Employees of the Mines on the Rand, Made to the Transvaal Chamber of Mines," Journal of the American Medical Association 62, 24 (1914): 1855-1865. 줄리 그린(Julie Greene)은 운하 지역 노동 환경을 설득력 있게 분석하면서도, 고거스가 서인도 제도 출신 노동자의 폐렴 연구를 지원했지만 폐렴 문제 해결에는 큰 진전이 없었다고 잘못 기술했다. Greene, Canal Builders, 136.

20 고거스는 이 기간 중 과거 운하에서 일했던 노동자 비율이 증가했다고 언급했는데, 이는 그들이 폐렴에 어느 정도 면역을 갖게 되었음을 시사한다. Gorgas, "Recommendations as to Sanitation," 1857. 주의할 점은 서인도 출신 노동자들이 다소 덜 붐비는 환경에서 살게 되었지만, 전반적인 생활 조건은 여전히 비참한 수준이었다는 것이다.

21 William Gorgas, "Tropical Sanitation and its Relationship to General Sanitation," Journal of the American Medical Association 65, 26 (1915): 2209.

22 Elizabeth Fee, Disease and Discovery, A History of the Johns Hopkins School of Hygiene and Public Health, 1916-1939 (Baltimore: Johns Hopkins University Press, 1989), 18-19.

23 Gorgas, "Recommendations as to Sanitation," 1855-1865.

24 Randall M. Packard, "The Invention of the 'Tropical Worker': Medical Research and the Quest for Central African Labor on the South African Gold Mines, 1903-1936," Journal of African History 34, 2 (1993): 271-292.

25 Lois F. Parks and Gustave A. Nuermberger, "The Sanitation of Guayaquil," Hispanic American Historical Review 23, 2 (2012): 197-221.

26 Dorothy Porter and Roy Porter, "What Was Social Medicine? An Historiographical Essay," Journal of Historical Sociology 1, 1 (1988): 90-109.

27 Farley, Bilharzia.

28 Anderson, Colonial Pathologies.

29 Ibid., 119.

30 C. Reynaldo Ileto, "Cholera and the Origins of the American Sanitary Order on the Philippines," in Imperial Medicine in Indigenous Societies, ed. David Arnold (New York: Manchester University Press, 1988), 125-148.

31 Anderson, Colonial Pathologies, 107.

32 Raquel Reyes, "Environmentalist Thinking and the Question of Disease Causation in Late Spanish Philippines," Journal of the History of Medicine & Allied Sciences 69, 4 (2004): 554-579.

33 Victor C. Heiser, An American Doctor's Odyssey (New York: W.W. Norton, 1936), 35.

34 Mary C. Gillett, "U.S. Army Military Officers and Public Health in the Philippines in the Wake of the Spanish-American War, 1898-1905," Bulletin of the History of Medicine 64, 4 (1990): 580.

35 Anderson, Colonial Pathologies.

2장 식민지 보건에서 국제보건까지

1 록펠러 재단 국제보건이사회의 기원과 동기에 대한 최근 논의는 다음 자료를 참고한다. Anne-Emanuelle Birn, Marriage of Convenience: Rockefeller International Health and Revolutionary Mexico (Rochester, NY: University of Rochester Press, 2006); John Farley, To Cast Out Disease: A History of the International Health Division of the Rockefeller Foundation (1913-1951) (New York: Oxford University Press, 2004).

2 Steven Palmer, Launching Global Health: The Caribbean Odyssey of the Rockefeller Foundation (Ann Arbor: University of Michigan Press, 2010).

3 Ibid., 22-54.

4 Farley, To Cast Out Disease, 63.

5 Palmer, Launching Global Health, 4.

6 Ibid., 136-139.

7 Birn, Marriage of Convenience, 84-85.

8 록펠러 재단은 대규모 농업 및 석유 산업이 위치한 멕시코 베라크루즈 주의 정치적 발전에 영향을 미칠 목적으로 멕시코 십이지장충 관리 사업을 설계하고 실행했다. 정치적 불안 때문에 베라크루즈 사업을 포기했을 때 록펠러 국제보건이사회는 사업을 인근 지역으로 옮겼으며, 조사 결과 그 지역에서는 십이지장충이 심각한 보건 문제가 아니었음에도 활동을 시작했다. 베라크루즈가 다시 개방되자마자 국제보건이사회는 인근 지역 활동을 정리하고 예방 노력을 포기했다. Anne-Emanuelle Birn and Armando Solórzano, "Public Health Policy Paradoxes: Science and Politics," Social Science & Medicine 49, 9 (1999): 1197-1213.

9 Ibid.

10 Samuel Taylor Darling, "The Hookworm Index and Mass Treatment," American Journal of Tropical Medicine and Hygiene 2, September (1922): 397.

11 Samuel Taylor Darling, Marshall A. Barber, and H. P. Hacker, Hookworm and Malaria Research in Malaya, Java, and the Fiji Islands (New York: Rockefeller Foundation International Health Board, 1920), 3.

12 Ibid., 37.

13 Samuel Taylor Darling, Marshall A. Barber, and H. P. Hacker, "The Treatment of Hookworm Infection," Journal of the American Medical Association 70, 8 (1918): 499-507.

14 Lois F. Parks and Gustave A. Nuermberger, "The Sanitation of Guayaquil," Hispanic American Historical Review 23, 2 (2012): 197-221.

15 Marcos Cueto, "Sanitation from Above: Yellow Fever and Foreign Intervention in Peru, 1919-1922," Hispanic American Historical Review 72, 1 (1992): 1-22.

16 Ibid., 16.

17 Ibid., 21.

18 Elizabeth Fee, Disease and Discovery, A History of the Johns Hopkins School of Hygiene and Public Health, 1916-1939 (Baltimore: Johns Hopkins University Press, 1989), 73.

19 Marcos Cueto, The Value of Health: A History of the Pan American Health Organization (Washington, DC: Pan American Health Organization, 2007), 66.

20 Socrates Litsios, pers. Comm.

21 Randall M. Packard and P. Gadehla, "Land Filled with Mosquitoes: Fred L. Soper, the Rockefeller Foundation, and the Anopheles gambiae Invasion of Brazil, 1932-1939," Parassitologia 36, 1-2 (1994): 197-214. Soper largely ignored the existence of previous work on malaria in Brazil conducted by Brazilian researchers.

22 1924년 달링은 미국 열대의학 위생학회 회장으로 선출되었다. 이듬해인 1925년 국제연맹은 그를 이집트, 팔레스타인, 시리아를 둘러보는 말라리아위원회에 초대했다. 이 여행 중 그는 베이루트 근처에서 차량 사고로 사망했다.

23 트리니다드에는 록펠러 재단 관리들이 다른 나라로 파견되기 전에 국제보건이사회가 십이지장충 관리 방법을 교육하는 일종의 훈련소가 있었다. Palmer, Launching Global Health, 210211.

24 존 팔리가 다음 책에서 언급했듯, 이와 비슷한 접근은 매개체 통제 전략에 의한 질병 통제를 계속 장려했다. Bilharzia: A History of Imperial Tropical Medicine (Cambridge: Cambridge

University Press, 1991).

25 Warwick Anderson, Colonial Pathologies: American Tropical Medicine, Race, and Hygiene in the Philippines (Durham, NC: Duke University Press, 2006).

26 Paul F. Russell, "Malaria in the Philippine Islands," American Journal of Tropical Medicine 13 (1933): 174, cited in Anderson, Colonial Pathologies, 223.

27 1952년 여름 러셀은 서아프리카를 여행하면서 말라리아 통제 활동을 조사했다. 그의 일기는 러셀이 아프리카 지도자들과 그들의 국정 운영 능력에 매우 부정적인 견해를 가졌음을 보여준다. 예컨대 7월 12일 나이지리아 일라로에서 러셀은 이렇게 썼다. "현지 아프리카인들은 분명 자치 정부를 운영할 준비가 되어 있지 않지만, 빠르게 정부를 세우고 있다. 이는 또 다른 라이베리아의 독립으로 이어질 것이다(라이베리아는 노예제에서 해방된 아프리카계 미국인들이 세운 아프리카 최초의 공화국이다. 여기서는 일종의 대명사로 사용되었다. - 옮긴이). 하지만 미국, 영국, 기타 서구 국가들의 관심은 필수 원자재의 보호다. 아프리카인의 정치 행정하에서 이것이 가능하다는 이야기는 라이베리아에서 오래된 농담이다. 원자재를 얻는 것은 더 쉬워질 수도 있는데, 현지에서는 뇌물이 예외가 아니라 규칙이기 때문이다. 힘있고 뇌물을 좋아하는 정치인들이 '제품을 제공해줄 수' 있다." July 12, 1952, Paul F. Russell Diaries, Rockefeller Archives Center, Sleepy Hollow, New York.

2부 사회의학, 대공황, 농촌 위생

1 League of Nations, "The Cape Town Conference: Report of the International Conference of Representatives of the Health Services of Certain African Territories and British India, Held in Cape Town, November 15th to 25th, 1932," Quarterly Bulletin of the Health Organization of the League of Nations 2 (1933): 101-102.

2 League of Nations, "Report of the Pan African Health Conference held at Johannesburg, November 20th to 30th, 1935," Quarterly Bulletin of the Health Organization of the League of Nations 5, 1 (1936): 113.

3 Ibid., 141.

4 Ibid., 199.

5 Dorothy Porter and Roy Porter, "What Is Social Medicine? A Historiographical Essay," Journal of Historical Sociology 1, 1 (1988): 90-109.

3장 국제연맹 보건기구

1 Iris Borowy, "Crisis as Opportunity: International Health Work During the Economic Depression," Dynamis (Granada, Spain) 28, 1 (2008): 29-51.

2 동시에 커밍은 지역보건 사업을 촉진하기 위한 범미위생국의 참여에 반대했다. 결국 1940년대 이전까지 범미위생국 활동은 통계 수집, 보건 정보 전파, 보건 및 위생 기준 설정, 특히 감염병 예방과 관련된 영역으로 제한되었다. Anne Emanuelle Birn, "'No More Surprising Than a Broken Pitcher'? Maternal and Child Health in the Early Years of the Pan American Sanitary Bureau," Canadian Bulletin of the History of Medicine 19, 1 (2002): 27.

3 제1차 세계대전 후, 남부와 서부 아프리카, 탕가니카(Tanganika, 1961년부터 1964년까지 현재 탄자니아

영토에 존재했던 주권국가), 토고, 카메룬 등 과거 독일의 식민지는 원칙적으로 국제연맹의 통제하에 있었으나, 각기 서로 다른 식민제국이 직접 감독했다. 남아프리카공화국과 라이베리아만 국제연맹 회원국이었다.

4 Iris Borowy, Coming to Terms with World Health: The League of Nations Health Organization, 1921–1946 (New York: Peter Lang, 2009), 145-148.

5 더 큰 논쟁거리는 유럽인들이 중앙 아프리카로 결핵을 들여왔다고 주장한 것이었다. Borowy, Coming to Terms, 109-110.

6 Ibid., 301-305.

7 Ibid., 135.

8 Marta Balinska, For the Good of Humanity: Ludwik Rajchman, Medical Statesman (Budapest: Central European University Press, 1995).

9 파스퇴르 연구소에서 라이크만은 1908년에 파울 에를리히와 함께 노벨 생리의학상을 수상한 러시아 출신 과학자 엘리 메치니코프 밑에서 일했다.

10 영국 왕립보건원에서 라이크만은 대영제국 보건학의 선구자인 로버트 스미스 경 밑에서 일했다. 그 후 런던에서 학생들을 가르치며, 런던시 중앙 설사질환연구소장으로 임용되었다.

11 국제연맹은 기존 국제공중위생사무소를 편입시켜 영구적인 보건 부문을 설립하려고 했지만, 이는 임시적인 조치로 간주되었다. 국제공중위생사무소 편입 협상이 결렬되자, 국제연맹은 임시 보건 부문을 설립하고 라이크만을 초대 책임자로 임명했다.

12 말라리아 통제의 초기 역사와 통제 전략을 둘러싼 국제적 분쟁에 대해서는 다음 책을 참고한다. Randall M. Packard, The Making of a Tropical Disease: A Short History of Malaria (Baltimore: Johns Hopkins University Press, 2007).

13 League of Nations Health Organization, Malaria Commission, Report on Its Tour of Investigation in Certain European Countries, 1924 (Geneva: Publication Department, League of Nations, 1925).

14 Sydney Price James, "Remarks on Malaria in Kenya," Kenya and East African Medical Journal 6, 4 (1929): 96.

15 Packard, Making of a Tropical Disease, 128-130.

16 Socrates Litsios, "Revisiting Bandoeng," unpublished paper, 2013, 10.

17 Paul Weindling, "Social Medicine at the League of Nations Health Organization and the International Labour Office Compared," in International Health Organizations and Movements, 1918–1939, ed. Paul Weindling (Cambridge: Cambridge University Press, 1995), 142.

18 Etienne Burnet, "General Principles Governing the Prevention of Tuberculosis," Quarterly Bulletin of the Health Organization of the League of Nations 1,4 (1932): 489–663. 이 보고서는 튀니스(튀니지의 수도) 파스퇴르 연구소 부소장 버넷이 개인적으로 작성했지만, 결핵 연구를 위해 보건위원회가 설치한 보고위원회와 보건위원회 전체의 심사를 받았다.

19 Borowy, Coming to Terms, 329.

20 Michael Watts, Silent Violence: Food, Famine, and Peasantry in Northern Nigeria (Berkeley: University of California Press, 1983).

21 Randall M. Packard, White Plague, Black Labor: Tuberculosis and the Political Economy of Health and Disease in South Africa (Berkeley: University of California Press, 1989).

22 "농어촌 위생에 관련된 모든 기관의 작업을 조화롭게 조정해야 한다. 조정은 관련 전문 인력(농업 전문가, 건축가, 위생학자, 기술자, 의료인, 수의사 등) 간의 협력을 의미한다." League of Nations, Health Organization, European Conference on Rural Hygiene, League of Nations Official Journal (Geneva: League of Nations, September 1931), 1888.

23. Ibid., 1896.

24 Ibid., 1885.

25 Paul Weindling, "The Role of International Organizations in Setting Nutritional Standards in the 1920s and 1930s," Clio Medica 32, September (1995): 319-332.

26 Kenneth J. Carpenter, "The Work of Wallace Aykroyd: International Nutritionist and Author," Journal of Nutrition 137, 4 (2007): 873-878.

27 League of Nations, Health Section, "The Economic Depression and Public Health," Quarterly Bulletin of the Health Organization of the League of Nations 1, 3 (1932): 457-458. 주로 독일에서 수집된 통계를 이용해 1927~1928년 노동자의 구매력과 1932~1933년 실업자의 구매력을 비교한 이 보고서는 실업자의 배우자가 매우 신중하게 구매하고 모든 비용을 절약해 정부 지원금의 60~70%를 식료품을 사는 데 사용한다면, 가족이 영양 섭취 적정선을 빠듯하게 맞출 수 있다고 분석했다.

28 Weindling, "Role of International Organizations," 325.

29 Wallace R. Aykroyd and Etienne Burnet, "Nutrition and Public Health," Quarterly Bulletin of the Health Organization of the League of Nations 4, 2 (1935): 329.

30 Ibid., 448.

31 League of Nations, Final Report of the Mixed Committee of the League of Nations on the Relation of Nutrition to Health, Agriculture, and Economic Policy (Geneva: League of Nations, 1937), 21.

32 Ibid., 38.

33. Ibid., 36.

4장 농촌 위생과 영양 문제의 국제화

1 Marta Balinska, For the Good of Humanity: Ludwik Rajchman, Medical Statesman (Budapest: Central European University Press, 1995), 80.

2 League of Nations, Council Committee on Technical Co-Operation between the League of Nations and China, Report of the Technical Agent of the Council on His Mission in China (Geneva: League of Nations, 1934).

3 Balinska, For the Good of Humanity, 86. Balinska rightly points to the failure of WHO to continue this language following World War II and to its return to the language of "technical assistance."

4 Ibid., 91.

5 암리스는 이것이 1930년대 국제보건의 탈식민지적 변화를 상징하는 변화라고 주장했지만, 이런 현상은 더 오래된 역사가 있다. 많은 록펠러 재단 보건 관리자들의 경력이 그 예다(제1부). Sunil S.

Amrith, Decolonizing International Health: India and Southeast Asia, 1930–65 (New York: Palgrave Macmillan, 2006).

6 Margherita Zanasi, "Exporting Development: The League of Nations and Republican China," Comparative Studies in Society and History 49, 1 (2006): 152.

7 Ibid., 157–163.

8 Elizabeth Fee and Ted Brown, "Andrija Štampar, Charismatic Leader of Social Medicine and International Health," American Journal of Public Health 96, 8 (2006): 1383.

9 Andrija Štampar, "Health and Social Conditions in China," in Serving the Cause of Public Health: Selected Papers of Andrija Štampar, ed. Mirko D. Grmek (Zagreb: Andrija Štampar School of Public Health, 1966), 129. Originally published in the Quarterly Bulletin of the Health Organization of the League of Nations 5 (1936): 1090–1126.

10 Štampar, "Health and Social Conditions," 149.

11 Frank Ninkovich, "The Rockefeller Foundation, China, and Cultural Change," Journal of American History 70, 4 (1984): 799–820.

12 1929년 7월 남아프리카협회 연례 회의에서 얀 호프메이어는 아프리카를 "멋진 천연 실험실"이라고 불렀다. Helen Tilley, Africa as a Living Laboratory: Empire, Development, and the Problem of Scientific Knowledge, 1870–1950 (Chicago: University of Chicago Press, 2007).

13 Ninkovich, "Rockefeller Foundation," 811.

14 Ka-Chi Yip, "Health and Nationalist Reconstruction: Rural Health in Nationalist China, 1928–1937," Modern Asian Studies 26, 2 (1992): 395415.

15 Ibid., 403.

16 Socrates Litsios, "Selskar Gunn and China: The Rockefeller Foundation's 'Other' Approach to Public Health," Bulletin of the History of Medicine 79, 2 (2005): 295–318.

17 리치오스와 닌코비치는 이 사업에 대해 기술하면서 록펠러 재단이 승인한 항목을 근거로 설명했다. 즉, 실제로 수행된 것은 다를 수 있다. Ninkovich, "Rockefeller Foundation," 813.

18 Anne-Emanuelle Birn, Marriage of Convenience: Rockefeller International Health and Revolutionary Mexico (Rochester, NY: University of Rochester Press, 2006), 129–131.

19 Ibid., 162–166.

20 Ibid., 157–158.

21 Soma Hewa, Colonialism, Tropical Disease, and Imperial Medicine (Lanham, MD: University Press of America, 1995), 122–159.

22 Amrith, Decolonizing International Health, 29–32.

23 John L. Hydrick, Intensive Rural Hygiene Work and Public Health Education of the Public Health Service of Netherlands India (Java, "Netherlands India" [Indonesia]: Batavia-Centrum, 1937).

24 Eric A. Stein, "'Sanitary Makeshifts' and the Perpetuation of Health Stratification in Indonesia," in Anthropology and Public Health: Bridging Differences in Culture and Society, ed. Marcia Inhorn and Robert Hahn (New York: Oxford University Press, 2009), 1–29.

25 Amrith, Decolonizing International Health, 29–32.

26 Jan Breman, Control of Land and Labour in Colonial Java (Dordrecht, The Netherlands: Foris, 1983).

27 Stein, "'Sanitary Makeshifts,'" 550.

28 Ibid., 551.

29 Michael Worboys, "The Discovery of Colonial Malnutrition," in Imperial Medicine and Indigenous Societies, ed. David Arnold (Manchester, UK: Manchester University Press, 1988), 211-212.

30 Robert McCarrison, "Rice in Relation to Beri-Beri in India," British Medical Journal 1, 3297 (1924): 414-420.

31 Robert McCarrison, "A Paper on Food and Goitre," British Medical Journal 2, 3797 (1933): 671-675.

32 1937년 자바 반둥에서 열린 극동아시아 농촌위생회의에서 고도로 정미된 쌀로 인한 보건 문제가 논의되었다. 농촌위생회의에 참석한 대표자들은 "덜 정미된 쌀 또는 집에서 정미한 쌀 대신 고도로 정미된 쌀을 섭취하는 습관이 확산되고 있다."라는 분석에 동의했으며, "이는 영양학 관점에서 비판할 수 있다."라고 판단했다. 대표자들은 고도로 정미된 쌀을 금지하라고 권고하지는 않았으나 영양학적, 상업적, 경제적, 심리적 측면에 대해 더 많은 연구를 권고했다. 인도 정부 대표로 회의에 참석한 애크로이드는 문제점을 받아들이고, 몇몇 인도 동료와 함께 해결하기 위해 노력했다.

33 Wallace R. Aykroyd, B. G. Krishnan, R. Passmore, and A. R. Sundararajan, The Rice Problem in India, Indian Medical Research Memoirs 32 (Calcutta: Thacker, Spink, 1940), 81-82.

34 Amrith, Decolonizing International Health, 36.

35 Aykroyd et al., Rice Problem in India, 64.

36 Worboys, "Discovery of Colonial Malnutrition," 208-225.

37 Ibid., 221.

38 Socrates Litsios, "Revisiting Bandoeng," Social Medicine 8, 3 (2014): 113-128.

39 League of Nations, Health Organization, Report of the Intergovernmental Conference of Far Eastern Countries on Rural Hygiene (Geneva: League of Nations, 1937), 65-68.

40 Ibid., 50.

41 Ibid., 51.

42 Theodore M. Brown and Elizabeth Fee, "The Bandoeng Conference of 1937: A Milestone of Health and Development," American Journal of Public Health 98, 1 (2008): 42-43.

3부 제2차 세계대전 후 보건과 개발의 비전 변화

1 World Health Organization, Constitution of the World Health Organization, www.who.int/governance/eb/who_constitution_en.pdf.

5장 전후 세계를 계획하다 – 사회의학의 유산

1 "제3세계"는 자본주의/NATO 또는 공산주의 블록에 속하지 않는 국가들을 지칭하기 위해 프랑스 인구학자 알프레드 소비(Alfred Sauvey)가 만든 냉전 시대 용어다. 그러나 시간이 지나면서 대부분 과거 유럽 제국의 식민지였으며, 상대적으로 빈곤하고 발전되지 못한 국가들을 완곡하게 부르는 말로 변했다. "제3세계" 국가들은 발전을 지원받고, 국제보건 사업의 대상이 되었다.

2 Frederick Cooper and Randall M. Packard (eds.), International Development and the Social Sciences: Essays on the History and Politics of Knowledge (Berkeley: University of California Press, 1997), 7-8.

3 Randall M. Packard, "Malaria Dreams: Postwar Visions of Health and Development in the Third World," Medical Anthropology 17, 3 (1997): 279296; Amy Staples, The Birth of Development: How the World Bank, Food and Agricultural Organization, and the World Health Organization Changed the World, 1945-1965 (Kent, OH: Kent State University, 2006).

4 Atlantic Charter, August 14, 1941, available at The Avalon Project: Documents in Law, History, and Diplomacy, http://avalon.law.yale.edu/wwii/atlantic.asp.

5 Staples, Birth of Development, 8-18.

6 Philip Musgrove, "Health Insurance: The Influence of the Beveridge Report," Bulletin of the World Health Organization 78, 6 (2000): 845-846.

7 Nicola Swainson, The Development of Corporate Capitalism in Kenya, 1918-1977 (Berkeley: University of California Press, 1980), 106.

8 Frederick Cooper, Decolonization and African Society: The Labor Question in French and British Africa (Cambridge: Cambridge University Press, 1996); Jonathan H. Frimpong-Ansah, The Vampire State in Africa: The Political Economy of Decline in Ghana (Trenton, NJ: Africa World Press, 1992), 24.

9 Sunil S. Amrith, Decolonizing International Health: India and Southeast Asia, 1930-65 (New York: Palgrave Macmillan, 2006).

10 Sunil S. Amrith, "Political Culture of Health in India: A Historical Perspective," Economic and Political Weekly 42, 2 (2007): 114-121.

11 Government of India, Ministry of Health, Report of the Health Survey and Development Committee, vol. 2 (Delhi: Manager of Publications, 1946), 2.

12 Amrith, Decolonizing International Health, 61-63.

13 Michael R. Grey, New Deal Medicine: The Rural Health Programs of the Farm Security Administration (Baltimore: Johns Hopkins University Press, 1999).

14 George Marshall, opening address, Fourth International Congress on Tropical Diseases and Malaria, Washington, DC, 1948.

15 Charles-Edward A. Winslow, The Cost of Sickness and the Price of Health, WHO Monograph Series 7 (Geneva: World Health Organization, 1951), 81.

16 Paul Russell, Man's Mastery of Malaria (New York: Oxford University Press, 1955), 257.

17 제2차 세계대전 이전, 건강과 영양을 개선하기 위해 국제연맹 보건기구와 주로 협력했던 국제노동기구(ILO)는 전후 노동자 가족의 건강과 안녕을 위해 사회보험을 적극 옹호했다. ILO 이사회

의장은 미국의 경제학자 카터 굿리치(Carter Goodrich)였다. 굿리치는 미국 뉴딜 정책의 급진적 측면과 관련이 깊었으며, 전쟁 후 세계를 계획하는 과정에서 ILO에게 더 많은 역할을 하라고 촉구했다. 당시 ILO 사무총장 대행 에드워드 펠런(Edward J. Phelan)은 생활 수준을 유지하고 나아가 사회 연대와 세계 평화를 구축하기 위해 사회 보험을 전후 재건의 핵심에 포함해야 한다고 주장했다. 이에 따라 1941년 뉴욕시에서 열린 ILO 총회는 완전 고용 보장, 훈련 확대, 최저임금제 도입, 영양 수준 보장, 사회보험 확대를 통해 노동자의 건강과 복지를 보호하는 "사회적 의무"를 실천하라고 촉구했다. 루스벨트 행정부의 노동 장관 프랜시스 퍼킨스(Frances Perkins)도 ILO 회의 개회식 때 전후 건강, 영양, 주거에 대한 사회적 책임을 촉구했다. 나아가 ILO는 1944년 필라델피아 총회에서 소득 제한을 두지 않고 의무 보험으로 운영되는 보편적 보건의료 서비스 설립을 촉구했다. 이는 중앙정부가 운영하며 민간기관이 수행하고, 행위별 수가제 기반 의료 서비스를 제한적으로 허용한다. 또한 1944년 총회는 이런 권리를 비자치지역 노동자에게도 확대할 것을 제안했다.

18 James A. Gillespie, "International Organizations and the Problem of Child Health, 1945-1960," Dynamis (Granada, Spain) 23 (2003): 115-142.

19 See Jessica Reinisch, "Internationalism in Relief: The Birth (and Death) of UNRRA" Past & Present 31, Suppl. 6 (2011): 258-289.

20 "Establishment of the Interim Commission of Food and Agriculture," sent by the acting secretary of state to the chargé in the United Kingdom, telegram 550.AD1/b, March 8, 1943, UW-Madison Libraries Digital Collections, http://digicoll.library.wisc.edu/cgi-bin/FRUS/FRUS-idx?Type=div&did=FRUS.FRUS 1943 v01.i0020&isize=L/

21 "Final Act of the United Nations Conference on Food and Agriculture, Hot Springs, June 3rd, 1943," RG 3, folio 233, FAO Archives, Rome, Italy. Cited in Ruth Jachertz and Alexander Nützenadel, "Coping with Hunger? Visions of a Global Food System, 1930-1960," Journal of Global History 6, 1 (2011):99-119.

22 Jachertz and Nützenadel, "Coping with Hunger."

23 Staples, Birth of Development, 83-104.

24 United Nations, "The Universal Declaration of Human Rights," www.UN.org/en/documents/udhr/.

25 Javed Siddiqi, World Health and World Politics: The World Health Organization and the World System (Columbia: University of South Carolina Press, 1995), 1956-1959.

26 WHO 기술준비위원회(TPC) 중국 대표 쩌밍 쩌(Szeming Sze)는 "건강이란 단지 질병이 없거나 허약하지 않은 상태가 아니라 신체적, 정신적, 사회적으로 완전히 안녕한 상태"라는 문구를 자신이 썼다고 주장한다. Szeming Sze, The Origins of the World Health Organization: A Personal Memoir, 1945-1948 (Boca Raton, FL: L.I.S.Z., 1982), 15.

27 James A. Gillespie, "Social Medicine, Social Security, and International Health," in The Politics of the Health Life: An International Perspective, ed. Esteban Roderiquez Ocaña (Sheffield, UK: European Association for the History of Medicine and Health Publications, 2002), 221-228.

28 World Health Organization, "First World Health Assembly," Global Health Histories, www.who.int/global_health_histories/first_world_health_assembly/en/index.html.

29 Frederick Dodge Mott and Milton Irwin Roemer, Rural Health and Medical Care (New York: McGraw-Hill, 1948).

30 John Farley, Brock Chisholm, the World Health Organization, and the Cold War (Vancouver: University of British Columbia Press, 2008). 국가의료보험에 대한 견해 때문에 뢰머는 미국의 보수 정치인과 의사단체의 비난을 받았다. 1948년 연방보안청 직원 충성도 조사위원회는 뢰머가 "미국 정부에 충성심이 없다고 추정할 만한 합리적 근거가 있다."라고 통지했다. 여섯 가지 혐의 중에는 미국-소련 의학협회 회원 자격도 있었다. 스승인 시거리스트처럼 뢰머는 소련 국영 보건 서비스를 동경했다. 결국 혐의를 벗었지만, 미국 보수주의자들과의 문제는 끝나지 않았다. 혐의를 벗은 후 WHO에 초청받은 뢰머는 미국을 떠날 기회를 크게 반겼다. 뢰머의 견해는 보수 정치인들의 공격을 받았지만, 오히려 그 때문에 WHO 사무총장 크리스홀름은 그를 좋게 보았다.

31 Farley, Brock Chisholm, 114-116.

32 Expert Committee on Professional and Technical Education of Medical and Auxiliary Personnel, Report on the First Session, Geneva, 6-10 February 1950, Technical Report Series 22 (Geneva: World Health Organization, 1950), 5, 9.

33 Expert Committee on Professional and Technical Education of Medical and Auxiliary Personnel, Second Report [Second Session, Nancy, 3-9 December 1952], Technical Report Series 69 (Geneva: World Health Organization, 1953), 4, 5.

34 Expert Committee on Public-Health Administration, First Report [First Session, Geneva, 3-7 December 1951], Technical Report Series 55 (Geneva: World Health Organization), 4.

35 Charles-Edward A. Winslow, Evolution and Significance of the Modern Public Health Campaign (New Haven, CT: Yale University Press, 1923), 1.

36 Expert Committee on Public-Health Administration, First Report, 5-6, 8.

6장 다시 좁아지는 비전 – 국제보건, 기술, 냉전 시대의 정치

1 John Farley, Brock Chisholm, the World Health Organization, and the Cold War (Vancouver: University of British Columbia Press, 2008), 50 – 51.

2 League of Nations, Food, Famine, and Relief, 1940-1946 (Geneva: League of Nations, 1946), 6.

3 Frank Snowden, The Conquest of Malaria: Italy, 1900 to 1962 (New Haven, CT: Yale University Press, 2006).

4 "Meeting of the Board of Scientific Directors of the IHD at the Rockefeller Institute in New York," September 19, 1947, Paul F. Russell Diaries, Rockefeller Archives Center, Sleepy Hollow, New York.

5 Snowden, Conquest of Malaria, 206-207.

6 Randall M. Packard, The Making of a Tropical Disease: A Short History of Malaria (Baltimore: Johns Hopkins University Press, 2007), 143.

7 Leo Slater, "A Malaria Chemotherapy and the 'Kaleidoscopic' Organization of Biomedical Research During World War II," Ambix: The Journal of the Society for the Study of Alchemy and Early Chemistry 51, 2 (2004): 107-134.

8 US Department of State, Point Four: Cooperative Program for AID in the Development of Underdeveloped Areas, Economic Cooperation Series, Department of State Publications 3719 (Washington, DC: Government Printing Office, 1949), 24.

9 Arturo Escobar, Encountering Development: The Making and Unmaking of the Third World (Princeton, NJ: Princeton University Press, 2011), 3-4.

10 Frederick Cooper and Randall M. Packard (eds.), International Development and the Social Sciences: Essays on the History and Politics of Knowledge (Berkeley: University of California Press, 1997), 7-8.

11 Escobar, Encountering Development, chapter 3.

12 Simon Szreter, "The Idea of Demographic Transition and the Study of Fertility Change," Population and Development Review 19, 4 ,4 (1993): 659701.

13 André Luiz Virira de Campos, "The Institute of Inter-American Affairs. And Its Health Policies in Brazil During World War II," Presidential Studies Quarterly 28, 3 (1998): 523-534. 미국 관료들은 독일의 영향력이 커지는 것을 우려했다. 1930년대에 남미 국가들은 독일이 전쟁 무기를 다시 제조하는 데 필요한 원료를 공급했다. 미국은 북아프리카에서 독일의 군사 활동이 미국으로 확대될 가능성을 우려했다. 특히 독일 항공기가 서아프리카에서 이륙하면 북동부 브라질을 위협할 수 있었다. 독일군이 브라질의 "돌출된 해안선" 지역을 정복한다면 카리브해와 파나마 운하에 도달할 수 있었다. 이런 가능성에 대비해 미국은 남미 국가들과 협정을 체결해 그들의 영토에 군사 시설을 배치하기로 했다. 동시에 유럽과 동아시아 시장에서 손실을 본 미국 기업가들은 남미에서 무역과 투자를 확대할 기회를 맞았다. 남미 국가들은 전쟁 준비에 중요한 원료들을 갖고 있었다. 가장 중요한 것은 아마존 지역에서 널리 재배되는 고무로, 일본이 동남아시아 공급원을 차단한 후 부족해졌다. 탄탈라이트, 석영, 크롬광, 운모, 철광석도 이 지역에서 생산되는 전략적 원료였다. 남미 주둔 미군과 고무 및 전략 광물을 생산하는 현지 노동자들의 건강을 보호하기 위해 미국은 남미 국가들이 위생 및 질병 통제 사업을 시작하도록 기술을 지원했다. 이런 활동은 1941년 설립된 미주조정관실(Office for Inter-American Affairs)이 감독했는데, 초대 조정관 넬슨 록펠러는 미주 지역의 경제적, 문화적 유대 강화를 적극적으로 옹호했다. 1951년 미주연구소(Institute of Inter-American Affairs)가 운영을 마쳤을 때, 남미 보건 사업에는 총 3천만 달러 넘는 금액이 투자되었다.

14 National Academy of Sciences, "George McClelland Foster Jr.," Biographical Memoirs, vol. 90 (Washington, DC: National Academy of Sciences, 2009).

15 George M. Foster, A Cross-Cultural Anthropological Analysis of a Technical Aid Program (Washington, DC: Smithsonian Institution, 1951), 3.

16 George M. Foster, "An Anthropologist's Life in the Twentieth Century: Theory and Practice at UC Berkeley, the Smithsonian, in Mexico, and with the World Health Organization," transcript of interviews conducted by Suzanne Riess in 1988 and 1999, Regional Oral History Office, Bancroft Library, University of California-Berkeley.

17 Socrates Litsios, "Malaria Control, the Cold War, and the Postwar Reorganization of International Assistance," Medical Anthropology 17, 3 (1997): 255-278.

18 Randall M. Packard, "Malaria Dreams: Postwar Visions of Health and Development in the Third World," Medical Anthropology 17, 3 (1997): 279296.

19 International Development Advisory Board, Malaria Eradication: Report and Recommendations of the International Development Advisory Board (Washington, DC: International Cooperation Agency, 1956), 14.

20 Ibid., 11.

21. Ibid., 8.

22 Waldemar A. Nielsen and Zoran S. Hodjera, "Sino-Soviet Bloc Technical Assistance-Another Bilateral Approach," Annals of the American Academy of Political and Social Science 323, 1 (1959): 40-49.

23 록펠러 재단 국제보건국장이었던 윌버 소여(Wilbur Sawyer)는 유엔 구제부흥사업국(UNRRA) 초대 국장이 되었다. 그는 브라질과 이집트에서 말라리아 퇴치사업을 감독하고 지원했으며, 록펠러 국제보건부의 질병 중심적 국제보건 비전에 깊이 몰두했다. John Farley, To Cast Out Disease: A History of the International Health Division of the Rockefeller Foundation (1913-1951) (New York: Oxford University Press, 2004), 144.

24 James A. Gillespie, "International Organizations and the Problem of Child Health, 1945-1960," Dynamis (Granada, Spain) 23 (2003): 115-142.

25 Jessica Reinisch, "'Auntie UNRRA' at the Crossroads," Past & Present 218, Suppl. 8 (2013): 70-97.

26 James A. Gillespie, "Europe, America, and the Space of International Health," in Shifting Boundaries of Public Health, ed. Susan Gross Solomon, Lion Murard, and Patrick Zylberman (Rochester, NY: University of Rochester, 2008), 122-123; Katerina Gardikas, "Relief Work and Malaria in Greece, 1943-1947," Journal of Contemporary History 43, 3 (2008): 493-508.

27 Gillespie, "Europe, America,"

28 Reinisch, "'Auntie UNRRA.'"

29 Silvia Salvatici, "'Help the People to Help Themselves': UNRRA Relief Workers and European Displaced Persons," Journal of Refugee Studies 25,3 (2112): 428-451.

30 Reinisch, "'Auntie UNRRA.'"

31 Ruth Jachertz and Alexander Nützenadel, "Coping with Hunger? Visions of a Global Food System, 1930-1960," Journal of Global History 6, 1 (2011):99-119.

32 미국은 세계은행과 국제통화기금(IMF) 설립을 지원했지만, 미국의 국제 금융 관계에 영향을 미칠 두 기구의 회원국 투표 규정은 세계은행과 IMF예산을 얼마나 지원받는지에 따라 달랐다. 미국은 세계은행과 IMF 예산을 가장 많이 기여했으며, 결국 거의 전적으로 거부권을 행사할 수 있었다. 식량농업기구(FAO)에서는 투표 규정 때문에 통제권이 비교적 약했지만, 여전히 영향력 있는 파트너였던 미국은 오어의 제안을 거부할 수 있었다.

33 Amy Staples, The Birth of Development: How the World Bank, Food and Agricultural Organization, and the World Health Organization Changed the World, 1945-1965 (Kent, OH: Kent State University, 2006), 91-92.

34 Ibid., 96-98.

35 Ibid., 99. A Technical Assistance Board, made up of representatives of member nations (whose voting power reflected their contributions to the EPTA budget), controlled the allocation of EPTA funds. This meant that the United States, as the largest donor, could dictate how the funding was used.

36 Ibid., 98-99.

37 Jachertz and Nützenadel, "Coping With Hunger," 117.

38 Anne-Emanuelle Birn, " 'No More Surprising Than a Broken Pitcher'? Maternal and Child Health in the Early Years of the Pan American Sanitary Bureau," Canadian Bulletin of the History of Medicine 19, 1 (2002): 17-46.

39 1945년 4월 25일 샌프란시스코에서 국제보건총회가 열리기 전, 미국과 영국 대표들은 회의 안건에 포함된 보건 분야에 대해 질문하지 않기로 합의했다. 이 사실을 몰랐던 중국, 브라질, 노르웨이 대표단의 찌밍 쩌, 제랄두 드 파울라 소자(Geraldo de Paula Souza), 칼 에방은 새로운 국제보건 기구 설립 제안을 회의 안건에 포함하기로 합의했다. 이 안건에 대한 소위원회 토의가 지연되자 쩌와 소자는 안건을 국제보건 기구 설립을 목적으로 국제보건총회를 개최해야 한다는 선언으로 바꿔 토의 의제로 등록했다. 미국과 영국이 반대 과정에서 발생할지 모를 마찰을 피하기로 하면서, 이 안건은 만장일치로 채택되었다. Staples, Birth of Development, 132.

40 Ibid., 135.

41 Farley, Brock Chisholm, 49.

42 Ibid., 63.

43 James A. Gillespie, "Social Medicine, Social Security, and International Health," in The Politics of the Health Life: An International Perspective, ed. Esteban Roderiquez Ocaña (Sheffield, UK: European Association for the History of Medicine and Health Publications, 2002), 219-240.

44 Farley, Brock Chisholm, 97-100.

45 Litsios, "Malaria Control."

46 The topics of discussion and the identity of the committee members during this period is based on a review of the joint FAO/WHO committee reports, 1949-1952.

47 See Jennifer Tappan's study, Medicalizing Malnutrition: Nearly a Century of Kwashiorkor Work in a Small Part of Africa (Athens: Ohio State University Press, forthcoming).

48 Litsios, "Malaria Control," 259.

49 Emilio J. Pampana and Paul F. Russell, "Malaria-A World Problem," Chronicle of the World Health Organization 9, Special Issue (1955): 31-100.

50 Niels Brimnes, "Vikings Against Tuberculosis: The International Tuberculosis Campaign in India, 1948-1951," Bulletin of the History of Medicine 81, 2 (2007): 407-430.

51 D. Behera, "Tuberculosis Control in India-a View Point," Indian Journal of Tuberculosis 54, 2 (2007): 63-65.

52 Jessica Reinisch, "Internationalism in Relief: The Birth (and Death) of UNRRA," Past & Present 31, Suppl. 6 (2011): 258-289.

53 Marta Balinska, For the Good of Humanity: Ludwik Rajchman, Medical Statesman (Budapest: Central European University Press, 1995), 201-233.

54 일부 금액은 사용할 수 없었다. 미국 정부의 규정에 따라 미국이 제공한 금액은 다른 정부가 제공하는 금액과 일치해야 했기 때문이다. 지원은 더디게 이루어졌다. Maggie Black, The Children and the Nations: The Story of UNICEF (New York: UNICEF, 1989), 67.

55 Ibid., 66-67.

56 Balinska, For the Good of Humanity, 210.

57 Ibid., 210-214.

58 Christian McMillan, Discovering Tuberculosis: A Global History, 1900 to the Present (New Haven, CT: Yale University Press, 2015), 84.

59 Farley, Brock Chisholm, 128-130.

60 WHO 내부에서도 경쟁이 벌어졌다. 세계를 여섯 개 지역으로 나누고 각 지역에 높은 자율성을 지닌 보건기구를 두는 WHO의 분산 구조에서는 지역마다 자체적으로 보건 계획을 개발할 수 있었기 때문에 통제가 어려웠다. 넓게 보면 이런 방식은 미국이 범미위생국의 독립성을 고집한 결과였다. 범미위생국은 WHO의 지역사무소가 되었고, 범미보건기구(Pan American Sanitary Organization)로 명칭이 변경되었다. 범미보건기구는 여러 차례 미주 지역만의 보건 계획을 수립했다. 범미보건기구가 말라리아와 천연두 퇴치를 결정하자 WHO는 거의 강제로 이런 캠페인을 시작해야 했다(제5부). 더 넓게 보면 국제보건 분야의 리더십 경쟁은 이후 30년간 WHO가 질병 통제와 퇴치 방향으로 나아가는 데 중요한 역할을 했다. Javed Siddiqi, World Health and World Politics: The World Health Organization and the World System (Columbia: University of South Carolina Press, 1995), 60-72; Farley, Brock Chisholm, 20-21, 101-103.

61 McMillan, Discovering Tuberculosis, 93.

62 Ibid., 104.

4부 퇴치의 시대

1 이런 노력은 중요하며, 사람들의 삶에 영향을 미쳤다. 예컨대 모자보건 계획은 모유 수유와 서양식 출산법을 장려하는 선교 활동과 식민지의 노력을 확대해 전 세계적으로 출산이 의료화되는 데 기여했다. Carla AbouZahr, "Safe Motherhood: A Brief History of the Global Movement, 1947-2002," British Medical Journal 67, 1 (2003): 13-25; Kalpana Ram and Margaret Jolly (eds.), Maternities and Modernities: Colonial and Postcolonial Experiences in Asia and the Pacific (Cambridge: Cambridge University Press, 1998); Nancy Rose Hunt, A Colonial Lexicon: Of Birth, Ritual, Medicalization, and Mobility in the Congo (Durham, NC: Duke University Press, 1999); Dilek Cindoglu and Feyda Sayan-Gengiz, "Medicalization Discourse and Modernity: Contested Meanings over Childbirth in Contemporary Turkey," Health Care for Women International 31, 3 (2010): 221-243; Celia Van Hollen, Birth on the Threshold: Childbirth and Modernity in South India (Berkeley: University of California Press, 2003).

2 Donald A. Henderson, Smallpox: The Death of a Disease; The Inside Story of

Eradicating a Worldwide Killer (New York: Prometheus Books, 2009); William Foege, House on Fire: The Fight to Eradicate Smallpox (Berkeley: University of California Press, 2012); Sanjoy Bhattacharya, Expunging Variola: The Control and Eradication of Smallpox in India, 1947-1977, New Perspectives in South Asian History 14 (New Delhi: Orient Longman, 2006); Paul Greenough, "Intimidation, Coercion, and Resistance in the Final Stages of the South Asian Smallpox Eradication Campaign, 1973-1975," Social Science & Medicine, 41, 5 (1995): 633-645; Sanjoy Bhattacharya, "International Health and the Limits of Its Global Influence: Bhutan and the Worldwide Smallpox Eradication Programme," Medical History 57, 4 (2013): 461-486; Anne-Emanuelle Birn, "Small(pox) Success?" Ciência & Saude Coletiva 16 (2011): 591-597.

7장 불확실한 시작

1 World Health Organization, "Malaria Eradication: Proposal by the Director-General," A8/P&B/10, May 3, 1955.

2 Randall M. Packard, " 'No Other Logical Choice': Global Malaria Eradication and the Politics of International Health in the Post-War Era," Parassitologia 40, 1-2 (1998): 222.

3 라이베리아 출신인 J. N. 토그바는 라이베리아 지원 금액으로는 한 마을의 말라리아를 퇴치하기도 힘들다고 주장했다. 실제로 초기 퇴치 예산은 실제 비용보다 크게 과소 추정된 것으로 나타났다.

4 전문위원회는 특정 분야 전문가들로 구성되었다. 이들은 정기적으로 모여 각자 분야의 발전을 검토하고 정책 권고안을 개발했다. 이 권고안이 WHO의 공식적인 입장을 대표하는 것은 아니었다.

5 Packard, "'No Other Logical Choice,'" 224.

6 "미국 대표단은 현재 WHO 앞에 놓인 전 세계 말라리아 상황으로 인한 도전 과제에 깊은 인상을 받았습니다. 동시에 WHO는 말라리아 퇴치를 통해 세계보건, 경제적 안정, 평화에 크게 기여할 기회를 맞았다고 봅니다…. 말라리아는 현재 세계 식량 부족에 영향을 미치는 직접적이고 중요한 원인입니다. 말라리아 통제 분야에서 새롭고 중요한 발견이 이어졌지만, 상황은 변하지 않았습니다. 하지만 국지적으로는 여러 곳에서 말라리아가 극적으로 통제되기도 했습니다. 미국 대표단은 초기 몇 년간 WHO가 이런 조치를 더 넓은 지역에 적용할 수 있도록 역량을 발휘하고, 특히 말라리아로 고통받는 주요 식량 생산 지역에 특별한 관심을 기울이기를 바랍니다." "Proposal from the Representative of the United States of America," Fifth Session, Malaria Programme, WHO.IC. 152, WHO.IC/Mal/11, January 23, 1948.

7 "전 세계 말라리아를 통제하기 위해 국제 사업이 시급히 필요한 이유는 … 말라리아에 시달리는 사람의 생산 효율이 크게 감소하기 때문입니다. 이로 인해 식량이 심각하게 부족해지고 산업과 농업 활동 및 발전도 저해됩니다." Expert Committee on Malaria, "Report on the Second Session, May 19-25, 1948," WHO.I/205, June 8, 1948, 44.

8 John H. Perkins, "Reshaping Technology in Wartime: The Effect of Military Goals on Entomological Research and Insect-Control Practices," Technology and Culture 19 (1978): 182.

9 Robert Van den Bosch, The Pesticide Conspiracy (Garden City, NY: Doubleday, 1978), 21.

10 Packard, "'No Other Logical Choice,'" 222; Marcos Cueto, Cold War, Deadly Fevers:

Malaria Eradication in Mexico, 1955–1975 (Baltimore: Johns Hopkins University Press, 2007), 62-63.

11 Harold K. Jacobson, "WHO: Medicine, Regionalism, and Managed Politics," in The Anatomy of Influence: Decision Making in International Organization, ed. Robert W. Cox and Harold K. Jacobsen (New Haven, CT: Yale University Press, 1973).

12 World Health Organization, "Minutes of Discussion on Committee on Programme and Budget," Eighth World Health Assembly, 1955, 205.

13 "NIH Malaria Conference, Washington, D.C.," January 8, 1948, Paul F. Russell Diaries, Rockefeller Archives Center, Sleepy Hollow, New York.

14 "NIH Malaria Study Section Meetings, Washington, D.C.," September 27, 1948, Paul F. Russell Diaries, Rockefeller Archives Center.

15 Frederick L. Soper, "Hemisphere-Wide Malaria Eradication," statement to the Pan American Sanitary Bureau, Washington, DC, February 14, 1955, 28.

16 World Health Organization, "Report of the Meeting of the Eighth World Health Assembly, Geneva, 1955," 232.

17 "Dr. M. G. Candau and W.H.O.," British Medical Journal 2, 5864 (1973): 433-434.

18 Donald A. Henderson, Smallpox: The Death of a Disease; The Inside Story of Eradicating a Worldwide Killer (New York: Prometheus Books, 2009).

19 Frank Fenner, Donald A. Henderson, Isao Arita, Zdenek Jezek, and Ivan Danilovich Ladnyi, Smallpox and Its Eradication (Geneva: World Health Organization, 1988), 395.

20 World Health Organization, Eighteenth World Health Assembly, Part II (Geneva: World Health Organization, 1965), 313.

21 Fenner et al., Smallpox and Its Eradication, 417.

22 Ibid., 418.

23 Erez Manela, "A Pox on Your Narrative: Writing Disease Control into Cold War History," Diplomatic History 34, 2 (2010): 299–324.

24 Fenner et al., Smallpox and Its Eradication, 414.

25 Nancy Stepan, Eradication: Ridding the World of Diseases Forever? (London: Reaktion Books, 2011), 198-199. 스테판은 WHO 사업이 시작되기 전 미주 지역에서 수행된 천연두 퇴치 사업에 대해 상세히 설명한다.

26 잭 홉킨스는 1968년 미국이 천연두 통제에 지출한 금액을 이렇게 제시했다. 낸시 스테판은 1950년대에 매년 3천만 달러가 지출되었다고 밝혔다. Jack W. Hopkins, "The Eradication of Smallpox: Organizational Learning and Innovation in International Health Administration," Journal of Developing Areas 22, 3 (1988): 321-332; Stepan, Eradication, 193.

27 Manela, "Pox on Your Narrative," 309-310.

8장 좋은 캠페인과 나쁜 캠페인

1 이 장의 초고는 2014년 시카고에서 열린 미국 의학사학회 연례 학회에서 발표되었다.

2 WHO 또한 역학적인 상황과 잘 맞지 않는 조직 구조와 경계를 구축했다.

3 Dharmavadani K. Viswanathan, The Conquest of Malaria in India: An Indo-American Co-Operative Effort (Madras: Company Law Institute Press, 1958), 69-70.

4 Randall M. Packard, The Making of a Tropical Disease: A Short History of Malaria (Baltimore, Johns Hopkins University Press, 2007), 170-171.

5 "게다가 세계적인 퇴치사업은 퇴치에 필요한 모든 지식을 우리가 알고 있으며, 추가적인 연구는 필요하지 않고, 중앙에서 세운 계획이 지역에서 바뀌지 않도록 엄격한 통제가 필요하다는 가정에 기반했다." José A. Nájera, Matiana González-Silva, and Pedro L Alonso, "Some Lessons for the Future from the Global Malaria Eradication Programme (1955-1969)," PLoS Medicine 8, 1 (2011): e1000412.

6 Randall M. Packard, "'No Other Logical Choice': Global Malaria Eradication and the Politics of International Health in the Post-War Era," Parassitologia 40, 1-2 (1998): 217-229.

7 1994년 10월 캘리포니아 대학 버클리 캠퍼스에서 열린 사회과학 연구위원회(Social Science Research Council) 회의에서 경제학자 마이클 카터는 "불확실성을 안정화하다"라는 표현으로 경제학적 공식이 복잡한 사회, 경제, 정치 변수들을 어떻게 단일 변수로 간소화할 수 있는지 설명했다.

8 Marcos Cueto, Cold War, Deadly Fevers: Malaria Eradication in Mexico, 1955-1975 (Baltimore: Johns Hopkins University Press, 2007), 91.

9 Nancy Stepan, Eradication: Ridding the World of Diseases Forever? (London: Reaktion Books, 2011), 158.

10 살충제 분무작업에 대한 현지 반응과 살충제 분무가 지역 생태계에 미치는 의인성(iatrogenic) 효과에 대해서는 많은 보고서가 있다. 멕시코의 사례는 다음 책을 참고한다. Cueto, Cold War, Deadly Fevers, 136-139.

11 Ibid., 117-119.

12 Melvin Griffith to A. D. Hass, November 25, 1954, Mission to Thailand Executive Office Subject Files 1950-54, Box 54, RG 469, US National Archives, Washington, DC.

13 Perez Yekutiel, "Problems of Epidemiology in Malaria Eradication," Bulletin of the World Health Organization 2, 4 (1960): 669-683.

14 Ministère de la Santé et de la Prévoyance Sociale, République Socialiste de Roumanie, L'éradication du paludisme en Roumanie (Bucharest: Éditions Médicales, 1966). 저항에 부딪힌 사업들의 문제 중 일부는 말라리아의 주요 매개체인 얼룩날개모기의 행동 패턴과 관련이 있었으며, 살충제 사용과는 무관했다. 어떤 모기는 야외 환경에서 피를 빠는 것을 선호하거나, 벽에 내려앉아 쉬지 않았다. 살충제 분무 사업 시작 전에 곤충학적 연구를 부적절하게 수행한 탓에 이런 문제는 계획을 세우는 데 오히려 방해가 되었다. 제6차 전문위원회는 새로운 통제 방법에 곤충학적 연구가 필요하지 않다고 언급했기 때문에 연구가 제대로 수행되지 않았다.

15 World Health Organization, WHO Expert Committee on Malaria: Eighth Report, WHO Technical Report Series 205 (Geneva, World Health Organization, 1961).

16 Ka-che Yip, "Malaria Eradication: The Taiwan Experience," Parassitologia 42, 1-2 (2000): 117-126.

17 William Foege, House on Fire: The Fight to Eradicate Smallpox (Berkeley: University of

California Press, 2012), 53-79.

18 World Health Organization, The Third Ten Years of the World Health Organization, 1968-1977 (Geneva: World Health Organization, 2008), 180.

19 Foege, House on Fire, 57.

20 Alan Schnur, "Innovation as an Integral part of Smallpox Eradication: A Fieldworker's Perspective," in The Global Eradication of Smallpox, ed. Sanjoy Bhattacharya and Sharon Messenger (New Delhi: Orient Black Swan, 2010), 106-150.

21 Donald A. Henderson. Smallpox: The Death of a Disease; The Inside Story of Eradicating a Worldwide Killer (New York: Prometheus Books, 2009), 192-193.

22 Jack W. Hopkins, "The Eradication of Smallpox: Organizational Learning and Innovation in International Health Administration," Journal · of Developing Areas 22, 3 (1988): 321-332.

23 Schnur, "Innovation," 141.

24 Paul Greenough, "Intimidation, Coercion, and Resistance in the Final Stages of the South Asian Smallpox Eradication Campaign, 1973-1975," Social Science & Medicine 41,5 (1995): 633-645.

25 Ibid.

26 Foege, House on Fire, 63-66.

27 세계보건에 대해 확장된 생물사회학적 분석은 폴 파머, 김용, 아서 클라인먼, 매튜 바실리코의 저서를 참고한다. Reimagining Global Health: An Introduction (Berkeley: University of California Press, 2013).

28 미주 대륙에서 소두창(variola minor)이 우세한 지역에서는 무증상 사례가 문제가 되었기 때문에 감염병 감시를 강화하고, 때로는 대규모 예방접종을 시행해야 했다.

29 Maggie Black, The Children and the Nations: The Story of UNICEF (New York: UNICEF, 1989), 121.

30 Georganne Chapin and Robert Wasserstrom, "Agricultural Production and Malaria Resurgence in Central America and India," Nature 263, 5829 (1981): 181-185.

31 Randall M. Packard, "Maize, Cattle, and Mosquitoes: The Political Economy of Malaria Epidemics in Colonial Swaziland," Journal of African History 25, 2 (1984): 189-212.

32 Black, Children and the Nations, 129-130.

33 Perez Yekutiel, "Lessons from the Big Eradication Campaigns," World Health Forum 2, 4 (1981): 465-490.

34 Sunil S. Amrith, "In Search of a 'Magic Bullet' for Tuberculosis: South India and Beyond, 1955-1965," Social History of Medicine 17, 1 (2004): 113-130.

5부 세계 인구 통제하기

1 Alison Bashford, Global Population, History, Geopolitics, and Life on Earth (New York: Columbia University Press, 2014).

2 Walter W. Rostow, The Stages of Economic Growth: A Non-Communist Manifesto (Cambridge: University Press, 1960).

3 Frank W. Notestein, "Population-The Long View," in Food for the World, ed. Theodore Schultz (Chicago: University of Chicago Press, 1945), 36-57.

4 Ibid., 51-52.

5 Kingsley Davis, "The World Demographic Transition," Annals of the American Academy of Political and Social Sciences 237, 1 (1945): 1-11.

6 하이디 모어필드(Heidi Morefield)에게 감사한다. 모어필드가 수행한 획기적인 연구 덕분에 미국 해외원조의 기본 의약품 정책이 어떻게 발전했는지 밝혀졌으며, 카터 행정부의 미국 국제개발처(USAID) 사업에서 비정부기구와 민간부문의 중요성이 늘어났다는 사실도 알 수 있었다.

9장 인구 위기의 시작

1 Edward Alsworth Ross, Standing Room Only? (New York: century, 1927); Alison Bashford, Global Population, History, Geopolitics, and Life on Earth (New York: Columbia University Press, 2014), 118-124.

2 Radhakamal Mukerjee, Migrant Asia (Rome: I. Failli, 1936); Bashford, Global Population, 149-153.

3 미국 우생학의 역사에 관해서는 다음 책을 참고한다. Alexandra Stern, Eugenics Nation: Faults and Frontiers of Better Breeding in Modern America (Berkeley: University of California Press, 2012); Nathaniel Comfort, The Science of Human Perfection: How Genes Became the Heart of American Medicine (New Haven, CT: Yale University Press, 2012).

4 Bashford, Global Population, 239-264.

5 Laura Briggs, Reproducing Empire: Race, Sex, Science, and U.S. Imperialism in Puerto Rico (Berkeley: University of California Press, 2002), 102.

6 Ibid., 107.

7 인구 사업의 역사를 분석하는 모든 연구는 매튜 제임스 코널리(Matthew James Connelly)의 인구 계획에 대한 기념비적 연구에 빚을 졌다. Fatal Misconception: The Struggle to Control World Population (Cambridge, MA: Belknap Press of Harvard University Press, 2008). 이 장 역시 많은 부분 코널리의 획기적인 연구에서 영향을 받았다.

8 John Sharpless, "World Population Growth, Family Planning, and American Foreign Policy," Journal of Policy History 7, 1 (1995): 72-102.

9 Nilanjana Chatterjee and Nancy E. Riley, "Planning an Indian Modernity: The Gendered Politics of Fertility Control," Signs 26, 3 (2001): 811-845.

10 Connelly, Fatal Misconception, 71.

11 Randall M. Packard, "'Roll Back Malaria, Roll in Development?' Reassessing the Economic Burden of Malaria," Population and Development Review 35, 1 (2009): 53-87.

12 Connelly, Fatal Misconception, 115.

13 William Vogt, Road to Survival (New York: W. Sloane Associates, 1948), 226-227. 보그트는 이렇게 덧붙였다. "이 딜레마는 찬드라세카르 박사가 잘 정리한 것처럼, '오늘날 인도 인구는 4억 명

을 넘지만며, 1,400 칼로리를 최소한으로 볼 때 3억 명 미만의 인구만 먹여 살릴 수 있다!... 1억 명 이상이 이미 기아 상태이거나 기아 상태에 처해 있다.'"

14 Bashford, Global Population, 281.

15 Fairfield Osborne, Our Plundered Planet (Boston: Little, Brown, 1948), 170.

16 Connelly, Fatal Misconception, 187-188.

17 Paul Ehrlich, The Population Bomb (New York, Ballantine Books. 1968).

18 사이먼 슈레터(Simon Szreter)는 1947년에 노트스타인이 발표한 논문을 인용해 노트스타인이 1948년 일본을 방문하기 전부터 사회경제적 요인에 의해 변하기 전 농업 사회에서 생식 행동을 바꾸도록 자극할 방법을 찾기 시작했다고 주장했다. 슈레터의 주장이 옳을 수도 있다. 그러나 노트스타인은 동아시아 여행을 통해 산아제한이 바람직하다는 생각을 굳히게 된다. Simon Szreter, "The Idea of Demographic Transition and the Study of Fertility Change: A Critical Intellectual History," Population (English edition) 19, 4 (2012): 671-672.

19 Connelly, Fatal Misconception, 134-135; John Sharpless, "Population Science, Private Foundations, and Development Aid: The Transformation of Demographic Knowledge in the United States, 1945-1965," in International Development and the Social Sciences: Essays on the History and Politics of Knowledge, ed. Frederick Cooper and Randall M. Packard (Berkeley: University of California Press, 1997), 176-202.

20 일본 국립보건연구소장 요샤 코야도 비슷한 결론을 내놓았다. 그는 3명 미만의 자녀를 둔 부부 중 92%가 열심히 피임하기를 원한다는 사실을 발견했다. Bashford, Global Population, 313.

21 Marshall C. Balfour, Roger F. Evans, Frank W. Notestein, and Irene B. Tauber, Public Health and Demography in the Far East (New York: Rockefeller Foundation, 1950); Sharpless, "Population Science," 180-181.

22 Kingsley Davis, The Population of India and Pakistan (Princeton, NJ: Princeton University Press, 1951); Szreter, "Idea of Demographic Transition," 659-701.

23 데이비스는 "특히 서구 문화권이 아닌 지역에서 인구 문제 때문에 저개발국가들이 공산주의에 취약해진다"고 주장했다. Kingsley Davis, "Population and Power in the Free World," in Population Theory and Policy, ed. Joseph J. Spengler and Otis D. Duncan (Chicago: Free Press, 1956), 342-356.

24 1950년대와 1960년대에 다른 경제학자와 인구학자들은 인구 증가가 질병 통제 프로그램의 경제적 이점을 상쇄하고 경제 발전에 대한 투자를 약화시킬 것이라고 주장했다. Randall M. Packard, "'Roll Back Malaria,'" 53-87.

25 Chatterjee and Riley, "Planning and Indian Modernity," 811-845.

26 당시 인도 인구는 3억 6200만 명으로 제2차 세계대전, 1943년 벵골 기근, 1947년 영토 분할과 대량 학살에도 불구하고 10년간 4300만 명이 증가했다. Connelly, Fatal Misconception, 145-146.

27 Laura Bier," "The Family Is a Factory': Gender, Citizenship, and the Regulation of Reproduction in Postwar Egypt," Feminist Studies 2, 2 (2010): 404-432.

28 Connelly, Fatal Misconception, 126.

29 John Farley, Brock Chisholm, the World Health Organization, and the Cold War

(Vancouver: University of British Columbia Press, 2008), 180-181.

30 Maggie Black, the Children and the Nations: The Story of UNICEF (New York: UNICEF, 1989), 246-247.

31 Marc Frey, "Neo-Malthusianism and Development: Shifting Interpretations of a Contested Paradigm," Journal of Global History 6, 1 (2011): 75-97.

32 Connelly, Fatal Misconception, 198.

33 Ibid., 181.

34 Helen Desfosses, "Population as a Global Issue: The Soviet Prism," in Soviet Population Policy: Conflicts and Constraints, ed. Helen Desfosses (New York: Pergamon Press, 1981), 179-202.

35 Connelly, Fatal Misconception, 157-161.

36 Ibid., 170.

37 Sharpless, "Population Science," 182-183.

38 1940년대 후반 볼티모어 동부 보건 지구에서 일한 존스 홉킨스 대학 연구원들이 이 데이터 수집 방법을 개척했다. 이 부분은 캐런 토머스의 연구와 곧 출판될 예정인 존스 홉킨스 보건대학원의 역사 연구에서 큰 도움을 받았다.

39 Mahmood Mamdani, The Myth of Population Control: Family, Caste, and Class in an Indian Village (New York: Monthly Review Press, 1973).

40 Raúl Necochea, "Gambling on the Protestants: The Pathfinder Fund and Birth Control in Peru, 1958 - 1965," Bulletin of the History of Medicine 88,2 (2014): 344-372.

10장 국제 가족계획사업의 가속화

1 Elizabeth Watkins, On the Pill: A Social History of Oral Contraceptives, 1950 to 1970 (Baltimore: Johns Hopkins University Press, 2001); Laura Briggs, Reproducing Empire: Race, Sex, Science, and U.S. Imperialism in Puerto Rico (Berkeley: University of California Press, 2002).

2 Matthew James Connelly, Fatal Misconception: The Struggle to Control World Population (Cambridge, MA: Belknap Press of Harvard University Press, 2008), 174.

3 Briggs, Reproducing Empire, 134-137.

4 동시에 핀커스는 피임약 복용을 중단한 경우 임신율이 4개월 내에 79%에 달한다는 결과를 지적하며, 이는 피임약의 효능을 입증하는 증거라고 주장했다. 그러나 사실 높은 임신율은 피임약 중단 후 호르몬 변화로 인해 생식력이 증가했기 때문이다.

5 Peter J. Donaldson, Nature Against Us: The United States and the World Population Crisis, 1965-1980 (Chapel Hill: University of North Carolina Press, 1990), 37-38.

6 Connelly, Fatal Misconception, 201-213.

7 1958년에 출판된 책에서 경제학자 에드거 후버(Edgar Hoover)와 인구학자 앤슬리 콜(Ansley Coale)은 보건 중재술로 생명을 구하는 긍정적인 효과가 인구 증가로 인해 감소할 수 있다고 주장했다. 후버와 콜의 연구는 질병 통제 사업으로 나타난 어린이 사망률 감소가 개인이 경제에 기여하기 전에 사망하면서 발생하는 비생산적 비용, 소위 "부양 부담"을 줄인다는 주장을 의심했다. 찰스 에드워드 A. 윈슬로우가 1951년 WHO 논문집 제7권 〈질병의 비용과 건강의 가격(The Cost of Sickness and the Price of Health)〉에서 소개한 이 주장은 질병 통제 지지자들 사이에서 인기가 있었다. 대신 후버와 콜은 이렇게 가정했다. "더 많은 어린이가 성년기에 이르도록 돕는다면, 더 많은 노동자뿐 아니라 더 많은 부모도 생길 것이다. 출산율이 변하지 않는다면 더 많은 부모는 더 많은 아이를 낳을 것이다." 그들은 인구 통계 분석을 통해 노동자 수보다 어린이 수가 더 많이 증가함을 입증했다. "따라서 어린이 사망률 감소는 그렇지 않았을 때보다 더 많은 노동 연령대 인구를 낳지만, 노동 연령층 인구가 더 많은 어린이를 지원해야 함을 의미한다. … 즉, 더 큰 다음 세대를 지원하면서 발생하는 '낭비'가 나중에 죽는 사람들에게 지출하는 '낭비'를 항상 대체한다." Ansley J. Coale and Edgar M. Hoover, Population Growth and Economic Development in Low-Income Countries: A Case Study of India's Prospects (Princeton, NJ: Princeton University Press, 1958), 23.

8 Connelly, Fatal Misconception, 211-213.

9 Donaldson, Nature Against Us, 40.

10 Ibid., 39.

11 Connelly, Fatal Misconception, 221.

12 Donaldson, Nature Against Us, 44.

13 Ibid., 79.

14 Ibid., 97-112.

15 Connelly, Fatal Misconception, 290.

16 Etienne Gosselin, "Constructing International Health: The Communicable Disease Center, Field Epidemiologists, and the Politics of Foreign Assistance (1948-1972)," PhD dissertation, McGill University, 2011, 342.

17 에이미 케일러는 백인들로 구성된 로디지아(짐바브웨 전에 존재했던 독립국) 당국이 의도적으로 흑인의 출산율을 제한한 출산 통제 사업에 대해 설명했다. Amy Kaler, Running After Pills: Politics, Gender, and Contraception in Colonial Zimbabwe (Portsmouth, NH: Heinemann, 2003).

18 Maggie Black, the Children and the Nations: The Story of UNICEF (New York: UNICEF, 1989), 249-251.

19 Laura Bier, "'The Family Is a Factory': Gender, Citizenship, and the Regulation of Reproduction in Postwar Egypt," Feminist Studies 2, 2 (2010): 417.

20 Cheryl Benoit Mwaria, "Rural Urban Migrations and Family Arrangements among the Kamba," in Transformation and Resiliency in Africa: As Seen by Afro-American Scholars, ed. Pearl T. Robinson and Elliott P. Skinner (Washington, DC: Howard University Press, 1983), 29-45.

21 Daniel Smith, "Contradictions in Nigeria's Fertility Transition: The Burdens and Benefits of Having People," Population and Development Review 30, 2 (2004), 221-238.

22 Kenneth Newell, Health by the People (Geneva: World Health Organization, 1975).

11장 가족계획의 재검토

1 Matthew James Connelly, Fatal Misconception: The Struggle to Control World Population (Cambridge, MA: Belknap Press of Harvard University Press, 2008), 305.

2 Ibid., 321.

3 Harriet B. Presser, "The Role of Sterilization in Controlling Puerto Rican Fertility," Population Studies 23, 3 (1969): 343-361.

4 Laura Briggs, Reproducing Empire: Race, Sex, Science, and U.S. Imperialism in Puerto Rico (Berkeley: University of California Press, 2002), 142 – 161.

5 Iris Lopez, "Agency and Constraint: Sterilization and Reproductive Freedom among Puerto Rican Women in New York City," Urban Anthropology and Studies of Cultural Systems and World Economic Development 22, 3 (1993): 299-323.

6 Marc Frey, "Neo-Malthusianism and Development: Shifting Interpretations of a Contested Paradigm," Journal of Global History 6, 1 (2011): 75 – 97; Susan Greenhalgh, "Missile Science, Population Science: The Origins of China's One-Child Policy," China Quarterly 182 (2005): 253-276.

7 "40 Greatest Hits: Laparoscopy Paves the Way for Jhpiego's Work in Reproductive Health," Jhpiego, www.jhpiego.org/content/40-greatest-hitslaparoscopy-paves-way-jhpiegos-work-in-reproductive-health/. Jhpiego는 존스 홉킨스 대학 제휴 기관이지만, 의과대학이나 보건대학원에서 운영한 적은 없다. 단, Jhpiego 대표는 존스 홉킨스 대학 총장에게 직접 보고한다.

8 Connelly, Fatal Misconception, 306.

9 Kingsley Davis, "Population Policy: Will Current Programs Succeed?" Science 158, 3802 (1967): 730-739.

10 Connelly, Fatal Misconception, 308.

11 Ibid., 314-315.

12 Susan George, How the Other Half Dies: The Real Reason for World Hunger (Montclair, NJ: Allanheld, Osmun, 1979).

13 Richard Franke and Barbara Chasin, Seeds of Famine (Montclair, NJ: Allanheld, Osmun, 1986); Michael Watts, Silent Violence (Berkeley: University of California Press, 1983).

14 Timothy Mitchell, "The Object of Development: America's Egypt," in Power of Development, ed. Jonathan Crush (New York: Routledge, 1995), 129-157.

15 Peter J. Donaldson, Nature Against Us: The United States and the World Population Crisis, 1965-1980 (Chapel Hill: University of North Carolina Press, 1990), 57.

16 Connelly, Fatal Misconception, 354

17 For the complete text of the speech, see Michael S. Teitelbaum and Jay M. Winter, The Fear of Population Decline (London: Academic Press, 1984), appendix C.

18 감비아에서 여성 생식 결정에 관한 통찰력 있는 연구는 다음 책을 참고한다. Caroline Bledsoe, Contingent Lives: Fertility, Time, and Aging in West Africa (Chicago: University of Chicago Press, 2002).

19 Emi Suzuki, "Between 1960 and 2012, the World Average Fertility Rate Halved to 2.5 Births per Woman," World Bank Open Data: The World Bank Data Blog, http://blogs.worldbank.org/opendata/between-1960and-2012-world-average-fertility-rate-halved-25-births-woman/.

20 Connelly, Fatal Misconception, 374.

21 세계 여러 나라에서 여성 교육이 출산율 감소와 관련된다는 강력한 증거들이 있지만, 교육과 출산율 간의 관계는 여전히 논란이 많다. Susan Cochrane, Fertility and Education: What Do We Really Know? (Baltimore: Johns Hopkins University Press, 1979); Carolyn Bledsoe, John B. Casterline, Jennifer A. Johnson-Kuhn, and John G. Haaga, Critical Perspectives on Schooling and Fertility in the Developing World (Washington, DC: National Academy Press, 1999).

6부 일차보건의료의 흥망

1 World Health Organization, Constitution of the World Health Organization, www.who.int/governance/eb/who_constitution_en.pdf.

12장 보건 2.0 재고찰 – 일차보건의료의 부상

1 말라리아 퇴치사업이 시작되자 세계보건총회의 구성이 변했다(제5부). 1970년대 후반까지 세계 거의 모든 식민지가 해방되었다. 1960년대와 1970년대에 WHO에 가입한 신규 독립국은 대개 보건의료 자원이 부족했으며, 보건의료 서비스는 인구 대다수가 거주하는 시골 지역이 아닌 도시에 집중되었다. 이런 국가에서 보건의료 접근성을 향상하는 것은 대중의 요구일 뿐 아니라, 새로 출범한 정부들이 명시한 목표였다.

2 World Health Organization, The Third Ten Years of the World Health Organization: 1968-1977 (Geneva: Apia Way Press, 2008), 117.

3 Socrates Litsios, "The Long and Difficult Road to Alma-Ata: A Personal Reflection," International Journal of Health Services: Planning, Administration, Evaluation 32, 4 (2002): 717.

4 Hafdan Mahler, "An International Health Conscience," WHO Chronicle 28,5 (1974): 207-211.

5 Walter W. Rostow, The Stages of Economic Growth: A Non-Communist Manifesto (Cambridge: University Press, 1960).

6 International Labour Office, Poverty and Minimum Living Standards: The Role of the ILO, Report of the Director-General (Geneva: International Labour Office, 1970), cited in "Briefing Note Number 7," UN Intellectual History Project, May 2010, 4.

7 International Labour Office, Employment Growth and Basic Needs: A One-World Problem (Geneva: International Labour Office, 1976), cited in "Briefing Note Number 7," UN Intellectual History Project, May 2010, 4.

8 Cited in the chapter by Martha Finnemore, "Redefining Development at the World Bank," in International Development and the Social Sciences: Essays on the History and Politics of Knowledge, ed. Frederick Cooper and Randall M. Packard (Berkeley: University of California Press, 1997), 211.

9 Great Britain, Ministry of Overseas Development, The Changing Emphasis of British Aid

Policies: More Help for the Poorest (London: Her Majesty's Stationery Office, 1975), cited in the chapter by Owen Barder, "Reforming Development Assistance: Lessons from the U.K. Experience," in Security by Other Means: Foreign Assistance, Global Poverty, and American Leadership, ed. Lael Brainard (Washington, DC: Brookings Institute, 2007).

10 Kathryn Sikkink, "Development Ideas in Latin America: Paradigm Shift and the Economic Commission of Latin America," in International Development, ed. Cooper and Packard, 228-256.

11 수입 대체 산업화 전략을 시도한 국가들은 종종 프레비시의 주장을 과도하게 해석해 자국 일차 상품의 생산과 수출을 방치하고, 세계 무역 참여를 줄이는 정책을 수립했다.

12 Walter Rodney, How Europe Underdeveloped Africa (London: Bogle-L'Ouverture, 1972).

13 Basil Davidson, Black Star: A View of the Life and Times of Kwame Nkrumah (Boulder, CO: Westview Press, 1989).

14 Nitsan Chorev, The World Health Organization between North and South (Ithaca, NY: Cornell University Press, 2002), 47-48.

15 David Werner, Where There Is No Doctor (Berkeley, CA: Hesperian Books, 1973).

16 Ivan Illich, Medical Nemesis: The Expropriation of Health (New York: Pantheon Books, 1976), 4.

17 Thomas McKeown, The Modern Rise of Population (New York: Academic Press, 1976).

18 Victor W. Sidel, "The Barefoot Doctors of the People's Republic of China," New England Journal of Medicine 286, 24 (1972): 1292-1300.

19 Litsios, "Long and Difficult Road," 714. 리치오스는 알마아타 총회로 이어지는 여러 사건에 대해 통찰력 있는 내부자 관점을 제공했다. Marcos Cueto, "The Origins of Primary Health Care and Selective Primary Health Care," American Journal of Public Health 94, 11 (2004): 1864-1874.

20 V. Djukanović and E. P. Mach (eds.), Alternative Approaches to Meeting Basic Health Needs in Developing Countries (Geneva: World Health Organization, 1975).

21 Kenneth Newell, Health by the People (Geneva: World Health Organization, 1975).

22 Litsios, "Long and Difficult Road," 714.

23 Ibid., 716-718.

24 Vera Mann, Alex Eble, Chris Frost, Ramaswamy Premkumar, and Peter Boone, "Retrospective Comparative Evaluation of the Lasting Impact of a Community-Based Primary Health Care Programme on Under-5 Mortality in Villages around Jamkhed, India," Bulletin of the World Health Organization 88, 10 (2010): 727-736; U. N. Chakravorty, "A Health Project That Works Progress in Jamkhed," World Health Forum 4, 1 (1983); Raj and Mabelle Arole, Jamkhed: A Comprehensive Rural Health Care Project (New York, McMillan, 1994), 38-40.

25 Socrates Litsios, "The Christian Medical Commission and the Development of the World Health Organization's Primary Health Care Approach," American Journal of Public Health 94, 11 (2004): 1884-1893.

26 Comprehensive Rural Health Project, Jamkhed, www.jamkhed.org.

13장 일차보건의료에 닥친 도전

1 Gillian Walt and Angela Melamed, Mozambique: Toward a People's Health Service (London: ZED Books, 1983).

2 말콤 시걸은 1983년 일차보건의료의 발전을 검토한 연구에서 이렇게 말했다. "한쪽은 영세 농민과 토지를 소유하지 않은 노동자, 다른 쪽은 지주라 하자. 양쪽은 같은 지역사회 구성원이라고 부를 수 없을 정도로 역할이 달랐고, 공동체 이익을 공유하지도 않았다. 정부 공유지에서 농사 짓는 이들과 어느 정도 자본을 소유한 이들은 공동체적 이익이 달랐으며, 대규모 상업 농지나 플랜테이션을 운영하거나 소유한 이들의 이해관계는 또 달랐다. 생산 자원을 차별적으로 소유하는 것은 서로 다른 계급적 이익을 만들어내고, 경제 권력을 가진 사람은 공동체 의사 결정 과정에 매우 큰 영향을 미칠 수 있다." Malcolm Segall, "The Politics of Primary Health Care," IDS Bulletin (Brighton, England) 14, 4 (1983): 27-37.

3 Benjamin D. Paul and William J. Demarest, "Citizen Participation Overplanned: The Case of a Health Project in the Guatemalan Community of San Pedro La Laguna," Social Science & Medicine 19, 3 (1984): 185-192.

4 Judith Justice, Policies, Plans, and People: Foreign Aid and Health Development (Berkeley: University of California Press, 1989).

5 국제보건 자문관은 여러 국가로 이동하므로 업무를 수행하는 데 필요한 현지 관련 지식을 습득하기 어려울 수 있다. 그러나 이런 지식을 습득하는 방법을 익히고 문화적 소양을 개발하도록 교육하는 것은 가능하다.

6 Stacey Pigg, "'Found in Most Traditional Societies': Traditional Medical Practitioners between Culture and Development," in International Development and the Social Sciences, ed. Frederick Cooper and Randall Packard (Berkeley: University of California Press, 1997), 259-290.

7 Linda Stone, "Primary Health Care for Whom? Village Perspectives from Nepal," Social Science & Medicine 22, 3 (1986): 293-302.

8 이 장의 여러 주장은 다른 이들의 주장을 인용한 것이다. Marcus Cueto, "The Origins of Primary Health Care and Selective Primary Health Care," American Journal of Public Health 94, 11 (2004): 1864-1874.

9 마지막 천연두 환자였던 알리 마오 마알린은 2013년 말라리아로 사망했다.

10 Julia A. Walsh and Kenneth S. Warren, "Selective Primary Health Care: An Interim Strategy for Disease Control in Developing Countries," Social Science & Medicine, Part C: Medical Economics 14, 2 (1980): 145-163. 전체 일차보건의료는 알마아타 모델과 동일하며, "모든 경제 영역의 발전, 포괄적 치료 서비스에 쉽고 보편적으로 접근, 풍토병 예방, 적절한 위생과 안전한 식수 공급, 예방접종, 영양 증진, 보건 교육, 모자보건, 가족계획을 모두 포함한 개념"이었다. 저자들은 이런 접근이 당시 또는 가까운 미래에 활용 가능한 보건 자원의 수준을 넘어선다고 주장했다. 기본적인 일차보건의료는 훨씬 제한적으로 지역사회의 질병을 치료하기 위해 보건 요원을 제공하고 진료소를 세우는 데 초점을 맞추었다. 그조차 큰 비용이 든다. 저자들은 "인구 1

만 명당 1대의 차량을 갖춘 보건진료소를 설치하고, 간호조무사 125명과 보건요원 250명을 훈련하는 데 250만 달러가 들 것"이라는 세계은행의 추정치를 인용한 후, 일차보건의료 모델 구현에 필요한 추가적인 비용 목록도 더했다. 곤충 매개 감염병 통제와 영양 사업은 포함되지 않았다. 월시와 워런은 곤충 매개 감염병 통제 사업이 사망률에 상당한 영향을 미쳤지만 유지 노력이 필요하고, 질병을 퇴치하지는 못했다고 주장했다. 영양 보충 사업은 어린이 및 영아 사망률에 제한적인 영향을 미쳤으며(비타민 A 보충이 어린이 사망률에 미치는 영향이 입증되기 전이었다), 칼 테일러가 인도 나랑왈에서 수행한 것처럼 긍정적인 결과를 낳은 영양 사업은 사망 예방 건당 비용이 많이 들었다고 알려졌다. 1~3세 어린이의 예방에 들어가는 비용은 1만3천 달러로 의료 서비스 비용보다 1.5~3배 높다.

11 벨라지오 회의에서 발표한 다른 논문에서 섀런 러셀과 스티븐 조지프는 일차보건의료 모델을 이용해 2000년까지 "모두를 위한 건강"을 달성하려면 1978년 달러 가치 기준 400억~850억 달러가 필요하다고 추정했다. 연간 2%의 인구 증가율을 고려하면 이 수치는 490억~1,030억 달러로 상승한다. Sharon Stanton Russell and Stephen C. Joseph, "Is Primary Care the Wave of the Future?" Social Science & Medicine, Part C: Medical Economics 14, 2 (1980): 137-144; Stephen C. Joseph, "Outline of National Primary Health Care System Development: A Framework for Donor Involvement," Social Science & Medicine, Part C: Medical Economics 14, 2 (1980): 177-180.

12 Ben Wisner, "GOBI versus PHC? Some Dangers of Selective Primary Health Care," Social Science & Medicine 26, 9 (1988): 963-969.

13 Jean-Pierre Habicht and Peter A. Berman, "Planning Primary Health Services from a Body Count," Social Science & Medicine, Part C: Medical Economics 14, 2(1980): 129-136; Russell and Joseph, "Primary Care."

14 June Goodfield, A Chance to Live: The Global Campaign to Immunize the World's Children (New York: McMillan, 1991), 35-36.

15 Jon E. Rhode, "Early Influences in the Life of James Grant," in Jim Grant, UNICEF Visionary, ed. Richard Jolly (New York: UNICEF, 2002), 39-45.

16 Peter Adamson, "The Mad American," in Jim Grant, UNICEF Visionary, ed. Richard Jolly (New York: UNICEF, 2002), 19-28.

17 Ibid., 22.

18 Goodfield, Chance to Live, 36

19 Ibid., 37.

20 Ibid., 40.

21 인플레이션 때문에 채무국이 지불하는 이자는 1970년대 내내 증가했다. 남미의 부채(이자 지급 및 원금 상환)가 특히 빠르게 증가해 1975년 120억 달러에서 1982년에는 660억 달러가 되었다. 아프리카 국가들도 1970년대에 부채가 늘었는데, 상당 부분 외국 정부와 개발 은행에서 빌린 것이다.

22 Caroline Swinburne, "Zambia's Nursing Brain Drain," BBC News, September 23, 2006, http://news.bbc.co.uk/1/hi/world/africa/5362958.stm.

23 Randall M. Packard, The Making of a Tropical Disease: A Short History of Malaria (Baltimore, Johns Hopkins University Press, 2007).

24 World Bank, "Zambia-Health Sector Support Project," Staff Appraisal Report, October 14, 1994. It is unclear whether patients stopped attending clinics because of the cost, or because the clinics did not provide quality service and the patients refused to pay: for poor service.

25 Yann Derriennic, Katherine Wolf, Maureen Daura, Mwangala Namushi Kalila, Ruth Hankede, and C. Natasha His, "Impact of a User Fee Waiver Pilot on Health Seeking Behavior of Vulnerable Populations in Kafue District, Zambia," paper presented at the American Public Health Association annual meeting, Philadelphia, Pennsylvania, December 10–14, 2005.

26 National Malaria Control Centre, Central Board of Health, Malaria in Zambia, Situation Analysis (Lusaka: Central Board of Health, 2000), 6–7.

27 For a detailed description of the child-survival initiative, see Goodfield, Chance to Live.

28 World Bank, World Development Report 1993: Investing in Health (New York: Oxford University Press, 1993).

7부 미래로 돌아가다

1 Bill & Melinda Gates Foundation, Malaria Forum, Final Report, October 16-18, 2007, https://docs.gatesfoundation.org/Documents/ MalariaForumReport.pdf.

2 국제보건 분야에서 젠더 역할은 큰 관심을 받지 못했다. 예컨대 최초로 여성 WHO 사무총장이 된 그루 할렘 브룬트란(Gro Harlem Brundtland)은 롤백말라리아 파트너십을 시작했으며, 담배회사에 맞서 적극적인 흡연 반대 운동을 주도했다. 건강 투자를 옹호하는 경제학적 주장을 제시한 거시경제와 건강위원회(Commission of Macroeconomics and Health)를 설치하기도 했다. 매우 중요한 이 계획들이 여성 사무총장이라는 사실을 어떻게 반영했는지, 혹은 아무 상관이 없었는지 판단하기는 어렵다. 반면 마거릿 챈은 "안전한 임신을 위한 기존 노력 가속화, 어린이 질병 통합 관리, 감염병에 대한 어린이 예방접종"을 공약 맨 윗줄에 넣었다. 여성과 어린이 건강에 대한 정보와 책임성 위원회 설립도 추진했다. 여성들이 지도자 직책에 오르기 전에도 여성과 어린이 건강에 대한 관심은 오랫동안 이어져왔지만 마거릿 챈은 이 분야가 중요하다고 명확히 강조했다.

3 Randall M. Packard, The Making of a Tropical Disease: A Short History of Malaria (Baltimore: Johns Hopkins University Press, 2007), 217.

14장 에이즈와 세계보건의 탄생

1 Michael D. Lemonick and Alice Park, "The Truth About SARS," Time, April 27, 2003.

2 소련이 해체되자 다양한 보건 위기가 발생했다. 소련의 지배 아래 있던 국가에서 인종 충돌로 인한 폭력과 상해가 만연했으며, 경제 위기로 국영 보건의료체계가 사라지고 사회 환경이 악화하면서 보건 수준은 더욱 하락했다. 많은 사람이 의료 보호가 필요한 빈곤층으로 추락했다.

3 이렇게 해서 신자유주의는 빌 클린턴 행정부의 정책 형성에 중요한 역할을 했으며, 토니 블레어 총리의 영국 노동당 정부와 프랑스의 자크 시라크 정부에도 영향을 미쳤다. 프랑스에서는 니콜라 사르코지 정부까지 영향력이 이어졌다. Randall Packard, Will Dychman, Leo Ryan, Eric

Sarriott, and Peter Winch, "The Global Fund: Historical Antecedents and First Five Years of Operation," in Evaluation of the Organizational Effectiveness and Efficiency of the Global Fund to Fight AIDS, Tuberculosis and Malaria: Results from Study Area 1 of the Five-Year Evaluation, Annex 2, Technical Evaluation Reference Group, Study Area 1 Methodology, 2009, 265-274.

4 UNESCO, "Non-Governmental Organizations Accredited to Provide Advisory Services to the Committee," http://www.unesco.org/culture/ich/ en/accredited-ngos-00331.

5 Jim Igoe and Tim Kelsall (eds.), Between a Rock and a Hard Place: African NGOs, Donors, and the State (Durham, NC: Carolina Academic Press, 2005), 7.

6 Nitsan Chorev, The World Health Organization between North and South (Ithaca, NY: Cornell University Press, 2012), 8-9.

7 Alan Brandt, "How AIDS Invented Global Health," New England Journal of Medicine 368, 234 (2013): 2149-2152.

8 John Illife, The African AIDS Epidemic (London: Oxford University Press, 2008).

9 Lindsey Knight, UNAIDS: The First Ten Years, 1996-2007 (Geneva: Joint United Nations Programme on HIV/AIDS, 2008), 13.

10 Fiona Godlee, "WHO's Special Programmes: Undermining from Above." British Medical Journal (Clinical Research Edition) 310, 6973 (1995): 178-182.

11 Theodore M Brown, Marcus Cueto, and Elizabeth Fee, "The World Health Organization and the Transition from 'International' to 'Global' Health," in Medicine at the Border: Disease, Globalization, and Security, 1850 to the Present, ed. Alison Bashford (New York: Palgrave Macmillan, 2006), 79-94.

12 Knight, UNAIDS, 17.

13 이 전략은 동남아시아에서 유행의 전파 속도를 늦추는 데 성공했다. 그러나 1990년대에 많은 아프리카 국가처럼 에이즈가 일반 인구로 퍼진 후에는 그리 성공적이지 않았다. Randall M. Packard and Paul Epstein, "Epidemiologists, Social Scientists, and the Structure of Medical Research on AIDS in Africa," Social Science & Medicine 33, 7 (1991): 771-783.

14 아프리카에서 발생한 에이즈 유행의 초기 대응에 참여한 사람들조차 에이즈 전파에 의료체계가 어떤 역할을 했는지 밝히지 못했다. 아프리카는 보건의료체계가 부실하고 물자가 부족해 주삿바늘을 재사용하고 수혈하는 과정에서 에이즈가 전파되었다. 대부분의 국가에서 보건의료 예산은 1인당 평균 5달러 정도에 불과했고, 1980년대와 1990년대 초에는 아프리카 수출품의 가치가 하락했으며, IMF가 주도한 화폐 가치 절하로 인해 외화도 부족해졌다. 일회용 주사기, 멸균기, 소독제도 부족했다. 멸균기가 있어도 가동하는 데 드는 에너지 비용 때문에 주삿바늘을 소독하지 못하는 경우도 있었다. Packard and Epstein, "Epidemiologists," 779.

15 Richard Parker, Delia Easton, and Charles H. Klein, "Structural Barriers and Facilitators in HIV Prevent a Review of International Research," AIDS 14, Suppl. 1 (2000): 522-532; Merrill Singer (ed.), The Political Economy of AIDS (New York: Baywood, 1998); Paul Farmer, AIDS and Accusation (Berkeley: University of California Press, 1993); Richard Parker, The Global Political Economy of AIDS (London: Routledge, 2000).

16 Brook G. Schoepf, "Women, AIDS, and Economic Crisis in Central Africa," Canadian Journal of African Studies 22, 3 (1988), 625-644.

17 Knight, UNAIDS, 1996-2007.

18 Jesse Bump, "The Lion's Gaze: African River Blindness from Tropical Curiosity to International Development," PhD dissertation, Johns Hopkins University, 2004, 306-372.

19 Robin Barlow and Lisa M. Grobar, "Costs and Benefits of Controlling Parasitic Diseases," PHN Technical Note 85-17 (Washington, DC: Population, Health, and Nutrition Department, World Bank, 1986).

20 World Bank, World Development Report 1993: Investing in Health (New York: Oxford University Press, 1993), 17.

21 Sudhir Anand and Kara Hanson, "Disability-Adjusted Life Years: A Critical Review," Journal of Health Economics 16, 6 (1997): 685-702.

22 World Bank, Investing in Health, 117.

23 Jennifer Prah Ruger, "The Changing Role of the World Bank in Global Health," American Journal of Public Health 95, 1 (2005): 60-70.

24 William A. Muraskin, The Politics of International Health: The Children's Vaccine Initiative and the Struggle to Develop Vaccines for the Third World (Albany, NY: State University of New York Press, 1998).

25 Randall M. Packard, The Making of a Tropical Disease: A Short History of Malaria (Baltimore: Johns Hopkins University Press, 2007), 231.

26 Jennifer Chan, Politics in the Corridor of Dying: AIDS Activism and Global Health Governance (Baltimore: Johns Hopkins University Press, 2015), 135.

27 Charles Wendo, "Uganda and the Global Fund Sign Grant Agreement," Lancet 361, 9361 (2003): 942.

28 첫 단계 목표는 HIV/AIDS 예방, 관리, 치료 접근성을 높이는 것으로 청소년, 가임기 여성, 기타 고위험군 등 취약 계층에 중점을 두었다. 2002년 2월 두 번째 단계로 승인된 MAP2는 항레트로바이러스 요법 시범사업과 여러 나라에 대한 지원을 추가했다. MAP2에는 5억 달러가 추가로 투입되었다. Ruger, "Changing Role," 60-70.

29 World Bank, "Meeting the Challenge: The World Bank and HIV/AIDS," April 3, 2013, www.worldbank.org/en/results/2013/04/03/hivaidssector-results-profile.

15장 글로벌 펀드, 에이즈 긴급구호계획 그리고 세계보건의 변신

1 Luke Messac and Krishna Prabhu, "Redefining the Possible: The Global AIDS Response," in Reimagining Global Health: An Introduction, ed. Paul Farmer, Arthur Kleinman, Jim Yong Kim, and Matthew Basilico (Berkeley: University of California Press, 2013), 117-119.

2 Ibid.

3 Paul Farmer, Arthur Kleinman, Jim Yong Kim, and Matthew Basilico (eds.), Reimagining Global Health: An Introduction (Berkeley: University of California Press, 2013).

4 Messac and Prabhu, "Redefining the Possible," 119.

5 Jennifer Chan, Politics in the Corridor of Dying: AIDS Activism and Global Health Governance (Baltimore: Johns Hopkins University Press, 2015), 75–77.

6 Messac and Prabhu, "Redefining the Possible," 126.

7 Amir Attran and Jeffrey Sachs, "Defining and Refining International Donor Support for Combating the AIDS Pandemic," Lancet 357, 2924 (2001): 57–61.

8 글로벌펀드의 역사에 관한 다음 단락은 내가 공동 저자로 참여한 연구를 기반으로 했다. 이 연구는 글로벌펀드의 5개년 평가를 위해 수행되었다. Randall Packard, Will Dychman, Leo Ryan, Eric Sarriott, and Peter Winch, "The Global Fund: Historical Antecedents and First Five Years of Operation," Evaluation of the Organizational Effectiveness and Efficiency of the Global Fund to Fight AIDS, Tuberculosis and Malaria: Results from Study Area 1 of the Five-Year Evaluation, Annex 2, Technical Evaluation Reference Group, Study Area 1 Methodology, 2009, 265–274.

9 G8 정상을 비롯해 글로벌펀드 창설에 관여한 주요 기관 수장들은 이런 우려를 공개적으로 표명했다. 이런 기관은 글로벌펀드에 주요 공공 재원을 제공한 미국 정부, 글로벌펀드 이사회에 참여한 빌 앤멜린다 게이츠 재단, 글로벌펀드에 이사로 참여한 세계은행 등이었다. 이해당사자들의 우려는 글로벌펀드 설계는 물론, 세계보건 재원 상황을 재정립하는 데도 중요한 역할을 했다.

10 글로벌펀드 이사회는 글로벌펀드를 운영할 영구적인 사무국의 필요성을 논의했지만, 그 규모와 예산을 제한하려고 했다(예컨대 정규직 대신 비정규직 직원 채용). WHO와 UNAIDS에서 약 50명의 직원이 임시 파견되었고, 새로운 직원들이 신속하게 고용되어 기금을 관리했다. 상당수는 비교적 경력이 짧은 청년들이었다.

11 신청자들은 1차부터 4차까지 "통합적인" 보건의료체계 강화 사업을 신청할 수 있었다. 그러나 보건의료체계 강화 제안서를 어떻게 구성해야 하는지는 분명하지 않았으며, 접수된 10건의 제안서 중 단 1건만 지원을 받았다. 글로벌펀드는 5차에서 별도의 보건의료체계 옵션을 도입해 입장을 명확히 하려고 했지만, 5차에서도 제출된 30개의 보건의료체계 제안서 중 3개만 승인되었다. 이 지원 옵션은 6차와 7차에서 아예 삭제되었으며, 글로벌펀드는 보건의료체계 강화 활동을 결핵, 말라리아, HIV/AID 등 목표 질병에 연결하기 위해 요건을 더욱 명확히 하고자 했다.

12 "Cancer," World Health Organization Media Centre, updated February 2015, www.who.int/mediacentre/factsheets/fs297/en/.

13 Julie Livingston, Improvising Medicine: An Oncology Ward in an Emerging Cancer Epidemic (Durham, NC: Duke University Press, 2012).

14 World Economic Forum and Harvard School of Public Health, The Global Economic Burden of Non-Communicable Diseases: A Report (Geneva: World Economic Forum, 2011).

15 Thomas Insel, "Director's Blog: The Global Cost of Mental Health," National Institute of Mental Health, September 28, 2011, www.nimh.nih.gov/ about/director/2011/the-global-cost-of-mental-illness.shtml.

16 Sam Lowenberg, "The World Bank under Jim Kim," Special Report, Lancet 386, 9991 (2015): 315.

17 조지 W. 부시 대통령과 고문들은 에이즈를 인도주의적 위기이자 세계 경제 발전과 정치적 안보

에 대한 위협으로 인식했다. 공개된 미국 국가안보회의 보고서가 이들의 관점에 영향을 미쳤다. 보고서는 이후 10년간 5개국에 에이즈가 대규모로 확산되어 5천만 명 이상의 신규 환자가 발생할 것으로 예측했다. 아프리카 남부에서 발생할 것으로 예상된 3천만 명을 뛰어넘는 숫자였다. 보고서는 에이즈 유행이 미국의 전통적 아프리카 우방인 나이지리아와 에티오피아에 미치는 영향을 설명하며, 이들 정부의 요직에 있는 유력인사들과 경제에 미칠 효과를 강조했다. 특히 유행이 군 지도부 및 전국적인 인력에 영향을 미쳐 두 나라가 아프리카 지역에 주도권을 유지할 수 없을 가능성을 우려했다. 이로 인해 지역 내 정치적 불안이 발생할 수도 있었다. David F. Gordon, "The Next Wave of HIV/AIDS: Nigeria, Ethiopia, Russia, India, and China," Intelligence Community Assessment 2002-04 D ([Washington, DC?]: National Intelligence Council, 2002).

18 John W. Dietrich, "The Politics of PEPFAR: The President's Emergency Plan for AIDS Relief," Ethics & International Affairs 21, 3 (2007): 277-292.

19 Ibid., 236.

20 Donald G. McNiel Jr., "U.S. Push for Abstinence in Africa Is Seen as Failure against H.I.V.," New York Times, February 26, 2015. The article described a study by a Stanford University medical student, Nathan Lo.

21 Patricia Rodney, Yassa D. Ndjakani, Fatou K. Ceesay, and Nana O. Wilson, "Addressing the Impact of HIV/AIDS on Women and Children in Sub-Saharan Africa: PEPFAR, the U.S. Strategy," Africa Today 57, 1 (2010): 65-76.

22 Eran Bendavid and Jayanta Bhattacharya, "The President's Emergency Plan for AIDS Relief in Africa: An Evaluation of Outcomes," Annals of Internal Medicine 150, 10 (2009): 670.

23 James Pfeiffer, "The Struggle for a Public Sector: PEPFAR in Mozambique," in When People Come First, ed. João Biehl and Adrianna Petryna (Princeton, NJ: Princeton University Press, 2013), 166-181.

24 Susan Whyte, Michael Whyte, Lotte Meinert, and Betty Kyaddondo, "Treating AIDS: Dilemmas of Unequal Access in Uganda," in Global Pharmaceuticals: Ethics, Markets, Practices, ed. Adriana Petryna, Andrew Lakoff, and Arthur Kleinman (Durham, NC: Duke University Press, 2007), 240262.

25 Matthew M. Kavanagh, "The Politics and Epidemiology of Transition: PEPFAR and AIDS in South Africa," Journal of Acquired Immune Deficiency Syndromes 65, 3 (2014): 247-250; Ingrid T. Katz, Ingrid V. Basset, and Alexi A. Wright, "PEPFAR in Transition-Implications for HIV Care in South Africa," New England Journal of Medicine 369, 15 (2014): 1385-1387.

26 The United States' President's Emergency Plan for AIDS Relief, "Health Systems Strengthening (HSS)," www.pepfar.gov/about/strategy/ghi/134854.htm.

27. Ibid.

28 Whyte et al., "Treating AIDS."

29 Laurie Garrett, "The Challenge of Global Health," Foreign Affairs 86, 1 (2007): 1-16.

16장 세계보건의 의료화

1 João Biehl, Vita: Life in a Zone of Social Abandonment (Berkeley: University of California Press, 2005).

2 Ronald Bayer, "The Medicalization of HIV Prevention: New Opportunities Beset by Old Challenges," Milbank Quarterly 92, 3 (2014): 434-437.

3 Bertran Auvert, Dirk Taljaard, Emmanuel Lagarde, Joëlle Sobngwi-Tambekou, Rémi Sitta, and Adrian Puren, "Randomized, Controlled Intervention Trial of Male Circumcision for Reduction of HIV Infection Risk: The ANRS 1265 Trial," PLoS Medicine 2, 11 (2005): e298; "WHO/UNAIDS Technical Consultation on Male Circumcision and HIV Prevention, New Data on Male Circumcision and HIV Prevention: Policy and Programme Implications" (Geneva: World Health Organization, 2007), 4.

4 HIV/UNAIDS/WHO/SACEMA Expert Group on Modelling the Impact and Cost of Male Circumcision, "Male Circumcision for HIV Prevention in High HIV Prevalence Settings: What Can Mathematical Modelling Contribute to Informed Decision Making?" PLoS Medicine 6, 9 (2009): e1000109. 존스 홉킨스 대학 연구자들은 우간다의 라카이 보건 프로젝트를 통해 포경수술에 대해 연구한 결과, 위험 보상이 포경수술 효과를 저해하지 않았다고 주장한다. 그러나 라카이 프로젝트는 우간다에서 오랜 기간 활동했으며, 주민들 역시 에이즈에 대한 많은 정보에 노출되었기 때문에 위험 보상의 부재가 일반적인 인구집단을 대표할 수 있는지 의문이 제기된다.

5 U.S. President's Emergency Plan for AIDS Relief, "Male Circumcision," www.pepfar.gov/documents/organization/107820.pdf.

6 Innovations for Poverty Action, "About," www.poverty-action.org/about/.

7 Cecil George Sheps, Higher Education for Public Health: A Report of the Milbank Fund Commission (New York: PRODIST, 1976).

8 최근 존스 홉킨스 블룸버그 보건대학원 국제보건학과에서 열린 에볼라 유행에 관한 세미나에서 여러 참석자들이 백신 개발에 참여하고 있다고 했다. 그들에게 아프리카에서 백신 사업을 시작할 수 있느냐고 물었더니, 모두 어떻게 해야 할지 모른다고 대답했다. 그러나 한 학생은 사업의 영향력을 가늠하기 위해 임상시험을 시작할 수 있을 것 같다고 덧붙였다!

9 Peter Lurie and Sidney M. Wolfe, "Unethical Trials of Interventions to Reduce Perinatal Transmission of the Human Immunodeficiency Virus in Developing Countries," New England Journal of Medicine 337, 12 (1997): 853-856; Marcia Angel, "The Ethics of Clinical Research in the Third World," New England Journal of Medicine 337, 12 (1997): 847-849; Gambia Government / Medical Research Council Joint Ethical Committee, "Ethical Issues Facing Medical Research in Developing Countries," Lancet 351, 9098 (1998): 286-287.

10 Johanna Tayloe Crane, Scrambling for Africa: AIDS, Expertise, and the Rise of American Global Health Science (Ithaca, NY: Cornell University Press, 2013), 54-80.

11 There is a growing body of scholarly research on these collaborations. See, for example, Adrianna Petryna, "Clinical Trials Offshored: On Private Sector Science and Public Health," BioSocieties 2, 1 (2007): 21-40; Crane, Scrambling for Africa.

12 Marissa Mika, a graduate student in the History and Sociology of Science Department at the University of Pennsylvania, is currently completing her dissertation on the history of Uganda's National Cancer Institute. I wish to thank Marissa for sharing this information.

13 Nguyen Vinh-Kim, The Republic of Therapy: Triage and Sovereignty in West Africa's Time of AIDS (Durham, NC: Duke University Press, 2010).

14 Petryna, "Clinical Trials Offshored," 21-40; Vinh-Kim, Republic of Therapy.

15 Vincanne Adams, "Evidence-Based Global Public Health: Subjects, Profits, Erasures," in When People Come First, ed. João Biehl and Adrianna Petryna (Princeton, NJ: Princeton University Press, 2013), 54-90.

16 Dharma S. Manandhar, David Osrin, Bhim Prasad Shrestha, Natasha Mesko, Joanna Morrison, Kirti Man Tumbahangphe, Suresh Tamang et al., "Effect of a Participatory Intervention with Women's Groups on Birth Outcomes in Nepal: Cluster-Randomised Controlled Trial," Lancet 364,9438 (2004): 970-979; Prasanta Tripathy, Nirmala Nair, Sarah Barnett, Rajendra Mahapatra, Josephine Borghi, Shibanand Rath, Suchitra Rath et al., "Effect of a Participatory Intervention with Women's Groups on Birth Outcomes and Maternal Depression in Jharkhand and Orissa, India: A Cluster-Randomised Controlled Trial," Lancet 375, 9721 (2010): 1182-1192; Sonia Lewycka, Charles Mwansambo, Mikey Rosato, Peter Kazembe, Tambosi Phiri, Andrew Mganga, Hilda Chapota et al., "Effect of Women's Groups and Volunteer Peer Counseling on Rates of Mortality, Morbidity, and Health Behaviours in Mothers and Children in Rural Malawi (MaiMwana): A Factorial, Cluster-Randomised Controlled Trial," Lancet 381,9879 (2013): 17211735.

17 William Muraskin, "The Strengths and Weaknesses of Philanthropy in International Public Health: Bill Gates and GAVI (Global Alliance for Vaccines and Immunizations) as a Test Case," paper presented at the Critical Global Health Seminar, Johns Hopkins University, March 2, 2010; William Muraskin, "The Global Alliance for Vaccines and Immunizations: Is It a New Model for Effective Public-Private Cooperation in International Public Health?" American Journal of Public Health 94, 11 (2004): 1922-1925.

18 Muraskin, "Global Alliance for Vaccines," 4.

19 Donald G. McNeil Jr., "New Meningitis Strain in Africa Brings Call for More Vaccines," New York Times, July 31, 2015.

20 James Pfeiffer and Rachel Chapman, "The Anthropology of Aid in Africa," Lancet 385, 9983 (2015): 2145.

21 Hannah Brown, "Global Health: Great Expectations," British Medical Journal (Clinical Research Edition) 334, 7599 (2007): 874-876; Anne-Emanuelle Birn, "Gates's Grandest Challenge: Transcending Technology as Public Health Ideology," Lancet 366, 9484 (2005): 514-519.

22 빌앤멜린다 게이츠 재단은 말라리아 퇴치를 위해 노력해왔다. 처음에는 새로운 말라리아 백신 개발에 수억 달러를 쏟아부었다. 하지만 최근 말라리아 백신을 빠른 시일 내에 개발하기 어렵다고 결론 내렸고, 살충제 처리 모기장 등 다른 조치로 전파가 줄어든 인구집단에서 말라리아 원충을

확인하고 제거하는 전략으로 전환했다. 이를 수행하려면 무증상 환자를 진단할 수 있는 민감하고 신속한 진단 도구와 감염된 인구에서 말라리아 원충을 제거할 수 있는 복합제제의 개발이 필요했다. 이 전략은 WHO가 주도한 말라리아 퇴치사업의 강화 단계와 많은 측면에서 비슷하다. WHO 전략처럼 게이츠 재단의 새로운 계획에도 진단된 환자를 치료할 수 있는 필수 보건의료 서비스와 효과적인 능동 감시체계의 발전이 필요할 것이다. 그러나 재단은 이런 체계를 구축하는 쪽으로는 느리게 움직이고 있다. 말라리아 전파를 촉진하는 인구 이동이나 지속적 개발 등 복잡한 사회경제적 상황에서도 이런 전략이 통할지는 불분명하다. 분명한 것은 현재 게이츠 재단은 이런 상황을 해결할 수 없고, 해결하려고 하지도 않는다는 점이다.

23 "Rotary and Gates Foundation Extend Fundraising Agreement to End Polio," Rotary news release, June 25, 2013, www.rotary.org/en/rotary-andgates-foundation-extend-fundraising-agreement-end-polio/.

24 Svea Closser, Chasing Polio in Pakistan: Why the World's Largest Public Health Initiative May Fail (Nashville, TN: Vanderbilt University, 2010).

25 Leslie Roberts, "Polio Eradication: Is It Time to Give Up?" Science 312, 5775 (2006): 832-835.

26 폴리오는 몇 년간이나 주변에 전파하면서, 감지되지도 않고 백신 접종도 하지 않는 사례가 있을 수 있으므로, 마지막 환자를 치료한 후에도 상당한 비용이 들 수 있다. 증례가 발생하지 않아도 예방접종을 계속해야 하기 때문이다. 게다가 경구용 폴리오 백신은 드물게 소아마비를 유발하므로 후속 사업에는 주사용 폴리오 백신이 필요하다. 비용이 늘어나는 것이다. 2003년 미국 메릴랜드의 개발 NGO 앱트 어소시에이츠(Abt Associates)가 발표한 보고서는 모든 개발도상국에서 경구용 폴리오 백신을 주사용 백신으로 전환하려면 연간 총 비용이 3억 1,700만 달러 상승할 것으로 추정했다. 어린이 1명당 평균 2.91달러에 해당하는 액수다. Zingzhu Liu, Ann Levin, Marty Makinen, and Jennifer Day, OPV vs. IPV: Past and Future Choice of Vaccine in the Global Polio Eradication Program (Bethesda, MD: Abt Associates, revised June 2003).

27 See, for example, Carl E. Taylor, Felicity E. Cutts, and M. E. Taylor, "Ethical Dilemmas in Current Planning for Polio Eradication," American Journal of Public Health 87, 6 (1997): 922-924.

28 Carl E. Taylor, M. E. Taylor, and Felicity E. Cutts, "Ethical Dilemmas in Polio Eradication," American Journal of Public Health 88, 7 (1998), 1125.

29 Closser, Chasing Polio in Pakistan, 48-52, 55-92.

30 Alfred Sommer, "Vitamin A Deficiency and Clinical Disease: An Historical Overview," Journal of Nutrition 138, 10 (2008): 1835-1839.

31 Andrew J. G. Barclay, A. Foster, and Alfred Sommer, "Vitamin A Supplements and Mortality Related to Measles: A Randomised Clinical Trial," British Medical Journal (Clinical Research Edition) 294, 6567 (1987): 294296.

32 Michael Latham, "The Great Vitamin A Fiasco," World Nutrition 1, 1 (2010): 12-45.

33 Food and Agriculture Organization, International Conference on Nutrition: Final Report of the Conference, Rome, December 1992 (Rome: FAO/ WHO, 1982), 43.

34 Latham, "Great Vitamin A Fiasco," 16.

35 George H. Beaton, Reynaldo Martorell, Kristan J. Aronson, Barry Edmonston, George McCabe, A. Catherine Ross, and Ben Harvey, Effectiveness of Vitamin A Supplementation in the Control of Young Child Morbidity and Mortality in Developing Countries, Nutrition Policy Discussion Paper 13 (Toronto: International Nutrition Program, Department of Nutritional Sciences, Faculty of Medicine, University of Toronto, 1993), 11.

36 Ibid., 12.

37 Ibid., 13.

38 Oscar Neidecker-Gonzales, Penelope Nestel, and Howarth Bouis, "Estimating the Global Costs of Vitamin A Capsule Supplementation: A Review of the Literature," Food and Nutrition Bulletin 28, 3 (2007): 307-316.

39 Latham, "Great Vitamin A Fiasco,"12-45.

40 전 세계적 보건 문제에 대한 보편적인 해결책으로 생의학 기술을 장려하는 것은 보건 중재술을 평가하는 데 무작위 대조군 시험을 활용하기 때문이다. 특정 환경에서 중재술의 효능을 정확히 측정하는 임상시험을 수행하려면 상당한 노력이 들어간다. 지역의 사회문화적 조건을 고려해 중재술을 보급하고 모니터링 전략을 개발해야 하기 때문이다. 연구자들이 사회문화적 환경을 이해하는 것은 백신이나 약물이 아니라 지역 주민의 행동을 바꾸는 기술을 시험할 때 더욱 중요하다. 따라서 말라리아 백신보다 살충제 처리 모기장 임상시험에 더 많은 노력이 필요하다. 비타민 A 보충제의 경우, 어린이가 보충제를 복용한 후 비타민 A 수치를 측정하는 데 많은 노력이 들었다. 그러나 시험 결과가 발표되면 이런 준비 작업은 종종 보이지 않는 "블랙박스"가 되어 버린다. 외부에 알려지는 것은 상대 위험과 신뢰 구간으로 제시된 계량적 결과뿐이다. 과정은 사라진다. 대개 생의학 중심 중재술을 확대 시행하면, 임상시험을 수행했던 엄격한 조건을 재현하기는 어렵다. 이런 현상은 케냐에서 수행된 살충제 처리 모기장 연구의 역사에 대한 커스틴 무어-쉴리(Kirsten Moore-Sheeley)의 박사 학위 논문에서 연구되었다.

41 John Mason, Ted Greiner, Roger Shrimpton, David Sanders, and Joshua Yukich, "Vitamin A Policies Need Rethinking," International Journal of Epidemiology 44, 1 (2015): 283-292.

42 Keith West, Alfred Sommer, Amanda Palmer, Werner Schilink, and Jean-Pierre Habicht, "Commentary: Vitamin A Policies Need Rethinking," International Journal of Epidemiology 44, 1 (2015): 292-294.

43 Peter Lurie and Sydney M. Wolfe, "Unethical Trials of Interventions to Reduce Perinatal Transmission of the Human Immunodeficiency Virus in Developing Countries," New England Journal of Medicine 337, 12 (1997): 853-856.

44 Jon Cohen, "A Hard Look at Global Health Measures," Science 345, 6202 (2014): 1264.

45 Alfred Sommer, Keith P. West Jr., and Reynaldo Martorell, "Vitamin A Supplementation in Indian Children: Correspondence," Lancet 382, 9892 (2013): 591.

46 DEVTA를 지지한 연구자들이 수행한 연구는 학계에서 영향력이 큰 영양학 학술지 편집위원이기도 한 비타민 A 보충제 사업 지지자가 DEVTA 연구의 출판을 막았음을 시사한다.

47 Richard Peto, Shally Awashti, Simon Reed, Sarah Clark, and Donald Bundy, "Vitamin A Supplementation in Indian Children: Authors' Reply," Lancet 382, 9892 (2013): 594-596.

48 Sarah K. Wallace, "Global Health in Conflict: Understanding Opposition to Vitamin A

Supplementation in India," American Journal of Public Health 102, 7 (2012): 1286-1297.
49 미국에서 비타민 A결핍 문제는 식품 강화를 제도화하고 나서야 해결되었다.
50 비타민 A 사업에 경력 대부분을 바친 조안 카츠가 최근 비타민 A 보충제 사업 철회에 관해 의견을 남겨준 데 대해 깊이 감사한다.
51 급성 영양 부족을 치료하기 위해 널리 보급된 치료용 식품 "플럼피 넛"에 대해서도 비슷한 의문이 있다. Jennifer Tappan, Medicalizing Malnutrition: Nearly a Century of Kwashiorkor Work in a Small Part of Africa (Athens: Ohio University Press, forthcoming).

결론 – 에볼라 대응

1 Saliou Samb, "WHO Says Guinea Ebola Outbreak Small as MSF Slams International Response," Reuters, April 1, 2014.
2. Ibid.
3 "Ebola Response: Where Are We Now?" Médicins Sans Frontières / Doctors Without Borders, www.doctorswithoutborders.org/document/ ebola-response-where-are-we-now/.
4 Norimitsu Onishi, "Empty Ebola Clinics in Liberia Are Seen as Misstep in U.S. Relief Effort," New York Times, April 11, 2015.
5 Nelson Dunbar, Director of Research, Ministry of Health and Social Welfare, Republic of Liberia, "Ebola: In the Trenches; Perspectives from Liberia about the Ebola Response," presented at the Johns Hopkins Bloomberg School of Public Health, May 18, 2015.
6 Norimitsu Onishi, "As Ebola Ebbs in Africa, Focus Turns from Death to 150 Life," New York Times, January 31, 2015.
7 "The Ebola Hot Zone," 60 Minutes, November 9, 2014.
8 Peter Redfield, Life in Crisis: The Ethical Journey of Doctors Without Borders (Berkeley: University of California Press, 2013).
9 Ibid., 177.
10 국경없는의사회의 에볼라 통제 전략은 (1) 격리와 보존적 치료 및 확진을 위한 검사실 검사, (2) 환자 관리 시설 및 지역사회에 안전한 매장 절차 도입, (3) 에볼라에 대한 인식 개선, (4) 지역사회 수준의 경보 및 감시체계 수립, (5) 접촉자 조사, (6) 보건의료 시설 및 보건요원 보호를 포함한 비(非) 에볼라 환자의 보건의료 서비스 접근권 등 여섯 가지 구성 요소로 나뉜다. 국경없는의사회는 보건의료체계가 무너져 도시 거주민들이 약품을 구할 수 없는 몬로비아에 항말라리아제를 보급했다. 국경없는의사회 직원들이 모든 업무를 수행했으며, 지역 보건당국과는 거의 연계가 없었다.
11 Paul Farmer, AIDS and Accusation: Haiti and the Geography of Blame (Berkeley: University of California Press, 1992).
12 파트너스인헬스 웹사이트에 댓글을 남긴 사람들은 이런 지연에 불만을 표시하며, 왜 파트너스인헬스를 지원해야 하는지 물었다.
13 Tomas Kellner, "Coalition Fights Ebola at the Outbreak's Invisible Frontline in Remote African Rainforest," GE Reports, October 14, 2014, www.gereports.com/post/98748927415/coalition-fights-ebola-at-theoutbreaks-invisible/.

14 "Why Ebola Costs Could Top $4bln in 2015," Times Video, December 29, 2014, www.nytimes.com/video/multimedia/100000003421592/why-ebola-costs-could-top-4bln-in-015.html.

15 "Integrated Delivery: Strategy Overview," Bill & Melinda Gates Foundation, www.gatesfoundation.org/What-We-Do/Global-Development/Integrated-Delivery/

16 Prabhjot Singh and Jeffrey Sachs, "1 Million Community Health Workers in Sub-Saharan Africa," Lancet 383, 9889 (2013): 285.

17 "Economists Declaration," Global Coalition for Universal Health Coverage, http://http://universalhealthcoverageday.org/economists-declaration/

18 Matshidiso Moeti, "Op-Ed: Toward Universal Health Coverage in Africa", Daily Maverick, December 13, 2015, www.dailymaverick.co.za/article/2015-12-13-op-ed-toward-universal-health-coverage-in-africa/#.Vm7hYuODFBc/

19 Sheri Fink, "Experimental Ebola Vaccine Tested in Guinea Shows Promise, Report Says," New York Times, July 31, 2015.

색인

B

D

U

W

ㄱ

ㄴ

ㄷ

ㄹ

ㅁ

ㅂ

ㅅ

ㅇ

ㅈ

ㅊ

ㅋ

ㅌ

ㅍ

ㅎ

지은이 랜들 패커드Randall M. Packard

의학·보건학 분야의 대표적인 역사학자. 존스 홉킨스 대학 보건대학원에서 의사학과 공중보건사를 가르쳤다. 미국과 아프리카를 중심으로 질병, 보건체계, 세계보건 정책 등을 연구하였다.
대표 저서로《세계보건의 역사(A History of Global Health, 2016)》,《말라리아의 역사 - 열대병은 어떻게 만들어졌는가(The Making of a Tropical Disease, 2007)》,《백색 역병과 흑인 노동(White Plague, Black Labor, 1989)》이 있다.

옮긴이 윤창교

예방의학전문의로 2015년부터 2023년까지 세계보건기구WHO 남태평양사무소에서 보건의료전달체계 기술자문관 및 투발루 연락관을 담당하였으며 서태평양지역본부에서는 만성 및 감염병통제부에서 근무하였다.
귀국 후에는 일차진료 의사로 활동하면서 보건 분야 연구, 강의, 컨설팅 활동을 지속하고 있다. 저서로는《한국의 노숙인(2012)》이 있으며, 번역서로는《사회정의와 건강(2021, 공역)》,《지구건강(2025, 공역)》등이 있다.

세계보건의 역사

초판 1쇄 발행 2025년 12월 31일

지은이 랜들 패커드
옮긴이 윤창교
발행인 원경란
기획 강병철
편집 양현숙
디자인 신병근, 선주리

펴낸곳 꿈꿀자유 서울의학서적
주소 제주특별자치도 제주시 국기로 14 105-203
전화 010-5715-1155(편집부), 070-8226-1678(마케팅부)
팩스 0505-302-1678
이메일 smbookpub@gmail.com
등록 2012. 05. 01 제2012-000016호

ISBN 979-11-87313-93-9 93510